高等职业教育"十四五"药品类专业系列教材

人体解剖生理学

张晓丽　袁　鹏　主编

U0392763

化学工业出版社

·北京·

内容简介

　　《人体解剖生理学》是全国高等职业教育院校药学类专业教材，主要包括人体解剖学、组织学和生理学等内容。全书分为理论篇和实验篇，理论篇共分十四章，包括绪论、细胞、基本组织、运动系统、能量代谢与体温、血液、脉管系统、呼吸系统、消化系统、泌尿系统、感觉器官、神经系统、内分泌系统和生殖系统；实验篇为理论内容的实践，共包括二十四个实验。本教材充分体现理实一体，使学生掌握正常人体形态、结构和功能以及生命活动的规律，为药理学、临床药物治疗学等后续课程的学习奠定基础。本教材有机融入党的二十大精神，培养学生牢记医者初心。

　　本书还配有电子课件、微课、习题参考答案等资源，使教学资源更加多样化、立体化，方便学习者学习，同时为教师开展教学提供资源保障。

　　本书可供高等职业教育药学、中药学、药品与医疗器械等相关专业学生和教师使用，也可作为基层医务工作者的参考用书。

图书在版编目（CIP）数据

人体解剖生理学/张晓丽, 袁鹏主编 . —北京: 化学工业
出版社, 2023. 10
高等职业教育"十四五"药品类专业系列教材
ISBN 978-7-122-44303-8

Ⅰ.①人… Ⅱ.①张…②袁… Ⅲ.①人体解剖学-人
体生理学-高等职业教育-教材 Ⅳ.①R324

中国国家版本馆 CIP 数据核字（2023）第 193207 号

责任编辑：王　芳　旷英姿　　文字编辑：王　芳
责任校对：边　涛　　　　　　　装帧设计：关　飞

出版发行：化学工业出版社
　　　　　（北京市东城区青年湖南街 13 号　邮政编码 100011）
印　　装：三河市延风印装有限公司
787mm×1092mm　1/16　印张 20¾　字数 585 千字
2024 年 5 月北京第 1 版第 1 次印刷

购书咨询：010-64518888　　　售后服务：010-64518899
网　　址：http: //www. cip. com. cn
凡购买本书，如有缺损质量问题，本社销售中心负责调换。

定　　价：52. 00 元　　　　　　　版权所有　违者必究

编写人员名单

主　　编　张晓丽　袁　鹏

副主编　孔祥照　陈省平　李丛丛　钟海姣

编写人员（按照姓氏笔画顺序排序）

牛小艳　洛阳职业技术学院

孔祥照　首都医科大学

刘　哲　北京卫生职业学院

李　囡　首都医科大学

李丛丛　山东医学高等专科学校

李京旸　北京卫生职业学院

李雁楠　红河卫生职业学院

吴正国　山东药品食品职业学院

张晓丽　北京卫生职业学院

张琳菊　曲靖医学高等专科学校

陈省平　红河卫生职业学院

钟海姣　张家港市德仁教科仪器设备有限公司

袁　鹏　天津医学高等专科学校

前言 >>>>>

人体解剖生理学是药学、中药学、药品与医疗器械等相关专业的重要基础课，根据药学类等专业课程标准，本教材有机整合了人体解剖学、组织学和生理学教学内容，在知识和能力培养方面更加契合岗位需求。通过课程的学习可为药理学、临床医学概要、临床药物治疗学等后续课程的学习奠定基础。

教材以党的二十大精神为指引，将理论知识点与课程思政充分结合，培养医学生牢记医者初心，珍爱生命，守护人民群众生命健康。根据高职院校药学类专业的岗位需要及学生的认知特点，基于教学目标明确、重点难点突出、辅教助学到位、岗位需求契合的指导思想，本教材包括理论篇和实验篇两部分内容，便于理论联系实践。除主讲基础知识外，本教材还设置了学习目标（即知识目标、能力目标、素质目标）、案例分析、知识链接、边学边练、医者仁心、本章小结、目标测试等栏目。"学习目标"是对整章内容提出的教与学的目标；"案例分析"是各章节以案例形式为教学的切入点，使理论知识的学习对接生活、工作岗位及临床患者；"知识链接"是为拓展相关知识点的深度和广度或体现行业的新技术和新进展；"边学边练"促进理论和实践相结合；"医者仁心"体现医务工作者的工作对于生命的重要意义；"本章小结"为学生提炼本章需要掌握的重点内容；"目标测试"目的是巩固所学知识，以及对教学效果进行评估检测。

全书插图形式多样，包括人体解剖图、组织切片图、模式图、示意图等。此外，教材还以二维码形式配有数字资源，使教学资源更加多样化、立体化，方便学习者随时随地学习，同时为教师开展教学提供资源保障。

本教材是由教学一线的教师和企业专家精心编写而成，具体编写分工如下：陈省平编写第一章、第十三章、实验一、实验二、实验二十三，张琳蓓编写第二章，刘哲编写第三章、实验三，张晓丽编写第四章、第十一章、实验四、实验十八至实验二十，李丛丛编写第五章、第十章、实验五、实验十六、实验十七，李京旸编写第六章、实验六至实验八，袁鹏和牛小艳共同编写第七章、第八章、实验九至实验十四，吴正国编写第九章、实验十五，孔祥照和李雁楠编写第十二章、实验二十一、实验二十二，李囡编写第十四章、实验二十四。钟海姣校负责书中图片的校对和数字资源的制作。

在本教材筹备和编写过程中，得到了各编者单位的大力支持，在此表示衷心感谢！虽然全体编者尽心尽力，力求精益求精，但受编者水平所限，疏漏之处在所难免，恳请使用本教材的读者不吝赐教，以便再版时修正，使教材编写工作日益完善。

编者

2023 年 9 月

目录 ►►►►►

理论篇 / 1

实验篇 / 296

理 论 篇

第一章 绪 论

知识目标 ▶▶▶▶

1. 掌握生命活动的基本特征。
2. 熟悉人体功能活动的调节。
3. 了解人体解剖学和人体生理学的研究内容和方法。

能力目标 ▶▶▶▶

1. 识别显微镜的构造。
2. 学会显微镜的使用和反射弧的分析方法。

素质目标 ▶▶▶▶

培养学生为病人着想、关爱病人的思想意识。

第一节 人体解剖生理学的研究内容和方法

一、人体解剖生理学的研究内容

人体解剖生理学包括人体解剖学和人体生理学两门学科。**人体解剖学**又称为大体解剖学，是用肉眼观察的方法，研究正常人体形态结构、各器官位置和毗邻关系的科学。**人体生理学**是研究正常人体生命活动的现象、过程、规律和机制的科学。人体解剖学是人体生理学的基础。

"解剖"的原意为切割、分离，是研究人体构造的最基本的方法。早在 2000 多年前，我国古代医著《灵枢经》中就已经有了"解剖"二字的记载。人体解剖学为学习其他基础医学、临床医学相关课程奠定了坚实的形态学基础，为医学、医疗的进步做出了巨大贡献。人体解剖学依据研究的对象、目的和方法的不同可分为系统解剖学、局部解剖学、临床解剖学、影像解剖学、断层解剖学、数字解剖学等。其中系统解剖学是按照人体器官的功能系统（如运动、消化、内分泌等）阐述人体器官的形态与结构、位置与毗邻关系，一般所说的解剖学就是指系统解剖学。局部解剖学是在系统解剖学的基础上，就身体的某一局部，由浅到深，重点研究各器官结构的形态及相互位置关系。广义的解剖学还包括组织学和胚胎学。组织学是指借助显微镜研究细胞与组织微细结构及其相关功能的学科；胚胎学是指研究受精卵发育为新生个体的过程及机制的学科。

解剖学之父

安德烈·维萨里（Andreas Vesalius，1514—1564 年）是尼德兰医生、解剖学家。他是与哥白尼齐名的近代科学的开创者。他的伟大著作《人体构造》论述了骨骼、肌肉、血管、神经、腹部、胸部、内脏和脑，对盖伦的"三位一体"学说提出挑战。维萨里也是生理学家和美术大师，书中的插图大部分由他亲自绘制。图中表现出生活中人体的各种姿势，形象生动，栩栩如生，甚至连最枯燥的骨架看上去也充满了生机，被称为"活的解剖学"。

《人体构造》一书奠定了近代解剖学的基础，维萨里被后人称为"解剖学之父"。当时神学一统天下，由于他进行了被教会所禁止的人体解剖，指出了盖伦学说的错误，触犯了教会的权威，因而遭到了指责和迫害，最终被流放而死于路上。虽然他献出了自己的生命，但他所开创的新的不迷信权威，用观察、解剖研究人体的思想方法对后来生物学的发展起了巨大的作用。

人体生理学以人体结构为基础，主要通过实验的方法研究机体的消化、呼吸、循环、运动等发生的原理以及内、外环境变化对这些功能的影响，从而阐明生命活动的基本规律。目前人体生理学的研究内容大致可分为**细胞和分子**、**器官和系统**以及**整体**这三个不同水平。细胞和分子水平是研究细胞的生理特性与构成细胞的生物大分子的物理化学特性的关系，其目的是揭示生命现象的细胞和分子机制。器官和系统水平是研究器官和系统对于机体的作用，其目的是解答人体是如何消化食物、血液为什么在体内循环等问题。整体水平是研究各种生理条件下的各器官、系统之间的相互关系、相互作用，以及各种内、外环境因素对机体生命活动的影响。

二、人体解剖生理学的研究方法

人体解剖学是借助解剖手术器械切割尸体的方法，用肉眼观察各部分的位置、形态和结构的科学。人体生理学是一门实践性很强的学科，生理学知识来自对生命现象的客观观察和科学实验。生理实验以人和实验动物（尤其以实验动物）为主；以实验基本操作（包括动物捕拿、固定、麻醉、插管、手术等）为基础；以现代电子科学技术，特别是计算机生物信号采集处理技术（包括刺激、换能、放大、显示、记录结果及处理等）为主要手段。生理学的发展和它的每一项新理论的建立都需要借助大量的动物实验，并获得大量实验的支持。

生理学实验方法一般可根据动物的组织器官是在整体条件下进行实验，或将其局部解剖取出置于人工条件下进行实验，分为在体实验法和离体实验法。

（一）在体实验法

动物处于整体条件下来研究动物或某器官生理功能的实验方法。在体实验又可分为活体解剖实验和慢性实验。

1. 活体解剖实验 即在麻醉或破坏动物大脑的条件下进行解剖，暴露所要研究的器官组织，进行实验研究的方法。例如，对胃肠运动、泌尿活动的研究等。

2. 慢性实验 即在无菌条件下对健康动物进行手术，暴露要研究的器官或摘除、破坏某一器官，待手术创伤恢复后，在清醒及正常生活状态下观察，研究整体中某一器官或部位的功能。慢性实验以完整实验动物为研究对象，所得结果能比较客观地反映组织或器官在正常生活时的真实情况。但是由于动物处于体内各种因素综合控制下，故对于实验结果产生的原因较难确定。

（二）离体实验法

离体实验是根据实验目的和对象的需要，将所需的动物器官或组织按照一定的程序从动物机体上分离下来，置于人工环境中，设法在短时间内保持它的生理功能而进行研究的一种实验方法。目前，已经能运用细胞分离培养技术，深入研究细胞各亚微结构的功能和细胞内生物分子的各种理化性质。此种方法的优点在于能排除组织或器官在体内受到的多种生理因素的综合作用，从而能比较明确地确定某种因素与特定生理反应的关系。但由于离体实验的实验对象没有中枢神经的控制，所以离体实验得出的结论还不能直接用于判定整体的情况。

第二节　人体的基本结构

一、人体的组成与分部

（一）人体的组成

人体构成的最小单位是**原子**，主要的原子有碳、氢、氧、氮4种元素，占人体元素的96%。无机元素占4%，如钙、磷、钠、钾、铁、氯等。原子互相结合形成分子，如水、糖类、蛋白质、核酸、脂肪、维生素等都是生命体重要的分子化合物。分子化合物结合形成细胞器和生物膜，后两者进一步结合形成细胞。**细胞**是人体形态结构、功能和生长发育的基本单位。形态相似、功能相近的细胞，借细胞间质有机地结合在一起构成**组织**。几种不同的组织结合成具有一定形态、完成一定功能的结构，称为**器官**，如心、脑、胃、肾等。一些在结构和功能上具有密切联系的器官结合在一起共同完成某功能，称为**系统**。人体有运动系统、消化系统、呼吸系统、泌尿系统、生殖系统、脉管系统、感觉器官、神经系统和内分泌系统。人体各器官、系统在神经和体液的调节下，彼此联系，互相协调，构成一个统一整体，即**人体**。

（二）人体的分部

根据人体的形态和部位，习惯上将人体分为**头、颈、躯干和四肢**4个部分。头又分为颅部和面部，其内部为颅腔，颅腔内有脑。颈又分为颈部和项部。躯干的前面又分为胸部、腹部、盆部和会阴，躯干的后面又分为背部和腰部。躯干内部为体腔，体腔上部是胸腔，其内有心、肺等器官；中部是腹腔，其内有肝、胰、胃、肠等器官；下部是盆腔，其内有膀胱、直肠等器官，女性还有卵巢、子宫等器官。四肢分为上肢和下肢，上肢分为肩、臂、前臂和手，下肢分为臀、大腿、小腿和足。

二、常用解剖学术语

（一）解剖学姿势

解剖学姿势（图1-1）是为了说明人体局部或器官及其结构的位置关系而规定的一种标准姿势。即身体直立，两眼平视正前方，上肢自然下垂于身体两侧，手掌向前，下肢并拢，足尖向前。在描述人体某一部位或器官的位置关系时，无论人体处于何种体位，均以解剖学姿势为准进行描述。

（二）方位术语

依据解剖学姿势的规定，表示方位的名词可以正确地描述各器官或结构的位置关系（图 1-1），这些名词均有对应关系。

1. 上和下　是描述器官或结构距离头顶或足底相对距离的名词。按照解剖学姿势，近头顶者为上，近足底者为下。如眼位于鼻的左、右上方，而口位于鼻下方。

2. 前和后　是指距离身体前、后面相对远近关系的名词。近胸腹面者为前，又称为腹侧；近背腰面者为后，又称为背侧。

3. 内侧和外侧　是描述人体各局部或器官结构与正中矢状面相对距离关系的名词。距正中矢状面较近者为内侧，较远者为外侧。如鼻位于眼内侧，耳位于眼外侧。描述四肢时，前臂内侧又称为尺侧，外侧又称为桡侧；小腿内侧又称为胫侧，外侧又称为腓侧。

4. 内和外　常用来描述某些空腔器官的内腔位置关系。近内腔者为内，远内腔者为外。

5. 浅和深　是以身体表面或器官表面为准的相对距离关系。离表面近者为浅，离表面远而距人体中心近者为深。

6. 近侧和远侧　在四肢，距肢体根部近者，称为近侧；距肢体根部远者，称为远侧。

（三）轴

轴是通过人体某部分或某结构的假想线，其与关节运动有密切关系。人体有三种互相垂直的轴（图 1-2）。

1. 垂直轴　垂直于地面，呈上下方向的轴。

2. 矢状轴　前后方向的水平轴，与垂直轴直角相交。

3. 冠状轴　左右方向的水平轴，与上述两轴垂直相交。

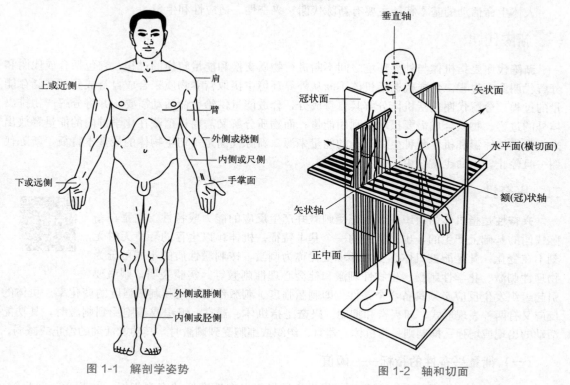

图 1-1　解剖学姿势　　　　　　　　　图 1-2　轴和切面

（四）切面

解剖学上常用的切面有三种（图1-2）。

1. 矢状面　于前后方向将人体分成左右两部分的纵切面，称为矢状面，通过正中线的矢状面，称为正中矢状面。

2. 冠状面　于左右方向将人体分成前后两部分的纵切面，又称额状面。

3. 水平面　与矢状面、冠状面相垂直，将人体分成上下两部分的切面，称为水平面。

此外，描述器官的切面时，一般以器官本身的长轴为准，与器官长轴平行的切面为纵切面，与器官长轴垂直的切面为横切面。

第三节　生命活动的基本特征

案例分析

临床上，护士在做肌内注射或皮下注射时，进针要快，出针要快，推液要慢，即要遵循"两快一慢"原则。

请根据本节所学内容解释：

护士在做肌内注射或皮下注射时，为什么要这样做？

人体生命活动的基本特征主要有新陈代谢、兴奋性、适应性和生殖。

一、新陈代谢

新陈代谢是指机体与外界环境之间不断进行物质交换和能量转换的过程，它包括合成代谢和分解代谢两个过程。**合成代谢**指机体不断从外界环境中摄取营养物质来合成自身成分，并储存能量的过程；**分解代谢**是指机体分解其自身成分，释放能量供给生命活动需要，并将分解产物排出体外的过程。物质合成需要摄取和利用能量；而物质分解又需要将蕴藏在化学键内的能量释放出来，是维持体温和机体各种生命活动的能量来源。新陈代谢是一切生物体的最基本特征，新陈代谢一旦停止，生命也就结束了。

二、兴奋性

兴奋性是指机体的组织或细胞感受刺激并产生反应的能力或特性。它是在新陈代谢的基础上产生的，也是生命的一个基本特征。机体赖以生存的环境无时无刻不在变化。凡是能被机体感受的环境变化称为刺激，按刺激性质的不同可分为物理性刺激、化学性刺激、生物性刺激和社会心理性刺激等。实验表明，刺激要引起组织发生反应必须具备3个条件，即刺激强度、刺激作用时间和刺激强度的变化率。机体的反应又有两种表现形式，即兴奋和抑制。**兴奋**是指机体、器官、组织或细胞受到刺激时，其功能活动的出现或增强；**抑制**则是指机体、器官、组织或细胞受到刺激时，其功能活动的停止或减弱。

兴奋性

（一）衡量兴奋性的指标——阈值

通常使用一定条件下的刺激强度来作为衡量组织兴奋性高低的客观指标。在刺激时间足够，而强度-时间变化率不变的前提下，引起组织发生反应的最小刺激强度称为**阈强度**，又称**阈值**。强度相当于阈强度的刺激称为**阈刺激**，大于阈强度的刺激称为**阈上刺激**，小于阈强度的刺激称为**阈下刺激**。不同组织或同一组织在不同的功能状态下，会有不同的阈值。单个刺激要引起组织兴奋，其强度必须大于或等于该组织的阈值。

组织兴奋性的高低与阈值的大小呈反比关系。即阈值愈小，组织的兴奋性愈高，对刺激的反应愈灵敏；反之，阈值愈大，该组织的兴奋性愈低，对刺激的反应愈迟钝。神经组织、肌肉组织和腺体组织的兴奋性较高，受刺激产生兴奋的反应迅速而明显，称为可兴奋组织。

（二）兴奋性的周期性变化

组织受到一次刺激发生兴奋时，在兴奋过程及其后的一段时间内，该组织的兴奋性会产生一系列规律性的变化，然后才恢复正常，这就是兴奋性的周期性变化。它包括以下几个时期。

1. 绝对不应期　在组织受到刺激发生兴奋的同时，其兴奋性立即下降到零并持续一段时间，在这段时间内无论给予多么强大的刺激，都不能产生新的兴奋。这段对任何刺激都不起反应的时期称为绝对不应期。

2. 相对不应期　在绝对不应期之后的一段时间内，组织兴奋性逐渐恢复并达到正常水平，故在这段时间内组织兴奋性低于正常水平，要用较强的阈上刺激，组织才可能产生新的兴奋。这段刺激强度必须大于阈值才能引起反应的时期称为相对不应期。

3. 超常期　在相对不应期后，组织兴奋性超过正常水平。此时，只要给予较小的阈下刺激，就能产生新的兴奋，故此期称为超常期。

4. 低常期　在超常期后，组织兴奋性又下降到正常水平以下。此时，需较强大的刺激才能引起兴奋，称为低常期。

三、适应性

机体随内、外环境的变化而相应地调整其自身活动水平的功能特征称为**适应性**。适应性是生物体得以正常生存的基本条件。任何一个生物体，都只能生存于适合其生存的环境之中。例如：鱼类生活于水中，而人类则只能生活于含有大气的自然环境之中。但是，任何生物体赖以生存的内、外环境并不是一成不变的。因此，生物体必须与不断变化的生存条件之间保持动态平衡。适应性是在种族进化过程中逐渐发展和完善起来的，动物越高等，适应性越完善。因此，人类不但能适应环境条件变化，还能预知环境变化，主动地改变环境条件，创造更优越的生存环境。

四、生殖

生物体生长发育到一定阶段后能产生与自己相似子代的功能称为生殖。人的寿命是有限的，需要通过生殖来实现生命的延续。因此，生殖是生命活动的基本特征之一。

第四节　人体内环境及其稳态

人体的一切生命活动都是在一定的环境中进行的。脱离环境，人体将无法生存，人体的环境有内环境和外环境之分。

一、人体与外环境

外环境是指人体直接接触的外界环境，包括自然环境和社会环境。人体的生命活动不仅受自然环境的影响，还受到社会因素的影响。

外环境中各种变化形成刺激不断地作用于人体，而人体能不断地作出反应，以适应环境并改造环境，使人体与外环境协调，达到平衡统一。例如，当气温降低时，人体就会产生相应的适应性反应，如皮肤血管收缩，使皮肤血流量降低，以减少散热量；骨骼肌紧张性增强甚至发生寒战，以增加产热，从而维持体温的稳定。

二、内环境与稳态

人体内所有的液体总称为**体液**，约占成人体重的 60%，其中约 2/3 存在于细胞内，称为**细胞内液**；约 1/3 分布于细胞外，称为**细胞外液**，包括血浆、组织液、淋巴液、脑脊液等。

由于细胞处于细胞外液中，所以细胞外液是细胞直接生存的环境，称为**人体的内环境**。内环境的各种理化因素及各种化学成分的浓度等总是保持相对恒定的状态。这种内环境的理化性质相对恒定的状态称为**稳态**。例如，外环境的温度有春夏秋冬的变化，但人体内的温度（体温）总是维持在 37℃左右。

内环境的稳态是细胞进行正常生命活动的必要条件，是在体内各种调控机制的调节下，通过各系统的功能活动所维持的一种动态平衡过程。

人体的正常生命活动就是在稳态的不断破坏和不断恢复过程中得以维持和进行的。人体各个系统、器官的生理功能都是为了维持稳态，使细胞有一个适宜、稳定的生活环境，以保证其正常功能的发挥。如果稳态不能维持，疾病就随之发生，甚至危及生命。

第五节　人体生理功能的调节

案例分析

膝跳反射属于腱反射的一种，指人处于平卧位或者端坐位，拿小锤子叩击髌骨下方的股四头肌肌腱时，股四头肌发生一次收缩，出现小腿往前踢的动作。正常情况下，两侧的膝跳反射是对称的。

请根据本节所学内容解释：

1. 什么是反射？
2. 反射弧如何构成？

一、人体功能的调节方式

随着内、外环境的变化，机体各个系统、器官的功能活动能及时调整，以维持内环境的相对稳定。人体功能调节主要有神经调节、体液调节和自身调节 3 种方式。

（一）神经调节

神经调节是神经系统以反射的方式调节人体功能活动的过程。机体的许多生理功能都是通过神经系统的活动来进行调节的。神经调节是体内最重要、最普遍的调节。**反射**是指在中枢神经系统的参与下，机体对刺激所产生的规律性反应，如角膜反射、膝跳反射等。反射活动的结构基础是**反射弧**。反射弧由感受器、传入神经、神经中枢、传出神经和效应器 5 个部分组成（图 1-3）。**感受器**是指接受某种刺激的特殊装置，**效应器**则为产生效应的器官，**中枢**是指位于脑和脊髓灰质内调节某一特定功能的神经元群，**传入神经**是从感受器到中枢的神经通路，**传出神经**则为从中枢到效应器的神经通路。反射活动的完成有赖于反射弧结构和功能的完整，如果反射弧的任何一个部分遭受破坏，反射活动将不能完成。神经调节的特点是反应迅速、准确而精细、作用时间短暂及作用范围局限。

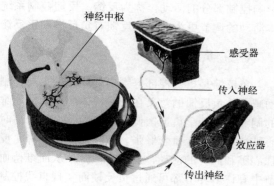

图 1-3　反射弧及其组成

人的反射活动，又可进一步分为条件反射和非条件反射。非条件反射是生来就有的，比较固定的反射。条件反射是在非条件反射的基础上，个体后天获得的，即在生活过程中建立起来的。

边学边练

何为反射？何为反射弧？反射和反射弧的关系是什么？请参见：实验二　反射弧分析。

（二）体液调节

体液调节是体液中的某些特殊化学物质，经血液循环或体液的运输，到达各自的靶组织或靶细胞，影响组织或细胞的功能。参与体液调节的化学物质主要是激素和局部代谢产物。**激素**是指内分泌腺或内分泌细胞所分泌的一些生物活性物质，它主要通过血液循环运输至靶细胞并产生一定的作用，这种方式称为远距分泌。有些细胞产生的生物活性物质可不经过血液循环，而是在组织液中扩散，作用于邻近旁细胞，这种方式称为旁分泌。一些神经元将其合成的某些化学物质释放入血，然后经血液运输到远处，作用于靶细胞，这些化学物质称为神经激素。神经激素分泌的方式称为神经分泌。体液调节的特点是作用缓慢、广泛及持续时间较长。

神经调节和体液调节是不能截然分开的，神经调节和体液调节在体内密切配合，共同完成生理功能调节。体液调节实际上是神经调节反射弧的延续部分，人体内多数内分泌腺或内分泌细胞受神经系统支配。这种以神经调节为主，又有体液调节参与的复合调节方式，称为**神经-体液调节**。例如，剧烈运动时，交感神经兴奋，可引起肾上腺素分泌增加，从而心跳加快、心输出量增多、血压升高、血液循环加快等，就属于神经-体液调节。

（三）自身调节

自身调节是指组织细胞不依赖于神经或体液因素，自身对环境刺激产生的一种适应性反应。这种自身调节对于维持局部组织血流量的稳定起一定作用，保证体内一些重要器官的血液供应。例如，当动脉血压在 80～180mmHg 变动时，肾小动脉通过自身的舒张或收缩来改变血流阻力，使肾血流量保持相对稳定。自身调节的特点是调节幅度较小、灵敏度低及影响范围局限。

二、人体功能调节的反馈控制

人体功能活动的调节主要依赖于神经调节和体液调节。这种调节有可能过度或是不足。那么，如何保证这种调节更为准确呢？这就需要效应器将信息返回神经中枢或内分泌腺来纠正和调整神经调节和体液调节，如调节过度便抑制，调节不足则加强。这种受控部分发出的信息反过来影响控制部分的活动，称为**反馈**。反馈控制系统是一个闭环系统，具有自动控制的能力，可使机体活动的调节更为准确。反馈有**负反馈**和**正反馈**两种类型。

（一）负反馈

负反馈是指受控部分发出的反馈信息与控制部分发出的信息相反的调节，使原控制部分的活动减弱。负反馈的意义在于使机体的生理功能维持在一定水平并保持相对稳定。例如，动脉血压的调节就是一个负反馈调节。当动脉血压升高时，可通过负反馈调节抑制心脏和血管的活动，使心脏活动减弱，血管舒张，最终使血压回降；反之，当动脉血压下降时，也可通过负反馈调节增强心脏和血管的活动，使血压回升，从而维持血压的相对稳定。在神经调节、体液调节和自身调节中有许多环节都可通过负反馈而实现自我控制。人体内的负反馈极为常见。

（二）正反馈

正反馈是指受控部分发出的反馈信息与控制部分发出的信息一致的反馈，即反馈作用与原来的效应一致，起到加强或促进的作用。正反馈的意义是促使某种生理功能，一旦发动起来就迅速加强加快直至全部完成，是不可逆的过程。例如，在排尿反射过程中，尿液通过尿道对尿道感受器的刺激信息返回排尿中枢，后者发出信息使膀胱平滑肌进一步收缩，直至将尿液全部排出体外。在正常人体功能调节过程中，正反馈还见于血液凝固和分娩等，不如负反馈常见。

💗 **医者仁心**

"两快一慢"显关爱

环境中的任何一个变化都必须具备一定的强度、足够的作用时间以及强度对时间的变化率三个基本因素以后，才能成为生物体的有效刺激。强度对时间的变化率越大，刺激作用越强；反之，则刺激作用就越弱。临床上，护士在做肌内注射或皮下注射时，进针要快，出针要快，推液要慢，即要遵循"两快一慢"的原则，以缩短刺激作用时间，降低强度对时间的变化率，从而减轻患者的疼痛。

因此，作为医护人员，我们应该尽量为患者考虑，减轻患者的痛苦。

本章小结

1. 人体解剖生理学包括人体解剖学和人体生理学两门学科。人体解剖学是用肉眼观察的方法，研究正常人体形态结构、各器官位置和毗邻关系的科学。人体生理学是研究正常人体生命活动的现象、过程、规律和机制的科学。

2. 人体的基本结构

人体的组成：原子—细胞—组织—器官—系统—人体

人体的分部：头、颈、躯干、四肢

3. 常用解剖学术语

方位术语：上和下、前和后、内侧和外侧、内和外、浅和深、近侧和远侧

轴：垂直轴、矢状轴、冠状轴

面：矢状面、冠状面、水平面

4. 生命活动的基本特征包括新陈代谢、兴奋性和适应性。其中新陈代谢是一切生物体的最

基本特征。衡量兴奋性的指标为阈强度或阈值。兴奋性的周期性变化包括绝对不应期、相对不应期、超常期和低常期 4 个时期。

5. 人体功能的调节方式有神经调节、体液调节和自身调节。其中最重要、最基本的是神经调节，它以反射的方式进行调节，反射的结构基础为反射弧。人体功能调节的控制系统为反馈控制系统，反馈有负反馈和正反馈两种。

目标测试

一、单项选择题

1. 生理学是研究有机体的
   A. 新陈代谢　　　　　　B. 结构和功能　　　　　　C. 神经和体液调节
   D. 神经调节　　　　　　E. 生命活动规律
2. 生命活动的最基本特征是
   A. 心跳、呼吸　　　　　B. 能量储存　　　　　　　C. 同化作用和异化作用及能量转换
   D. 适应性　　　　　　　E. 兴奋性
3. 兴奋性是机体或组织对刺激
   A. 发生兴奋的特性　　　B. 发生反应的特性　　　　C. 产生适应的特性
   D. 引起反射的特性　　　E. 发生抑制的特性
4. 衡量组织兴奋性高低的指标是
   A. 肌肉收缩　　B. 细胞分泌　　C. 刺激频率　　D. 刺激阈值　　E. 呼吸节奏
5. 神经调节的基本方式是
   A. 反应　　　　B. 反射　　　　C. 正反馈　　　D. 负反馈　　　E. 反馈
6. 血压在一定范围发生变动，肾血流量仍能保持相对稳定，这属于
   A. 神经调节　　B. 体液调节　　C. 自身调节　　D. 神经-体液调节　　E. 以上都不是
7. 剧烈运动时，交感神经兴奋，可引起肾上腺素分泌增加，从而心跳加快、心输出量增加，这属于
   A. 神经调节　　B. 体液调节　　C. 自身调节　　D. 神经-体液调节　　E. 以上都不是
8. 维持稳态最重要的调节方式是
   A. 神经调节　　B. 体液调节　　C. 自身调节　　D. 神经-体液调节　　E. 以上都是
9. 体液调节的特点是
   A. 迅速　　　　B. 准确　　　　C. 短暂　　　　D. 局限　　　　E. 广泛
10. 在中枢神经系统参与下，生物体对刺激发生的规律性反应称为
    A. 反射　　　　B. 反应　　　　C. 反馈　　　　D. 正反馈　　　E. 负反馈
11. 控制部分与受控部分之间的双向信息联系称为
    A. 反射　　　　B. 反应　　　　C. 反馈　　　　D. 正反馈　　　E. 负反馈
12. 垂直于地面，呈上下方向的轴称为
    A. 水平轴　　　B. 上下轴　　　C. 垂直轴　　　D. 矢状轴　　　E. 冠状轴
13. 于前后方向将人体分成左右两部分的纵切面为
    A. 正中矢状面　　B. 水平面　　C. 垂直面　　　D. 矢状面　　　E. 冠状面
14. 人体形态结构、功能和生长发育的基本单位是
    A. 原子　　　　B. 细胞　　　　C. 组织　　　　D. 器官　　　　E. 系统

二、多项选择题

1. 人体可分为哪几个部分

A. 头   B. 胸   C. 颈   D. 躯干   E. 四肢

2. 反射弧的组成部分包括

A. 传出神经   B. 传入神经   C. 感受器   D. 神经中枢   E. 效应器

3. 兴奋性的周期性变化包括

A. 绝对不应期   B. 相对不应期   C. 超常期   D. 正常期   E. 低常期

4. 下列解剖学姿势描述正确的有

A. 身体直立   B. 两眼平视正前方   C. 上肢自然下垂

D. 手掌向前   E. 下肢并拢，足尖向前

5. 人体有哪几种互相垂直的轴

A. 水平轴   B. 上下轴   C. 垂直轴   D. 矢状轴   E. 冠状轴

6. 下列属于非条件反射的是

A. 吃东西时分泌唾液   B. 膝跳反射   C. 望梅止渴

D. 眨眼   E. 谈虎色变

（陈省平）

第二章 细 胞

知识目标 >>>>

　　1. 掌握细胞膜的基本结构、物质转运方式和特点；静息电位和动作电位的概念、特点、产生机制。

　　2. 熟悉各细胞器的结构和功能，细胞核的结构和功能，极化、去极化、超极化和复极化的概念，动作电位与兴奋性的关系。

　　3. 了解局部电位、动作电位的传导。

能力目标 >>>>

　　1. 能正确列举不同物质的跨膜转运方式。

　　2. 能运用生物电相关知识，解释心电图、脑电图的形成机理。

素质目标 >>>>

　　学习中注重培养自学能力和逻辑思维能力及自主探索、开拓进取、崇尚科学的精神。

　　细胞是人体的基本结构和功能单位。人体的细胞有 200 余种，分布在不同部位，执行并完成生命有机体的各种特定功能。机体内的各种生命活动都是在细胞的基础上进行的，因此，只有了解细胞的基本功能，才能更好地理解和认识机体各部分的功能和生命活动规律。

第一节　细胞的基本结构

案例分析

　　李某某，男，40 岁，在某卫浴有限公司从事打磨工 6 年，接触矽尘。患者因咯血在当地医院疑为肺结核。同年 5 月至当地职业病医院就诊，患者诉劳动后气促、胸痛、胸闷、咳嗽、无痰、头昏、失眠、多梦、食欲不振。既往无呼吸系统疾病史。

查体：体温 36.5℃，脉搏 84 次/min，呼吸 20 次/min，血压 113/79mmHg（15/10.5kPa）。实验室检查：血常规、尿常规正常，结核抗体阴性，痰抗酸杆菌阴性，心电图检查正常，肺通气功能检查正常，血气分析正常。胸片见有总密集度 1 级圆形小阴影"q"影、密度较高、边缘尚清，分布双中上肺野。

结合有确切矽尘作业史，诊断为Ⅰ期硅肺。

请根据本节所学内容解释：

1. 硅肺与细胞中何种细胞器功能异常有关？
2. 细胞中常见的细胞器有哪些？其功能是什么？

人体的细胞大小不一、形态多样、功能各异，但是都具有共同的基本结构，即细胞膜、细胞质和细胞核三部分，三者在形态发生上密切相关，在生理上相互协调，从而完成细胞的生命活动。

一、细胞膜

细胞膜，又称质膜是一层具有特殊结构和功能的半透膜，将细胞内容物与细胞外环境分隔开，构成细胞的屏障，使细胞成为一个相对独立的结构和功能单位。而细胞内外的物质和能量交换、生物信号的传递等生理过程必须经过细胞膜才得以实现。

（一）细胞膜的基本结构

细胞膜（图 2-1）的基本结构现在公认的是液态镶嵌模型，即细胞膜以液态的脂质双分子层为基架，镶嵌着许多具有不同结构和功能的蛋白质，还有少量的糖类物质。这一模型有两个结构特点：一是细胞膜具有流动性，膜蛋白和膜脂均可侧向移动；二是膜蛋白分布的不对称性，蛋白质有的镶嵌在膜的内表面或外表面，有的嵌入或横跨脂质双分子层。

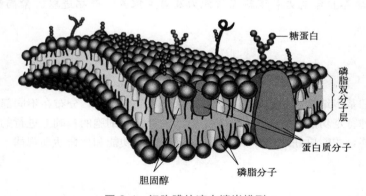

糖蛋白

磷脂双分子层

蛋白质分子

胆固醇　　磷脂分子

图 2-1　细胞膜的液态镶嵌模型

（二）细胞膜的组成

1. 脂质双分子层　脂质是以双分子层的形式包被在细胞表面的。细胞膜上的脂质主要是磷脂，约占总量的 70% 以上；其次为胆固醇，含量一般低于 30%；还有少量的糖脂。

其中，磷脂（图 2-2）是一种由甘油、脂肪酸和磷酸等所组成的两性分子，一端为亲水的含氮或磷的头，另一端为疏水的脂肪酸烃链。亲水端都朝向膜的外表面或内表面，而两层疏水端在膜内两两相对、相向而接，从而形成双分子层的脂质。由于脂质的熔点较低，在体温条件下呈液态，使细胞膜具有一定程度的流动性，因而细胞可以承受相当大的张力和外形改变而不破裂。

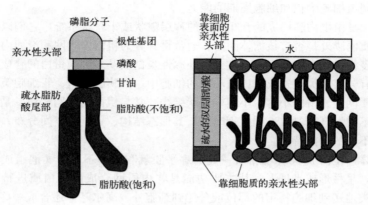

图 2-2 磷脂分子模式图

胆固醇是一种中性脂类，其结构比较特殊，含有一个甾体结构（环戊烷多氢菲）和一个八碳支链。它可调节磷脂双分子层膜的流动性，阻止磷脂低温时凝集成结晶状态，从而保证低温状态时生物膜的流动性及正常功能。

2. 细胞膜蛋白质　膜蛋白是细胞膜的重要组成部分，生物膜所具有的各种功能，很大程度上取决于膜所含的蛋白质。根据蛋白分离的难易及分布位置，膜蛋白基本可分为三大类：外在膜蛋白（或称外周膜蛋白）、内在膜蛋白（或称整合膜蛋白）、脂锚定蛋白。不同的膜蛋白执行着不同的功能，例如，膜外侧的糖蛋白与细胞识别功能和接受环境中某些特异性化学刺激有关；细胞膜上的载体、通道、离子泵等整合蛋白与细胞膜的物质转运功能有关；有些膜蛋白可将外界环境变化的信息以新的信号形式传递到细胞内，引起细胞产生相应的生理活动。

3. 细胞膜糖类　细胞膜还含有少量的寡糖和多糖链，以共价键的形式与膜脂质或蛋白质结合，形成糖脂或糖蛋白，其糖链绝大多数裸露在膜的外侧，可作为细胞或所结合蛋白质的特异性标志。有些糖链可作为抗原决定簇，表示某种免疫信息；有些作为膜受体的"可识别性"部分，能特异地与某种化学信号分子或递质、激素相结合。

二、细胞质

细胞质是细胞质膜包围的除核区外的一切半透明、胶状、颗粒状物质的总称。细胞质包括基质、细胞器和包涵物。

1. 细胞质基质　是细胞质内呈液态的部分，其主要成分是水（约70%），还有无机离子、各种代谢的中间产物、可溶性蛋白质、蛋白质衍生物、酶等。细胞质基质是活细胞进行新陈代谢的主要场所，可为新陈代谢的进行提供所需要的物质如酶；还对细胞骨架有支持作用，其内的骨架蛋白与细胞骨架的聚合组装和解聚去组装过程处于动态平衡，是细胞骨架运动的基础；此外，细胞质基质在蛋白质的修饰、选择性降解、寿命控制和修复错误蛋白质等方面都有重要作用。

2. 细胞器　是分布于细胞质内、具有一定形态、在细胞生理活动中起重要作用的结构。其主要包括：线粒体、内质网、高尔基体、溶酶体、核糖体、微丝、微管、中心粒以及周围物质等。

(1) 线粒体　电镜下，线粒体具有双层膜，外膜光滑，厚6～7nm，膜中有2～3nm小孔，分子量1万以内的物质可自由通过；内膜厚5～6nm，通透性较小；外膜与内膜之间有约8nm的膜间腔。线粒体是细胞内氧化磷酸化和合成三磷酸腺苷（ATP）的主要场所，为细胞的活动提供能量，细胞生命活动所需的能量95%来自于线粒体，所以其有"细胞能量工厂"之称。不同生物的不同组织中线粒体数量差异巨大。一般来说，线粒体数量取决于该细胞的代谢水平，代谢活动越旺盛，线粒体越多。除了为细胞供能外，线粒体还参与细胞分化、细胞信息传递、细胞凋亡等过程，并拥有调控细胞生长和细胞周期的能力。

（2）**内质网**　是由生物膜构成的互相通连的片层隙状或小管状系统，它们以分支互相吻合成为网络。依据内质网膜外是否有核糖体附着，通常将其分为粗面内质网和滑面内质网两种基本类型。粗面内质网多为排列整齐的扁囊，主要与外源性蛋白质及多种膜蛋白的合成、加工、转运有关。因此，在具有分泌肽类激素或蛋白质功能的细胞中，如胰腺细胞、浆细胞等，粗面内质网比较发达。滑面内质网呈光滑的小管、小泡样网状结构，常与粗面内质网相通，是一种多功能细胞器，同一细胞的不同发育阶段或不同生理时期，其形态结构、数量、空间分布、发达程度差异较大，而且表现出不同的功能特性。

（3）**高尔基体**　是由5～8个叠加在一起的扁平膜囊和大小不等的囊泡组成，常分布于内质网与细胞膜之间，呈弓形或半球形。其主要功能是将内质网合成的蛋白质进行加工、分拣、运输，然后分门别类地送到细胞特定的部位或分泌到细胞外。高尔基体还合成一些分泌到胞外的多糖和修饰细胞膜的材料，甚至在某些原生动物中，高尔基体与调节细胞的液体平衡有关系。

（4）**溶酶体**　为单层膜包被、内含多种酸性水解酶的囊状结构，在电镜下显示多为球形，直径为 $0.025\sim0.8\mu m$，可分解多种内源性和外源性大分子物质。因此，溶酶体具有溶解和消化功能，为细胞内的消化器官。但是只有当被水解的物质进入溶酶体内时，溶酶体内的酶类才行使其分解作用。一旦溶酶体膜破损，水解酶逸出，将会导致细胞自溶。

（5）**核糖体**　是无膜的细胞器，主要成分是蛋白质与rRNA，它们被排列成两个不同大小的核糖体亚基，是蛋白质合成的场所。有些核糖体呈游离状态，分布在细胞质基质内，称游离核糖体；有些核糖体附着在内质网的膜上，称为附着核糖体，它与内质网形成复合细胞器，即粗面内质网。游离核糖体与附着核糖体所合成的蛋白质种类不同，但核糖体的结构与化学组成是完全相同的。

3. 包涵物　是细胞质中本身没有代谢活性，却有特定形态的结构。有的是贮存的能源物质，如糖原颗粒、脂滴；有的是细胞产物，如分泌颗粒、黑素颗粒；残余体也可视为包涵物。

 知识链接

线粒体病

　　线粒体病是遗传缺损引起线粒体代谢酶缺陷，致使ATP合成障碍、能量来源不足导致的一组异质性病变。

　　线粒体病一般在婴儿、儿童或成年早期发病，呈进行性或阶段进展性病程。婴幼儿常见的表现主要有进行性脑病、肌无力、癫痫、生长发育迟滞等，成人常见的表现包括双眼视力下降、年轻人卒中样发作、肌阵挛癫痫、肌无力、眼睑下垂和视物成双、糖尿病、胃肠疾病等。

　　目前线粒体病仍没有很好的治疗方法，所以预防显得更为重要。预防措施包括避免近亲结婚、推行遗传咨询、携带者基因检测、产前诊断和选择性人工流产等，以防止患儿出生。

三、细胞核

　　细胞核是真核细胞内最大、最重要的细胞结构，是细胞遗传与代谢的调控中心，是真核细胞区别于原核细胞最显著的标志之一，主要由核膜、染色质、核仁、核基质等组成。

1. 核膜　包裹在核表面，由基本平行的内膜、外膜构成，两层膜之间的间隙称为核周隙，核膜上有核孔穿通。核外膜面向胞质，附有核糖体颗粒，与内质网相连，参与蛋白质的合成；核内膜面向核质，有致密网状结构的核纤层，对核膜有支持、稳定作用，也是染色质纤维两端的附着部位；核孔是直径80～120nm的圆形孔，是细胞核与细胞质之间的物质交换通道，一般认为，水离子和核苷等小分子物质可直接透过核被膜，而 RNA、蛋白质等大分子则经核孔出入细胞核。

2. 染色质　是间期细胞遗传物质的存在形式，由 DNA、组蛋白、非组蛋白及少量 RNA 组成的线性复合结构。染色体是指细胞在有丝分裂或减数分裂过程中，由染色质聚缩而成的棒状结构。实际上，二者化学组成上没有差异，只是构型不同，是遗传物质在细胞周期不同阶段的不同表现形式。

3. 核仁　匀质的球形小体，由 rRNA、rDNA 和核糖核蛋白组成，是 rRNA 基因存储、rRNA 合成加工以及核糖体亚单位的装配场所。核仁的大小、形状和数目随生物的种类、细胞类型和细胞代谢状态而变化。蛋白质合成旺盛、生长活跃的细胞核仁大，如分泌细胞、卵母细胞，可占总核体积的 25%；不具蛋白质合成能力的细胞核仁则很小，如肌细胞。

4. 核基质　广义的核基质包括核纤层、核孔复合体结构体系、染色体骨架和核骨架，不仅能够维持细胞核的形态结构，而且在染色质/染色体构建、DNA 复制、基因表达调控和 DNA 损伤修复等细胞生命活动中也起重要作用。

🌱 **知识链接**

细胞骨架

　　狭义的细胞骨架是指细胞质骨架，由微管、微丝及中间纤维组成。

　　微管是由 13 条原纤维构成的直径为 24～26nm 的中空管状结构，呈网状和束状分布，并能与其他蛋白共同组装成单管、二联管（纤毛和鞭毛中）、三联管（中心粒和基体中）、纺锤体、基粒、轴突、神经管等结构。

　　微丝又称肌动蛋白丝，由肌动蛋白分子螺旋状聚合成直径约为 7nm 的纤丝，对细胞贴附、铺展、运动、内吞、细胞分裂等许多细胞功能具有重要作用。

　　中间纤维又称中间丝，直径 10nm 左右，是最稳定的细胞骨架成分，主要起支撑作用，与细胞分化、细胞内信息传递、核内基因传递和表达等重要生命活动过程也有关。

　　细胞骨架不仅在维持细胞形态、承受外力、保持细胞内部结构的有序性方面起重要作用，而且还参与许多重要的生命活动，如在细胞分裂中细胞骨架牵引染色体分离、在物质运输中各类小泡和细胞器可沿着细胞骨架定向转运等。

第二节　细胞的基本功能

细胞的基本功能

📖 **案例分析**

　　患者，男，33 岁。主因"乏力、食欲下降、皮肤巩膜黄染 10 余天"就诊，饮酒 10 余年，近 3 年酗酒，平均每日饮高度白酒 500g。

　　体查：体温 36.5℃，脉搏 90 次/min，呼吸 18 次/min，血压 118/80mmHg。身高 170cm，体重 80kg，体重指数（BMI）27.7kg/m²。神志清楚，急性重病容，皮肤、巩膜重度黄染，可见肝掌。心肺检查无明显异常。腹部膨隆，腹壁静脉无曲张，腹肌柔软、无紧张，无压痛及反跳痛，肝脏位于脐水平以下约 3cm，质地稍硬，有触痛，脾脏肋下未扪及，移动性浊音阴性。双下肢凹陷性水肿至膝关节以上 8cm。神经系统检查无异常，病理征阴性。

诊断：重症酒精性肝炎。

请根据本节所学内容解释：

1. 引起患者双下肢凹陷性水肿的原因是什么？
2. H_2O 通过细胞膜的机制是什么？

一、细胞膜的物质转运功能

细胞与外界进行物质和能量交换是细胞进行正常生命活动的必要条件。进出细胞的物质种类很多，有脂溶性和水溶性的、小分子或离子、大分子或物质团块等。由于细胞膜是由脂质双分子层和蛋白质构成的高度选择透过性膜，所以脂溶性的小分子物质易于通过，而水溶性的物质则不能直接通过细胞膜，必须借助某些转运工具的帮助才能通过。现将几种跨膜转运的方式分述如下。

（一）单纯扩散

脂溶性小分子物质，或不带电荷的极性小分子物质（水、尿素等），由细胞膜的高浓度一侧向低浓度一侧移动的过程，称为单纯扩散。在溶液中，物质顺浓度梯度移动，直至该物质在膜两侧的浓度达到平衡，因此，单纯扩散不需要转运工具帮助，也不需要消耗能量。

人体体液中存在的脂溶性小分子物质为数不多，因此靠单纯扩散方式进出细胞的物质种类较少，比较肯定的是 O_2、CO_2、N_2、尿素、乙醇等物质；体内一些类固醇激素（如肾上腺皮质激素、性激素等）也是脂溶性的，理论上也可通过单纯扩散进出细胞，但由于它们的分子量较大，近来认为它们的转运需要膜上某种特殊蛋白质的"帮助"，才能加快其转运过程；H_2O 脂溶性很低，一般扩散速度很慢，某些组织对 H_2O 的通透性高，可自由、迅速地通过细胞膜。

物质扩散量的大小，可用通量表示，决定通量的两个主要因素是：①物质在膜两侧的浓度差，浓度差越大，通量越大；②细胞膜对该物质的通透性，通透性越大则通量越大。

（二）易化扩散

脂溶性很小或水溶性的小分子物质借助特殊膜蛋白，由膜的高浓度一侧向低浓度一侧移动的现象，称为易化扩散。易化扩散也是顺浓度梯度进行的，所以细胞也不直接消耗能量，但它们必须依靠膜蛋白的帮助。根据膜蛋白功能的不同，易化扩散可分为以下两种形式。

1. 以载体介导的易化扩散　也称载体转运，指水溶性小分子物质，如葡萄糖、氨基酸、核苷酸等，在细胞膜载体蛋白的帮助下顺浓度差完成的跨膜转运。载体蛋白通常是一些镶嵌在细胞膜上的整合蛋白，分子上存在能与某物质特异性结合的位点，它们在浓度高的一侧与被转运物结合，引起载体蛋白分子构象改变，把被转运物运向浓度低的一侧并分离，又恢复原来构象以继续进行转运，如图 2-3。

以载体介导的易化扩散具有以下特征：①结构特异性。一种载体只能选择性地与某种特定结构的物质结合，如葡萄糖载体可选择性结合右旋葡萄糖，而对分子量相同的左旋葡萄糖则不能或不易结合。②饱和现象。膜一侧的物质浓度增加超过一定限度时，转运量不再随之增加。这是由于载体数量和结合位点是有限的，所能结合转运的物质数量也因此受到一定的限制。③竞争性抑制。如一个载体对 A 和 B 两种结构相似的物质都有转运能力，且物质通过细胞膜的总量又是一定的，则当增加 A 物质的浓度时，其转运量增加，而 B 物质的转运量必然减少。这与载体的数量和结合位点有限关。

2. 以通道介导的易化扩散　也称通道转运，指离子如 Na^+、K^+、Ca^{2+}、Cl^- 等，在细胞膜通道蛋白的帮助下，顺浓度差或电位差完成的跨膜转运。通道蛋白是镶嵌在细胞膜上并带有闸门装置的一条管道，闸门开放时物质可快速地由膜高浓度一侧扩散到低浓度一侧，关闭时则不能通

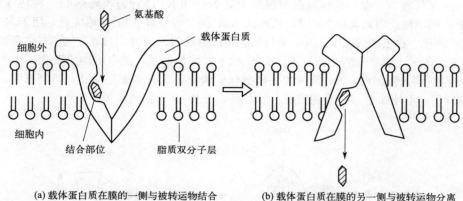

(a) 载体蛋白质在膜的一侧与被转运物结合　　　(b) 载体蛋白质在膜的另一侧与被转运物分离

图 2-3　载体转运模式图

过，如图 2-4。通道具有一定的特异性，分为 Na^+ 通道、K^+ 通道、Ca^{2+} 通道等，但这种特异性不是绝对的，如 K^+ 通道除主要对 K^+ 通透外，还允许少量的 Na^+ 通过。

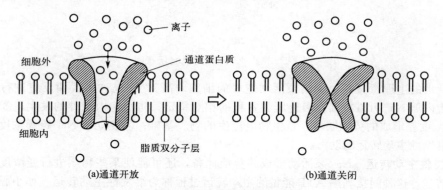

(a)通道开放　　　　　　　　　　　(b)通道关闭

图 2-4　通道转运模式图

根据控制通道闸门开关的机制不同，将其分为化学门控通道、电压门控通道和机械门控通道。

（1）化学门控通道　闸门的开关取决于化学物质与通道的特异性结合。如在神经-肌肉接头处，当神经末梢有冲动到达时，释放神经递质乙酰胆碱（ACh），ACh 扩散与终板膜上 N-ACh 化学门控通道结合，打开通道使 Na^+ 和 K^+ 跨膜扩散，产生终板电位而完成跨膜信号传递。

（2）电压门控通道　闸门的开关取决于通道蛋白所在膜两侧的电位差，大多数细胞的 Na^+ 通道、K^+ 通道、Ca^{2+} 通道属于此类通道，也是一种跨膜信号传递。

（3）机械门控通道　闸门的开关与接收刺激后的变化形式有关，如听觉感受器上听毛细胞纤毛的机械摆动，引起相邻膜通道的开放和相应离子的跨膜流动，进而改变了听毛细胞膜两侧的电位差。

上述的单纯扩散和易化扩散，物质（分子或离子）移动的动力都是膜两侧的浓度差或电位差所含的势能，不消耗能量，因而统属于被动转运。

（三）主动转运

小分子物质或离子在膜蛋白的介导下，消耗细胞自身的能量，逆浓度差或电位差转运的过程，称为主动转运，是通过生物泵的活动来完成的。

1. 原发性主动转运　指由 ATP 直接供能，将离子逆浓度差或电位差转运的过程。介导这一过程的膜蛋白称为离子泵，离子泵有多种，如 Na^+-K^+ 泵、Ca^{2+} 泵、H^+ 泵等，其中 Na^+-K^+ 泵存在最广泛、研究最充分。下面学习一下 Na^+-K^+ 泵。

Na$^+$-K$^+$泵简称 Na$^+$泵，是镶嵌在细胞膜中对 Na$^+$和 K$^+$进行跨膜转运的一种特殊蛋白质，具有 ATP 酶的活性，因此又称 Na$^+$-K$^+$依赖式 ATP 酶，可分解 ATP 释放能量，用于 Na$^+$和 K$^+$的逆浓度差转运。在生理情况下，Na$^+$泵与细胞膜内侧的 Na$^+$结合，与此同时，Na$^+$泵也与细胞膜外侧的 K$^+$结合，ATP 酶活性被激活后水解 ATP 并释放能量，使泵的构象改变，将 Na$^+$输出细胞外，将 K$^+$输入细胞内，Na$^+$泵发生去磷酸化后构象再次改变恢复原状。研究表明，每消耗1 个 ATP 分子，可使 3 个 Na$^+$泵到膜外，同时有 2 个 K$^+$泵入膜内，如图 2-5。

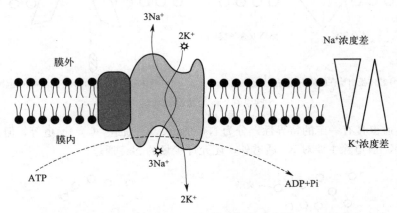

图 2-5　Na$^+$-K$^+$泵作用机制示意图

钠泵活动的生理意义是：①钠泵活动造成的细胞内高 K$^+$，是许多代谢反应进行的必要条件；②细胞内低 Na$^+$可维持细胞渗透压和容积的相对稳定，防止胞内水肿的发生；③细胞内外 Na$^+$、K$^+$浓度差形成的势能储备，是生物电产生的物质基础；④建立的 Na$^+$跨膜浓度差，也是其他物质继发性主动转运的动力。

2. 继发性主动转运　Na$^+$泵活动形成的势能储备，还可促使某些物质进行逆浓度差或电位差的跨膜转运，这种间接利用 ATP 能量的主动转运过程称为继发性主动转运。如小肠上皮细胞对葡萄糖的吸收，就是因为 Na$^+$泵的持续活动，形成了膜外 Na$^+$的高势能，当 Na$^+$顺浓度差进入膜内时，所释放的势能用于葡萄糖分子的逆浓度差转运，如图 2-6。

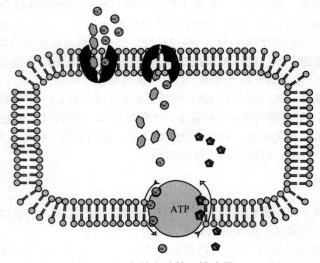

图 2-6　继发性主动转运模式图

继发性主动转运分为同向转运和反向转运。同向转运指物质与 Na^+ 以相同方向通过细胞膜的转运，如葡萄糖、氨基酸在小肠黏膜上皮的吸收；反向转运指物质与 Na^+ 以相反方向通过细胞膜的转运，如 Na^+-H^+ 交换和 Na^+-Ca^{2+} 交换。

（四）入胞与出胞

一些大分子物质或物质团块以入胞和出胞（图 2-7）的方式完成跨膜转运。

1. 入胞 又称胞吞，指细胞外的大分子物质或团块（如血浆脂蛋白颗粒、大分子营养物质、细菌、细胞碎片等）进入细胞的过程。固体物质入胞称为吞噬，液态物质入胞称为吞饮。首先这些物质被细胞膜识别并相互接触，然后引起接触部分的膜内陷或伸出伪足把物质包裹起来，最后包裹的细胞膜融合、断裂，形成吞噬（吞饮）泡进入细胞。

2. 出胞 又称胞吐，指细胞把大分子内容物或团块排出细胞的过程。主要见于细胞的分泌活动，如消化腺细胞分泌消化酶、内分泌腺细胞分泌激素、神经末梢释放递质等。分泌物在粗面内质网的核糖体合成，在高尔基体被一层膜结构包裹形成囊泡，向细胞膜移动，囊泡膜与细胞膜接触，进而融合、破裂，将分泌物一次性排出细胞，而囊泡膜融合成为细胞膜的一部分（图 2-7）。

入胞和出胞过程均伴随着细胞膜的变形运动，依靠细胞本身的活动来完成，需要消耗能量（来自 ATP 分解）。

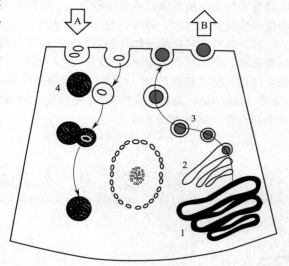

图 2-7　入胞与出胞

A—入胞　B—出胞；
1—粗面内质网；2—高尔基体；3—分泌颗粒；4—溶酶体

二、细胞的受体功能

受体是指能与细胞外信号分子（配体）特异性结合而发挥信号转导作用的蛋白质。根据它们存在的部位不同分为细胞表面受体和细胞内受体；又根据受体蛋白类型和信号转导机制等特点将细胞表面受体分为离子通道型受体、G 蛋白耦联受体、酶联受体。

1. 离子通道型受体 是一类自身为离子通道的受体，主要存在于神经、肌肉等可兴奋细胞，其信号分子多为神经递质。神经递质与受体结合，使通道蛋白构象改变，导致通道开放而允许某种离子通过，引起细胞膜两侧的电位改变，实现化学信号的跨膜转导。例如，当神经冲动到达神经末梢时，末梢释放一定数量的 ACh，ACh 与肌细胞终板膜上 N_2 受体相结合，受体构象发生改变，引起终板膜化学门控通道开放，引起以 Na^+ 内流为主的跨膜移动，产生终板电位，引起肌细胞膜的电压门控通道开放，最后引起整个肌细胞的兴奋和收缩（详见第三章第四节）。

2. G 蛋白耦联受体 是存在于细胞膜上的一类整合蛋白，其结构中有 G 蛋白（鸟苷酸结合蛋白，是连接膜受体与细胞内效应器的膜蛋白）的结合位点，通过与 G 蛋白相互作用将细胞外的信息传递到细胞内，故称为 G 蛋白耦联受体。

G 蛋白耦联受体为 7 次跨膜蛋白，因此亦将此类受体称为 7 次跨膜受体。受体本身不具备通道结构，也无酶活性，它是通过与细胞膜内侧存在的 G 蛋白等一系列信号蛋白质分子相互作用，引起复杂的级联式反应，进而完成信号跨膜转导。

受体-G 蛋白-AC 途径是 G 蛋白耦联受体介导信号转导的主要过程之一。第一信使，如激素、神经递质、趋化因子、生长因子等与膜受体结合后，经 G 蛋白耦联激活 AC（腺苷酸环化酶），

在 Mg^{2+} 作用下催化 ATP 生成 cAMP（环磷酸腺苷），cAMP 作为第二信使激活 cAMP 依赖的蛋白激酶（PKA），催化细胞内多种底物磷酸化，进而发生生物效应，如细胞的分泌、肌细胞的收缩、细胞内各种酶促反应等。

3. 酶联受体 是一种单次跨膜蛋白，可分为两类：一是受体本身具有激酶活性，如肽类生长因子 EGF 等受体，受体与配体结合后激发受体本身的酶活性；二是受体本身没有酶活性，但可以连接胞质酪氨酸激酶，如细胞因子受体超家族，受体与配体结合后激发受体耦联酶的活性，使信号继续往下游传递。这里我们介绍两种较为重要的受体：酪氨酸激酶受体和鸟苷酸环化酶受体。

（1）酪氨酸激酶受体 本身不具有酶活性，它的活性依赖于非受体酪氨酸蛋白激酶，如当表皮生长因子、肝细胞生长因子、胰岛素等配体与受体结合，可激活膜内侧的酪氨酸激酶，导致受体自身和胞内的酪氨酸残基发生磷酸化，磷酸化的酪氨酸残基与细胞内的信号蛋白相结合，从而将信号传递到细胞内，导致细胞生理或基因表达的改变而产生生物学效应。

（2）鸟苷酸环化酶受体 胞外段是配体结合域，胞内段是鸟苷酸环化酶催化结构域。如当血压升高时，心房肌细胞分泌心房利钠肽（ANPs），ANPs 与受体结合直接激活胞内段鸟苷酸环化酶的活性，使三磷酸鸟苷（GTP）转化为环鸟苷酸（cGMP），cGMP 作为第二信使结合并激活 cGMP 依赖的蛋白激酶 G（PKG），使相应底物磷酸化，促进肾脏细胞排水、排钠，同时使血管平滑肌舒张，导致血压下降。

第三节　细胞的生物电现象

案例分析

　　患者，男，6 个月。无明显诱因出现间断抽搐 2 月余，多于睡眠及进乳后发作，双下肢屈曲，双上肢外展，近 10 天来发作次数较前频繁，病程中无发热、呕吐及腹泻，无咳喘。发病以来患儿精神食欲尚可，大小便正常，睡眠可。

　　查体：体温 36.5℃，脉搏 120 次/次，呼吸 30 次/分，血压 90/6mmHg。头围 42cm，体重 8kg。录像监测脑电图：异常婴儿脑电图，醒睡各期可见全导高至极高波幅不规则慢波夹杂多量棘波、尖波、多棘波，为高度失律，并监测到一次成串痉挛发作。

　　诊断：癫痫。

　　请根据本节内容解释：

　　癫痫与生物电异常有什么关系？

　　生物细胞在安静和活动时都伴有电现象的发生，称为**生物电**，这是正常生理活动的表现，也是生物活组织的一个基本特征，如脑电图、心电图分别是大脑皮质、心肌活动时所记录的生物电变化。生物电现象主要包括两种形式：静息电位和动作电位。

一、静息电位

（一）静息电位的概念

　　静息电位（resting potential，RP）是指细胞处于生理静息状态时，存在于细胞膜两侧的外正内负稳定的电位差。它是一切生物电产生和变化的基础。

用电生理仪器记录细胞的电变化（图 2-8）：当示波器的两个电极（为尖端极细的玻璃微电极）都置于细胞膜外表面时，示波器荧光屏上的光点没有上下移动，说明细胞膜外表面任意两点之间不存在电位差（图 2-8a）。但当把其中一个微电极放在细胞的外表面，另一个微电极刺入细胞内的瞬间，荧光屏上的光点突然向下移动，并停留在一个较恒定的水平（图 2-8b），这说明细胞膜两侧存在电位差，且膜外电位高于膜内电位。若规定膜外电位为零，则膜内为负电位，简言之"外正内负"。

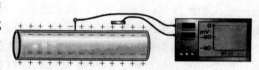

(a) 两探查电极均放于细胞外，两电极间无电位差

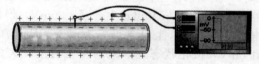

(b) 一探查电极插入细胞内，另一探查电极放于细胞外，两电极间出现电位差

图 2-8 膜电位记录示意图

大多数细胞的静息电位均在 $-100\sim-10$mV，如神经细胞的静息电位约为 -70mV，骨骼肌细胞的静息电位约为 -90mV，红细胞的静息电位约为 -10mV 等。正常细胞在安静时所保持的"外正内负"的状态称为**极化**；以静息电位为基准，膜内电位向负值减少的方向变化，称为**去极化**或**除极**；膜内电位向负值增大的方向变化，称为**超极化**；细胞去极化后再恢复到静息电位水平的过程，称为**复极化**。

（二）静息电位的产生机制

静息状态时，细胞内外的离子浓度和分布不均匀。如表 2-1 所示，哺乳动物骨骼肌细胞内 K^+ 浓度较高，约为细胞外的 30 倍；细胞外 Na^+ 浓度较高，约为细胞内的 12 倍；细胞外负离子以 Cl^- 为主，细胞内以带负电荷的蛋白质（A^-）为主。

表 2-1 哺乳动物骨骼肌细胞内外的主要离子浓度及扩散趋势

主要离子	离子浓度/(mmol/L)		细胞膜内外浓度比	扩散趋势
	细胞内	细胞外		
K^+	155	4	39：1	外流
Na^+	12	145	1：12	内流
Cl^-	4	120	1：30	内流
A^-	155			外流

在不同状态下，细胞膜对不同离子的通透性也不同。静息状态时，细胞膜对 K^+ 的通透性较大，对 Na^+、Cl^- 的通透性很小，对 A^- 大分子无通透性。因此，带正电荷的 K^+ 顺浓度差以易化扩散方式向膜外扩散，膜内的 A^- 在正电荷的吸引下随 K^+ 一同有外流趋势，但是 K^+ 可透过细胞膜，而 A^- 因膜对其不通透而被阻隔在膜内，这就造成细胞膜"外正内负"的电荷分布状态。但是，K^+ 外流并不能无限制地进行下去，随着 K^+ 外流，膜外电场阻力将逐渐增大，当增大到足以对抗 K^+ 的扩散力时，K^+ 的净移动量等于零，膜两侧的电位差稳定在某一水平不变，此时的跨膜电位差即为静息电位，故静息电位主要是由于 K^+ 外流形成的电化学平衡电位，又称 K^+ 平衡电位，其大小主要是由细胞内外的 K^+ 浓度差决定的。

二、动作电位

（一）动作电位的概念

动作电位（action potential，AP）是指可兴奋组织或细胞受到适当刺激时，在静息电位基础上产生的，以去极化和复极化为主要表现的可扩布的连续电位变化过程。动作电位与静息电位的主要区别是：①动作电位是一个电位的连续变化过程，静息电位是一个稳定的电位差；②动作电位一旦在细胞膜某一部位产生，就会迅速沿着细胞膜向周围传播，而静息电位不能传播；③动作电位是可兴奋组织或细胞兴奋的标志，而静息电位是细胞处于静息状态的标志。

以神经纤维为例，用细胞内记录的方法记录其动作电位的变化过程，包括锋电位和后电位两部分（图 2-9）。当神经纤维受刺激后，膜电位的静息电位由 −70mV 迅速上升至 +30mV，形成锋电位的上升支。上升支可分为两段，从 −70mV 到 0mV，极化状态逐渐减弱甚至消失；从 0mV 到 +30mV 称为超射，膜内电位由原来的负电位变成正电位，出现反极化。锋电位上升支是细胞膜电位由外正内负的极化状态变成外负内正的反极化状态的过程，通常该过程被称为动作电位的去极化时相。动作电位的上升支到达顶点后（+30mV）迅速下降，向 −70mV 恢复，直至接近静息电位水平，形成动作电位的下降支，又称复极化时相。上升支和下降支形成尖峰样波形，称为**锋电位**。

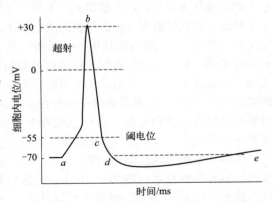

图 2-9　神经纤维动作电位模式图
ab—锋电位上升支；bc—锋电位下降支；
cd—负后电位；de—正后电位

锋电位之后膜电位还要经历微小而缓慢的波动，称为后电位，包括负后电位（膜电位小于静息电位）和正后电位（膜电位大于静息电位）。只有在后电位结束之后，细胞内电位才完全恢复到静息电位的水平。

（二）动作电位的产生机制

细胞安静状态时，膜上的 Na^+ 通道大多处于关闭状态。当细胞受到刺激时，受刺激局部细胞膜的 Na^+ 通道先少量开放，引起 Na^+ 顺浓度差或电位差少量内流，产生轻度去极化，使膜内负电位值减小；当膜内负电位值减小到某一临界值（阈电位）时，引起细胞膜上大量 Na^+ 通道开放，细胞外 Na^+ 借其浓度差以及膜内负电位的引力作用大量、迅速内流，膜内负电位消失继而出现正电位，形成内正外负的反极化状态。膜内电位升高，形成了阻止 Na^+ 继续内流的电场力，当 Na^+ 内流的动力和阻力达到平衡时，Na^+ 净内流停止，即达到 Na^+ 的电化学平衡电位，形成了动作电位的上升支并达顶点，完成了去极化，Na^+ 通道也进入失活状态。

与此同时，细胞膜上的 K^+ 通道开放，膜对 K^+ 的通透性增大，于是膜内 K^+ 在浓度差的驱动下快速向膜外扩散，使膜内正电位下降并变为负值，直至接近静息电位水平，形成动作电位的下降支，即复极化时相。

复极化结束，虽然膜电位基本恢复，但是离子分布状态并未恢复，细胞内 Na^+ 浓度和细胞外 K^+ 浓度稍有升高，激活了细胞膜上的钠泵进行主动转运，排出细胞内 Na^+，同时将细胞外 K^+ 运进细胞内，恢复细胞膜内外 Na^+ 和 K^+ 的浓度分布，这可能是形成后电位的原因之一。

总之，动作电位的去极化时相是由于 Na^+ 的大量快速内流形成的；复极化时相是 K^+ 快速外流的结果；后电位主要是通过钠泵对细胞内外 Na^+、K^+ 的浓度分布进行恢复性调整形成的。

（三）动作电位的特点

1. "全或无"现象　动作电位要么不产生（无），一旦产生就达到最大幅度（全），其变化幅度不随刺激强度的加强而增大。动作电位的幅度取决于细胞膜外侧和内侧 Na^+ 浓度比，比值越大则幅度越大，反之越小。

2. 不衰减性传导 动作电位一旦在细胞膜的某一部位产生，就会立即向整个细胞膜传布，且其幅度和波形不会因传导距离的增加而减小。

3. 脉冲式发放 由于不应期的存在，动作电位不可能融合，相邻的两动作电位之间总有一定的时间间隔而形成脉冲。

（四）动作电位的产生条件和传导

1. 阈电位和动作电位的引起 刺激作用于可兴奋细胞能产生动作电位，但不是任何刺激都能引发动作电位。只有某些刺激引起膜内负电位减小（去极化）达到某一临界值时，细胞膜上大量 Na^+ 通道开放，才能触发动作电位，这个临界膜电位值称为**阈电位**（threshold potential，TP）。因此，膜电位去极化达到阈电位是产生动作电位的必要条件。一般可兴奋细胞的阈电位数值比静息电位小 $10\sim20mV$。

2. 动作电位与兴奋性 细胞兴奋性的高低与细胞的静息电位和阈电位的差值呈反变关系，即差值越大，兴奋性越低；差值越小，兴奋性越高。例如，超极化时静息电位与阈电位的差值增大，如果此时受刺激，静息电位去极化不易达到阈电位水平，所以超极化使细胞的兴奋性降低。

在一次动作电位过程中，兴奋性会发生规律性的变化，依次出现绝对不应期、相对不应期、超常期、低常期，最后恢复到静息状态的水平，如图2-10。绝对不应期内，细胞兴奋性为零，给予任何强度的刺激均不能引起反应；相对不应期内，细胞兴奋性低于正常，给予阈上刺激可引起反应；超常期内，细胞兴奋性高于正常，给予阈下刺激可引起反应；低常期内，细胞兴奋性低于正常，给予阈上刺激才可引起反应。

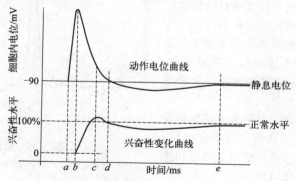

图 2-10 动作电位与兴奋性变化的时间关系

ab—锋电位-绝对不应期；*bc*—负后电位前部分-相对不应期；*cd*—负后电位后部分-超常期；*de*—正后电位-低常期

3. 兴奋在同一细胞上的传导机制 细胞膜上任何一处受刺激而兴奋时，动作电位可沿细胞膜向周围不衰减传播，直到整个细胞膜都产生动作电位为止。这种动作电位在同一细胞上的扩布称为**传导**。

以神经纤维为例，根据其是否有髓鞘分为有髓纤维和无髓纤维。无髓纤维某一处受刺激产生兴奋时，兴奋部位的膜电位由外正内负变为外负内正，而邻近的未兴奋部位电位仍处于外正内负的静息状态。由于细胞膜两侧的溶液都是导体，于是在兴奋部位和未兴奋部位形成电位差而产生局部电流，电流方向是膜外从未兴奋部位流向兴奋部位，膜内从兴奋部位流向未兴奋部位，从而使未兴奋部位膜内外电位发生变化而产生去极化（图2-11a），当去极化达到阈电位水平时，膜上 Na^+ 通道突然大量开放，从而爆发动作电位。这样，动作电位即由兴奋部位传到了邻近部位，以此往复，通过这种方式动作电位在整个神经纤维上进行传导。

有髓纤维的轴突外包有一层不导电的髓鞘，无髓鞘的部分称为**郎飞结**，此处轴突膜与细胞外液接触，具有导电性，并允许离子跨膜转运。因此，有髓纤维在受到刺激时，动作电位只能在郎飞结处产生，兴奋传导时的局部电流也只能发生在相邻两个郎飞结之间，表现出跳跃式传导（图 2-11b）。所以，有髓纤维传导速度远快于无髓纤维。

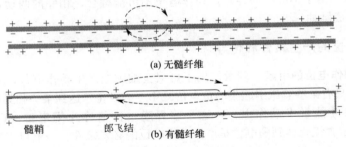

(a) 无髓纤维

髓鞘　　　郎飞结　　(b) 有髓纤维

图 2-11　动作电位在神经纤维上的传导机制

三、局部电位

只有刺激达到阈值才能产生动作电位，而阈下刺激只能使受刺激部位局部 Na^+ 通道少量激活开放，引起 Na^+ 少量内流，产生较小的去极化，尚达不到阈电位水平。因此，将这种在膜受刺激的局部出现的低于阈电位值的去极化，称为**局部电位**、局部反应或局部兴奋（图 2-12）。

局部电位的特点：①不是"全或无"现象，其电位幅度可随阈下刺激的增强而增大；②呈衰减性传导，局部电位幅度小且随传播距离的增加而减小，最后消失，又称为电紧张性传播；③有总和效应，如果多个阈下刺激引起的多个局部电位在时间上或空间上叠加起来，就可能使膜的去极化达到阈电位水平，从而引发动作电位（图 2-12c、d）。

综上所述，阈刺激或阈上刺激可使细胞膜去极化达到阈电位水平，从而引发动作电位；阈下刺激可通过时间和（或）空间上的总和达到阈电位，即可爆发动作电位。

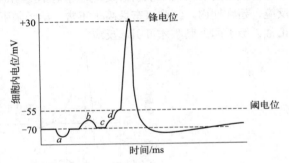

图 2-12　局部电位
a—超极化；b、c、d—均为阈下刺激引起的局部反应

本章小结

1. 细胞是构成机体的基本结构和功能单位，其结构包括细胞膜、细胞质和细胞核，基本功能主要有物质跨膜转运、信号识别、生物电现象等。

2. 细胞的物质跨膜转运包括被动转运、主动转运、入胞和出胞。

3. 单纯扩散和易化扩散属于被动转运，物质（分子或离子）移动的动力都是膜两侧的浓度差或电位差所含的势能，不消耗能量。

4. 主动转运是小分子物质或离子在膜蛋白的介导下，消耗细胞自身的能量，逆浓度差或电位差转运的过程。以 Na^+-K^+ 泵为典型代表，每消耗 1 个 ATP 分子，可使 3 个 Na^+ 泵到膜外，同时有 2 个 K^+ 泵入膜内。

5. Na^+-K^+ 泵是细胞内外 Na^+、K^+ 浓度差而形成的势能储备，是生物电产生的物质基础。

6. 大分子物质或团块通过入胞或出胞方式进出细胞，需要消耗能量。

7. 生物电活动包括静息电位、动作电位和局部电位。静息电位是存在于细胞膜两侧的外正内负稳定的电位差，是一切生物电产生和变化的基础；当受到阈刺激或阈上刺激，可使细胞膜去极化达到阈电位水平，从而引发动作电位；阈下刺激只能引起局部电位，具有加和性。

目标测试

一、单项选择题

1. 物质在特殊细胞膜蛋白质帮助下顺电化学梯度通过细胞膜的过程属于
   A. 单纯扩散　　　　B. 易化扩散　　　　C. 主动转运　　　　D. 胞吞　　　　E. 胞吐

2. 载体介导的易化扩散产生饱和现象的原因是
   A. 跨膜梯度降低　　　　　B. 载体数量减少　　　　C. 能量不够
   D. 载体数量所致的转运极限　E. 疲劳

3. 细胞膜在静息情况时，对下列哪种离子通透性最大
   A. K^+　　　　　　B. Na^+　　　　　　C. Ca^{2+}　　　　　D. Cl^-　　　　　E. 蛋白质负离子

4. 神经细胞动作电位的幅值取决于
   A. 刺激强度　　　　　　B. 刺激持续时间　　　　C. K^+ 和 Na^+ 的平衡电位
   D. 阈电位水平　　　　　E. 兴奋性高低

5. 骨骼肌细胞的静息电位为 $-70mV$，当变为 $-80mV$ 时称为
   A. 极化　　　　　B. 去极化　　　　　C. 复极化　　　　　D. 超射　　　　　E. 超极化

6. 刺激引起兴奋的基本条件是使跨膜电位达到
   A. 局部电位　　　　B. 阈电位　　　　C. 锋电位　　　　D. 负后电位　　　　E. 正后电位

7. 白细胞吞噬细菌是属于
   A. 主动转运　　　　B. 单纯扩散　　　　C. 易化扩散　　　　D. 胞吞　　　　E. 胞吐

8. 受体的化学本质是
   A. 脂质　　　　　B. 蛋白质　　　　C. 糖类　　　　D. 核酸　　　　E. Ca^{2+}

9. O_2、CO_2 通过红细胞膜的方式是
   A. 主动转运　　　　B. 单纯扩散　　　　C. 易化扩散　　　　D. 胞吞　　　　E. 胞吐

10. 运动神经末梢释放 ACh 属于
    A. 主动转运　　　　B. 单纯扩散　　　　C. 易化扩散　　　　D. 胞吞　　　　E. 胞吐

11. 组织兴奋后处于绝对不应期时，其兴奋性为
    A. 零　　　　　B. 无限大　　　　C. 小于正常　　　　D. 大于正常　　　　E. 等于正常

12. 决定细胞兴奋频率的是

A. 静息期　　　　B. 低常期　　　　C. 超常期　　　　D. 相对不应期　　　E. 绝对不应期

13. 增加细胞外液 K^+ 的浓度，静息电位绝对值将

A. 增大　　　　B. 减小　　　　C. 不变　　　　D. 先增大后减小　E. 先减小后增大

14. 有髓神经纤维的传导特点是

A. 单向传导　　　　　　B. 传导速度慢　　　　C. 衰减性传导

D. 跳跃式传导　　　　　E. 离子跨膜移动总数多

15. Na^+、K^+ 在细胞膜两侧的浓度差的建立和维持是由于

A. 膜在安静时对 K^+ 的通透性较大　　　　　　B. Na^+、K^+ 易化扩散的作用

C. 膜在兴奋时对 Na^+ 的通透性较大　　　　　　D. 膜上钠-钾泵的作用

E. 细胞膜的通透性下降

二、多项选择题

1. 有关单纯扩散的叙述，正确的有

A. 顺浓度差转运　　　　B. 依靠膜载体转运　　　　C. 不耗能

D. 通过膜通道转运　　　　E. 借助膜上泵的作用

2. Na^+-K^+ 泵的功能特点有

A. 逆浓度差、电位差的转运过程　　　　　　B. 由 ATP 供能

C. 消耗能量　　　　　　　　　　　　　　　D. 使细胞内外的 Na^+ 和 K^+ 浓度相等

E. 属于易化扩散

3. 关于神经纤维动作电位的叙述正确的是

A. 是瞬时变化的电位　　　B. 可做衰减性扩布　　　C. 可做不衰减性扩布

D. 是个极化反转的电位　　　E. 具有"全或无"特性

4. 兴奋性降低时

A. 阈强度增大　　　　　B. 阈强度减小　　　　C. 阈电位上移

D. 阈电位下移　　　　　E. 阈电位和阈强度不变

5. Na^+ 通过细胞膜的方式有

A. 易化扩散　　　B. 主动转运　　　C. 单纯扩散　　　D. 出胞　　　E. 入胞

（张琳萏）

第三章　基本组织

知识目标 》》》》

1. 掌握上皮组织的种类和结构特点；疏松结缔组织的种类和结构特点；神经元和神经纤维的种类和结构特点。
2. 熟悉上皮细胞的特殊结构；肌组织的分类和结构特点；神经末梢的分类。
3. 了解致密结缔组织、脂肪组织、网状组织和神经胶质细胞的形态。

能力目标 》》》》

1. 学会识别上皮组织、结缔组织、肌组织和神经组织的镜下结构。
2. 学会识别人体皮肤和器官属于哪种类型组织。

素质目标 》》》》

培养自主学习和逻辑思维的能力；自主探索、崇尚科学、爱惜器材的品质。

组织由形态相似、功能相近的细胞和细胞外基质组成，是构成器官的基本成分。根据结构和功能的不同，人体基本组织可分为上皮组织、结缔组织、肌组织和神经组织四类。

第一节　上皮组织

案例分析

故事发生在 4 岁的小女孩身上，她妈妈正端着一碗粥边吹边喂她吃，她等不及，去拉妈妈手上的碗，妈妈躲闪不及，结果把整个碗盖在孩子的脸上了！小女孩被热粥烫伤，现在她的脸被包裹得只剩下两只眼睛和一张嘴，小女孩脸部可能面临毁容风险。

请根据本节所学内容解释：

1. 小女孩烫伤部位损伤了哪些组织？
2. 上皮组织的种类和结构有哪些？

上皮组织简称上皮，其特点是：细胞多，细胞间质少，细胞排列紧密；上皮细胞有极性，朝向体表或腔面的称**游离面**，贴近基膜的称**基底面**，细胞与细胞相连接的面称**邻接面**；不含血管，所需营养从结缔组织中的组织液透过基膜供给，但组织内含有丰富的神经末梢，所以感觉比较灵敏。根据其分布与功能，上皮组织可分为被覆上皮、腺上皮和感觉上皮。

一、被覆上皮

被覆上皮衬于体腔和空腔器官的内表面或被覆在人体表面，根据细胞排列的层数和形状，将其分为单层上皮和复层上皮两大类。

（一）单层上皮

1. 单层扁平上皮（图3-1） 又称单层鳞状上皮，仅由一层扁平细胞组成。表面观，细胞呈不规则或多边形；垂直切面观，细胞呈梭形，核扁圆形，位于细胞中央。单层扁平上皮可分为内皮和间皮两种，分布在心、血管和淋巴管内壁的单层扁平上皮称**内皮**，内皮表面薄而光滑，有利于血液和淋巴液流动以及物质透过；分布在胸膜、腹膜和心包膜等处的单层扁平上皮称**间皮**（mesothelium），间皮能够分泌浆液，表面湿润光滑利于器官活动，减少器官间相互摩擦。

2. 单层立方上皮（图3-2） 细胞呈立方形，细胞核呈圆形，位于细胞中央。主要分布于甲状腺、肾小管和小叶间胆管等处，具有分泌、吸收、排泄和保护功能。

3. 单层柱状上皮（图3-3） 细胞呈高柱状，核长呈椭圆形，位于细胞的基底部。此类上皮多分布于胃肠道、子宫壁、胆囊等处，具有吸收和分泌功能。在肠管腔面单层柱状上皮细胞之间有杯状细胞，形状似高脚酒杯，可以分泌黏液，有润滑和保护肠黏膜作用。

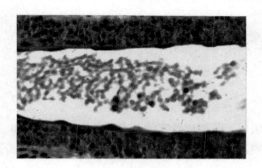 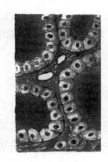 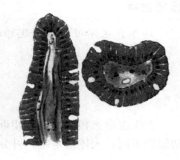

图 3-1　单层扁平上皮　　　　　图 3-2　单层立方上皮　　　　图 3-3　单层柱状上皮

4. 假复层纤毛柱状上皮（图3-4） 由柱状细胞、梭形细胞、杯状细胞和锥形细胞等组成。这些细胞形状、大小、高低不等，其中柱状细胞最高，形似多层细胞。实际上所有细胞基底面都附着在基膜上，细胞的游离面上有纤毛，纤毛可定向摆动。主要分布在呼吸道的黏膜，具有保护和分泌作用。

（二）复层上皮

1. 复层扁平上皮（图3-5） 又称复层鳞状上皮，细胞的层数较多，多层细胞排列紧密。表层细胞呈扁平形；中间是数层多边形或梭形细胞；基底部的细胞为立方形或矮柱状，具有较强的增殖分裂能力。表层的细胞已退化，不断脱落，新生的细胞不断向浅层移动，来补充衰老和损伤脱落的浅表细胞。复层扁平上皮的抗摩擦能力较强，具有保护作用。被覆于体表的复层扁平上皮，由于其表层细胞发生角化，形成角化层，称为角化的复层扁平上皮；而分布于口腔、食管、肛门、阴道处的复层扁平上皮不形成角化层，称为未角化的复层扁平。

2. 复层柱状上皮 表面为排列整齐的柱状细胞，深层为一层或几层多边形细胞。分布于睑结膜、男性尿道等处。

3. 变移上皮（图 3-6） 由多层细胞构成。上皮的细胞层数和细胞的形态可随着器官的充盈情况而发生改变。分布于膀胱、肾盂、肾盏、输尿管等处。

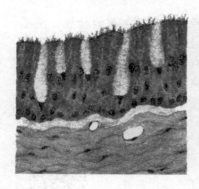

图 3-4 假复层纤毛柱状上皮

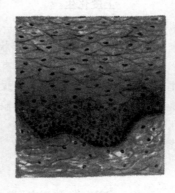

图 3-5 复层扁平上皮

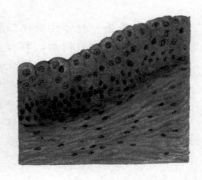

图 3-6 变移上皮

（三）上皮组织的特殊结构

上皮细胞的各面如游离面、侧面、基底面，经常形成一些特殊的结构来适应上皮组织的功能。

1. 游离面

（1）微绒毛 由上皮细胞游离面伸出的细小指状突起，在光镜下呈现纹状缘或刷状缘。微绒毛存在于肾小管和小肠上皮游离面，可扩大细胞的表面积，有利于细胞的吸收。

（2）纤毛 是上皮细胞的细胞膜和部分细胞质向细胞游离面伸出的能摆动的较长突起，比微绒毛粗且长，光镜下可分辨。多分布在呼吸道假复层纤毛柱状上皮表面，纤毛可有节律地作定向摆动，有利于清除异物和分泌物。

2. 侧面 上皮细胞邻接面存在特殊的细胞连接，比如紧密连接、中间连接、桥粒和缝隙连接（图 3-7）。**紧密连接**靠近游离面，呈箍状；**中间连接**位于紧密连接的下方，具有黏着、传递收缩力的作用；桥粒位于中间连接的深部，具有抗摩擦、抗牵拉的作用；**缝隙连接**位于桥粒的下方，呈管状，具有传递作用。这些特殊结构会使细胞连接更加紧密，封闭细胞间隙，防止体液丢失和病原体侵入，同时与细胞间的物质交换和信息传递具有密切关系。

3. 基底面 在上皮细胞的基底面和深部结缔组织之间有一层半透明的膜状结构，称为**基膜**。它有利于连接、支持、固着以及细胞与结缔组织进行物质交换。质膜内褶是指上皮细胞基底面细胞膜折向胞质所形成的许多内褶，含大量线粒体，可扩大细胞基底面的表面积。

二、腺上皮和腺

具有分泌功能的上皮，称**腺上皮**。以腺上皮为主要成分组成的器官称**腺**。腺根据其结构内是否有导管，分为外分泌腺和

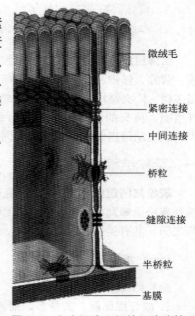

图 3-7 上皮细胞之间的细胞连接

微绒毛

紧密连接

中间连接

桥粒

缝隙连接

半桥粒

基膜

内分泌腺，有导管通到器官腔面或身体表面的腺是**外分泌腺**，如胃底腺、肠腺等；没有导管，分泌物（激素）经血液或淋巴输送的腺是**内分泌腺**。

🌱 知识链接

上皮化生

化生是指一种分化成熟细胞因受刺激的作用转化为另一种分化成熟细胞的过程。主要发生在上皮细胞，例如，移行上皮、柱状上皮等化生为鳞状上皮（简称鳞化），胃黏膜腺上皮化生为肠上皮（简称肠化）等。化生的生物学意义既有有害方面，又有有利方面。比如呼吸道黏膜的纤毛柱状上皮化生为鳞状上皮后，可一定程度上增强呼吸道局部黏膜对刺激的抵抗力，但是黏膜的自净机制会减弱。化生的上皮可能发生恶变，如支气管黏膜鳞化可发生鳞状细胞癌，胃黏膜肠化可发生肠型腺癌等。

第二节　固有结缔组织

疏松结缔组织

📖 案例分析

患者，男，48岁。于3天前发现右侧腹股沟处一包块，并有红肿热痛，自诉无发热，无头痛，无胸闷、胸痛，无恶心、呕吐，无腹痛、腹胀、腹泻，无尿频、尿急、尿痛，无畏寒，自行贴膏药，症状无缓解。现为求进一步诊治，今日入我院就诊，拟"右腹股沟蜂窝组织炎"收入住院治疗。

请根据本节所学内容解释：

1. 请说明右腹股沟蜂窝组织炎的主要发病机制？
2. 右腹股沟蜂窝组织炎如何治疗？

结缔组织由细胞和大量的细胞间质所组成。细胞间质包括基质和纤维两部分，具有支持、连接、营养、保护和修复等作用。结缔组织在体内分布广泛且形态多样。广义结缔组织包括固有结缔组织、血液、软骨组织与骨组织。狭义的结缔组织指固有结缔组织，包括疏松结缔组织、致密结缔组织、脂肪组织和网状组织四种。

一、疏松结缔组织

疏松结缔组织（图3-8）细胞种类多，基质多，纤维较少，排列疏松呈蜂窝状。疏松结缔组织广泛分布于器官、组织和细胞之间，具有连接、支持、营养、防御、保护和修复等功能。

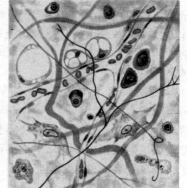

（一）细胞

疏松结缔组织细胞种类较多，主要有以下几种：

1. 成纤维细胞　数量多，细胞呈带有突起的扁平形，核呈

图3-8　疏松结缔组织

扁卵圆形，染色较浅，细胞质较丰富，呈弱嗜碱性。成纤维细胞具有合成纤维和基质功能，在创

伤愈合过程中起到重要作用。功能静止期的成纤维细胞，称纤维细胞。

2. 巨噬细胞 细胞呈圆形或椭圆形，功能活跃时，可伸出较长的伪足，形态多样，细胞核较小，染色深，细胞质内含有许多吞噬的异物和溶酶体。巨噬细胞具有吞噬功能，可以吞噬异物，能够分泌多种生物活性物质并参与机体的免疫功能。

3. 浆细胞 细胞呈圆形或卵圆形，核圆，多位于细胞的一侧，细胞核呈车轮状，染色质排列规则，细胞质丰富，呈嗜碱性。浆细胞来源于血液中 B 淋巴细胞，可以合成和分泌抗体，参与免疫反应中的体液免疫。

4. 肥大细胞 细胞呈圆形或卵圆形，核较小，位于细胞的中央，细胞质内充满粗大的蓝紫色颗粒，颗粒中含组胺、肝素、慢反应物质、嗜酸性粒细胞趋化因子等。其中，肝素具有抗凝血作用，组胺、嗜酸性粒细胞趋化因子等参与机体过敏反应。

5. 脂肪细胞 细胞体积较大，呈圆球形，核呈扁圆形，常被挤到细胞的一侧，细胞质内含有大小不等的脂滴。脂肪细胞经过苏木精-伊红（HE）染色，脂滴被溶解，细胞呈空泡状，易辨认。脂肪细胞具有合成和储存脂肪作用。

6. 未分化间充质细胞 该细胞是分化程度较低的一种干细胞，在机体需要时，可分化为成纤维细胞、脂肪细胞等。

（二）细胞间质

1. 纤维

（1）胶原纤维 数量最多，新鲜时呈白色，有光泽，又称白纤维。HE 染色呈粉红色，粗细不等，呈波浪形。胶原纤维富有韧性，抗拉力强，但弹性较差。

（2）弹性纤维 新鲜时呈黄色，又称黄纤维，较细，并有分支。HE 染色着色较淡。弹性纤维富有弹性，但是韧性较差。

（3）网状纤维 网状纤维较细，分支多，呈网状，HE 染色不着色，经硝酸银处理后，呈黑色，又称嗜银纤维。网状纤维可构成一些组织的支架，分布于基膜内、淋巴器官、造血器官等处。

2. 基质 一种凝胶状的黏稠物质，是细胞与血液之间进行物质交换的场所。基质主要成分是蛋白多糖和水。一些蛋白多糖聚合体可形成许多微孔状分子筛结构，可以阻止细菌和异物通过，起屏障作用。癌细胞和溶血性链球菌等能产生透明质酸酶破坏基质的防御屏障，导致肿瘤扩散和感染。基质中还含有大量从毛细血管中渗出的组织液，有利于细胞和血液之间进行物质交换，是组织和细胞赖以生存的内环境。

二、致密结缔组织

致密结缔组织是一种以纤维为主要成分的固有结缔组织（图 3-9）。其特点是纤维多，排列紧密，具有支持和连接功能。主要分布在韧带、肌腱、腱膜、真皮、硬脑膜等处。致密结缔组织包括规则致密结缔组织（图 3-9a）和不规则致密结缔组织（图 3-9b）两种。规则致密结缔组织，可形成韧带、肌腱等；不规则致密结缔组织，可形成真皮、骨膜等。

三、脂肪组织

脂肪组织（图 3-10）主要由脂肪细胞组成，由大量的脂肪细胞聚集而成，并分成许多小叶。普通制片法 HE 染色的脂肪组织，因脂肪被酒精及二甲苯溶解，细胞呈空泡状，并因挤压而呈椭圆或多角形，又因许多细胞聚集在一起，形成蜂窝状。主要分布在皮下组织、黄骨髓和网膜等处。脂肪组织具有储存能量、保温、缓冲压力的作用。

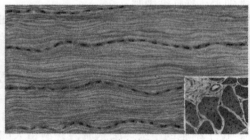
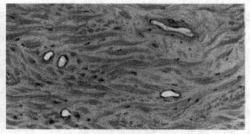

(a) 规则致密结缔组织　　　　　　　(b) 不规则致密结缔组织

图 3-9　致密结缔组织

四、网状组织

网状组织（图 3-11）由网状细胞、网状纤维和基质构成。其中，网状细胞是有突起的星状细胞，相邻细胞的突起相互连接成网；胞核较大，呈圆形或卵圆形，着色浅，常可见 1～2 个核仁；胞质较多，粗面内质网较发达。网状细胞产生网状纤维。

网状组织是造血器官和淋巴器官的基本组织成分，主要分布在骨髓、淋巴结和脾等处，为淋巴细胞和血细胞发育提供适宜的微环境。

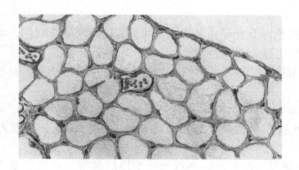

图 3-10　脂肪组织

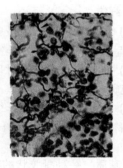

图 3-11　网状组织

随着年龄增长，结缔组织中细胞的新陈代谢能力降低且再生能力减弱，其中胶原纤维和弹性纤维数目减少，使结缔组织韧性和弹性都降低，导致人体表现出一些衰老的征象，如皮肤无弹性、无光泽，骨骼变脆，弹性动脉粥样硬化等。

🌱 知识链接

荨麻疹

荨麻疹是一种常见皮肤病，是由各种因素致使皮肤、黏膜血管发生暂时性炎性充血和大量液体渗出，造成局部水肿性损害而引起的，严重者可出现腹泻、腹痛、呼吸困难，甚至出现血压降低、窒息等表现。荨麻疹可由多种过敏原引起，如药物、食物、感染、吸入花粉和理化性因素（日光、冷、热）等。发病机制主要由各种过敏原引起的 I 型变态反应。某过敏原进入人体后，导致机体产生相应抗体，抗体与组织中肥大细胞和血液中的嗜碱性粒细胞表面的特异性受体结合而使人过敏。当该过敏原再次进入机体与相应的抗体结合后，就使细胞释放组胺、5-羟色胺等血管反应物，引起毛细血管扩张、血管通透性增加、平滑肌收缩和腺体分泌增加等一系列效应，从而出现相应的临床表现。

第三节 肌组织

案例分析

患者，女，70岁。小腿骨折五个月，现发现患者小腿肌肉萎缩。
请根据本节所学内容解释：
1. 患者小腿肌肉萎缩主要原因？
2. 针对患者出现情况，应该如何进行治疗？

肌组织是由肌细胞构成的。肌细胞细而长，呈纤维状，又称**肌纤维**。肌细胞的细胞膜称**肌膜**，细胞质称**肌浆**。根据肌纤维的形态和结构特点，可将肌组织分为骨骼肌、心肌和平滑肌。骨骼肌属于随意肌，受躯体神经支配；心肌和平滑肌称不随意肌，受自主神经支配。

一、骨骼肌的结构

（一）骨骼肌纤维的一般结构

骨骼肌又称横纹肌，由肌腹和肌腱组成，一般借肌腱附着于骨骼上。在光镜下，骨骼肌纤维呈长圆柱形，沿肌纤维纵轴可见明、暗相间的横纹，外面有基膜贴附。细胞核呈扁椭圆形，核染色质少，着色较浅（图3-12）。致密结缔组织形成肌外膜、肌束膜和肌内膜。

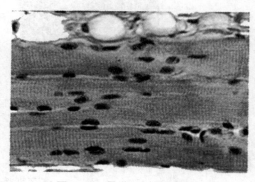

图3-12 骨骼肌纵切面结构

（二）骨骼肌纤维的微细结构及收缩功能

1. 骨骼肌纤维的微细结构

（1）肌原纤维和肌节 肌原纤维呈细丝状，由粗、细两种肌丝有规律地平行排列所构成。粗肌丝由许多肌球蛋白分子单体平行排列而成，位于暗带，中间固定在M线上，两端游离；细肌丝由肌动蛋白、原肌球蛋白、肌钙蛋白组成，其一端固定在Z线，一端插入到粗肌丝当中，直到H带的边缘。

光镜下，肌原纤维有相间排列的**明带（I带）**和**暗带（A带）**。在暗带的中央有着色较浅的窄带叫**H带**，H带的中央有一条**M线**。明带的中央有一条**Z线**。两个相邻的Z线之间的一段肌原纤维叫一个**肌节**，每个肌节由1/2 I带＋A带＋1/2 I带构成（图3-13）。肌节是肌细胞收缩和舒张的基本结构和功能单位。

（2）肌丝的分子组成 每条肌原纤维由许多粗肌丝和细肌丝构成。粗肌丝由许多的肌球蛋白

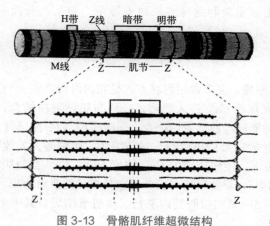

图3-13 骨骼肌纤维超微结构

构成，肌球蛋白分子形状如豆芽，分为杆部和头部两部分。粗肌丝的头部称为横桥，具有 ATP 酶的活性，可分解 ATP。细肌丝由肌动蛋白、肌钙蛋白和原肌球蛋白组成。肌动蛋白构成细肌丝的主体，上面有与横桥结合的位点；肌钙蛋白的作用是与 Ca^{2+} 结合，触发肌肉收缩；原肌球蛋白位于肌动蛋白与粗肌丝之间，在肌细胞安静时遮盖肌动蛋白与横桥结合的位点，产生"位阻效应"。

（3）肌管系统 骨骼肌细胞内有两套独立的肌管系统，即**纵小管**和**横小管**（图 3-14）。**横小管**是肌膜向肌质内凹陷形成的横向的膜性小管，与肌纤维长轴垂直。横小管位于明带、暗带交界处，彼此分支吻合，环绕在每条肌原纤维的周围。横小管可将肌膜的兴奋迅速传至肌细胞内。肌质网即肌细胞内的滑面内质网，沿肌原纤维长轴纵向排列，形成**纵小管**。肌质网在靠近横小管处膨大，形成**终池**，可贮存和释放 Ca^{2+}，具有调节肌浆中钙离子浓度的作用。一个横小管与其两侧终池合称**三联体**，三联体是骨骼肌纤维兴奋收缩的结构基础。

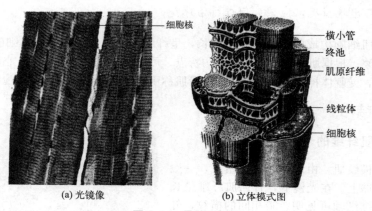

(a) 光镜像　　　　(b) 立体模式图

图 3-14　骨骼肌纤维

🌱 **知识链接**

体育锻炼与肌纤维的关系

生命在于运动，运动可使肌肉强壮美观。长期参加体育锻炼可使骨骼肌强壮发达，这主要是因为肌纤维的增粗和加长，而不是肌纤维数量的增加（细胞的数量在出生时已经由基因确定，后期不会改变）。锻炼引起肌节增长和肌丝、肌节增多，使肌原纤维变粗加长。同时，线粒体等细胞器以及贮存的糖原增加，毛细血管和结缔组织细胞增多。相反，长期卧床的患者可导致肌肉失用性萎缩。

2. 骨骼肌的收缩功能

（1）骨骼肌的收缩原理 关于骨骼肌细胞收缩原理，目前常用解释方式是肌丝滑行学说。当肌细胞兴奋时，通过三联体的信息传递，使纵小管释放 Ca^{2+} 进入肌质，Ca^{2+} 与肌钙蛋白结合，然后使原肌球蛋白位移，解除"位阻效应"，使横桥能够与肌动蛋白结合，同时横桥 ATP 酶活性被激活，分解 ATP 获得能量进行摆动，拉动细肌丝向暗带中央滑行，肌节缩短，肌细胞开始收缩。随后终池膜上的钙泵会将肌质中的 Ca^{2+} 泵回终池，使肌质内的 Ca^{2+} 浓度下降，Ca^{2+} 会与肌钙蛋白解离使得原肌球蛋白复位，又产生"位阻效应"，促使横桥与肌动蛋白分离，细肌丝滑出，肌节恢复原长，肌细胞舒张。即当骨骼肌收缩时，细肌丝向粗肌丝内滑行，使肌节缩短，其中 I 带和 H 带均缩短，A 带长度不变。

（2）**骨骼肌的兴奋-收缩耦联**　在骨骼肌收缩过程中，将以膜的电变化为特征的兴奋过程和以肌丝滑行为基础的收缩过程联系起来的中介过程，称为**兴奋-收缩耦联**。兴奋-收缩耦联的结构基础是三联体，兴奋-收缩耦联因子是 Ca^{2+}。兴奋-收缩耦联包括以下三个步骤：①肌细胞膜的兴奋沿横小管传向肌细胞深部到达三联管；②横小管将信息传导给终池；③纵小管释放与回收 Ca^{2+}，终池膜钙离子通道开放使终池贮存的 Ca^{2+} 顺浓度梯度进入肌浆，当肌浆中 Ca^{2+} 浓度升高时，Ca^{2+} 与肌钙蛋白结合，进而触发肌肉收缩。而当 Ca^{2+} 浓度升高触发肌丝滑行时，也激活了位于肌质网上的钙泵，纵小管又把钙离子收回，使肌浆中 Ca^{2+} 浓度回降，使得横桥和细肌丝脱离，肌细胞由收缩转为舒张。

（3）**骨骼肌的收缩形式**　肌肉的收缩可表现为肌肉长度的变化和肌肉张力的变化，这取决于外加刺激的条件和收缩时遇到的负荷大小，以及肌肉本身的功能状态。

①**单收缩和强直收缩**　骨骼肌受到一次有效的刺激，产生一次收缩和舒张的过程称为**单收缩**；不同细胞所产生的单收缩所持续的时间不同，但收缩曲线大致相同，包括潜伏期、缩短期和舒张期三个时期。骨骼肌受到连续刺激时，出现的连续而持久的收缩称为**强直收缩**。按照刺激频率不同，新的刺激落在前一次收缩的舒张期称为不完全性强直收缩，新的刺激落在前一次收缩的收缩期称为完全性强直收缩。正常人体内骨骼肌的收缩都是完全强直收缩。

②**等张收缩和等长收缩**　肌肉收缩时，张力增加而长度不变的收缩称为**等长收缩**；肌肉收缩时，长度缩短而张力不变的收缩称为**等张收缩**。在整体情况下，骨骼肌的收缩大多是混合形式的收缩。肌肉收缩时先表现为张力增加，一旦张力超过负荷，其张力就保持不变，再表现为肌肉的缩短。

二、心肌的结构

心肌分布在心壁和邻近心脏的大血管上，其收缩具有自主节律性，不易疲劳，不受意识支配，属于不随意肌。心肌由心肌纤维构成，有横纹，但不如骨骼肌明显。

心肌纤维（图 3-15）呈短柱状，有分支，相连成网，细胞核为卵圆形，位于细胞的中央。HE 染色时可见心肌细胞与心肌细胞的连接处有**闰盘**，闰盘是两肌纤维膜接触处。两细胞膜彼此凹凸嵌合，具有紧密连接、缝隙连接、中间连接等连接方式相连接。

三、平滑肌的结构

平滑肌有较强的延展性，广泛存在于消化道、呼吸道、泌尿道、生殖道等中空性器官的管壁。平滑肌纤维大多成束或成层排列。

平滑肌纤维（图 3-16）呈长梭形，大小长短不一，单核，核呈长杆状，位于细胞的中央。细胞内也有粗细两种肌丝，但不形成肌原纤维，排列不如骨骼肌的规则。

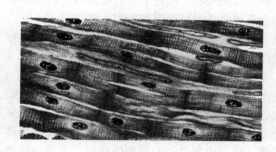

图 3-15　心肌纤维

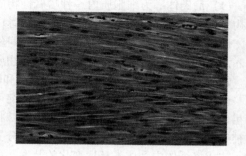

图 3-16　平滑肌纤维

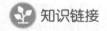
废用性肌肉萎缩

　　废用性肌肉萎缩一般是指因为人为而非神经肌肉病的原因导致的疾病。患者长期卧床、未进行体育锻炼或者运动减少而导致的肌萎缩，肌肉因为废用而出现肌肉萎缩和肌肉无力。废用性肌肉萎缩患者本身并无肌肉损害和神经病变，患者进行主动康复锻炼是恢复的重要方式，只要解除身体不能运动的原因，辅助适量的康复训练，很快能够恢复健康。

第四节　神经组织

案例分析

　　患者，女，48 岁。发作性幻嗅 50 天，意识不清抽搐 18 天。
　　根据病史和相关检查，临床诊断为"颞叶内侧癫痫"。
　　请根据本节所学内容解释：
　　1. 请说明癫痫的主要发病机制？
　　2. 癫痫患者如何治疗，平时生活中应注意什么？

　　神经组织由神经细胞和神经胶质细胞构成。神经细胞又称神经元，是神经系统的结构和功能单位，具有接受刺激、整合信息和传导冲动的功能。神经胶质细胞对神经元起保护、支持、绝缘和营养等作用。

一、神经元

（一）神经元的形态结构

　　神经元由**细胞体**和**突起**两部分组成。

　　1. 细胞体　　细胞体是神经元的主要部分，是营养和代谢中心。细胞体形态、大小不一，有圆形、多角形和锥形等。细胞核大而圆，位于细胞体的中央，染色淡，核仁明显。细胞体内有两种特殊结构——尼氏体和神经原纤维（图 3-17）。

　　（1）尼氏体　　为细胞质内一种嗜碱性物质，呈颗粒或斑块状，电镜下是由粗面内质网和核糖体构成，可合成细胞器更新所必需的结构蛋白质和合成神经递质所必需的酶类、肽类等。

　　（2）神经原纤维　　由微管、微丝和中间丝组成，银染后呈棕黑色的细长纤维，交织成网，并深入到突起内，构成神经元骨架，并参与物质运输。

　　2. 突起　　神经元的突起可以分为树突和轴突。

　　（1）树突　　呈树枝状，每个神经元树突可有一个或多个。中枢神经元的树突一般起始部位短而粗，反复分支逐渐变细，表面常有许多棘状突起，**称树突棘**，是与其他神经元接触的部位。周围神经系统感觉神经元的树突较长，末端分支，分支的终末特化并常被结缔组织形成的被囊等结构，构成接受体内和体外环境变化的装置，**称感受器**。树突内部结构与细胞体相似，主要功能是接受刺激。

　　（2）轴突　　每个神经元只有一个轴突，一般由细胞体发出，其长短差异很大，表面光滑，分支少。轴突起始部位常呈圆锥形，称**轴丘**。轴突的细胞膜称**轴膜**，细胞质称**轴质**。轴质内有神经原纤维，无尼氏体。轴突主要功能是传导神经冲动。

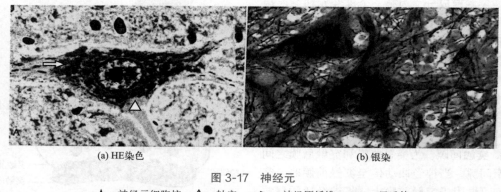

(a) HE染色　　　　　　　　　　　　　(b) 银染

图 3-17　神经元

★—神经元细胞核；△—轴突；⇨—神经原纤维；➡—尼氏体

（二）神经元的分类

根据神经元（图 3-18）突起数目分类，可分为**多极神经元**即有多个树突，一个轴突；**双极神经元**即有一个树突，一个轴突；**假单极神经元**即从细胞体伸出一个突起，随后又分为两支，一支称周围突，另一支叫中枢突。根据神经元功能分类，可分为感觉神经元（传入神经元）、运动神经元（传出神经元）、中间神经元（联络神经元）。根据神经元释放的神经递质分类，可分为胆碱能神经元、肾上腺素能神经元、肽能神经元。

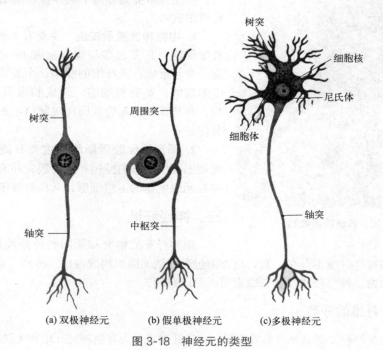

(a) 双极神经元　　　(b) 假单极神经元　　　(c) 多极神经元

图 3-18　神经元的类型

（三）突触

突触（图 3-19）是神经元之间或神经元与非神经元之间一种特化的细胞连接，作用是实现细胞之间的信息传递。镜下突触的结构可分三部分：

1. 突触前成分 为第一个神经元轴突末端的膨大部分。突触前成分的细胞膜称突触前膜，细胞质内有许多线粒体和突触小泡，在小泡中含有神经递质。

2. 突触后成分 为后一个神经元与突触前成分相对应的部分。突触后成分的细胞膜称突触后膜，在突触后膜上存在着特异性的蛋白质受体。

3. 突触间隙 为突触前膜和突触后膜之间的狭窄间隙。当神经冲动传至突触前膜时，突触小泡可贴附于突触前膜上，将神经递质释放到突触间隙，然后作用于突触后膜上的受体，引起突触后膜产生生理效应。

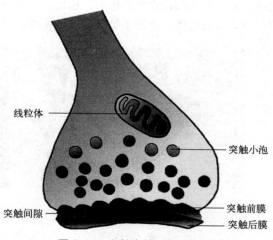

图 3-19　突触电镜结构模式图

（标注：线粒体、突触小泡、突触间隙、突触前膜、突触后膜）

二、神经胶质细胞

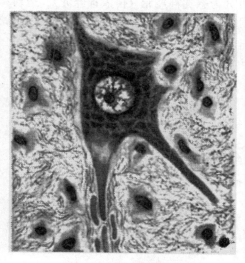

图 3-20　神经胶质细胞

神经胶质细胞（图 3-20）散在于神经元之间，其数量较神经细胞多，对神经元起支持、保护和营养等作用。神经胶质细胞有突起，但是不分树突和轴突，无传导神经冲动的功能。根据其分布位置不同，神经胶质细胞分为中枢神经胶质细胞和周围神经胶质细胞两类。

1. 中枢神经胶质细胞 主要有 4 种，分别是星形胶质细胞，其突起参与构成血-脑屏障；少突胶质细胞，参与形成神经纤维的髓鞘；小胶质细胞，具有吞噬的功能；室管膜细胞，形成脑室及脊髓中央管的膜，并与该处的血管共同构成脉络组织和脉络丛，可分泌脑脊液。

2. 周围神经胶质细胞 主要有施万细胞，它形成周围神经纤维的髓鞘和神经膜；还有包裹神经节内神经元细胞体的卫星细胞，又称被囊细胞。

三、神经纤维

由神经元的轴突和周围的神经胶质细胞所构成。周围神经系统的神经纤维集合在一起，与外面包裹的结缔组织构成神经。神经元轴突构成神经纤维的中轴，称**轴索**，神经胶质细胞在轴索周围形成**髓鞘**。

（一）神经纤维的分类

根据包裹轴突的胶质细胞是否形成髓鞘，神经纤维可分为有髓神经纤维和无髓神经纤维两种。

1. 有髓神经纤维（图 3-21） 由神经元轴突表面包绕一层髓鞘和神经膜而成。髓鞘呈节段性，相邻节段间无髓鞘，称**郎飞结**。神经冲动在郎飞结之间呈跳跃式快速传导，传导速度快。

2. 无髓神经纤维（图 3-22） 由较细的轴突和神经膜构成，由于无髓鞘，故无郎飞结，神经冲动只能连续传导，故传导速度较慢。

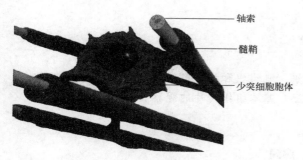

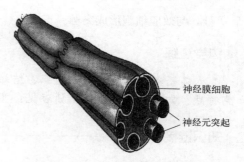

图 3-21　有髓神经纤维立体模式图

图 3-22　无髓神经纤维立体模式图

（二）神经纤维的功能

1. 传导兴奋　在神经纤维传导的兴奋或动作电位，称为神经冲动。神经纤维传导兴奋具有以下特征：①生理完整性。神经纤维在结构和功能上只有保持完整性才能传导兴奋。②双向性。兴奋能由受刺激部位同时向神经纤维的两端传导。③绝缘性。每条神经内各神经纤维传导的兴奋互不干扰。④相对不疲劳性。神经纤维能较长时间地保持兴奋传导的能力，表现为不容易发生疲劳。

2. 运输物质　神经纤维轴突内的轴浆流动具有运输物质的作用，称为轴浆运输，对维持神经元正常结构和功能有着非常重要意义。

3. 营养性作用　神经纤维末梢经常释放一些营养性的因子，能调节受支配组织的代谢活动，影响其结构、生化和生理功能。

四、神经末梢

神经末梢是指周围神经纤维终止于其他组织或器官所形成的特殊结构，按功能可分为感觉神经末梢和运动神经末梢。

（一）感觉神经末梢

1. 游离神经末梢（图 3-23）　是指感受神经末梢的终末细小分支，主要分布在表皮、角膜、黏膜上皮、浆膜等处，可感受温度觉和痛觉的刺激。另外，还分布于各种结缔组织内，如真皮、骨膜、脑膜、血管外膜等处，感受温度、张力和某些化学物质（如 O_2、CO_2、H^+ 和 K^+）的刺激。

2. 有被囊神经末梢（图 3-24）　神经纤维末端包有结缔组织的被囊，主要有三种形式：分别是触觉小体，可感受触觉刺激；环层小体，可感受震动和压觉刺激；肌梭，可感受肌纤维的伸缩变化。

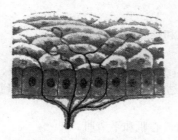

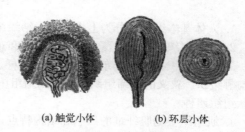

(a) 触觉小体　　　(b) 环层小体

图 3-23　游离神经末梢模式图

图 3-24　有被囊神经末梢

（二）运动神经末梢

运动神经末梢是运动神经元轴突的末梢，终于肌肉或腺体。

1. 躯体运动神经末梢　是指分布于骨骼肌的运动神经末梢，其末端呈板状隆起，称运动终板。

2. 内脏运动神经末梢　是指内脏运动神经元轴突终末部分，呈小结状分布于内脏器官或血管等处，与效应细胞形成突触。

📱 边学边练

人体基本组织包括上皮组织、结缔组织、肌组织和神经组织，这些组织细胞有哪些结构特点？如何区别各组织？请参见：实验三　基本组织切片的观察。

🌱 知识链接

癫痫

癫痫是最常见的神经系统疾病之一，致残率高，临床反复发作，病程漫长，其临床特征表现为病程中有反复发作的大脑神经元异常放电，导致中枢神经功能失常。癫痫表现为双眼上翻、牙关紧闭、双拳紧握、肌肉收缩、四肢抽搐，有时会咬破嘴唇或者舌头，从而导致口唇流血。病情缓解后，患者与常人无异，但不能够回忆起发病时候的表现。癫痫严重威胁患者（尤其是青少年患者）的身心健康，使他们无法正常生活、工作和学习，影响患者及其家庭成员的生活质量，加重其经济负担。

❤️ 医者仁心

体育运动与人体健康的关系

体育运动能够促进肌肉的生长发育。人在安静的时候，肌肉中的大多数肌纤维处于静息状态。当人在进行体育运动时，肌肉中的毛细血管大量开放，血液大量通过肌肉，能源和营养物质源源而来，使得肌纤维变粗，肌肉的体积增大。有效的体育锻炼对身体的健康价值有以下几个方面：

通过锻炼可以增加人体肌肉含量，除去多余的脂肪，塑造完美身材；通过锻炼可以促进人体钙的吸收防止钙流失，延缓骨骼退化，尤其对于老年人可减少骨质疏松发生的危险；通过锻炼可以提高人体免疫力，增强心肺的功能，从而减少心脑血管疾病（如脑卒中、心肌梗死）及呼吸系统等疾病的发生；锻炼可以提高人体的胃肠蠕动，改善肠道的吸收功能和消化功能，尤其消化不良或便秘的人群非常适合；通过锻炼可以缓解人体的疲劳，提升人体精气神愉悦心情。锻炼必须采取正确的方式，防止过度锻炼或者锻炼不当而引起人体不适。

本章小结

1. 人体基本组织可分为上皮组织、结缔组织、肌组织和神经组织四类。

2. 上皮组织可分为被覆上皮、腺上皮和感觉上皮。

3. 结缔组织在体内分布广泛且形态多样。广义结缔组织包括固有结缔组织、血液、软骨组织与骨组织。狭义的结缔组织指固有结缔组织，包括疏松结缔组织、致密结缔组织、脂肪组织和网状组织四种。

4. 肌组织根据肌纤维的形态和结构特点，分为骨骼肌、心肌和平滑肌。

5. 神经组织由神经细胞和神经胶质细胞所构成。

目标测试

一、单项选择题

1. 组织内无血管的是

A. 上皮组织   B. 结缔组织   C. 肌组织   D. 神经组织   E. 骨组织

2. 由多种形态的上皮细胞构成的单层上皮是

A. 单层柱状上皮   B. 单层立方上皮   C. 单层扁平上皮

D. 假复层纤毛柱状上皮   E. 变移上皮

3. 疏松结缔组织中，胞质中充满粗大的蓝紫色颗粒的细胞是

A. 成纤维细胞   B. 肥大细胞   C. 浆细胞   D. 巨噬细胞   E. 淋巴细胞

4. 疏松结缔组织中，能产生抗体的细胞是

A. 肥大细胞   B. 成纤维细胞   C. 脂肪细胞   D. 巨噬细胞   E. 浆细胞

5. 下列哪个不是疏松结缔组织中的纤维

A. 肌原纤维   B. 胶原纤维   C. 弹性纤维   D. 网状纤维   E. 以上都不是

6. 肌膜陷入肌纤维内形成

A. 肌浆网   B. 肌节   C. 肌原纤维   D. 终池   E. 横小管

7. 尼氏体位于

A. 神经元胞体   B. 神经元突起   C. 突触前成分   D. 突触后成分   E. 突触间隙

8. 神经元按功能分类，不含有

A. 传入神经元   B. 传出神经元   C. 中间神经元   D. 双极神经元   E. 以上都不是

9. 下列属于运动神经末梢的是

A. 环层小体   B. 运动终板   C. 触觉小体   D. 肌梭   E. 游离神经末梢

10. 被覆上皮中，抗摩擦能力较强的是

A. 单层立方上皮   B. 变移上皮   C. 单层柱状上皮

D. 假复层纤毛柱状上皮   E. 复层扁平上皮

11. 心肌纤维特有的结构是

A. 有明显横纹   B. 有闰盘   C. 有多核   D. 细胞长柱形   E. 无肌节

12. 分布于膀胱和输尿管上皮的是

A. 腺上皮   B. 变移上皮   C. 单层立方上皮   D. 复层扁平上皮   E. 单层柱状上皮

13. 内分泌腺属于

A. 黏液腺   B. 浆液腺   C. 混合腺   D. 有管腺   E. 无管腺

14. 成纤维细胞的功能是

A. 合成纤维和基质   B. 分泌免疫球蛋白   C. 产生肝素和组织胺

D. 具有吞噬功能   E. 转运营养物质

15. 复层扁平上皮位于

A. 胃   B. 气管   C. 膀胱   D. 肠   E. 食管

二、多项选择题

1. 单层柱状上皮结构特点包括

A. 细胞呈柱状   B. 细胞核呈椭圆形   C. 细胞的游离面有绒毛

D. 细胞核多位于细胞的基底部   E. 细胞间质较多

2. 以下上皮中属于复层上皮的是

A. 角化的复层扁平上皮   B. 未角化的复层扁平上皮   C. 变移上皮

D. 假复层纤毛柱状上皮   E. 生精上皮

3. 以下组织中属于固有结缔组织的是

A. 血液   B. 疏松结缔组织   C. 致密结缔组织

D. 脂肪组织   E. 网状组织

（刘　哲）

第四章　运动系统

知识目标 ▶▶▶▶

1. 掌握运动系统的组成和功能，骨的形态和构造，关节的构造和运动形式，肌的形态和构造。
2. 熟悉躯干骨、颅骨、四肢骨的组成、位置和形态特点；全身主要关节的组成、结构特点和运动形式；头颈肌、躯干肌、四肢肌主要肌肉的位置和功能。
3. 了解骨的化学成分和物理性质，骨的生长发育，肌的起止点和作用。

能力目标 ▶▶▶▶

学会在解剖标本或模型上识别主要骨和关节结构，分析骨骼肌的作用。

素质目标 ▶▶▶▶

具有健康运动及安全运动的理念和健康宣教的意识。

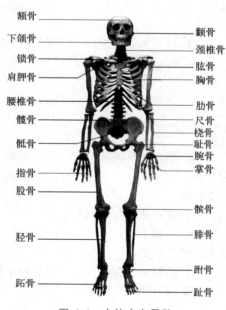

图 4-1　人体全身骨骼

运动系统由骨、骨连结和骨骼肌组成，对人体起支持、保护和运动等作用。全身各骨借骨连结相连形成骨骼（图 4-1），构成人体的支架，骨骼肌附着于骨，在神经支配下，以关节为支点收缩和舒张，产生运动。运动过程中，骨起杠杆作用，关节是运动的枢纽，骨骼肌则是运动的动力器官。

第一节　骨和骨连结

案例分析

患者，男，68 岁，搬重物时突感腰部剧痛，疼痛向右侧大腿和小腿放射，并有麻木感及刺痛感。医院就诊检查发现脊柱腰曲变小，躯干歪向右侧，腰椎活动受到限制，下肢上举时疼痛明显。

临床诊断为"腰椎间盘突出"。

请根据本节所学内容解释：

1. 何为椎间盘，其组成和结构特点有哪些？
2. 椎间盘突出好发位置和预防方法有哪些？

一、概述

（一）骨

骨是具有一定形态和功能的器官，坚硬而有弹性，成年人有 206 块骨，分为颅骨、躯干骨和四肢骨 3 部分。

1. 骨的形态（图 4-2） 按照形态，骨可分为**长骨、短骨、扁骨和不规则骨** 4 种。

（1）长骨 呈中空管状，中部细长称骨干。内部的空腔称髓腔，容纳骨髓。两端膨大称骺，其表面有光滑的关节面，关节面上覆有关节软骨。长骨多分布于四肢，如肱骨和股骨等。

（2）短骨 呈立方形，较短小，多集群存在，位于连结牢固、运动较复杂的部位，如腕骨和跗骨等。

（3）扁骨 呈板状，主要构成颅腔、胸腔和盆腔的壁，对器官起保护和支持作用，如顶骨和胸骨等。

（4）不规则骨 呈不规则形，如椎骨和颞骨等。

2. 骨的构造（图 4-3） 骨由骨质、骨膜和骨髓 3 部分构成。

（1）骨质 分为**骨密质**和**骨松质**两种。骨密质构成骨的表层，骨干处较厚，由紧密排列成层的骨板构成，抗压性强。骨松质主要分布于骨的内部，结构松弛，呈海绵状，由大量相互交织排列的骨小梁构成，骨小梁的排列方向与骨所承受的压力和张力方向一致，因而能承受较大的重量。

（2）骨膜 是一层致密结缔组织膜，覆盖于除关节面以外的

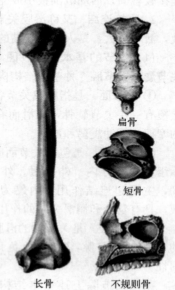

扁骨

短骨

长骨　　　不规则骨

图 4-2　骨的形态

骨表面。骨膜内含丰富的血管、神经和成骨细胞等，对骨的营养、生长和损伤后的修复有重要作用。

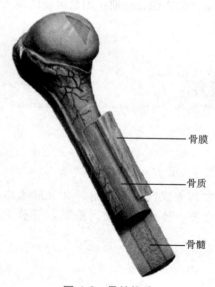

图 4-3　骨的构造

（3）**骨髓**　充填于骨髓腔和骨松质间隙内，分为**红骨髓**和**黄骨髓**两种。红骨髓呈深红色，含大量不同发育阶段的血细胞，有造血功能。胎儿和婴幼儿时期的骨髓都是红骨髓。从 6 岁左右起，骨髓腔内的红骨髓逐渐被脂肪组织替代，转变为黄骨髓。黄骨髓失去造血活力，但保持造血潜力。当慢性失血过多或重度贫血时，黄骨髓可转化为红骨髓，恢复造血功能。髂骨、胸骨、肋骨及肱骨和股骨上、下两端的松质内，终生都是红骨髓，因此，临床上常在髂骨、胸骨等处作骨髓穿刺，抽取骨髓做骨髓细胞学检查。

3. 骨的化学成分和物理特性　骨由**有机质**和**无机质**构成。有机质主要是骨胶原纤维和黏多糖蛋白，可使骨具有一定的韧性和弹性。无机质主要是碳酸钙和磷酸钙，可使骨具有一定的硬度。

成人的骨中有机质约占 1/3，无机质约占 2/3。在人的一生中，随着年龄的增长，骨的有机质和无机质的比例也不断发生变化。幼年时，骨的有机质含量相对多，无机质较少，不易发生骨折，但受不良姿势的影响易发生弯曲和变形。老年人的骨有机质含量减少，无机质相对增多，因此骨的脆性增加，在外力作用下易发生骨折。

（二）骨连结

骨与骨之间的连结称骨连结。根据其连结形式的不同，可分为**直接连结**和**间接连结**。

1. 直接连结　骨与骨之间借致密结缔组织、软骨或骨直接相连，其间几乎没有腔隙。直接连接较牢固，活动范围很小或完全不能活动。如椎骨之间的椎间盘，颅骨之间的缝等。

2. 间接连结　又称滑膜关节或关节。骨与骨之间借结缔组织囊相连，囊内有腔隙，内含滑液，活动度大，是人体骨连结的主要形式。

（1）**关节的基本构造**（**图 4-4**）　关节由**关节面**、**关节囊**和**关节腔** 3 种基本结构构成。

①**关节面**　是指构成关节各骨的相对面，关节面上覆有一层关节软骨，光滑而有弹性，可减少运动时的摩擦、缓冲震荡和冲击。

②**关节囊**　是包在关节面周围或附近骨面上的结缔组织囊，分内、外两层。外层为纤维膜，厚而坚韧，主要起连结作用。内层为滑膜，能分泌少量滑液，具有营养和润滑关节的作用。

③**关节腔**　是关节囊的滑膜与关节软骨之间密闭的、潜在的腔隙，腔内为负压，有助于关节的稳固性。

某些关节除上述基本结构外，还有一些辅助结构，以增加关节的稳固性和灵活性，如韧带、关节盘、关节唇等。

（2）**关节的运动**　关节有 4 种基本运动形式。

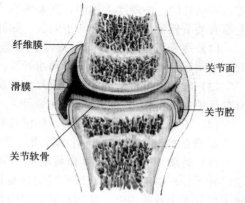

图 4-4　关节的基本构造

纤维膜
关节面
滑膜
关节腔
关节软骨

① **屈和伸** 是关节围绕冠状轴的运动。一般两骨之间夹角变小为屈，反之为伸。踝关节的屈和伸分别称为跖屈和背屈。

② **内收和外展** 是关节围绕矢状轴的运动。骨向正中矢状面靠近称内收，反之为外展。

③ **旋转** 是关节围绕垂直轴的运动。骨的前面转向内侧为旋内，反之为旋外。在前臂，手背转向前方为旋前，反之为旋后。

④ **环转** 是骨绕关节的冠状轴和矢状轴进行的屈、展、伸和收的复合运动。运动时骨的近端在原位转动，远端做圆周运动。

二、躯干骨及其连结

躯干骨包括**椎骨**、**肋**和**胸骨**，共51块，借骨连结构成脊柱和胸廓。

（一）脊柱

脊柱位于背部正中，由26块椎骨借椎间盘、韧带和关节连结而成。具有支持体重、传递重力、缓冲震荡、保护脊髓和内脏器官及运动等功能。

1. 椎骨 椎骨包括颈椎7块，胸椎12块，腰椎5块，骶骨1块和尾骨1块。

（1）椎骨的一般形态 椎骨由前方的**椎体**和后方的**椎弓**两部分构成（图4-5）。椎体呈短圆柱状，椎弓连于椎体的后部，呈弓形。

椎体与椎弓共同围成椎孔，所有椎骨的椎孔连成椎管，管内容纳脊髓。椎弓的前部较细，称**椎弓根**，其上、下缘各有一切迹，相邻两椎骨上、下缘的切迹共同围成椎间孔，孔内有脊神经通过。椎弓的后部较宽称**椎弓板**，从椎弓板上发出7个突起，向后方伸出的一个称**棘突**，向两侧伸出的一对称**横突**，向上、下各伸出1对**上关节突**和**下关节突**。

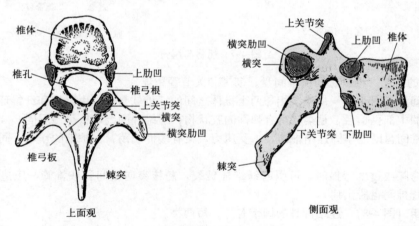

图 4-5 胸椎

（2）各部椎骨的特点 颈椎椎体较小，横突根部有横突孔，棘突短，末端分叉。第1颈椎又称**寰椎**（图4-6），呈环形，无椎体、无棘突。第2颈椎又称**枢椎**（图4-6），椎体有一个突向上方的齿突。第7颈椎又称**隆椎**，棘突长，末端不分叉，低头时易在体表触及，可用来确定椎骨的序数。

胸椎（图4-5）棘突细长斜向后下方，并互相掩盖，呈叠瓦状，椎体侧面的上、下缘和横突末端有与肋相连结的关节面，称**肋凹**。

腰椎椎体大，棘突宽而短，呈板状，水平伸向后方，间隙较大。

骶骨（图4-7）由5块骶椎融合而成。骶骨呈倒三角形，底朝上，接第5腰椎，前缘突出

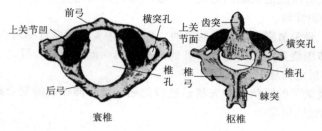

图 4-6　寰椎与枢椎

称**骶骨岬**；尖向下，接尾骨。骶骨前面光滑且微凹，有 4 对骶前孔；后面粗糙隆凸，有 4 对骶后孔。骶骨侧面上部有**耳状面**，与髋骨相关节。骶骨内有纵行的骶管，与椎管及骶前、后孔相通。

尾骨（图 4-7）由 4 块退化的尾椎融合而成，呈倒三角形，较小，上接骶骨，末端游离。

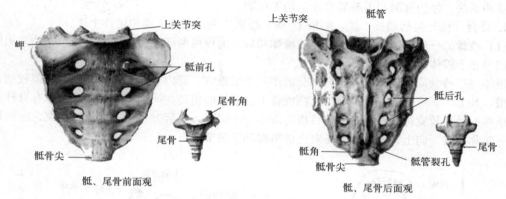

图 4-7　骶骨与尾骨

2. 椎骨的连结　椎骨之间借椎间盘、韧带和关节等相连。

（1）椎间盘（图 4-8）　是连接相邻两个椎体之间的纤维软骨盘，由**髓核**和**纤维环**构成。髓核位于椎间盘的中部稍偏后，是柔软富有弹性的胶状物；纤维环围绕髓核呈多层同心圆排列，坚韧而有弹性。椎间盘既能牢固连结椎体，承受压力，又有缓冲震荡、保护脑的作用，同时还有利于脊柱的运动。

当猛烈弯腰或过度劳损时，可引起纤维环破裂，髓核突向椎间孔或椎管，压迫脊髓或脊神经，临床上称椎间盘脱出症。

（2）韧带（图 4-8）　连结椎骨的韧带有长、短两类。

① **长韧带**　可纵贯脊柱全长，有 3 条。**前纵韧带**位于椎体和椎间盘的前面，有防止脊柱过度后伸的作用。**后纵韧带**位于椎体和椎间盘的后面，有限制脊柱过度前屈的作用。**棘上韧带**连于各棘突的尖端，到颈部扩展成膜状的项韧带。

② **短韧带**　连结于相邻的两个椎骨之间，有 2 条。在椎弓板之间有**黄韧带**，坚韧而富有弹性，与椎弓板共同围成椎管的后壁。在棘突之间有**棘间韧带**，前接黄韧带，后接棘上韧带。

（3）关节　连结椎骨的关节有**关节突关节**和**寰枢关节**。关节突关节由相邻两椎骨的上、下关节突构成，运动幅度很小。寰枢关节由寰椎和枢椎组成，以齿突为轴做旋转运动。此外，在脊柱与颅之间有由寰椎和枕骨构成的寰枕关节，可使头作前俯、后仰和侧屈运动。

3. 脊柱的整体观（图 4-9）　成人男性脊柱长约 70cm，女性略短，椎间盘的厚度约占脊柱全长的 1/4。

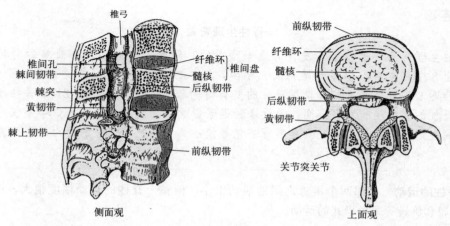

图 4-8 椎间盘

从前面观察脊柱，椎体自上而下逐渐增大，至骶骨以下又逐渐缩小。

从后面观察脊柱，可见棘突纵列成一条直线。颈椎棘突短，但隆椎棘突长而突出。胸椎棘突斜向后下方，相邻棘突呈叠瓦状排列。腰椎棘突水平后伸，棘突间隙较大。

从侧面观察，可见脊柱有 4 个生理性弯曲，颈曲、腰曲凸向前，胸曲、骶曲凸向后。这些弯曲增大了脊柱的弹性，在行走和跳跃时可减轻对脑和脏器的冲击与震荡，并有利于维持身体的平衡。

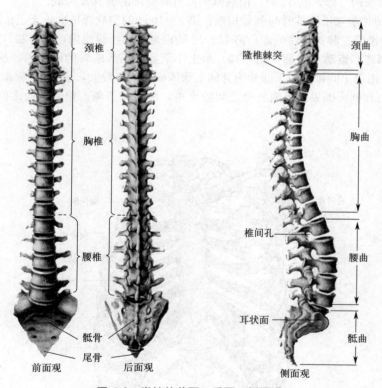

图 4-9 脊柱的前面、后面、侧面观

脊柱生理弯曲

脊柱生理弯曲是随着生长发育而逐渐形成的，新生儿的脊柱只有简单的向背侧的弯曲。出生3个月左右，婴儿开始抬头、学坐，1岁左右学习站立、走路，在这个过程中，生理弯曲逐渐形成。儿童和青少年脊柱的发育时间较长，大约到20～21岁脊柱才最后定型。在脊柱的整个生长发育期间，易受多种因素影响。因此，儿童、青少年不仅应保持坐立行走的良好姿势，还应避免如单肩背书包等使一侧脊柱长期受累的行为，否则易造成脊柱侧曲、驼背等。

4. 脊柱的运动　相邻两个椎骨之间的活动很小，但整个脊柱的运动幅度很大，可作前屈、后伸、侧屈和旋转等多种形式的运动。

（二）胸廓

胸廓由12块胸椎、12对肋和1块胸骨连结而成（图4-10），具有支持、保护胸腹腔脏器和参与呼吸运动等功能。

1. 胸骨　位于胸前壁正中，自上而下依次由**胸骨柄**、**胸骨体**和剑突组成。胸骨柄上缘中部微凹，称**颈静脉切迹**。胸骨柄和胸骨体连结处微向前凸，称**胸骨角**，两侧平对第2肋软骨，体表可触及，是计数肋的重要标志。剑突薄而狭长，末端游离。

2. 肋　呈细长的弓形，共12对，由后部的肋骨和前部的肋软骨构成。

第1～7对肋骨前端借肋软骨与胸骨相连；第8～10肋的肋软骨依次连于上位肋软骨的下缘，形成**肋弓**，是触摸肝、脾的骨性标志；第11、12肋前端游离于腹肌内，称**浮肋**。

3. 胸廓的形态和运动　胸廓（图4-10）呈上窄下宽、前后略扁的圆锥形。胸廓有上、下两口：上口较小，由第1胸椎、第1肋和胸骨柄上缘围成；下口较大，由第12胸椎、第12肋、第11肋前端、肋弓和剑突围成。两侧肋弓之间的夹角，称**胸骨下角**。相邻两肋之间的间隙，称肋间隙。

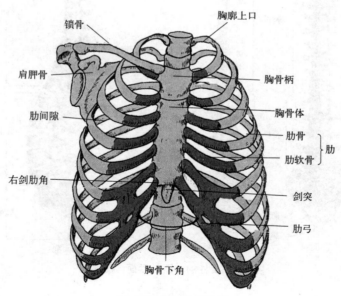

图4-10　胸廓前面观

胸廓参与呼吸运动。在呼吸肌作用下，肋的前端上提，胸廓前后径和左右径扩大，胸腔容积增大，导致吸气；反之，肋下降，胸廓恢复原状，胸腔容积随之缩小，导致呼气。

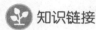 **知识链接**

胸廓的形状

胸廓的形状有明显的个体差异，并与年龄、性别、健康状况及生活条件有关。新生儿胸廓横径与前后径大致相等，呈桶状；6 岁以后，横径逐渐增大；13 岁时，胸廓与成年人相似；成年人呈扁圆锥形；老年人因胸肌弹性减退、呼吸运动减弱，胸廓呈扁而长。

经常参加体育锻炼的人，由于胸肌和肺发育好，胸廓宽阔；身体瘦弱和肺发育不好的人，胸廓扁平狭长。而佝偻病患儿胸廓前后径大，胸骨向前突出，形成所谓的"鸡胸"；肺气肿患者胸廓各径都增大，形成所谓的"桶状胸"。

（三）躯干骨主要的骨性标志

第 7 颈椎棘突、全部胸腰椎棘突、胸骨角、肋弓、剑突。

三、颅骨及其连结

（一）颅的组成

颅位于脊柱上方，由 23 块颅骨组成（不包括 3 对听小骨），分为**脑颅**和**面颅**。

脑颅位于颅的后上部，由 8 块颅骨构成，包括成对的顶骨、颞骨和不成对的额骨、枕骨、蝶骨、筛骨，它们共同围成颅腔，容纳并保护脑。

面颅位于颅的前下部，由 15 块颅骨构成，包括成对的上颌骨、鼻骨、泪骨、颧骨、下鼻甲、腭骨和不成对的舌骨、下颌骨、犁骨，它们构成颜面的基本轮廓。

（二）颅的整体观

1. 颅顶面　颅的顶面有呈"工"字形的 3 条缝：额骨与两顶骨之间的缝称**冠状缝**；左、右顶骨之间的缝称**矢状缝**；两顶骨与枕骨之间的缝称**人字缝**。

新生儿颅骨因骨化尚未完成，骨与骨之间仍保留有一定面积的结缔组织膜，称为囟。位于两顶骨和额骨之间呈菱形的是**前囟**，于 1 岁半左右闭合。位于两顶骨和枕骨之间呈三角形的是**后囟**，生后不久即闭合。

2. 颅底内面（**图 4-11**）　由前向后依次分为颅前窝、颅中窝和颅后窝。

（1）颅前窝　位置较浅，中央有一向上的突起称**鸡冠**，其两侧的水平骨板称**筛板**，筛板借许多小孔与鼻腔相通。

（2）颅中窝　中部隆起，由蝶骨体构成。中央呈马鞍形的结构为**蝶鞍**，正中有一容纳垂体的**垂体窝**。垂体窝的前外侧有与眶相通的视神经管。

（3）颅后窝　位置最低，中央是枕骨大孔，向下与椎管相续。枕骨大孔的外侧有颈静脉孔，两孔之间有舌下神经管。颞骨岩部后面中央稍内侧是内耳门，向外通入内耳道。

3. 颅底外面　颅底外面凹凸不平，分前后两区。

（1）前区　中央有一水平骨板称**骨腭**，构成口腔的顶。骨腭周围形成弓形隆起称**牙槽弓**，有上牙槽。

（2）后区　中部为枕骨大孔，其后部正中的凸起称**枕外隆凸**。在颈静脉孔外侧，有一圆锥形突起称**乳突**，在乳突前方有一明显的关节窝，称**下颌窝**，与下颌骨相关节。

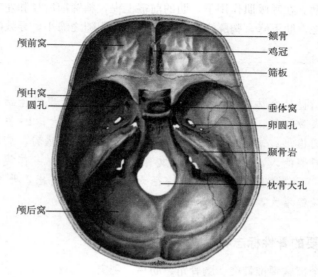

图 4-11　颅底内面观

额骨
鸡冠
筛板
垂体窝
卵圆孔
颞骨岩
枕骨大孔

颅前窝
颅中窝
圆孔
颅后窝

颅底的沟、管、孔、裂，一般都有血管或神经通过，这些部位是颅底的薄弱部位，当外伤骨折时往往沿这些孔、管断裂，导致血管和神经损伤。

4. 颅的侧面（图 4-12）　颅的侧面中部是**外耳门**，外耳门前方的弓状骨梁称**颧弓**，可在体表摸到。颧弓上方的浅窝称**颞窝**。颞窝内侧壁由额骨、顶骨、颞骨、蝶骨 4 骨构成，4 骨汇合处呈 H 形的骨缝，称**翼点**。此处骨质薄弱，其内面有脑膜中动脉的分支经过，当因外力而发生骨折时，容易损伤血管，引起颅内出血，危及生命。

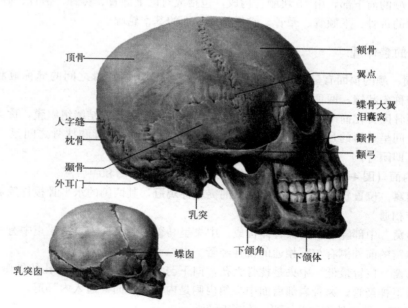

额骨
翼点
蝶骨大翼
泪囊窝
颧骨
颧弓

顶骨
人字缝
枕骨
颞骨
外耳门
乳突
蝶囟
下颌角
下颌体
乳突囟

图 4-12　颅的侧面观

5. 颅的前面（图 4-13）　上方两侧为眶，容纳眼；中部有骨性鼻腔；下方是由上颌骨和下颌骨等围成的骨性口腔。

（1）眶　呈四面锥体形，尖向后内方，经视神经管与颅中窝相通。底向前，其上、下缘分别称眶上缘和眶下缘。眶有 4 个壁，上壁的外侧部有容纳泪腺的泪腺窝，内侧壁的前缘处有泪囊窝，外侧壁与上、下壁后部交界处有眶上裂和眶下裂。

（2）**骨性鼻腔**　位于面部中央，正中有骨性鼻中隔，将腔分为左、右两部分。骨性鼻腔的前方开口称**梨状孔**，后方的开口称**鼻后孔**。鼻腔外侧壁自上而下有 3 个卷曲的骨片，分别称**上鼻甲**、**中鼻甲**和**下鼻甲**。每个鼻甲的下方缝隙称鼻道，分别为**上鼻道**、**中鼻道**和**下鼻道**。鼻腔周围的颅骨内有含气的腔隙，称**鼻旁窦**，其开口与鼻腔相通。

（三）颅骨的连结

颅骨之间多数以缝或软骨连结，不能运动。只有下颌骨和颞骨之间构成**颞下颌关节**，其关节囊松弛，内有关节盘，两侧颞下颌关节联合运动，可使下颌骨做上下、前后及左右运动。

（四）颅骨的主要骨性标志

枕外隆凸、乳突。

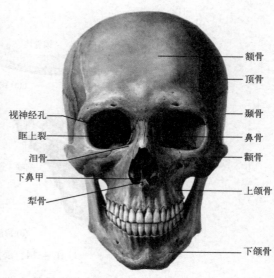

图 4-13　颅的前面观

额骨
顶骨
视神经孔
眶上裂
颞骨
泪骨
鼻骨
下鼻甲
颧骨
犁骨
上颌骨
下颌骨

四、四肢骨及其连结

四肢骨包括上肢骨和下肢骨。由于上肢是灵活运动的劳动器官，因而上肢骨轻巧灵活；下肢起支持和行走的作用，故而下肢骨粗大而坚实。

（一）上肢骨及其连结

1. 上肢骨　上肢骨每侧各有 32 块（图 4-14～图 4-16）。

（1）**锁骨**（图 4-14a）　位于颈部和胸部交界处，呈"～"形，全长均可在体表摸到。内侧端钝圆，与胸骨柄相连；外侧端扁平，与肩峰相关节。

（2）**肩胛骨**（图 4-14b）　位于胸廓背面外上方，呈三角形的扁骨，分两面、三角、三缘。后面有一斜向外上方的骨嵴称**肩胛冈**。肩胛冈的外侧端扁平，称**肩峰**，是肩部的最高点。肩胛骨外侧角膨大，有一朝向外侧的关节面称**关节盂**，与肱骨头相关节。上角平第 2 肋，下角平第 7 肋，是计数肋骨的重要标志。

（3）**肱骨**　位于臂部，为典型的长骨，分上、下两端和肱骨体。

肱骨上端呈半球状的膨大称**肱骨头**，与肩胛骨的关节盂构成肩关节。上端与肱骨体交界处缩细的部分称**外科颈**，是肱骨易发生骨折的部位。肱骨体的后面有由内上斜向外下的浅沟称**桡神经沟**，有桡神经和肱深动脉通过。

肱骨下端扁平，末端有两个关节面，外侧呈球状，称**肱骨小头**，与桡骨头相关节；内侧形如滑车，称**肱骨滑车**，与尺骨滑车切迹相关节。下端两侧各有一个突起，分别称**内上髁**和**外上髁**，可在体表摸到。内上髁后下方的浅沟称**尺神经沟**，有尺神经通过。

（4）**尺骨**（图 4-15）　位于前臂内侧，上端粗大，有两个朝前的突起，上方较大的称**鹰嘴**，下方较小的称**冠突**，两者之间半月形的光滑关节面称**滑车切迹**，与肱骨滑车相关节。冠突的外侧

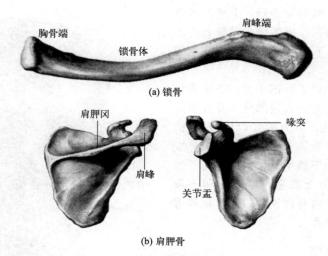

(a) 锁骨

(b) 肩胛骨

图 4-14 锁骨和肩胛骨

有一凹面称**桡切迹**，与桡骨头相关节。尺骨下端有呈球形的**尺骨头**，与桡骨的尺切迹相关节。尺骨头后内侧向下的突起称**尺骨茎突**。

（5）桡骨（图 4-15） 位于前臂外侧，上端呈短柱形膨大称**桡骨头**，头上面有关节凹，与肱骨小头相关节，头周围有环状关节面，与尺骨的桡切迹相关节。下端粗大，远侧面光滑，与腕骨相关节；桡骨下端内侧面有凹形关节面称**尺切迹**，外侧向下的突起称**桡骨茎突**。在桡骨茎突前可触摸到桡动脉的搏动。

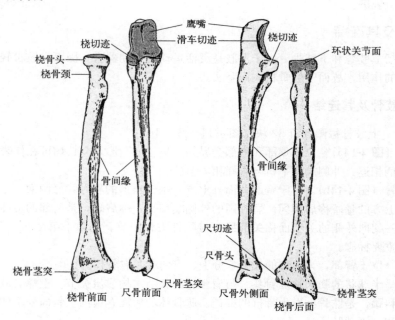

图 4-15 尺骨和桡骨

（6）手骨（图 4-16） 由上向下，包括腕骨、掌骨和指骨 3 部分。

① **腕骨** 由 8 块短骨组成，分为远近两列。近侧列由桡侧向尺侧依次为：手舟骨、月骨、三角骨和豌豆骨。远侧列为：大多角骨、小多角骨、头状骨和钩骨。

② **掌骨** 共 5 块，由桡侧向尺侧依次为第 1～5 掌骨。

③ **指骨**　共 14 块，拇指为 2 节，其余各指 3 节，由近侧向远侧依次为近节指骨、中节指骨和远节指骨。

2. 上肢骨的连结

（1）肩关节（图 4-17）　由肩胛骨的**关节盂**和**肱骨头**构成（图 4-17）。其结构特点为肱骨头大，关节盂小而浅，关节囊薄而松弛，关节腔内有肱二头肌长头肌腱通过。在关节囊的上壁、前壁和后壁有韧带和肌腱加强，但其下壁薄弱，当上肢极度外展时，易发生肱骨头向下脱位。

肩关节是全身运动幅度最大，运动形式最多、最灵活的关节，可作屈、伸、内收、外展、旋内、旋外和环转运动。

（2）肘关节（图 4-18）　由**肱骨下端**和**桡骨、尺骨上端**构成（图 4-18）。肘关节包括 3 个关节：**肱尺关节**，由肱骨滑车和尺骨滑车切迹构成；**肱桡关节**，由肱骨小头和桡骨头关节凹构成；**桡尺近侧关节**由桡骨头环状关节面和尺骨桡切迹构成。

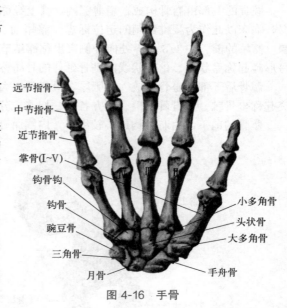

远节指骨
中节指骨
近节指骨
掌骨(I~V)
钩骨钩
钩骨
豌豆骨
三角骨
月骨
小多角骨
头状骨
大多角骨
手舟骨

图 4-16　手骨

其结构特点为 3 个关节包在 1 个关节囊内。关节囊的前后壁薄弱而松弛，两侧壁紧张并有韧带加强。肘关节可做屈、伸运动，也可参与前臂旋前和旋后运动。

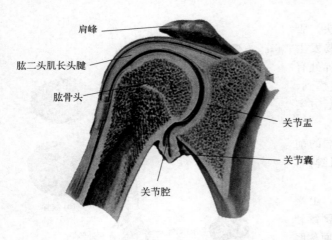

肩峰
肱二头肌长头腱
肱骨头
关节盂
关节囊
关节腔

图 4-17　肩关节（冠状面）

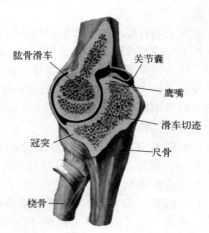

肱骨滑车
关节囊
鹰嘴
滑车切迹
冠突
尺骨
桡骨

图 4-18　肘关节（矢状面）

（3）桡腕关节　又称腕关节。由桡骨下端、尺骨头下方的关节盘和手舟骨、月骨、三角骨共同构成。其结构特点为关节囊松弛，四周有韧带加强。桡腕关节可作屈、伸、内收、外展和环转运动。

（二）下肢骨及其连结

1. 下肢骨　下肢骨每侧各有 31 块（图 4-19～图 4-22）。

（1）髋骨（图 4-19）　由髂骨、耻骨和坐骨融合而成。三骨融合处有一深窝，称**髋臼**，与股骨头形成髋关节。髋臼的前下方有一大孔称**闭孔**。

髋骨的上部由髂骨构成，扁薄宽阔，其上缘称**髂嵴**。两侧髂嵴最高点的连线平对第 4 腰椎棘突，临床以此作为腰椎穿刺的定位标志。髂嵴前、后端的突出部，分别称为**髂前上棘**和**髂后上棘**。髂嵴的前、中 1/3 交界处向外侧突出称**髂结节**。髂骨上部内面光滑微凹称**髂窝**，髂窝下界的弓形隆起称**弓状线**。由弓状线向耻骨延伸的骨嵴称**耻骨梳**，其前端终于**耻骨结节**。

髋骨后下部由坐骨构成，较肥厚，最底部粗大的突起称**坐骨结节**。坐骨结节后上方的三角形突起称**坐骨棘**。坐骨棘的上、下方各有一切迹，分别称**坐骨大切迹**和**坐骨小切迹**。

髋骨的前下部由耻骨构成，较细小，内侧面有一朝向内侧的骨面，称**耻骨联合面**。

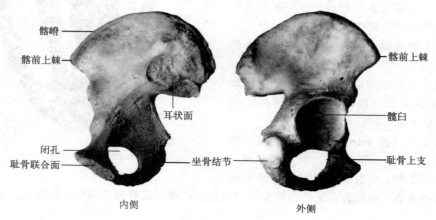

图 4-19　髋骨

（2）股骨（图 4-20a） 位于大腿部，是人体最粗最长的长骨，约占身高的 1/4，分上、下两端和体。

股骨上端有朝向内上方呈球状的股骨头。股骨头外下方较细称**股骨颈**，老年人在此处易发生骨折。股骨颈以下为股骨体，在颈、体交界处有两个隆起，外上方的称**大转子**，可在体表摸到，内下方的称**小转子**。股骨下端膨大，并向后方突出，形成**内侧髁**和**外侧髁**。

（3）髌骨（图 4-20b） 位于股骨下端的前面，呈扁三角形，尖朝下，包在股四头肌腱内，后面与股骨髌面相关节。

（4）胫骨（图 4-21） 位于小腿内侧，上端膨大，形成与股骨内、外侧髁相对应的**内侧髁**和**外侧髁**。胫骨上端与体移行处前面的粗糙面称**胫骨粗隆**。胫骨体呈三棱柱形，前缘锐利。胫骨下端向内下方突出的部分称**内踝**。

（5）腓骨（图 4-21） 位于小腿后外侧，上端膨大称**腓骨头**，与胫骨相接；下端略扁，呈三角形，称**外踝**。

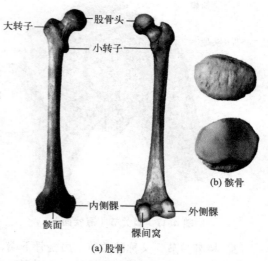

（b）髌骨

（a）股骨

图 4-20　股骨与髌骨

（6）足骨（图 4-22） 由后向前，包括**跗骨**、**跖骨**和**趾骨** 3 部分。

① **跗骨** 共 7 块，由后向前排成 3 列。后列上部为距骨、后下部为跟骨；中列为足舟骨；前列由内侧向外侧依次为内侧楔骨、中间楔骨、外侧楔骨和骰骨。

② **跖骨** 共 5 块，由内侧向外侧依次为第 1～5 跖骨。

③ **趾骨** 共 14 块，其分部和名称与手指骨相同。

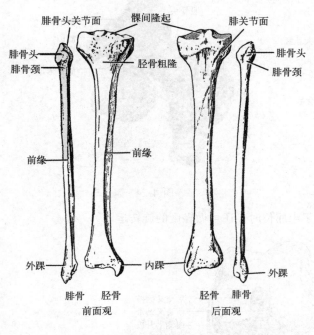

图 4-21 胫骨与腓骨

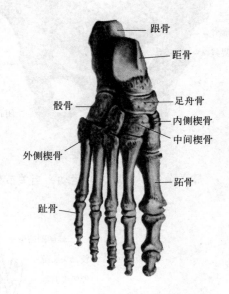

图 4-22 足骨上面观

2. 下肢骨的连结

（1）髋骨与骶骨的连结

① **骶髂关节** 由骶骨和髂骨的耳状面构成。骶髂关节关节面对合紧密，关节囊紧张，周围有韧带加强，运动幅度小。妇女妊娠期间活动度可稍增大。位于骶髂关节的后下方，自骶、尾骨侧缘连于坐骨结节的韧带，称**骶结节韧带**；自骶、尾骨侧缘连于坐骨棘的韧带，称**骶棘韧带**。

② **耻骨联合** 由左、右耻骨的相对面和其间的纤维软骨共同构成，软骨内有一矢状位的裂隙。女性构成耻骨联合的软骨较厚，裂隙较大。孕妇在分娩时耻骨联合可轻度分离，以利胎儿娩出。

③ **骨盆**（图 4-23） 由骶骨、尾骨和左、右髋骨连结而成，具有传递重力，承托、保护盆内器官等作用。女性骨盆还是胎儿娩出的产道。骨盆以界线分为大骨盆和小骨盆，**界线**自后向前由骶骨岬、弓状线、耻骨梳和耻骨联合上缘依次连结而成。界线以上为大骨盆，以下为小骨盆。

（2）髋关节（图 4-24） 由髋臼和股骨头组成。其结构特点为股骨头大，髋臼窝深，关节囊厚而坚韧，周围有韧带加强，可限制髋关节过度后伸，对维持人体直立姿势有重要作用。关节囊内有股骨头韧带，连于股骨头与髋臼之间，内有营养股骨头的血管通过。髋关节可做屈、伸、内收、外展、旋转和环转运动，但运动幅度较肩关节小。

（3）膝关节（图 4-25） 为人体最复杂的关节。由**股骨下端、胫骨上端**和**髌骨**构成。其结构特点为关节囊宽阔松弛，周围有韧带加强，囊的前壁有股四头肌腱延续而成的髌韧带。关节囊内有前、后交叉韧带和内、外侧半月板。前、后交叉韧带牢固地将股骨和胫骨连结在一起，防止胫骨向前、向后移位。内、外侧半月板位于股骨和胫骨关节面之间，不仅使股骨、胫骨的关节面更为适应，而且在剧烈运动时可起缓冲作用。

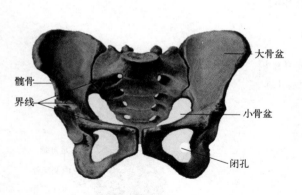

图 4-23 女性骨盆

大骨盆

髋骨

界线

小骨盆

闭孔

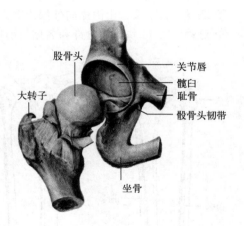

图 4-24 髋关节

股骨头

大转子

关节唇

髋臼

耻骨

股骨头韧带

坐骨

膝关节主要做屈、伸运动；当关节处于半屈位时，还可做轻度的旋转运动。

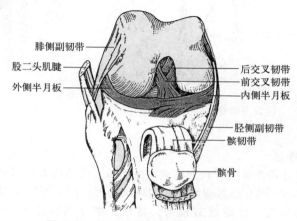

腓侧副韧带

股二头肌腱

外侧半月板

后交叉韧带

前交叉韧带

内侧半月板

胫侧副韧带

髌韧带

髌骨

图 4-25　膝关节内部结构前面观（右侧）

（4）距小腿关节（图 4-26） 又称踝关节，由**胫骨**、**腓骨下端**和**距骨**组成。其结构特点为关节囊前、后壁松弛，两侧有韧带加强。但外侧的韧带较薄弱，在足过度内翻时可致外侧韧带损伤。踝关节可做背屈（伸）和跖屈（屈）运动；与跗骨间关节协同作用时，可使足内翻和外翻。

（5）足弓（图 4-26） 足骨借关节和韧带紧密相连，在人站立时，足以后方的跟骨结节和前方的第1、5跖骨头三点着地，在纵、横方向上都形成凸向上方的弓形，称足弓。足弓具有弹性，在行走或跑跳时缓冲震荡，保护脑和内脏器官；同时也使足底的血管和神经免受压迫。

（三）四肢骨的主要骨性标志

肩峰、肩胛骨下角、桡骨茎突、髂嵴、髂前上棘、耻骨结节、坐骨结节。

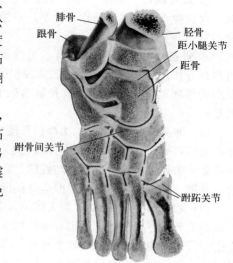

腓骨

跟骨

胫骨

距小腿关节

距骨

跗骨间关节

跗跖关节

图 4-26　距小腿关节和足弓

第二节　骨骼肌

肌的分类和构造

一、概述

骨骼肌分布广泛，全身有 600 多块，约占人体重量的 40%。每块肌都是一个独立的器官，都有一定的形态结构，有丰富的血液供应，并受神经支配执行一定的功能。若肌的血液供应阻断或支配肌的神经损伤，可分别引起肌坏死和瘫痪。若长期不活动，肌则萎缩退化。

（一）肌的形态

骨骼肌按形态可分为**长肌、短肌、扁肌**和**轮匝肌** 4 类（图 4-27）。长肌呈长梭形或长带状，多分布于四肢，收缩时可产生较大幅度的运动。短肌较短小，多分布于躯干的深层，收缩时运动幅度较小。扁肌扁薄宽阔，多分布于胸、腹壁，收缩时除运动躯干外，还有保护内脏的作用。轮匝肌呈环形，位于孔裂周围，收缩时可关闭孔裂。

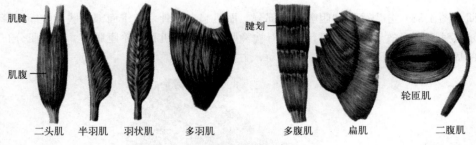

图 4-27　肌的形态

（二）肌的构造

骨骼肌由**肌腹**和**肌腱**构成（图 4-27）。肌腹呈红色，由肌纤维构成，是肌的收缩部分；肌腱呈银白色，由致密结缔组织构成，位于肌的两端并附着于骨，非常坚韧而无收缩功能，起固定作用。长肌的腱多呈条索状，扁肌的腱呈薄膜状又称腱膜。

（三）肌的辅助结构

骨骼肌的辅助结构主要有**筋膜**、**滑膜囊**和**腱鞘**等，具有保持肌的位置、减少运动时的摩擦和保护等作用。

1. 筋膜 包在肌的外面，分浅筋膜和深筋膜两种。

（1）浅筋膜 位于真皮下，又称皮下筋膜，由疏松结缔组织构成，内含脂肪组织、血管和神经等。

（2）深筋膜 位于浅筋膜深面，又称固有筋膜，由致密结缔组织构成，遍布全身且互相连续。它呈鞘状包裹肌、肌群、血管和神经，形成筋膜鞘。四肢的深筋膜，伸入肌群之间与骨相连，分隔肌群，称肌间隔。

2. 滑膜囊 为封闭的结缔组织扁囊，内有滑液，多位于肌腱或韧带与骨面相接触处，以减少摩擦，增加运动的灵活性。

3. 腱鞘 包裹于活动幅度大而频繁的肌腱外面的鞘管，如腕、踝、手指和足趾等处。腱鞘分内、外两层。外层为**纤维层**，对肌腱有固定和约束作用；内层为**滑膜层**，又称腱滑膜鞘，由双层的滑膜构成，鞘内含少量滑液，使肌腱能在鞘内自由滑动。

 知识链接

腱鞘炎

腱鞘炎主要是肌腱长期过度摩擦或者压迫，导致肌腱和腱鞘的损伤性炎症，会导致局部出现肿胀、疼痛、功能活动障碍。肌腱在短期内活动频繁或用力过度或慢性寒冷刺激是导致腱鞘炎的主要原因。

现在电脑、手机等电子产品越来越多，但是随着这些高科技产品的普及，发短信、发微博、玩游戏等需要频繁地操作键盘，这使患腱鞘炎的人群也越来越多。其症状有手指麻木、水肿、刺痛、敏感性下降，握东西感到困难，手指活动时加重不适感等。早期的腱鞘炎可以通过贴药膏和按摩缓解。

二、头肌

头肌（图 4-38）分为**面肌**和**咀嚼肌**两部分。面肌起自颅骨，止于面部皮肤，收缩时牵动面部皮肤显示各种表情，故又称表情肌，主要有枕额肌、眼轮匝肌和口轮匝肌等。咀嚼肌分布于颞下颌关节的周围，可牵拉下颌骨产生咀嚼运动，主要有咬肌和颞肌等。

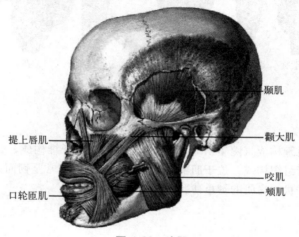

图 4-28　头肌

三、颈肌

颈肌（图 4-29）位于颅和胸廓之间，主要有胸锁乳突肌、舌骨上肌群、舌骨下肌群。**胸锁乳突肌**位于颈部外侧的浅层，起自胸骨柄和锁骨的内侧端，斜向后上，止于颞骨乳突。胸锁乳突肌一侧收缩，使头歪向同侧，面转向对侧；两侧同时收缩，使头后仰。

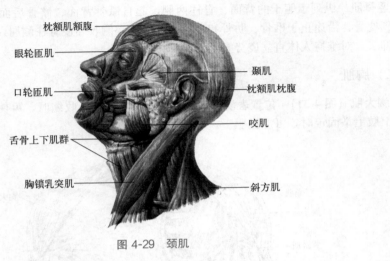

枕额肌额腹
眼轮匝肌
口轮匝肌
舌骨上下肌群
胸锁乳突肌
颞肌
枕额肌枕腹
咬肌
斜方肌

图 4-29　颈肌

四、躯干肌

躯干肌包括背肌、胸肌、膈、腹肌和会阴肌。

（一）背肌

背肌（图 4-30）为位于躯干后面的肌群，可分为浅、深两群。浅群主要有斜方肌、背阔肌等，深群主要有竖脊肌。

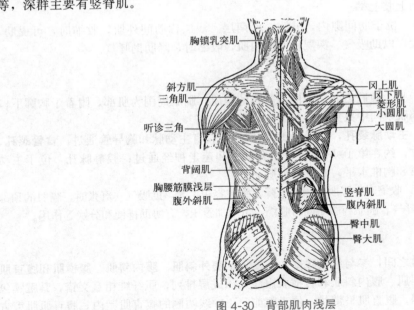

胸锁乳突肌
斜方肌
三角肌
听诊三角
背阔肌
胸腰筋膜浅层
腹外斜肌
冈上肌
冈下肌
菱形肌
小圆肌
大圆肌
竖脊肌
腹内斜肌
臀中肌
臀大肌

图 4-30　背部肌肉浅层

1. 斜方肌　位于项部及背上部的浅层，为三角形的扁肌，左右两侧合起来为斜方形。上部肌束收缩，可上提肩胛骨；下部肌束收缩，可下降肩胛骨；全肌收缩，牵拉肩胛骨向脊柱靠拢。斜方肌瘫痪时，出现"塌肩"现象。

2. 背阔肌　为全身最大的扁肌，位于背的下半部、腰部及胸部后外侧。该肌收缩时使肩关节内收、旋内和后伸，如背手姿势；上肢上举固定时，可引体向上。

3. 竖脊肌　纵列于躯干的背面、脊柱两侧，起自骶骨背面、髂骨后面和腰椎棘突，向上一直延伸到枕骨，沿途止于椎骨、肋骨和颞骨乳突等。一侧收缩使脊柱侧屈，两侧同时收缩时可伸脊柱和仰头，对维持人体直立姿势有重要的作用。

（二）胸肌

1. 胸大肌（图4-31）　位置表浅，呈扇形覆盖胸壁前部。收缩时，可使肩关节内收、旋内和前屈；上肢上举固定时，可上提躯干，也可提肋助吸气。

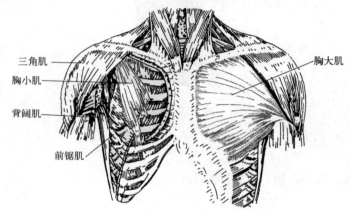

图 4-31　胸肌

2. 前锯肌（图4-32）　紧贴于胸外侧壁。收缩时，拉肩胛骨向前并紧贴胸廓；下部肌束收缩使肩胛骨下角旋外，协助上肢上举。

3. 肋间肌（图4-32）　位于肋间隙内，分浅、深两层。浅层称肋间外肌，收缩时，可提肋，使胸腔前后径及横径扩大，以助吸气。深层称肋间内肌，收缩时，降肋助呼气。

（三）膈肌

膈肌（图4-33）位于胸、腹腔之间，为向上膨隆的扁肌。膈肌周围为肌部，附着于胸廓下口周缘和腰椎的前面，各部肌束向中央集中移行于中心腱。

膈肌上有3个裂孔：**主动脉裂孔**，位于第12胸椎前方，有主动脉和胸导管通过；**食管裂孔**，位于主动脉裂孔左前上方，约在第10胸椎水平，有食管和迷走神经通过；**腔静脉孔**，位于主动脉裂孔右前上方，约在第8胸椎水平，有下腔静脉通过。

膈肌是主要的呼吸肌，收缩时，膈肌的顶部下降，胸腔容积扩大，助吸气；舒张时，膈肌的顶部上升，胸腔容积缩小，助呼气。膈肌与腹肌同时收缩，可增加腹压，有协助排便和分娩等作用。

（四）腹肌

腹肌位于胸廓与骨盆之间，参与组成腹壁，主要包括**腹外斜肌、腹内斜肌、腹横肌和腹直肌**（图4-34）。其中，腹外斜肌、腹内斜肌和腹横肌由浅入深成层排列，肌纤维相互交错，其腱膜包裹腹直肌，形成**腹直肌鞘**。腹直肌呈带状，位于腹前壁正中线两侧的腹直肌鞘内。腹直肌肌束方向呈纵行，全长有3～4条横行的腱性结构称**腱划**。

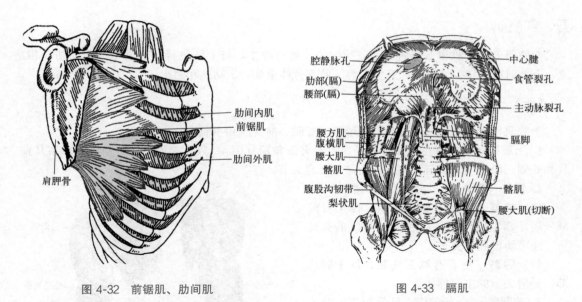

图 4-32 前锯肌、肋间肌

图 4-33 膈肌

腹肌的作用：共同保护腹腔脏器；收缩时，可增加腹压以协助排便、分娩、呕吐和咳嗽等功能；也可使脊柱做前屈、侧屈和旋转运动。

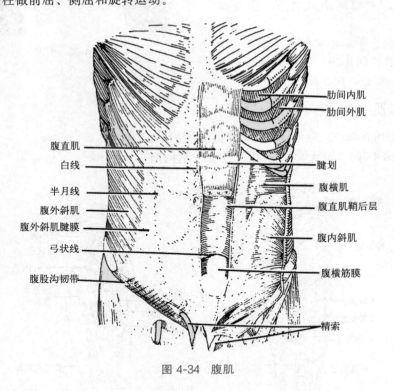

图 4-34 腹肌

（五）会阴肌

会阴肌是指封闭小骨盆下口的诸肌，主要作用是支持和承托盆腔脏器。

五、四肢肌

四肢肌分上肢肌和下肢肌。上肢肌细小，数目较多，与上肢执行复杂灵活的劳动功能相适应。下肢肌数目较少，但粗壮有力，与下肢支持体重和行走功能相适应。

（一）上肢肌

上肢肌根据所在部位，分为上肢带肌、臂肌、前臂肌和手肌。

1. 上肢带肌　配布在肩关节周围，主要有**三角肌**（图4-35）。三角肌呈三角形，肌束从前、后和外侧三面包围肩关节，主要作用是外展肩关节。

2. 臂肌（图4-35）　分前、后两群。

（1）前群　主要有**肱二头肌**，位于臂前部浅层，其主要作用是屈肘关节和使前臂旋后，还可协助屈肩关节。

（2）后群　主要有**肱三头肌**，位于臂后部，是肘关节的主要伸肌。

3. 前臂肌　分布在桡、尺骨周围，分为前、后两群。前群是屈肌和旋前肌，后群是伸肌和旋后肌，主要运动腕关节、指骨间关节。

4. 手肌　位于手掌，主要运动手指。手肌与前臂的长肌共同作用，使手能执行一系列的重要功能，如抓、捏、握持、夹、提等。

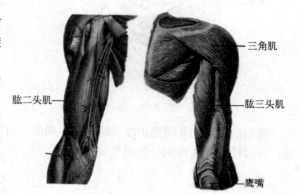

图4-35　臂肌

（二）下肢肌

下肢肌根据所在部位，分为髋肌、大腿肌、小腿肌和足肌。

1. 髋肌（图4-36）　位于髋关节周围，分前、后两群。

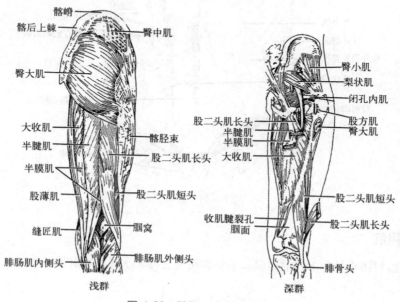

图4-36　髋肌、大腿肌后群

（1）**前群** 主要有**髂腰肌**，由腰大肌和髂肌组成。主要作用是使髋关节前屈和旋外；下肢固定时，可使躯干前屈。

（2）**后群** 主要位于臀部，有臀大肌、臀中肌、臀小肌和梨状肌等。**臀大肌**大而肥厚，使髋关节后伸并外旋；在人体直立时，固定骨盆，防止躯干前倾。臀大肌外上部是肌内注射最常选部位。

2. 大腿肌（图4-36） 配布在股骨周围，分前群、内侧群和后群。

（1）**前群** 位于股骨前方，**有缝匠肌和股四头肌**。缝匠肌是全身中最长的肌，呈扁带状，可屈髋关节和膝关节。股四头肌是全身中体积最大的肌，有4个头，向下合并形成一强大肌腱，包绕髌骨，并向下延续为**髌韧带**，止于胫骨粗隆。其作用是屈髋关节和伸膝关节。

（2）**内侧群** 位于大腿内侧，其主要作用是内收髋关节。

（3）**后群** 位于大腿后部，其中位于外侧的是股二头肌，作用是伸髋关节和屈膝关节。

3. 小腿肌 配布在胫、腓骨的周围，分为前群、外侧群和后群。

（1）**前群** 位于小腿前面，作用是使足背屈、足内翻及伸趾。

（2）**外侧群** 位于腓骨外侧，作用是使足跖屈和足外翻。

（3）**后群**（图4-37） 位于小腿后方，分浅、深两层。浅层有**小腿三头肌**，由腓肠肌和比目鱼肌组成，肌腹膨大，向下形成强大的跟腱，止于跟骨。小腿三头肌可提足跟，使足跖屈；在站立时，能固定踝关节和膝关节，以防止身体向前倾倒。深群有3块肌，作用是使足跖屈、足内翻及屈趾。

4. 足肌 可分为足背肌和足底肌。足背肌的作用是伸趾。足底肌的作用是屈趾和维持足弓。

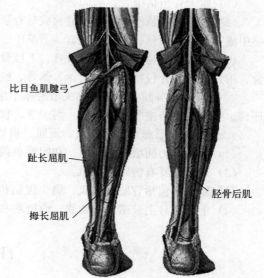

比目鱼肌腱弓

趾长屈肌

胫骨后肌

拇长屈肌

图4-37　小腿后群肌

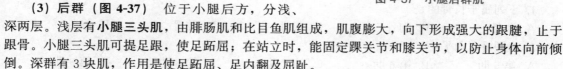

边学边练

全身各骨的位置、形态、重要结构及骨性标志有哪些？人体骨连结的形式、关节的基本结构、主要关节的组成有哪些？全身主要肌的名称及位置和肌性标志有哪些？请参见：实验四　运动系统的观察。

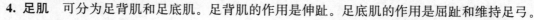

医者仁心

骨质疏松的运动处方

骨质疏松症是由于多种原因导致的骨密度和骨质量下降，骨微结构破坏，造成骨脆性增加，从而容易发生骨折的全身性骨病。有资料统计，45岁以上的妇女，近三分之一患有轻重不同的骨质疏松症；而75岁以上的妇女，骨质疏松症的患病率高达90%以上。

骨质疏松症的运动处方比如保证足够的睡眠，每天晒1小时的太阳，每天运动锻炼半小时或更长时间。对骨质疏松症比较有意义的锻炼方法是散步、游泳、做运动操。饮食不应挑食，应进食低盐、清淡、营养丰富的食物，每天应保证饮用1瓶牛奶。有研究发现，经常参加运动的老人，他们的平衡能力比较好，体内骨密度要比不爱运动的同龄老人的骨密度高，所以经常参加运动的老人不容易跌倒，从而有效地预防骨折的发生。

本章小结

1. 成人有骨 206 块，可分为长骨、短骨、扁骨和不规则骨。骨由骨膜、骨质和骨髓 3 部分构成。

2. 全身骨分为躯干骨、颅骨和四肢骨。

（1）躯干骨包括椎骨、肋和胸骨。

（2）颅骨包括脑颅和面颅，脑颅成对有顶骨、颞骨，不成对有额骨、枕骨、蝶骨、筛骨。面颅中成对骨有上颌骨、腭骨、颧骨、下鼻甲、泪骨、鼻骨，不成对有舌骨、犁骨、下颌骨。

（3）四肢骨分为上肢骨和下肢骨。上肢骨包括肩胛骨、锁骨、肱骨、尺骨、桡骨、腕骨、掌骨、指骨。下肢骨包括髋骨、股骨、髌骨、胫骨、腓骨、跗骨、跖骨、趾骨。

3. 关节由关节面、关节囊和关节腔基本结构。基本运动形式有屈和伸、内收和外展、旋转、环转。重要的关节主要有肩关节、肘关节、桡腕关节、骨盆、髋关节、膝关节和踝关节。

4. 骨骼肌按形态可分为长肌、短肌、扁肌和轮匝肌，由肌腹和肌腱构成。

（1）头肌分为面肌（表情肌）和咀嚼肌两部分。

（2）颈肌主要有胸锁乳突肌。

（3）躯干肌包括背肌、胸肌、膈、腹肌和会阴肌。

（4）上肢肌分上肢带肌、臂肌、前臂肌和手肌；下肢肌分髋肌、大腿肌、小腿肌和足肌。

目标测试

一、单项选择题

1. 下列属于长骨的是
A. 肋骨　　　　B. 胸骨　　　　C. 跟骨　　　　D. 肱骨　　　　E. 椎骨

2. 肩胛骨下角平
A. 第 5 肋　　　B. 第 6 肋　　　C. 第 7 肋　　　D. 第 8 肋　　　E. 第 9 肋

3. 垂体窝位于
A. 蝶骨体上面　　B. 额骨眶部上面　　C. 颞骨岩部上面　　D. 犁骨上面　　　E. 颧骨上面

4. 关节的基本结构是
A. 关节面、关节囊、关节内韧带　　　　　　　　B. 关节面、关节囊、关节内软骨
C. 关节腔、关节囊、关节内软骨　　　　　　　　D. 关节面、关节囊、关节腔
E. 关节腔、关节囊、关节软骨

5. 连接相邻椎弓板的结构是
A. 前纵韧带　　B. 后纵韧带　　C. 棘上韧带　　D. 棘间韧带　　E. 黄韧带

6. 通过肩关节囊内的肌腱是
A. 冈上肌腱　　　　　　B. 肱二头肌长头腱　　　　C. 肱三头肌长头腱
D. 冈下肌腱　　　　　　E. 肱二头肌短头腱

7. 区别颈椎的主要特征是
A. 棘突短　　　　　　　B. 有横突孔　　　　　　　C. 椎体侧面有肋凹
D. 有椎体　　　　　　　E. 有椎孔

8. 肩部的最高点是
A. 关节盂　　　B. 肩峰　　　C. 肱骨头　　　D. 肩胛骨上角　　　E. 肩胛冈

9. 下列面颅中，不成对的是
A. 上颌骨　　　B. 鼻骨　　　C. 泪骨　　　D. 颧骨　　　E. 犁骨

10. 两侧髂嵴最高点的连线经过

A. 第 1 腰椎棘突   B. 第 2 腰椎棘突   C. 第 3 腰椎棘突

D. 第 4 腰椎棘突   E. 第 5 腰椎棘突

11. 没有参与构成胸廓的骨是

A. 胸椎   B. 肋   C. 胸骨   D. 肩胛骨   E. 以上都不是

12. 下列不属于肌的形态分类的是

A. 长肌   B. 短肌   C. 扁肌   D. 不规则肌   E. 轮匝肌

13. 能屈肘关节的肌是

A. 肱二头肌   B. 肱三头肌   C. 背阔肌   D. 三角肌   E. 斜方肌

14. 下列肌中可伸膝关节的是

A. 半膜肌   B. 半腱肌   C. 小腿三头肌   D. 股四头肌   E. 股二头肌

15. 关于膈的描述，正确的是

A. 收缩时，膈的顶部下降，助吸气   B. 收缩时，膈的顶部下降，助呼气

C. 舒张时，膈的顶部上升，助吸气   D. 舒张时，膈的顶部下降，助吸气

E. 收缩时，膈的顶部上升，助吸气

二、多项选择题

1. 通过膈肌的结构有

A. 上腔静脉   B. 下腔静脉   C. 主动脉   D. 气管   E. 食管

2. 髋关节可以做下列哪些运动

A. 屈   B. 伸   C. 收   D. 展   E. 环转

3. 属于脑颅骨的是

A. 顶骨   B. 额骨   C. 下鼻甲   D. 筛骨   E. 颞骨

4. 椎间盘

A. 为纤维软骨盘   B. 坚韧而无弹性   C. 连结相邻两个椎体

D. 由纤维环和髓核构成   E. 位于椎弓板之间

5. 属于躯干肌的是

A. 斜方肌   B. 胸大肌   C. 三角肌   D. 髂腰肌   E. 膈肌

（张晓丽）

第五章 能量代谢与体温

知识目标 >>>>>

1. 掌握影响能量代谢的主要因素，基础代谢率和体温的概念，机体散热的主要方式。
2. 熟悉机体能量的来源和去路，人体体温的生理波动；机体产热的主要器官。
3. 了解能量代谢测定的原理和方法；体温的调节机制。

能力目标 >>>>>

1. 学会分析能量代谢异常与临床病例之间的关联。
2. 能够为发热患者提供正确的退热方法。

素质目标 >>>>>

具备一定的临床思维能力和健康宣教能力。

第一节 能量代谢

📖 案例分析

2022 年 7 月，某市最高气温 40℃，相对湿度超过 70%。一建筑工地的塔吊操作员由于高温中暑，浑身无力，被困在操作室无法动弹，后被消防员解救并送往医院治疗。

请根据本节所学内容解释：

1. 中暑的原因是什么？应该如何预防中暑？
2. 如何对中暑患者进行物理降温？

新陈代谢是机体生命活动的基本特征之一，包括物质代谢和能量代谢两个方面。机体进行各项功能活动所需要的能量来源于糖、脂肪、蛋白质分子结构中的化学能。生理学上把机体物质代谢过程中所伴随的能量释放、转移、储存和利用称为**能量代谢**。

一、机体能量的来源和利用

（一）机体能量的来源

机体所需的能量来源于摄入的糖、脂肪和蛋白质的氧化分解过程。三大营养物质在消化管内经消化形成小分子物质后吸收入血，再经新陈代谢生成机体组织细胞所需的成分，同时释放大量能量，为生命活动提供必需的动力。组织细胞能利用的能量形式为高能化合物三磷酸腺苷（ATP），来自于代谢过程中底物水平磷酸化和氧化磷酸化，ATP也是机体主要的储能形式。

糖是机体最重要的供能物质，人体生命活动所需能量的50%～70%是由糖氧化分解提供。糖经消化分解为单糖，主要为葡萄糖，可通过小肠黏膜上皮细胞进行吸收。体内的葡萄糖被机体氧化分解，或以糖原形式储存于肝脏和肌肉组织中。当机体供氧充足时，葡萄糖可被完全氧化分解为CO_2和H_2O，并释放出大量的能量，以保证机体各种生命活动的需要。实验数据表明，1mol葡萄糖完全氧化释放的能量可合成30～32molATP。当供氧不足时，葡萄糖通过无氧酵解途径分解成乳酸，释放较少的能量，1mol葡萄糖经无氧酵解释放的能量仅合成2molATP。无氧酵解虽然供能较少，但却是体内能源物质唯一不需要氧的供能途径。脑组织主要依赖葡萄糖的有氧氧化来供能，因此低血糖或缺氧时，可引起头晕、抽搐甚至昏迷等症状。

脂肪是机体内重要的储能和供能物质，正常情况下，体内储存的脂肪约占体重的20%。人体每日所需能量的20%～30%由脂肪氧化提供，1g脂肪在体内彻底氧化分解可释放38.9kJ能量，比1g糖或1g蛋白质氧化分解所释放能量多一倍。成年人储存的脂肪所提供的能量可供机体使用10天至2个月之久。当机体储存的糖有限时，如患糖尿病或过度节食，机体则通过燃烧储存的脂肪提供能量。脂肪代谢的中间产物酮体是肝脏输出的能源之一，由于酮体分子小、易溶于水和易透过血-脑屏障，在糖供应不足时酮体是脑组织的主要能源物质。当酮体的生成量超过肝外组织的利用量时，可导致酮症酸中毒。

蛋白质的基本组成单位是氨基酸。肠道吸收的氨基酸和机体蛋白质分解的氨基酸都主要用于重新合成细胞的构成成分，或者合成酶、激素等活性物质。在生理状态下，氨基酸不是体内的供能物质，只有在某些特殊情况下，如长期不能进食或体力极度消耗时，糖、脂肪功能严重不足，机体才靠蛋白质分解供给能量。1g蛋白质在体内氧化分解释放18kJ的能量。

（二）机体能量的转化、储存和利用

营养物质通过生物氧化释放能量，这些能量大约有50%以上迅速转化为热量，其余（不足50%）以化学能形式储存于ATP及其他高能化合物中。机体可直接利用ATP释放的能量去完成各种生理功能，例如肌肉收缩、细胞合成代谢、物质的跨膜转运、腺细胞的分泌、生物电的产生以及传导等生理过程。机体活动过程中所消耗的这部分化学能，除骨骼肌运动对外做功外，其余的能量最终都将转变为热能而散发到外界环境中。人体内能量的释放、转移、储存和利用，如图5-1。

ATP在能的转化、储存、利用等方面处于中心地位。体内能量代谢的重要反应是ATP/

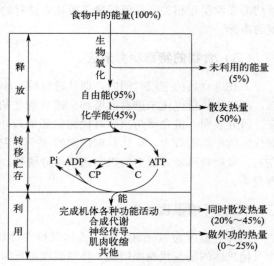

图 5-1　人体内能量的释放、转移、
储存和利用示意图

C：肌酸；Pi：无机磷酸；CP：磷酸肌酸

ADP 转换。当体内能量过剩时，ATP 还可将高能磷酸键转移给肌酸，生成磷酸肌酸（CP），它是肌肉和脑组织中能量的一种储存形式。当机体消耗 ATP 过多导致 ADP 含量增多时，磷酸肌酸再将高能磷酸键转移给 ADP，生成 ATP，从而满足机体生理活动的需求。由于 ATP 具有促进或改善细胞代谢的作用，临床上常把 ATP 作为治疗昏迷、休克、心肌炎等疾病的急救辅助药物。

 知识链接

肥胖与减肥

　　大多数人的肥胖是因为摄入的能量超过消耗的能量，过剩的能量转化为脂肪储存在体内，从而导致体重增长。由遗传或内分泌障碍引起的肥胖所占比例不足 10%。国际上常用体重指数（BMI）作为衡量人体胖瘦程度以及是否健康的一个标准。BMI＝体重（kg）/[身高（m）]²。中国参考标准：BMI 正常范围是 18.5～23.9，低于 18.5 即是体重过低，而 24≤BMI≤27.9 则为超重，BMI≥28 为肥胖。肥胖不仅仅影响形态美观，还会使发生相关疾病的危险性也同时增加，例如肥胖可导致糖尿病和心血管疾病等。

　　肥胖症是一种与不良生活方式密切相关的慢性疾病，给人们带来身体和心理上的伤害。科学运动、合理饮食是最科学有效的减肥方法。药物减肥或外科减肥会导致胃肠不适、肝肾损伤、骨质疏松和多种营养缺乏等合并症，故应谨慎选择。

二、影响能量代谢的因素

　　肌肉活动、精神活动、食物的特殊动力效应以及环境温度等因素可对能量代谢产生重要的影响。

（一）肌肉活动

　　肌肉活动对能量代谢的影响最为显著。机体任何轻微的活动都可提高能量代谢率，在剧烈运动或劳动时机体的产热量可比安静时增加几倍至数十倍。为肌肉活动提供能量的物质主要是葡萄糖和游离脂肪酸，它们氧化燃烧需要的氧更多，因此能量代谢率大大提高。机体的耗氧量与肌肉活动的强度呈正相关，耗氧量最多可达安静时的 10～20 倍。能量代谢率可作为评估肌肉活动强度的指标。

（二）食物的特殊动力效应

　　人在进食后的一段时间内，即从进食后 1 小时左右开始，延续 7～8 小时，即使处于安静状态，产生的热量也比未进食前增加。进食能使机体产生额外热量的现象称为**食物的特殊动力效应**。研究表明，进食糖与脂肪对代谢的影响较小，大约是基础代谢的 4%～6%；但进食蛋白质对代谢的影响则较大，可达基础代谢的 30%，持续时间也较长；混合食物可使产热量增加 10% 左右。食物特殊动力效应的机制还不十分清楚，可能与肝脏内氨基酸脱氨基过程或合成糖原等过程有关。

（三）环境温度

　　当环境温度为 20～30℃时，人体保持安静状态的能量代谢最为稳定，环境温度过低或过高均可使机体的能量代谢率增加。环境温度过低时，寒冷刺激反射性引起寒战及肌紧张度增加，导致能量代谢率增加；环境温度过高时，机体的呼吸、循环及发汗功能均有不同程度的增强，体内酶促反应加快，导致能量代谢率增加。

（四）精神活动

人体处于不同的精神活动状态，能量代谢率亦有所差异。处于安静状态，100g脑组织的耗氧量相当于等量肌肉组织安静时耗氧量的20倍。但在睡眠时和在精神活动活跃时，脑组织的能量代谢率却几乎没有差异。人在平静思考问题时，能量代谢率增高也不大，产热量增加一般不超过4%；但在烦恼、恐惧或情绪激动等精神紧张状态时，能量代谢率明显增高，产热量可显著增加，这可能与机体出现无意识的肌紧张增强，以及甲状腺激素、肾上腺素和生长素等释放促进代谢有关。

三、基础代谢

基础代谢是指人体维持生命所需要的最低能量代谢。**基础状态**是指人处于清醒、静卧、空腹（禁食12小时以上）、无肌肉活动和精神紧张，环境温度保持在20～25℃之间的状态。在这种状态下，能量的消耗只用于维持血液循环、呼吸等基本的生命活动，能量代谢比较稳定。**基础代谢率**（BMR）是指人体在清醒而安静的状态下，不受肌肉活动、环境温度、食物及精神紧张等影响时的能量代谢率，即单位时间内的基础代谢。BMR是人体清醒时的最低能量代谢水平，在熟睡无梦时各项生理活动减弱，能量代谢率比BMR还低。

一般来说，基础代谢率的实测值与正常平均值相差在10%～15%，无论高或低，都属正常范围；当实测值与正常平均值相差超过20%时，可代表有病理性变化。临床上很多疾病都伴有基础代谢率的异常改变，尤其是甲状腺疾病。当甲状腺功能亢进时，基础代谢率可比正常平均值高25%～80%；而甲状腺功能低下时，基础代谢率将比正常平均值低20%～40%。因此，基础代谢率的测定常是临床甲状腺疾病的重要辅助诊断方法之一。但目前由于直接测定血清激素（T_3、T_4）水平就可反映甲状腺功能，因此，测定基础代谢率的诊断方法已很少应用。

第二节　体温及调节

相对恒定的体温是机体进行新陈代谢和正常生命活动的必要条件。当体温低于34℃时，意识将丧失；低于25℃则可使呼吸、心跳停止。而温度过高，酶的活性降低，造成机体功能的严重损害，当体温持续高于41℃时，可出现神经系统功能障碍，甚至永久性脑损伤；超过43℃则会有生命危险。人体体温的稳定主要依赖于体温调节中枢的调节作用。

体温及生理波动

一、人体正常体温和生理波动

（一）体温的概念和测量

不同的环境温度下，人体各部位的温度不同，但心、肺、腹腔脏器和脑等核心部位的温度基本保持稳定，我们把机体核心部分的温度称**体核温度**；人体体表的温度受多种因素影响，变化和差异较大，称**体表温度**，如皮肤和皮下组织的温度。生理学或临床上所指的体温是指体核温度。

由于机体深部温度不易测试，一般以口腔、直肠和腋窝的体温为代表，其中直肠温度最接近深部体温。口腔温度正常值为36.7～37.7℃，受试者需将体温计含于舌下；直肠温度正常值为36.9～37.9℃，测量时需将温度计插入直肠6cm以上；腋下温度正常值为36.0～37.4℃，受试者需上臂紧贴胸廓，测量时间为5～10min。腋下温度测量方便易行，是临床上或生活中最常用的测量方式。

（二）体温的生理波动

体温是一个相对恒定的生理指标，它可随昼夜、性别、年龄、运动和情绪的变化而有所波动，但这种波动一般不超过±1℃的范围。

1. 昼夜变化　人体体温在一昼夜之间呈明显的周期性波动。一般清晨2～6时体温最低，午后1～6时最高，波动幅值一般不超过1℃。体温的这种昼夜周期性波动称为昼夜节律或日节律。动物实验发现，体温的昼夜节律以及体内多种生物节律现象可能受下丘脑视交叉上核的控制。

2. 性别影响　虽然成年女性的代谢率比同年龄的男性低10％～15％，但女性的体温平均比男性高约0.3℃。这可能与女性的皮下脂肪较多，出汗少，散热能力差有关。此外，女性的基础体温随月经周期而变动，在月经期和排卵前体温较低，排卵时最低，排卵后体温升高0.2～0.5℃（图5-2），这种现象可能与血中孕激素及其代谢产物有关。临床上，育龄期妇女可以通过连续测定基础体温，以确定排卵日期和月经周期中有无排卵。

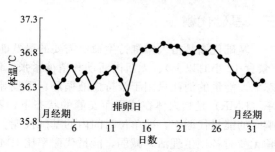

图5-2　女性月经周期中的基础体温变化

3. 年龄影响　儿童和青少年的基础代谢率高，体温也较高；老年人由于基础代谢率低，体温偏低。新生儿中枢神经系统发育尚未完善，皮肤汗腺发育又不完全，因而体温调节功能较差，容易波动，故应该加强对婴幼儿体温的护理。

4. 肌肉活动　肌肉活动使代谢增强，产热量增加，可导致体温升高。在肌肉剧烈活动时，体温可升高1～2℃，所以临床上测体温时应让患者安静，测小儿体温时应防止哭闹。

5. 其他因素　进食、情绪激动、精神紧张和环境温度变化等对体温都有影响，在测体温时，应考虑到这些因素。此外，麻醉药物能降低体温，故应注意手术麻醉时及术后患者的保温。

二、机体的产热与散热

正常的体温维持是产热和散热两个生理过程保持动态平衡的结果（图5-3）。

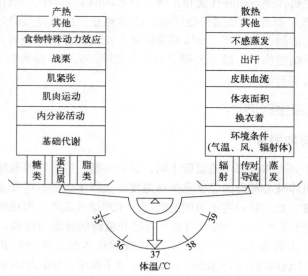

图5-3　人体产热与散热的动态平衡

（一）产热

1. 主要产热器官　机体的热量来源于各器官组织中能量物质的分解代谢，机体主要的产热器官有内脏、脑和骨骼肌等，不同情况下各器官的产热不同。机体安静时热量主要由身体内脏器官供应，其中肝脏是体内代谢旺盛的器官，因此产热量甚大，其温度比主动脉高 $0.4\sim0.8℃$；劳动或运动时产热的主要器官是肌肉，机体剧烈运动时可使产热量增加 40 倍之多。

2. 机体产热的形式　机体的热量主要来源于基础代谢、肌肉活动和食物的特殊动力效应等。机体在寒冷环境下，则依靠寒战产热和非寒战产热来增加产热量，以维持体热平衡，保持体温稳定。

（1）基础代谢产热　指机体为维持基本的生命活动而分解营养物质时产生的热量，其中内脏器官和脑组织的产热量占基础代谢产热量的 70% 左右。

（2）肌肉活动产热　骨骼肌的随意运动可产生巨大的热量。运动时，骨骼肌的产热量是安静时的 $10\sim20$ 倍。外界温度降低，此时机体可通过寒战来增加产热量，维持体热平衡，产热量可增加 $4\sim5$ 倍。

（3）非寒战产热　非寒战产热又可理解为基础代谢产热的增强过程。此种产热以褐色脂肪组织的产热量最大，约占非寒战产热总量的 70%。褐色脂肪细胞内含有丰富的线粒体和大量的中性脂肪小滴，当机体受寒冷、肌肉活动等因素刺激时，交感神经兴奋，引起细胞内的脂肪小滴在线粒体中氧化而快速产热。新生儿的肩胛部、颈部大血管周围以及胸骨背面等处存在有褐色脂肪组织，且新生儿不能发生寒战，所以非寒战产热在新生儿体温调节中有重要意义。

（4）食物特殊动力效应产热（见本章第一节）。

（二）散热

1. 散热部位　人体各器官代谢产生的热量，由循环血液带到体表，通过皮肤将热量散发到体外，所以人体的主要散热部位是皮肤。当环境温度低于人体表层温度时，体热可通过辐射、传导和对流的方式散发到外界，当环境温度接近或高于人体表层温度时，则通过蒸发方式来散发体热。

2. 机体散热的方式　机体的散热方式主要有以下四种类型：

（1）辐射散热　是指机体以热射线的形式将体热传给外界。当环境温度为 $21\sim25℃$ 时，处于安静状态的人有 60% 的热量以辐射方式散发。皮肤与环境之间的温度差以及有效散热面积可影响辐射散热量。温度差越大，或是机体有效散热面积越大，辐射散热量就越多。

（2）传导散热　是指机体将热量直接传给同它接触的较冷物体。传导散热量取决于皮肤和接触物之间的温度差、接触物的导热性能和接触面积等。人体脂肪的导热性能很低，因此肥胖者由机体深部向表层传导的热量要少些。水的导热性能较好，所以穿潮湿的衣服不但失去其保温作用，反而增加了机体的散热量。临床上对高热患者可利用冰袋、冰帽等进行物理降温。

（3）对流散热　指通过冷热气体的流动来散发体热。人体周围总是围绕一薄层同皮肤接触的空气，人体把热量传给这一层空气，再由空气不断流动（对流）将体热持续的发散到空间。对流散热是传导散热的一种特殊形式，风速影响对流散热的效果。风速越大，对流散热量越多；相反，对流散热量越少。

（4）蒸发散热　是指水分从体表汽化时吸收热量而散发体热的一种方式。当外界气温等于皮肤温度时，机体以辐射、传导和对流方式散发的热量等于零。机体不但不能以上述方式散热，反而从外界吸收热量。此时，机体唯一有效的散热方式就是蒸发。蒸发散热是指体液的水分在皮肤和黏膜（主要是呼吸道黏膜）表面由液态转化为气态，同时带走大量热量。每蒸发 1g 水可带走 2.44kJ 热量，因此蒸发是非常有效的散热方式。人体蒸发散热可分为不感蒸发和发汗两种形式。

① **不感蒸发**　人即使在低温环境中，皮肤和呼吸道也不断有水分渗出而被蒸发掉，这种水分蒸发不容易被人们感觉到，称为不感蒸发，又称为不显汗。在低于30℃的环境中，人体24小时不感蒸发的水分约1000mL。

② **发汗**　汗腺主动分泌汗液的过程称为发汗，汗液的分泌和蒸发可以被人感觉到，故又称为可感蒸发，它是一种高效的散热方式。发汗速度受环境温度、劳动或运动强度的影响。在安静状态下，环境温度升高到30℃时人便开始发汗。如果空气湿度大，并且衣着较多，气温达25℃便可引起人体发汗。人进行劳动或运动时，即使环境温度低于20℃也可发汗，而且汗量往往较多。

🌱 **知识链接**

发热

正常人的体温相对稳定，一般为36.0～37.0℃，即使处于不同生理状态下，体温的波动幅度一般亦不超过1℃。精神紧张、剧烈运动、妇女月经前期以及妊娠期孕激素等因素，会导致机体体温升高，这种现象属于体温正常的生理波动。病理条件下的发热主要是由病原体感染所导致，如流感、肺炎、伤寒等；也可能是非感染性因素导致的，如中暑、甲状腺功能亢进、恶性肿瘤、白血病等。体温（腋窝）在37.3～38.0℃称低热，在38.1～39.0℃称中度热，在39.1～41.0℃称高热，超过41.0℃称超高热。

三、体温的调节

当外界环境温度改变时，人体可通过自主性体温调节和行为性体温调节来建立产热和散热平衡，维持体温的相对稳定。

（一）温度感受器

根据温度感受器的存在部位，可将其分为外周温度感受器和中枢温度感受器。

1. 外周温度感受器　是存在于人体皮肤、黏膜和内脏中对温度变化敏感的神经末梢，包括冷感受器和热感受器。当局部温度升高时，热感受器兴奋；局部温度下降时，冷感受器兴奋。一般来说，皮肤的冷感受器数量多于热感受器。皮肤温度感受器主要监测机体外周的温度变化，感受外环境中的冷刺激，以防止体温下降。

2. 中枢温度感受器　是指存在于中枢神经系统内对温度变化敏感的神经元，广泛分布于脊髓、延髓、脑干网状结构及下丘脑。动物实验中，对兔、猫或狗等的下丘脑前部进行加热或冷却，用电生理的方法记录下丘脑温度敏感神经元的放电，发现一些神经元在局部脑组织温度升高时放电频率增加，这些神经元称为**热敏神经元**；另一些神经元在局部脑组织温度降低时放电频率增加，这些神经元称为**冷敏神经元**。在视前区—下丘脑前部（PO/AH）热敏神经元居多，在脑干网状结构和下丘脑的弓状核中冷敏神经元居多。这两种温度敏感神经元对局部温度变化非常敏感，局部脑组织温度仅变动0.1℃，神经元的放电频率就会发生改变。

（二）体温调节中枢

参与体温调节的神经元虽然分布于自脊髓到大脑皮质的中枢神经系统中，但在多种恒温动物脑分段横断的实验中观察到，只要保持下丘脑及以下神经结构完整，动物体温仍能保持正常。如果破坏下丘脑，动物则丧失维持体温相对恒定的能力，这说明调节体温的基本中枢位于**下丘脑**。体温调节过程涉及多方输入温度信息和多系统的传出反应，因此是一种高级的中枢整合作用。而PO/AH在体温调节中枢整合活动中居核心地位，其根据是：①广泛破坏PO/AH后，与体温调节有关的产热和散热反应均明显减弱或消失。②PO/AH 既能感受局部温度的变化，又是机体各部位的温度传入信息会聚及整合的部位。③致热原等化学物质能直接作用于 PO/AH 的温度敏感神经元，引起体温调节反应。④由 PO/AH 发出的整合性指令信息是广泛性的，可通过下述三条途径调节体温：一是，通过交感神经系统的活动，调节皮肤血管的舒缩反应、发汗和非寒战产热；二是，通过躯体神经引起行为性体温调节和骨骼肌紧张性的改变；最后，通过甲状腺激素和肾上腺髓质激素的分泌来调节机体的代谢水平。

（三）体温调节过程——体温调定点学说

20 世纪 70 年代以来，人们用体温调定点学说解释机体在各种环境温度下保持体温相对恒定的机制，虽然详细的分子机制还不清楚，但该学说基本上可以解释整体水平的体温调节过程。体温调定点学说认为，体温的调节类似于恒温器的工作原理，机体能够根据一个设定的温度值（调定点），对产热和散热过程进行调节，从而使体温稳定在这个所设定的温度值上。体温调节中枢围绕着这个调定点来调控体温。一般认为，人的体温调定点设定的温度值为 37.0℃。关于调定点的设置，目前认为主要取决于冷敏神经元和热敏神经元的温度敏感性，即两种温度敏感神经元随温度变化放电频率改变的特性。

临床上的发热就是因致热源的作用使下丘脑的调定点上移（如 39.0℃），此时实际体温（37.0℃）低于调定点水平（39.0℃），使冷敏神经元兴奋性增强，通过增强机体的产热活动，减弱散热活动，使体温升高到调定点水平（39.0℃）。因此，在体温上升期患者常有皮肤苍白、战栗等症状。当体温升高到新的调定点水平（39.0℃）后，产热活动与散热活动达到平衡，体温便在新的调定点水平（39.0℃）保持相对稳定。应用降温措施之后，升高的调定点重新回到正常水平（37.0℃），这时体温高于调定点水平，热敏神经元兴奋，通过增强散热活动，抑制产热活动，使体温下降到调定点水平。因此，在体温下降期患者常有发汗、皮肤血管扩张等现象。

当环境温度过高引起中暑时，虽然出现体温升高，但这种情况并非因为体温调节中枢的调定点上移，而是机体散热能力不足或体温调节中枢功能障碍所致，为非调节性体温升高。

🖊 **边学边练**

腋窝温度的正常值是多少？测量腋窝温度时有哪些注意事项？请参见：实验五　人体体温的测量。

❤ **医者仁心**

体温计的发明

体温计是用来测量人体温度的温度计，它起源于意大利。1592 年，意大利学者伽利略制成了世界上第一根气温温度计，那是一根有刻度的直形细管，封闭的一端是球形，未封闭的一端插入水中，可以从管内水柱的高低测出气温。1616～1636 年，意大利医学教授圣托里奥首先使用温度计测量患者的体温，协助诊断疾病。1654 年，伽利略的学生伏迪南用酒精代替水，并把细管的另一端也封闭起来。1657 年，意大利人阿克得米亚用水银代替了酒精，小巧玲珑的体温计就这样诞生了。此外，许多医疗器具如听诊器、叩诊锤等也相继被发明了。

创新是民族进步的灵魂，要学习和发扬创新精神，树立科技报国的爱国情怀和使命担当。这些发明和创新对推动医学的发展都起到了一定作用。

本章小结

1. 人体的能量来源于食物中的糖、脂肪和蛋白质，约 70％ 的能量来源于糖。细胞活动所需的能量由 ATP 提供，影响能量代谢的主要因素为肌肉活动、精神活动、环境温度和食物的特殊动力效应，肌肉活动的影响最显著。单位时间内基础状态下的能量代谢称为基础代谢（BMR），BMR 测定是诊断甲状腺疾病的重要辅助手段。

2. 体温是指机体深部的平均体温，临床体温的测量部位为腋窝、口腔和直肠，正常平均值约为 37.0℃。体温可随昼夜、年龄、性别和肌肉活动等因素而波动，但波动幅度一般不超过 1℃。人体安静时主要靠内脏产热，尤其是肝脏；运动时主要靠骨骼肌产热。人体的主要散热器官为皮肤，散热的主要方式有辐射散热、传导散热、对流散热和蒸发散热四种方式。体温调节中枢位于下丘脑。

目标测试

一、单项选择题

1. 机体最主要的能源物质是
A. 糖　　　　　B. 脂肪　　　　　C. 磷酸肌酸　　　　D. ATP　　　　　E. 蛋白质

2. 机体的直接供能物质是
A. ATP　　　　　B. 磷酸肌酸　　　C. 氨基酸　　　　D. 葡萄糖　　　　E. ADP

3. 食物的特殊动力效应最大的食物是
A. 糖　　　　　B. 脂肪　　　　　C. 蛋白质　　　　D. 氨基酸　　　　E. 水

4. 对机体能量代谢影响最大的因素是
A. 环境温度　　　　　　　B. 肌肉活动　　　　　　C. 精神活动
D. 食物的特殊动力效应　　E. 食物的热价

5. 体温是指
A. 舌下温度　　　　　　　B. 腋下温度　　　　　　C. 机体皮肤的平均温
D. 机体深部的平均温度　　E. 直肠温度

6. 体温的正常变动的叙述，正确的是
A. 麻醉药可使体温上升　　　　B. 昼夜温度变化大约相差 1.5℃
C. 女子排卵后体温常常下降　　D. 儿童体温常低于成年人体温
E. 清晨 2～6 时体温最低，午后 1～6 时最高

7. 安静时机体的主要产热器官是
A. 肝　　　　　B. 皮肤　　　　　C. 骨骼肌　　　　D. 肺　　　　　E. 胃肠道

8. 人体的主要散热部位是
A. 皮肤　　　　　B. 呼吸道　　　C. 泌尿道　　　　D. 消化道　　　　E. 腺体

9. 临床上对高热患者采用冰袋、冰帽降温，其散热方式是
A. 不感蒸发散热　B. 传导散热　C. 对流散热　　D. 蒸发散热　　E. 辐射散热

10. 当环境温度升高到接近或高于皮肤温度时，机体散热的形式是
A. 辐射　　　　　B. 传导　　　　　C. 对流　　　　　D. 辐射和对流　　E. 蒸发

二、多项选择题

1. 下列因素能够影响皮肤散热的是
A. 环境温度　　　B. 空气湿度　　　C. 风速　　　　D. 皮肤血流量　　E. 衣着

2. 影响机体能量代谢的主要因素是

A. 环境温度   B. 肌肉活动   C. 精神活动

D. 食物的特殊动力效应   E. 食物的热价

3. 关于体温的生理波动说法正确的是

A. 清晨 2～6 时体温最低，午后 1～6 时最高

B. 昼夜温度变化幅度不超过 1℃

C. 女子排卵日体温最低

D. 儿童体温常高于成年人，女性略高于男性

E. 运动时体温出现暂时升高

4. 能够对发热患者进行物理降温的方式

A. 适当减少衣服   B. 使用退热贴   C. 温水擦浴   D. 补充水分   E. 服用阿司匹林

（李丛丛）

第六章 血 液

第一节 概 述

血液

📖 案例分析

患者，男，36 岁。车祸致头部撞击 2 小时。既往身体健康。

查体：体温 36.1℃，脉搏 98 次/min，呼吸 24 次/min，血压 88/54mmHg。面色苍白，唇色淡，意识模糊，呼之可应，心肺检查（一），肝脾肋下未触及，腹平软，无压痛，全身皮肤未见出血点，生理反射未见异常，病理反射未引出。实验室检查：血常规示红细胞计数 $2.2×10^{12}$/L，红细胞平均体积（MCV）低于正常，血红蛋白（Hb）80g/L，红细胞平均血红蛋白浓度（MCHC）低于正常。

请根据本节所学内容解释：

1. 患者为什么会出现面色苍白？
2. 正常人全身血量有多少？

血液是存在于心血管系统内的流动的结缔组织，其由**血浆**和**血细胞**组成，并在心脏周期性的推动下，由心脏灌注至全身各脏器、组织及细胞中。血液是内环境中最活跃的部分，有很重要的生理功能：①**运输功能**。将机体必需的营养物质、激素和氧等输送至各个器官、组织和细胞中，同时将机体的代谢产物和二氧化碳等运送到排泄器官排出体外。②**缓冲功能**。血液中含有多对缓冲物质，可缓冲进入血液的酸性或碱性物质。③**参与体温的维持**。血液中的水比热较大，可吸收大量的热量而本身温度升高不多。④**免疫防御功能**。能抵抗入侵机体的微生物、病毒、寄生虫和其他的有害物质的侵袭，保护机体免遭损害。⑤**在生理止血过程中发挥重要作用**。

一、血液的组成

正常血液为红色黏稠液体，由血浆和悬浮其中的血细胞组成。将经抗凝剂处理的血液置于刻度管（如比容管）中离心后，血液被分为3层：上层淡黄色的透明液体是**血浆**，下层深红色的是**红细胞**（red blood cell，RBC），二者之间的白色薄层为**白细胞**（WBC）**及血小板**（图6-1）。

血细胞包括红细胞、白细胞和血小板。血细胞在血液中所占的容积百分比称**血细胞比容**。正常成年男性的血细胞比容为40%～50%，成年女性为37%～48%。由于血液中白细胞和血小板仅占总容积的0.15%～1%，故血细胞比容接近于血液中的红细胞比容。

血浆占血液总容积的55%，主要成分是水、血浆蛋白、电解质、气体（O_2、CO_2）、营养物质、代谢废物和激素等。临床检验、药理学和生理学实验研究常通过测定血浆的化学成分，反映某些生理功能和机体物质代谢状况。

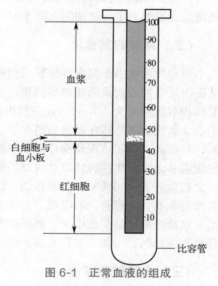

图6-1 正常血液的组成

血浆蛋白是血浆中多种蛋白质的总称。用盐析法可将血浆蛋白分为**白蛋白、球蛋白和纤维蛋白原**三类。用电泳法又可将球蛋白分为 α_1、α_2、β 和 γ 等球蛋白。正常成人血浆蛋白总量为 $65\sim85g/L$，其中白蛋白含量最高，为 $40\sim48g/L$，球蛋白为 $15\sim30g/L$，白蛋白和球蛋白含量比值（A/G）为（1.5～2.5）：1。

白蛋白和大多数球蛋白由肝脏产生，肝脏疾病时可导致A/G下降。血浆蛋白的功能包括：①**形成血浆胶体渗透压**。白蛋白分子量最小，含量最多，是构成血浆胶体渗透压的主要成分。②**运输作用**。许多药物和脂肪酸与血中白蛋白结合运输，而一些激素、维生素、Ca^{2+} 和 Fe^{2+} 与球蛋白结合运输。③**免疫作用**。很多抗体为 γ 球蛋白，能与抗原（如细菌、病毒或异种蛋白）相结合，从而消灭致病因素。④**参与生理止血和纤维蛋白溶解过程**。

二、血量

血量是指人体内血浆和血细胞量的总和。血液的大部分在心血管系统中快速循环流动，称为**循环血量**；小部分血液滞留在肝、肺、腹腔静脉及皮下静脉丛处，流动很慢，称为**储存血量**。在运动或大出血等情况下，储存血量可被动员释放出来，以补充循环血量。血量的相对稳定是维持机体正常生命活动的必要条件，正常成人的血液总量为体重的7%～8%，即每千克体重含有70～80mL血液。因此，体重60kg的人血量为4.2～4.8L。

血量的相对稳定是维持正常血压和各组织、器官正常血液供应的必要条件。当机体失血时，如一次失血量不超过血液总量的10%，可反射性引起心血管活动加强、血管收缩；同时可使储备血量补充循环血量，而不出现明显的临床症状。但如果一次失血过快过多，失血量超过体内血液总量的20%，则血压会显著下降，导致机体生理活动障碍而出现一系列临床症状；若失血量占总血量的30%，就将危及生命。因此，大量失血时需要及时进行输血治疗。

三、血液的理化特性

（一）血液的密度

正常成人全血密度为 1.050～1.060，全血密度和红细胞数量呈正相关。血浆密度为 1.025～1.030，其数值的高低主要取决于血浆中血浆蛋白的含量。红细胞的相对密度最大，为 1.090～1.092，与红细胞内血红蛋白的含量呈正相关。因此，根据血细胞及血浆密度的差异，可以进行血细胞比容的测定、红细胞沉降率的测定以及红细胞与血浆的分离等。

（二）血液的黏滞度

流动的液体由于其内部颗粒之间的摩擦力，表现出黏滞度。一般以纯水的黏滞度作为参照，从而测定血液或血浆的相对黏滞度。血液的相对黏滞度为 4～5，主要由血细胞比容所决定；血浆的相对黏滞度为 1.6～2.4，主要由血浆蛋白的含量所决定。此外，全血黏度还受血流切率的影响。血流切率是指在层流的情况下，相邻两层血液流速的差和液层厚度的比值。血流速度较快时，切率较高，层流现象明显，红细胞集中在血流的中轴部分，红细胞的长轴与血管纵轴平行，红细胞移动时发生的旋转以及红细胞相互间的撞击都很少，故血液黏滞度（简称血黏度）较低；反之当血液流速缓慢时，切率较低，红细胞容易发生叠连或聚集，血液黏滞度增高。例如，严重贫血的患者，血细胞比容降低，血液黏滞度降低；大面积烧伤的患者，由于血浆中的水大量渗出，血液浓缩，黏滞度增加。血液的黏滞度是形成血流阻力的重要因素之一，血液黏滞度过高可使外周循环阻力增加，血压升高，组织灌流量减少，从而影响器官的血液供应。

（三）血浆的酸碱度

正常人血浆的 pH 为 7.35～7.45。血浆 pH 的相对稳定，变动范围极小。血浆 pH 稳态有赖于血液的缓冲系统以及肺和肾的正常功能，对机体正常生命活动至关重要。血浆中的缓冲物质起着稳定血浆 pH 的作用，主要的缓冲对有 $NaHCO_3/H_2CO_3$（两者正常比值保持在 20：1）；此外，还包括血浆中蛋白质钠盐/蛋白质、Na_2HPO_4/NaH_2PO_4，以及红细胞内的血红蛋白钾盐/血红蛋白、氧合血红蛋白钾盐/血红蛋白、K_2HPO_4/KH_2PO_4、$KHCO_3/H_2CO_3$ 等。

（四）血浆渗透压

渗透压是溶液所固有的一种特性，其大小与溶质的颗粒数目成正比，即颗粒数越多，渗透压越高。当半透膜两侧的溶液渗透压不等时，水分子可以从低渗透压一侧向高渗透压一侧移动。故认为，渗透压是溶液中溶质通过半透膜对水分子的吸引力。

1. 血浆渗透压的形成及数值　血浆中含有多种物质，按颗粒大小分为小分子物质和大分子物质两类。无机盐、葡萄糖、尿素等均属于小分子物质，由它们形成的渗透压，称为**血浆晶体渗透压**。血浆蛋白等属于大分子物质，由它们所形成的渗透压，称为**血浆胶体渗透压**。

血浆晶体渗透压和血浆胶体渗透压之和为血浆渗透压，约为 300 mOsm/L（毫渗透克分子/升，临床简称为"毫渗"）。血浆蛋白分子量大，颗粒数量少，形成的血浆胶体渗透压低，仅有 1.3mOsm/L，而血浆晶体物质分子量小，颗粒数量多，形成的渗透压高，几乎近似血浆渗透压。0.9％ NaCl 溶液（生理盐水）和 5％葡萄糖溶液的渗透压与血浆渗透压相近，故称为**等渗溶液**。

2. 血浆渗透压的生理作用　在体内血浆所能接触到的细胞膜和毛细血管壁都是生物半透膜，但对溶质颗粒的通透性是不同的，因而表现出血浆晶体渗透压和血浆胶体渗透压不同的生理作用。

（1）血浆晶体渗透压的作用　细胞膜允许水分子自由通过，但各种溶质则不易通过。正常情况下，红细胞内外的渗透压保持着平衡，细胞内外的水分相对稳定，细胞形态不变。如果这种平衡丧失，就会导致红细胞内外的水分重新分布。若血浆晶体渗透压升高，红细胞内的水分外移，可使红细胞发生皱缩；相反，血浆晶体渗透压降低时，进入红细胞的水分增多，可使其膨胀，甚至破裂发生溶血。血浆晶体渗透压具有维持细胞内外水分交换、分布和保持红细胞正常形态的作用（图6-2）。

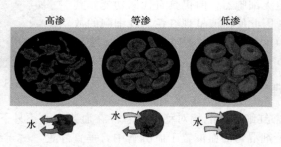

图6-2　正常红细胞在不同溶液下的状态

（2）血浆胶体渗透压的作用　毛细血管壁的通透性较大，除水分子自由通过外，小分子物质也可通过。因此，血浆和组织液的晶体渗透压相等，但是大分子的蛋白质很难通过毛细血管壁。血浆蛋白含量比组织液蛋白含量高，使血浆胶体渗透压大于组织液胶体渗透压，结果血管外的水分不断被吸引到血管内。当血浆蛋白减少，血浆胶体渗透压降低时，组织液中的水分增多，引起水肿。因此，血浆胶体渗透压具有调节毛细血管内外水分交换，维持血浆容量的作用。

第二节　血细胞

📖 案例分析

　　患者，女，32岁。发现活动后心悸2年余，伴神疲乏力、头晕等症状。患者既往有月经过多史。

　　查体：体温正常，心率及呼吸正常，血压110/80mmHg。神志清，精神可，形体偏瘦，面色惨白，唇色和指甲色淡，心肺检查（—），肝脾肋下未触及，腹平软，无压痛、无叩击痛，周身皮肤无出血点，生理反射未见异常，病理反射未引出。实验室检查：血常规示红细胞计数 $2.9×10^{12}$/L，红细胞平均体积（MCV）低于正常，血红蛋白（Hb）78g/L，红细胞平均血红蛋白浓度（MCHC）低于正常，网织红细胞计数1.2%，血小板计数正常，血清铁蛋白浓度降低，总铁结合力降低，心电图示正常。

　　请根据本节所学内容解释：

　　1. 患者为何总在运动后出现心悸、头晕等症状？

　　2. 实验室检查提示患者存在什么疾病？

　　血细胞包括**红细胞、白细胞**和**血小板**。血细胞在造血器官中产生并发育成熟的过程称为造血，各种血细胞均起源于骨髓造血干细胞。

一、红细胞

（一）红细胞的形态与数量

红细胞是血液中数量最多的血细胞，红细胞呈双凹圆盘状，中央较薄，周缘较厚，平均直径 7～8μm（图 6-3），成熟的红细胞无细胞核，也无细胞器，但仍具有代谢功能。其胞质内充满了血红蛋白，因此使血液呈现红色。红细胞的数量在正常成年男性为（4.5～5.5）×10^{12}/L，在女性为 $(3.5～5.0)×10^{12}/L$。

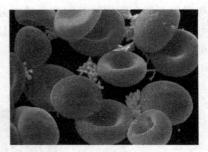

图 6-3　正常红细胞的形态

（二）红细胞的生理特性

1. 悬浮稳定性　正常红细胞有能相对稳定地悬浮在血浆中而不易下沉的特性，称为红细胞的悬浮稳定性。将与抗凝剂混匀的血液置于血沉管中，垂直静置，由于红细胞的比重大于血浆，红细胞将逐渐下沉，通常以红细胞在第一小时末下沉的距离来表示红细胞的沉降速度，称为**红细胞沉降率**，简称血沉（ESR）。其正常值：成年男性为 0～15mm/h，成年女性为 0～20mm/h。红细胞沉降愈快，其悬浮稳定性愈小。

 知识链接

红细胞沉降率的意义

红细胞能相对稳定地悬浮于血浆中，是由于红细胞与血浆之间的摩擦力阻碍红细胞下沉。正常双凹圆盘状的红细胞，由于其表面积与体积的比值较大，所产生的相对摩擦力也较大，故红细胞下沉缓慢。在某些疾病时（如活动性肺结核、风湿热等），红细胞彼此能较快地以凹面相贴，称之为红细胞叠连。红细胞叠连后，红细胞团块的总表面积与总体积之比减小，摩擦力相对减小，血沉加快。决定红细胞叠连快慢的因素不在于红细胞本身，而主要与血浆蛋白的种类及含量有关。通常血浆中纤维蛋白原、球蛋白及胆固醇含量增高时，红细胞沉降率加快；血浆中白蛋白、卵磷脂的含量增高时，红细胞沉降率减慢。

2. 渗透脆性　正常情况下，红细胞内的渗透压与血浆渗透压大致相等，均相当于 0.9% NaCl 溶液的渗透压。当把红细胞置于 0.6%～0.8% NaCl 低渗溶液中，因水向红细胞内扩散使其膨胀，但并不破裂。这说明红细胞膜对低渗溶液具有一定抵抗力。所谓红细胞的渗透脆性就是指红细胞膜对低渗溶液的抵抗力。抵抗力大则脆性小，抵抗力小则脆性大。

正常红细胞在 0.42%～0.46% NaCl 溶液中开始出现部分红细胞破裂，在 0.32%～0.34% NaCl 溶液中红细胞全部破裂溶血。通常衰老的红细胞的脆性较大，刚成熟的或幼稚红细胞的脆性较小。

3. 可塑变形性　指血液中的红细胞在通过直径比它还小的毛细血管和血窦孔隙时可改变其形状，通过后仍恢复原形，此特性称可塑变形性。可塑变形性是红细胞生存所需的重要的特性。红细胞的变形能力取决于其表面积与体积的比值，比值越大，变形能力越强。正常双凹圆盘形的红细胞变形能力大于异常球形红细胞的变形能力，衰老、受损红细胞的变形能力常常降低。

（三）红细胞的功能

红细胞的主要功能是运输 O_2 和 CO_2，这两项功能都是通过红细胞中的血红蛋白来实现的。

血红蛋白（Hb）是红细胞胞质内的主要成分，我国成年男性血红蛋白正常值为 120～160g/L，成年女性为 110～150g/L，年龄、性别和居住地海拔等均可影响红细胞数量和血红蛋白浓度。如果红细胞破裂，血红蛋白释放出来，溶解于血浆中，即丧失其运输 O_2 和 CO_2 的功能。红细胞的双凹圆盘形状使它具有较大的气体交换面积，有利于细胞内外 O_2 及 CO_2 的交换。

（四）红细胞的生成与破坏

1. 红细胞的生成

（1）生成部位 成人红骨髓是制造红细胞的唯一场所。红骨髓造血的祖细胞称为造血干细胞，它首先增殖分化为原红细胞，再经早幼红细胞、中幼红细胞、晚幼红细胞、网织红细胞发育为成熟红细胞。红细胞在发育过程中，体积由大变小，细胞核由大变小，直至消失。

（2）生成原料 红细胞的主要成分是血红蛋白，蛋白质和铁是合成血红蛋白的主要原料。蛋白质主要来自食物；而铁有两种来源，绝大部分来自体内因衰老而被破坏的红细胞；少量来自食物，正常成年人每天仅需从食物中吸收约 1mg 即可补充排泄的铁。若铁摄入不足、吸收利用障碍或慢性失血都会导致机体缺铁，血红蛋白合成不足，引起缺铁性贫血。

（3）成熟因子 叶酸和维生素 B_{12} 是 DNA 合成中不可缺少的因子。一旦缺乏，DNA 合成障碍，就会使红细胞发育停滞，引起巨幼红细胞性贫血。叶酸广泛存在于动、植物性食品中，叶酸的活化需要维生素 B_{12} 的参与。因此，维生素 B_{12} 缺乏时，叶酸的利用率下降，可引起叶酸的相对不足。维生素 B_{12} 多存在于动物性食品中，肝、肾和心含量最多。

2. 红细胞生成的调节 促红细胞生成素（EPO）和雄激素等，可促进红细胞的生成与释放，其中 EPO 是促进红细胞增殖与分化的主要因子。红细胞数量或组织中氧分压降低，将刺激 EPO 的合成；反之，则抑制其生成。雄激素可直接刺激骨髓红系祖细胞的增殖，也可通过刺激肾脏产生 EPO，促进红细胞的生成。雌激素可降低红系祖细胞对 EPO 的反应，抑制 EPO 的产生，减少红细胞的生成。这可能是成年男性红细胞数和血红蛋白量高于女性的原因之一。此外，生长激素、甲状腺激素和糖皮质激素等均可通过提高组织对氧的需求，促进红细胞生成。

3. 红细胞的寿命与破坏 红细胞的平均寿命为 120 天，绝大部分衰老的红细胞被巨噬细胞吞噬。衰老的红细胞变形能力减弱而脆性增大，在血流湍急处，可因机械冲击而破损，称为血管内破坏；在通过微小孔隙时也发生困难，因而易停滞在脾、肝及骨髓中，并被单核-巨噬细胞系统吞噬，称为血管外破坏。血管内破坏所释放的血红蛋白分解，释放出铁、氨基酸和胆红素，其中铁和氨基酸可被重新利用，胆红素则经由肝脏排入胆汁，最后排出体外。

二、白细胞

（一）白细胞的分类及数量

白细胞是有核的球形细胞，正常成年人白细胞的数量是 $(4～10)×10^9/L$。根据白细胞胞质内有无特殊颗粒，可将其分为有粒白细胞和无粒白细胞。有粒白细胞根据其特殊颗粒的染色特性，又可分为中性粒细胞、嗜酸性粒细胞和嗜碱性粒细胞三种；无粒白细胞可分为单核细胞和淋巴细胞。白细胞的分类、正常值及形态特征见表 6-1。

表 6-1　正常人白细胞的分类、正常值、形态特征

名称	直径/μm	百分比/%	形态特点
中性粒细胞	10～12	50～70	细胞核为杆状或分叶状。细胞质颗粒微细，染成淡红色
嗜酸性粒细胞	10～15	0.5～3	细胞核分为两叶，多呈"八"字形。颗粒粗大，染成橘红色
嗜碱性粒细胞	8～10	0～1	细胞核不规则，有些分为 2～3 叶。颗粒大小不等，分布不均，染成蓝紫色，可覆盖在核上

名称	直径/μm	百分比/%	形态特点
淋巴细胞	7～12	20～40	核较大,呈圆形或椭圆形,染成深蓝色。胞质很少,染成天蓝色
单核细胞	14～20	3～8	核呈肾形或马蹄铁形。细胞质比淋巴细胞的稍多,染成灰蓝色

(二) 白细胞的生理特性

除淋巴细胞外,所有的白细胞都能伸出伪足做变形运动,通过这种运动,白细胞可以通过毛细血管的内皮间隙,从血管内渗出,这一过程称为**白细胞渗出**(图6-4)。白细胞还具有朝向某些化学物质发生运动的特性,称为**趋化性**。从血管内渗出的白细胞可在组织间隙中定向游走至具有某些特殊化学物质的炎症部位,将细菌等异物吞噬、消化和杀灭。

(三) 白细胞的生理功能

不同种类白细胞具有不同的生理功能,它们是机体防御系统的一个重要组成部分。

1. 中性粒细胞 中性粒细胞(图6-5)具有很强的吞噬活性,能吞噬入侵的细菌、病毒、寄生虫、抗原抗体复合物及一些坏死的组织碎片等。中性粒细胞内的颗粒为溶酶体,内含多种水解酶,可分解已杀死的病原体或其他异物。多数情况下,一个中性粒细胞吞噬数十个细菌后,本身即解体、死亡。死亡的白细胞集团和细菌分解产物,以及被白细胞解体后释放的溶酶体酶溶解的周围组织形成脓液。血液中的中性粒细胞数减少到 $1×10^9/L$ 时,机体抵抗力就会降低,容易发生感染。

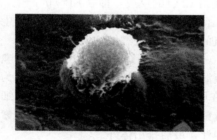

图6-4 白细胞渗出扫描电镜图

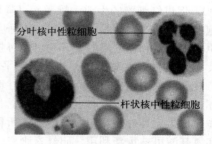

分叶核中性粒细胞

杆状核中性粒细胞

图6-5 中性粒细胞的形态特征

2. 嗜酸性粒细胞 嗜酸性粒细胞(图6-6)的主要作用是限制嗜碱性粒细胞和肥大细胞在过敏反应中的作用;参与对蠕虫的免疫反应。在患有过敏反应及寄生虫病时,其数量明显增加,如感染裂体吸虫病时,嗜酸性粒细胞可达90%。

3. 嗜碱性粒细胞 嗜碱性粒细胞(图6-7)的颗粒内含有组胺、肝素和过敏性慢反应物质等。组胺可改变毛细血管的通透性;肝素具有抗凝血作用;过敏性慢反应物质是一种脂类分子,能引起平滑肌收缩,与机体发生过敏反应有关。嗜碱性粒细胞存在于结缔组织和黏膜上皮时,称肥大细胞,其结构和功能与嗜碱性粒细胞相似。

4. 单核细胞 单核细胞(图6-8)由骨髓生成,进入血液时仍是未成熟细胞。在血液内仅生活2～3天,即进入肝、脾、肺和淋巴等组织,此时细胞的体积增大,细胞内溶酶体和线粒体的数目增多,发育为成熟的巨噬细胞。巨噬细胞比中性粒细胞具有更强的吞噬和消化能力。但其吞噬对象主要为进入细胞内的致病物,如病毒、疟原虫和细菌等。单核-巨噬细胞也在特异免疫应答的诱导和调节中起关键作用。此外,激活的单核-巨噬细胞还能合成和释放多种细胞因子,参

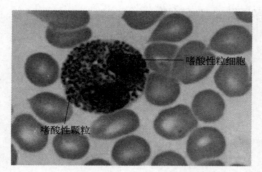

图 6-6　嗜酸性粒细胞的形态特征

与对其他细胞生长的调控。

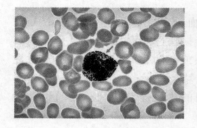

图 6-7　嗜碱性粒细胞的形态特征

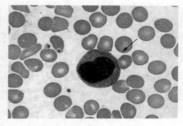

图 6-8　单核细胞的形态特征

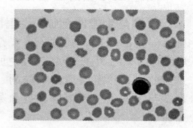

图 6-9　淋巴细胞的形态特征

5. 淋巴细胞　淋巴细胞（图 6-9）也称免疫细胞，参与机体的特异性免疫反应。根据细胞生长发育的过程、细胞表面标志和功能的差异，将其分为 T 淋巴细胞和 B 淋巴细胞两类。T 细胞主要与细胞免疫有关，B 细胞主要与体液免疫有关。

（四）白细胞的生成及其调节

白细胞起源于骨髓造血干细胞，在发育过程中经历定向祖细胞、可识别的前体细胞和成熟白细胞阶段。白细胞的分化和增殖受造血生长因子的调节，由于这些 HGF 在体外可刺激造血干细胞生成集落，故又称集落刺激因子。

（五）白细胞的寿命与破坏

白细胞的寿命较难判断，因为粒细胞和单核细胞主要是在组织中发挥作用；淋巴细胞则往返于血液、组织液、淋巴之间，而且可增殖分化。一般说来，中性粒细胞在循环血液中停留 8 小时左右即进入组织，3～4 天后即衰老死亡。单核细胞在血液中循环 72 小时左右进入组织成为巨噬细胞，其存活时间大约 3 个月。淋巴细胞最短存活几个小时，最长可达数年。

三、血小板

（一）血小板的形态与数量

血小板（图 6-10）是从骨髓成熟的巨核细胞胞质裂解脱落下来的具有生物活性的小块胞质。我国健康成人，血小板数为（100～300）×10^9/L。血小板体积很小，直径为 2～3μm，正常时呈双面微凸圆盘状，受刺激激活时可伸出伪足。血小板无细胞核，但有完整的细胞膜。血小板细胞质内含有多种细胞器，如线粒体、α 颗粒、致密体（储存有 5-羟色胺）、类溶酶体和各种分泌小泡。血小板数目可随机体的功能状态发生一定变化，如饭后和运动后其数量增加，疾病时可减少。当血小板减少时机体容易发生出血现象。

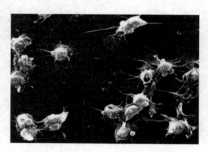

图 6-10　血小板扫描电镜像

（二）血小板的生理功能

1. 参与生理性止血　生理性止血是指小血管损伤破裂，血液从小血管内流出后数分钟自行停止的现象。其过程首先是受损小血管的收缩，这是由于损伤性刺激反射性地引起局部血管收缩和血小板释放 5-羟色胺等缩血管物质的作用，以缩小或封闭血管伤口，产生暂时性止血效应；接着，血小板黏附、聚集形成松软的血小板血栓以堵塞血管伤口；最后，在血小板参与下发生血液凝固形成血凝块，并使血凝块回缩形成牢固的止血栓，达到有效的生理性止血。

2. 促进凝血　血小板中含有许多与凝血过程有关的因子，能较强地促进血液凝固。血小板所含的这些因子统称为血小板因子（PF），其中最主要的是 PF_3，它所提供的磷脂表面，能极大加快凝血酶原的激活速度。

3. 维持血管内皮细胞的完整性　血小板对毛细血管内皮细胞有营养、支持和填补的作用。当毛细血管内皮细胞受损时，血小板可沉着于血管壁上，填补内皮细胞脱落留下的空隙，并能融入毛细血管内皮细胞对其进行修复，从而维持内皮的完整性。

（三）血小板的生成与调节

血小板是由骨髓成熟的巨核细胞裂解产生的具有生物活性的胞质小块。骨髓造血干细胞先分化成巨核系祖细胞，再分化为巨核细胞，一个巨核细胞可产生 2000～5000 个血小板。血小板的生成受血小板生成素（TPO）的调节，TPO 能刺激造血干细胞向巨核系祖细胞分化，并促进巨核祖细胞增殖、分化以及巨核细胞的成熟与血小板的释放，TPO 也是造血干细胞的正性调节因子。

（四）血小板的寿命与破坏

血小板进入血液后，平均寿命为 7～14 天，只在最初 2 天具有生理功能。衰老的血小板在脾、肝和肺组织中被吞噬。在生理性止血过程中，血小板聚集后本身将解体，并释放出全部活性物质，它也能融入血管内皮细胞。因此，血小板除因衰老被破坏外，还可在发挥其生理功能时被消耗。

边学边练

镜下如何区分血涂片上的各类血细胞？红细胞的形态结构有什么特点？有粒白细胞和无粒白细胞各有什么特点？血小板的形态有什么特点？请参见：实验六　血细胞形态的观察。

第三节　血液凝固和纤维蛋白溶解

 案例分析

患者，男，7岁。其母亲主诉患儿常常出现不明原因的皮下大片瘀斑，玩耍时轻微碰撞常出现出血不止，并可持续数小时乃至数周，患儿的父亲及叔伯也有类似现象。实验室检查：凝血时间延长；血小板计数正常，出血时间正常，血凝块收缩正常；凝血酶原时间正常；血浆凝血因子Ⅷ活性较正常显著下降，而其他凝血因子如Ⅸ和Ⅺ活性正常。

请根据本节所学内容解释：

1. 患儿不明原因出血且患儿有家族遗传史，说明什么问题？
2. 检查结果中凝血时间延长而血小板计数、出血时间正常，且血凝块收缩良好，提示什么？

一、血液凝固

血液凝固是指血液由流动的液体状态变成不能流动的凝胶状态的过程。其实质就是血浆中的可溶性纤维蛋白原转变成不溶性的纤维蛋白，把血细胞和血液的其他成分网罗其中，从而形成血凝块。血液凝固是一系列复杂的酶促反应过程，需要多种凝血因子的参与。

（一）凝血因子

血浆与组织中直接参与血液凝固的物质统称为**凝血因子**。目前已知的凝血因子主要有 14 种，根据各凝血因子被发现的顺序，按国际命名法用罗马数字编号的有 12 种（表 6-2），其中因子Ⅵ是由因子Ⅴ转变而来，不再被视为一个独立的凝血因子。此外，还有前激肽释放酶、高分子激肽原等。凝血因子的化学本质，除因子Ⅳ是 Ca^{2+} 外，其余均为蛋白质，而且因子Ⅱ、Ⅶ、Ⅸ、Ⅹ、Ⅺ、Ⅻ和前激肽释放酶都以无活性的酶原形式存在，必须通过其他酶的有限水解而暴露或形成活性中心后，才具有酶的活性，这一过程称为凝血因子的激活。习惯上在凝血因子代号的右下角加"a"以表示"活化型"，如因子Ⅱ被激活为因子Ⅱa。因子Ⅲ、Ca^{2+}、Ⅴ、Ⅷ和高分子激肽原在凝血反应中起辅因子作用。此外，除因子Ⅲ来自组织细胞故又称为组织因子外，其他凝血因子均存在于新鲜血浆中，且多数在肝脏合成，其中因子Ⅱ、Ⅶ、Ⅸ、Ⅹ的生成需要维生素 K 的参与，故又称它们为依赖维生素 K 的凝血因子。依赖维生素 K 的凝血因子的分子中均含有 γ-羧基谷氨酸，可以和 Ca^{2+} 结合后发生变构，暴露出与磷脂结合的部位而参与凝血。当肝脏病变或维生素 K 缺乏时，可因凝血因子合成障碍引起凝血功能异常。

表 6-2　按国际命名法编号的凝血因子

编号	同义名	编号	同义名
因子Ⅰ	纤维蛋白原	因子Ⅷ	抗血友病因子
因子Ⅱ	凝血酶原	因子Ⅸ	血浆凝血激酶
因子Ⅲ	组织因子	因子Ⅹ	斯图亚特因子
因子Ⅳ	钙离子	因子Ⅺ	血浆凝血激酶前质
因子Ⅴ	前加速素	因子Ⅻ	接触因子
因子Ⅶ	前转变素	因子ⅩⅢ	纤维蛋白稳定因子

（二）血液凝固的基本过程

血液凝固的过程可以分为凝血酶原酶复合物的形成、凝血酶的形成和纤维蛋白的形成三个基本步骤（图 6-11）。

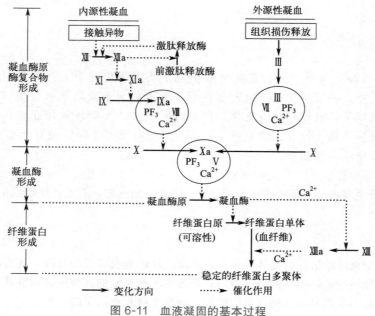

图 6-11　血液凝固的基本过程

1. 凝血酶原酶复合物的形成　凝血酶原复合物是因子 Xa、Va、Ca^{2+} 和 PF_3 形成的复合物的总称。因子 X 的激活可经两条途径实现。

（1）内源性凝血途径　内源性凝血途径是指参与凝血的凝血因子全部来自血液，通常因血管内皮受损后，血浆中的因子 XII 与血管内皮下的胶原组织接触后，导致 XII 因子的激活形成 XIIa，XIIa 随即使因子 XI 活化形成 XIa，XIa 在 Ca^{2+} 参与下将因子 IX 激活成 IXa，IXa 再与因子 VIIIa、Ca^{2+} 和 PF_3，形成"因子 VIII 复合物"，该复合物可使因子 X 激活形成 Xa，Xa 与因子 V、Ca^{2+} 和 PF_3 形成凝血酶原酶复合物。因子 VIII 本身不能激活因子 X，但它可使 Xa 激活因子 X 的作用加快几百倍。如果因子 VIII 缺乏，将造成血液凝固不易发生，微小创伤即可引起血流不止，称为甲型血友病。

（2）外源性凝血途径　由来自血液之外的因子 III 暴露于血液而启动的凝血过程，称外源性凝血途径。当组织损伤、血管破裂时，因子 III 由组织释放，与血浆中的 VII、Ca^{2+} 共同组成复合物，该复合物激活因子 X 成为 Xa，随后的反应与内源性凝血完全相同。在通常情况下，单纯由一种途径引起的血液凝固并不多见，大多是两条凝血途径同时起作用。

2. 凝血酶的形成　在凝血酶原酶复合物的作用下，因子 II（凝血酶原）激活成为 IIa（凝血酶）。

3. 纤维蛋白的形成　凝血酶形成后可催化血浆中可溶性纤维蛋白原转变为纤维蛋白单体。同时，凝血酶可激活因子 XIII 为 XIIIa，XIIIa 在 Ca^{2+} 的作用下，使纤维蛋白单体形成不可溶性的纤维蛋白多聚体，并网罗血细胞形成牢固的血凝块。

（三）抗凝系统

正常情况下，血管内流动的血液不会发生凝固，即使出血，血液凝固也是在破损的血管局部进行，并且在出血停止创口愈合后，血凝块被逐渐溶解，这是因为机体本身存在着抗凝和纤溶机制，能预防正常时血管内血液凝固，并对血液凝固加以适当的调节和限制。体内的抗凝血物质主要有抗凝血酶Ⅲ和肝素。抗凝血酶Ⅲ由肝细胞和血管内皮细胞产生，能与凝血酶及凝血因子Ⅸa、Ⅹa、Ⅺa、Ⅻa结合而抑制其活性。肝素主要由肥大细胞和嗜碱性粒细胞产生，它能与抗凝血酶Ⅲ结合增强抗凝血酶Ⅲ的活性，被广泛作为抗凝药物使用。

知识链接

临床上加速或延缓血液凝固的应用

临床上常采用各种措施加速或延缓血液凝固。在手术或因创伤出血时，常用温热盐水纱布进行压迫止血，这主要是因为纱布作为异物提供粗糙表面可激活因子Ⅻ及血小板，且因凝血过程为一系列的酶促反应，适当加温可使凝血反应加速；反之，降低温度和增加异物表面的光滑度（如涂有硅胶或石蜡的表面）可延缓血液的凝固。为防止患者在手术中大出血，常在术前注射维生素K，以促进肝脏大量合成维生素K依赖性凝血因子，起到加速血液凝固的作用；反之，维生素K拮抗剂如华法林，可以在体内起到抗凝作用。Ca^{2+}参与凝血过程的多个环节，若去除血浆中游离的Ca^{2+}，血液凝固将难以发生，故临床上可在输血时加入枸橼酸钠，或在血液检查时加入草酸铵和草酸钾以去除血浆中的Ca^{2+}，起到抗凝作用。肝素在体内、体外均能立即发挥抗凝作用，已广泛应用于临床防治血栓形成。有许多中草药也能够促进血液凝固，如云南白药、三七等。

二、纤维蛋白溶解

正常情况下，组织损伤后所形成的止血栓在完成止血使命后将逐步溶解，从而保证血管的畅通。止血栓的溶解主要依赖于纤维蛋白溶解系统，简称纤溶系统。纤溶系统活动亢进，可因止血栓的提前溶解而有重新出血的倾向；纤溶系统活动低下，则不利于血管的再通。纤维蛋白被分解液化的过程称为纤维蛋白溶解，简称纤溶。纤溶系统主要包括纤溶酶原、纤溶酶、纤溶酶原激活物与纤溶抑制物。纤溶可分为纤溶酶原的激活与纤维蛋白的降解两个基本阶段（图6-12）。

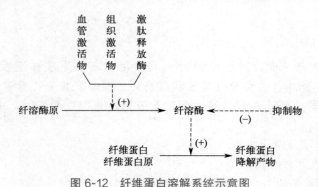

图 6-12　纤维蛋白溶解系统示意图
（＋）—促进作用；（－）—抑制作用

（一）纤溶酶原的激活

纤溶酶原是血浆中的一种球蛋白，在纤溶酶原激活物的作用下，纤溶酶原被水解为纤溶酶。纤溶酶原激活物主要有以下三类。

1. 血管激活物　由血管内皮合成并释放，当血管内出现纤维蛋白凝块时，可使血管内皮细胞释放大量的激活物，并吸附在纤维蛋白凝块上，有利于纤维蛋白凝块的溶解。

2. 组织激活物　存在于很多组织中，主要是在组织修复、伤口愈合等情况下，促进血管外纤维蛋白溶解。子宫、前列腺、肾上腺、甲状腺、肺等组织中组织激活物含量较丰富，组织损伤时释放，在手术时不易止血和术后易发生渗血。女性月经血不凝，就是因子宫组织释放出组织激活物的缘故。肾合成与分泌的尿激酶属于这一类激活物，已从人尿中提取作为溶血栓药物用于临床。

3. 激肽释放酶 依赖于凝血因子Ⅻ的激活物在正常血浆中以无活性的激活物原的形式存在，受到因子Ⅻa的激活后具有活性。如前激肽释放酶被因子Ⅻa激活后生成激肽释放酶就可以激活纤溶酶原。

（二）纤维蛋白的降解

纤溶酶是一种活性很强的蛋白水解酶，可作用于纤维蛋白和纤维蛋白原分子肽链，将其分解为可溶性的小分子多肽。

（三）纤溶抑制物

纤溶抑制物存在于血浆和组织中。血液中存在的主要是抗纤溶酶，它是一种α-球蛋白，能抑制纤溶酶的活性。

🖊 边学边练

　　血液是如何凝固的？哪些因素可以加速血液凝固？哪些因素会减慢血液凝固呢？请参见：实验七　影响血液凝固的因素。

第四节　血型与输血

📖 案例分析

　　孕妇，26岁，顺产一女，出生后24小时内女婴即出现下肢弥漫性皮肤发黄，进而遍及全身且迅速加深。新生儿查体全身健康状况良好，实验室检查，母亲：血型O型，血清IgG抗A阳性；女婴：血型A型，脐血胆红素升高，尿胆红素阳性，粪胆红素显著升高，血红蛋白（Hb）110g/L。

　　初步诊断：新生儿黄疸。

　　请根据本节所学内容解释：

　　1. 母亲血清中抗A的IgG抗体阳性，说明什么？

　　2. 患儿出现黄疸的原因是什么？

一、血型

　　血型通常是指红细胞膜上特异性抗原的类型。1901年奥地利病理学家与免疫学家兰茨坦纳发现了第一个人类血型系统，即ABO血型系统，从此揭开了人类血型的奥秘，使输血真正成为有效的临床治疗手段。迄今已发现ABO、Rh、MNSs、Lutheran、Kell、Lewis、Duff及Kidd等35个不同的红细胞血型系统。其中ABO血型系统是临床实践中意义最大的血型系统，其次是Rh血型系统。由于血型是由遗传决定的，血型鉴定对法医学和人类学的研究也具有重要价值。

（一）ABO 血型系统

根据红细胞膜上是否存在 A 抗原和 B 抗原，将血液分为四种类型（图 6-13）。红细胞膜上只含 A 抗原者为 A 型，只含有 B 抗原者为 B 型，含有 A 与 B 两种抗原者为 AB 型，A 和 B 两种抗原均无者为 O 型。不同血型的人的血清中含有不同的抗体，但不会含有与自身红细胞抗原相对应的抗体。在 A 型血者的血清中只含有抗 B 抗体，B 型血者的血清中只含有抗 A 抗体，AB 型血者的血清中没有抗 A 和抗 B 抗体，而 O 型血的血清中则含有抗 A 和抗 B 两种抗体（表 6-3）

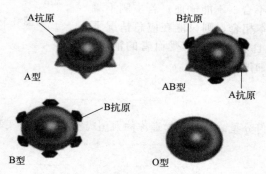

图 6-13　ABO 血型示意图

表 6-3　ABO 血型系统中的凝集原和凝集素

血型	红细胞膜上的抗原	血清中的抗体
A 型	A	抗 B
B 型	B	抗 A
AB 型	A 和 B	无
O 型	无 A、无 B	抗 A 和抗 B

（二）Rh 血型系统

Rh 血型系统因最早发现于恒河猴而得名。人类红细胞膜上的 Rh 抗原主要有 D、E、C、c、e 五种。其中 D 抗原的免疫原性最强，因此临床上常规鉴定 D 抗原，通常将红细胞膜上含有 D 抗原者称为 Rh 阳性，而红细胞膜上缺乏 D 抗原者称为 Rh 阴性。

Rh 血型的特点及其临床意义与 ABO 系统不同，人的血清中不存在抗 Rh 的天然抗体，只有当 Rh 阴性者在接受 Rh 阳性的血液后，才会通过体液性免疫产生抗 Rh 的免疫性抗体。因此，Rh 阴性受血者在初次接受 Rh 阳性血液的输血后，一般不发生红细胞凝集反应，但再次输入 Rh 阳性的血液时，即可发生抗原-抗体反应，输入的 Rh 阳性红细胞将被破坏而发生溶血。故临床上即使重复输同一供血者的血液时，也要做交叉配血实验。

Rh 系统与 ABO 系统之间的另一个不同点是抗体的特性。Rh 系统的抗体分子量较小，能透过胎盘。当 Rh 阴性的孕妇怀有 Rh 阳性的胎儿时，胎儿少量的 D 抗原若在分娩时进入母体，母体即产生免疫性抗体，如果 Rh 阴性母亲再次怀有 Rh 阳性胎儿，母体内的抗体可通过胎盘进入胎儿体内而引起新生儿溶血，严重时可导致胎儿死亡。

二、输血

输血是治疗某些疾病、抢救伤员生命和保证一些手术顺利进行的重要手段。但是，为保证输血的安全，必须遵守输血原则。在正常情况下，应同型输血。

输血时，除保证供血者与受血者的 ABO 血型相合外；对于育龄妇女和需要反复输血的患者，还必须使供血者和受血者的 Rh 血型相合，以免受血者被致敏后产生抗 Rh 抗体。即使在 ABO 系统血型相同的人之间进行输血，输血前也必须进行**交叉配血试验**。通常把供血者的红细胞与受血者的血清进行配合试验，称为交叉配血主侧；而把受血者的红细胞与供血者的血清作配合试验，称为交叉配血次侧（图 6-14）。若交叉配血主、次两侧均无凝集，即为配血相合，可以输血；若主侧凝集，为配血不合，不能输血；若主侧不凝集，次侧凝集，为配血基本相合，则只能在应急情况下少量而缓慢地进行输血，且应密切观察受血者的情况，一旦出现输血反应，应立即停止输血。

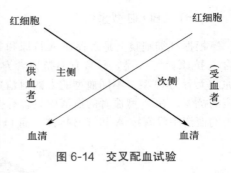

图 6-14　交叉配血试验

📝 边学边练

ABO 血型系统是如何分型的呢？你知道你的血型吗？请参见：实验八　ABO 血型的鉴定。

💗 医者仁心

献血会危害身体吗？

献血虽然是自发性的活动，但也有一定要求，在献血前会进行详细的检查，并对献血者健康情况以及单次献血量进行评估，一般健康人群适度献血对身体影响微乎其微，无明显危害，同时还有助于增强造血功能。人体内的总血量占体重的 7%～8%，一个 50kg 体重的成年人，全身总血量是 3500～4000mL。我国献血的标准是 200mL 或者 400mL，如果按照 400mL 算，就是 10%，大大低于世界卫生组织 13% 的安全献血标准。人体循环血量有较强的缓冲能力，献血后，肝、脾等器官的血液会及时补充，并恢复循环血容量，不会引起血流动力学的明显改变。与此同时，机体也会加快制造新的血液，血液能在较短的时间内得到补充。

血液是一种无法人工合成的宝贵资源，只有通过献血者定期献血，才能确保血液的足够供应。也许你的一次献血，能挽救一名新生婴儿、一名垂危老人、一名失血产妇或其他需要用血的患者，小小的举动能让生命的奇迹在爱的血脉里延续。每当人们不计报酬地献出自己宝贵而有限的血液，去换取他人生命的延续或新生，我们的社会就又多了一份关爱。

本章小结

1. 血细胞包括红细胞、白细胞和血小板。红细胞的主要功能是运输 O_2 和 CO_2，其生理特性主要有渗透脆性、悬浮稳定性、可塑变形性。白细胞的主要功能是参与机体的免疫反应。血小板在生理性止血，促进凝血及维护血管壁的完整性中起重要作用。

2. 血浆渗透压包括晶体渗透压和胶体渗透压，分别对维持细胞内外和血管内外的水平衡起重要作用。正常人血浆的 pH 为 7.35～7.45，血浆 pH 能够保持相对稳定，与血浆中存在的缓冲物质有关，其中以 $NaHCO_3/H_2CO_3$ 最为重要。

3. 血液凝固是由凝血因子参与的一系列酶促反应。凝血过程分 3 个阶段：凝血酶原酶复合物的形成，凝血酶原的激活和纤维蛋白的形成。

4. 机体存在凝血、抗凝与纤溶系统。凝血与抗凝和纤溶系统间的平衡使机体正常的血液循环得以保证。

5. 红细胞膜上不同类型的抗原,为血型分类的依据。ABO 血型系统和 Rh 血型系统是人类最重要的两血型系统。输血时必须遵守的原则是输同型血,输血前必须进行交叉配血试验。

目标测试

一、单项选择题

1. 血细胞比容是指血细胞
   A. 占血浆容积之比　　　　B. 占血管容积之比　　　　C. 占白细胞容积之比
   D. 占全血重量的百分比　　E. 占全血容积的百分比

2. 正常人血浆 pH
   A. 7.05～7.15　　B. 7.15～7.25　　C. 7.35～7.45　　D. 7.65～7.75　　E. 8.35～8.45

3. 下列哪项为等渗溶液
   A. 0.9%NaCl 溶液　　　　B. 10%葡萄糖溶液　　　　C. 1.9%尿素溶液
   D. 20%甘露醇溶液　　　　E. 0.85%葡萄糖溶液

4. 内源性凝血途径的启动因子是
   A. 因子Ⅻ　　B. 因子Ⅱ　　C. 因子Ⅹ　　D. 因子Ⅶ　　E. 因子Ⅸ

5. ABO 血型分类是根据
   A. 血浆中凝集原类型　　B. 血浆中凝集素类型　　C. 红细胞膜上受体类型
   D. 红细胞膜上凝集原类型　　E. 红细胞膜上凝集素类型

6. 红细胞悬浮稳定性小将发生
   A. 脆性增加　　B. 叠连加速　　C. 溶血　　D. 血栓形成　　E. 变形能力下降

7. 输血时主要应考虑供血者的
   A. 红细胞不被受血者红细胞所凝集　　　　B. 红细胞不被受血者血浆所凝集
   C. 红细胞不发生叠连　　　　　　　　　　D. 血浆不使受血者血浆发生凝固
   E. 红细胞不发生破裂

8. 血浆胶体渗透压主要来源
   A. 葡萄糖　　B. 纤维蛋白原　　C. 球蛋白　　D. 白蛋白　　E. 电解质

9. 启动外源性凝血途径的物质是
   A. 因子Ⅶ　　B. PF$_3$　　C. Ca^{2+}　　D. 因子Ⅲ　　E. 凝血酶原

10. 血液凝固的三个基本步骤是
    A. 凝血酶原形成→凝血酶形成→纤维蛋白原形成
    B. 凝血酶原激活物形成→凝血酶原形成→凝血酶形成
    C. 凝血酶原激活物形成→凝血酶形成→纤维蛋白形成
    D. 凝血酶原激活物形成→凝血酶形成→凝血酶原形成
    E. 凝血酶原激活物形成→纤维蛋白原形成→纤维蛋白形成

11. Rh 阳性是指红细胞膜上含有
    A. C 抗原　　B. A 抗原　　C. D 抗原　　D. E 抗原　　E. B 抗原

12. 血浆的比重主要取决于
    A. 红细胞数量　　　B. 白细胞数量　　　C. 血小板数量
    D. 血浆含水量　　　E. 血浆蛋白含量

13. 形成血浆晶体渗透压的主要成分是
    A. NaCl　　B. KCl　　C. 葡萄糖　　D. NaHCO$_3$　　E. KHCO$_3$

14. 血浆胶体渗透压主要来源

A. 葡萄糖　　　　B. 纤维蛋白原　　　C. 球蛋白　　　　D. 白蛋白　　　　E. NaCl

15. 血液的比重主要取决于

A. 红细胞数量　　　　　　B. 白细胞数量　　　　　　C. 血小板数量

D. 血浆蛋白含量　　　　　E. 血浆含水量

16. 调节红细胞生成的最主要体液因素是

A. 雄激素　　　　　　　　B. 雌激素　　　　　　　　C. 维生素 B_{12}

D. 红细胞提取物　　　　　E. 促红细胞生成素

17. 某人的血清中只有抗 A 凝集素（抗体）而无抗 B 凝集素（抗体），其血型是

A. A 型　　　　　　　　　B. B 型　　　　　　　　　C. AB 型

D. O 型　　　　　　　　　E. 以上均非

二、多项选择题

1. 红细胞生成的原料有

A. 维生素 B_{12}　　　B. 维生素 K　　　C. 铁　　　　D. 蛋白质　　　E. 维生素 C

2. 促进红细胞成熟的因素有

A. 肝素　　　　　　　　　B. 叶酸　　　　　　　　　C. 维生素 B_{12}

D. 雄激素　　　　　　　　E. 内因子和维生素 B_{12}

3. 关于内源性凝血的途径叙述正确的是

A. 胶原组织损伤首先激活因子Ⅻ　　　　　B. 参与凝血步骤比较多

C. 所需时间较外源性凝血长　　　　　　　D. 许多环节有 Ca^{2+} 参与

E. 不需因子Ⅱ参加

（李京旸）

第七章 脉管系统

知识目标 >>>>

1. 掌握体循环和肺循环的途径及意义；心腔的结构；心传导系统的组成和功能；左、右冠状动脉的起源和行程及重要分支；主动脉的起、止，行程和主要分支；身体各部的动脉主干及主要分支、分布；上、下腔静脉的组成和收集概况；心率与心动周期的概念；心脏的泵血过程、心输出量及其影响因素；血压的概念；动脉血压正常值、形成及其影响因素。

2. 熟悉心脏的位置、外形；房、室间隔的形态结构；肝门静脉的组成、属支，肝门静脉与上、下腔静脉的吻合部位及侧支循环途径；心肌的生物电现象及生理特性；中心静脉压的概念及其意义；影响静脉回流的因素；微循环的组成及其主要生理功能；组织液的生成及其影响因素；淋巴循环的生理意义。

3. 了解全身9条淋巴干的组成及收集范围；淋巴导管的起始、主要行程及收集范围；脾的形态和位置；血流动力学相关概念；心血管活动的调节作用。

能力目标 >>>>

能结合标本、模型或虚拟仿真软件辨识心血管系统和淋巴系统器官的主要结构。能正确使用血压计测量人体动脉血压。

素质目标 >>>>

具有认识生命、关爱生命和守护生命的意识，并具有基础与临床知识转化应用的思维能力。

第一节 概 述

案例分析

患者，男，50岁。晨起突发呼吸困难，不能平卧急诊入院。1周前出现心前区不适、胸闷、憋气，无法入睡。既往有冠心病史10余年。

查体：体温 36.8℃，脉搏 110 次/min，呼吸 30 次/min，血压 100/60mmHg。患者呈端坐位，神情紧张，大汗淋漓，烦躁不安，面色青紫，四肢湿冷，双下肢肿胀，咯粉红色泡沫痰，两肺满布湿啰音和哮鸣音。

初步诊断：急性左心衰。

请结合本章所学内容解释：

1. 患者呼吸困难，不能平卧的解剖学基础是什么？
2. 患者咯粉红色泡沫痰，两肺满布湿啰音和哮鸣音的解剖学基础是什么？

脉管系统是人体内一套封闭和连续的管道系统，包括心血管系统和淋巴系统两部分。心血管系统由心、动脉、毛细血管和静脉组成，其内循环流动着血液。淋巴系统由淋巴组织、淋巴管道和淋巴器官组成，淋巴管道内流动着淋巴，最终经淋巴导管汇入静脉。

脉管系统的主要功能是把消化系统吸收的营养物质、肺摄入的 O_2 以及内分泌器官所产生的激素等物质运送至全身各器官的组织和细胞；同时又将组织和细胞的代谢产物运送到肺、肾和皮肤等排泄器官排出体外，以保证机体新陈代谢的正常进行。

一、心血管系统的组成和功能

（一）心血管系统的组成

心血管系统由心、动脉、毛细血管和静脉组成。

1. 心　心是血液循环的动力器官，被房间隔和室间隔分为左、右心房和左、右心室四个腔。左、右心房之间和左、右心室之间均不相通，同侧的房、室之间借房室口相通。在房室口和动脉口处附有瓣膜，可防止血液逆流。

2. 动脉　动脉是导血离心的血管，起于心室，在走行过程中，不断分支，越分越细，最终移行为毛细血管。

3. 毛细血管　毛细血管连于动、静脉之间，呈网状，管壁很薄，其内血流缓慢，是血液与组织、细胞进行物质交换的部位。

4. 静脉　静脉是引血回心的血管，起于毛细血管的静脉端，在向心回流的过程中逐渐汇合变粗，最后注入心房。

（二）心血管系统的功能

心血管是血液循环的场所，其中毛细血管是血液与组织细胞进行物质交换的场所。

二、血液循环途径

血液由心室发出，经动脉、毛细血管和静脉返回心房的周而复始循环流动，称血液循环。根据其途径可分为相互连续的两部分，即体循环和肺循环（图 7-1）。

左心室→主动脉及分支→全身毛细血管→上、下腔静脉及属支和冠状窦→右心房
左心房← 肺静脉 ← 肺泡毛细血管 ← 肺动脉干及分支 ←右心室

图 7-1　血液循环示意图

1. 体循环（大循环）

当左心室收缩时，富含氧和营养物质的动脉血射入主动脉，经主动脉的各级分支流向全身的毛细血管，血液在此与组织、细胞进行物质和气体交换，释放出氧和营养物质，吸纳组织、细胞在代谢过程中所产生的二氧化碳和其他代谢产物，鲜红色的动脉血变为暗红色的静脉血，经各级

静脉汇入上、下腔静脉及冠状窦返回右心房，再进入右心室。

2. 肺循环（小循环）

当右心室收缩时，含有二氧化碳的静脉血射入肺动脉干，经左、右肺动脉及各级分支进入肺泡隔毛细血管网，在此进行气体交换后变成动脉血，经肺静脉回流至左心房，再进入左心室。

第二节　心血管系统的解剖结构

一、心

心

（一）心的位置和外形

心位于胸腔中纵隔内，外裹以心包，约 2/3 位于身体正中线的左侧，1/3 位于身体正中线的右侧。心前面大部分被肺和胸膜遮盖；后方平对第 5~8 胸椎；两侧为纵隔胸膜；上方连有出入心的大血管；下方邻膈。心的长轴由右上斜向左下，与身体正中线呈 45°角。

心呈前后略扁、倒置的圆锥体。具有一尖、一底、两面、三缘以及三条沟（图 7-2、图 7-3）。

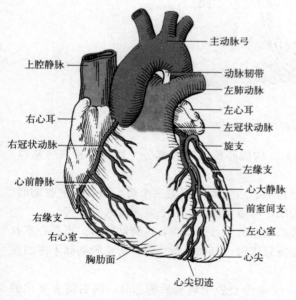

图 7-2　心的外形和血管（前面观）

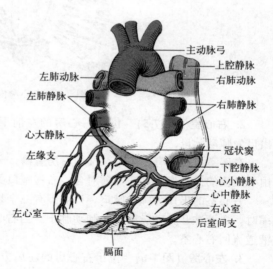

图 7-3　心的外形和血管（后面观）

1. 心尖　由左心室构成，朝向左前下方，其体表投影位于左侧第五肋间隙，左锁骨中线内侧 1~2cm 处，在此可触及心尖的搏动。

2. 心底　朝向右后上方，与出入心的大血管相连。

3. 两面　前面与胸骨体和第 4~6 肋软骨相对，又称胸肋面。下面与膈相对，又称膈面。

4. 三缘　心的右缘近似垂直，由右心房构成；**左缘**圆钝，大部分为左心室，小部分为左心耳；**下缘**近水平位较锐利，由右心室和左心室构成。

5. 三条沟　在心表面靠近心底处有一条几乎成环形的**冠状沟**，是心房与心室在心表面的分界。在心的胸肋面和膈面各有一条自冠状沟向心尖延伸的浅沟，分别称为**前室间沟**和**后室间沟**。前室间沟和后室间沟是左右心室在心表面的分界。

（二）心各腔的结构

1. 右心房（图7-4）　构成心的右上部分，腔大壁薄，其向左前方突出的部分称**右心耳**。右心房有三个入口：上壁有上腔静脉口，下壁有下腔静脉口，分别导入人体上半身和下半身回流的静脉血；在下腔静脉口与右房室口之间有冠状窦口，心壁的静脉血主要由此回流至右心房。右心房的出口为右房室口，位于右心房的前下方，通向右心室。在右心房一侧，房间隔的下部有一卵圆形的凹陷，称**卵圆窝**，是胚胎时期卵圆孔闭锁的遗迹。

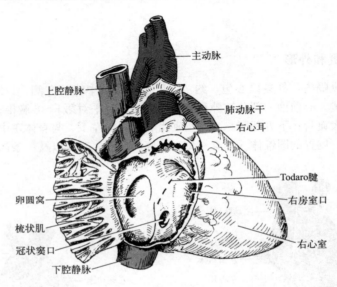

图7-4　右心房内面观察（后面观）

2. 右心室（图7-5）　位于右心房的左前下方，构成心前面的大部分。其入口是右房室口，出口为肺动脉口。

右房室口周围有三尖瓣，又称**右房室瓣**，分前尖、后尖和隔侧尖三个瓣。当右心室收缩时，由于血流的推挤作用，三尖瓣对合，右房室口关闭，可防止血液由右心室逆流入右心房。

右心室的出口为肺动脉口，口周围有三个袋口朝上的半月形瓣膜，**称肺动脉瓣**。当右心室收缩时，血液冲开肺动脉瓣进入肺动脉干；当右心室舒张时，肺动脉瓣关闭，防止肺动脉干内的血液逆流回右心室。

3. 左心房（图7-6）　位于右心房的左后方，是4个心腔中最靠后的部分，向右前方突出的部分称**左心耳**。左心房后部的两侧各有两个入口，**称肺静脉口**，导入由肺回流的动脉血。左心房前下方的出口为左房室口，通左心室。

4. 左心室（图7-6）　位于右心室左后方，左心室的入口为左房室口，口周围有二尖瓣，又**称左房室瓣**。二尖瓣分前尖和后尖两个瓣。当左心室收缩时，由于血流的推挤作用，二尖瓣对合，左房室口关闭，可防止血液由左心室逆流入左心房。

左心室的出口为主动脉口，口周围附有三个袋口朝上的半月形瓣膜，称**主动脉瓣**。当左心室收缩时，血液冲开主动脉瓣进入主动脉；当左心室舒张时，主动脉瓣关闭，防止主动脉内的血液逆流回左心室。

每个瓣膜与相对的主动脉壁之间的袋状间隙称**主动脉窦**，分左、右、后三个窦。左、右冠状动脉分别开口于主动脉左、右窦。

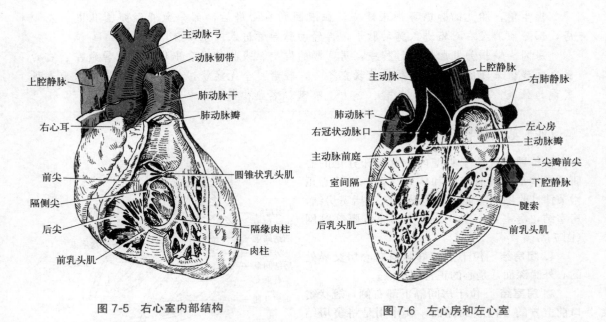

图 7-5　右心室内部结构　　　　　　　　　　图 7-6　左心房和左心室

心如同一个"血泵"，瓣膜类似泵的闸门，保证心内血液的定向流动。左、右心房和左、右心室的收缩与舒张是同步的，心室收缩，二尖瓣和三尖瓣关闭，主动脉瓣和肺动脉瓣开放，血液由心室射入动脉；心室舒张，二尖瓣和三尖瓣开放，主动脉瓣和肺动脉瓣关闭，血液由心房进入心室。

（三）心壁的结构

1. 心壁　由心内膜、心肌层和心外膜三层构成。

（1）心内膜　由内皮和内皮下层构成。内皮与大血管的内皮相延续。内皮下层可分为内、外两层，内层较薄，富含弹性纤维和少量平滑肌纤维。外层靠近心肌层，称心内膜下层，在心室的心内膜下层，含心脏传导系统的分支，即浦肯野纤维。在房室口和动脉口处心内膜折叠形成心瓣膜。

（2）心肌层　是构成心壁的主体，主要由心肌纤维构成，其间有结缔组织和丰富的毛细血管。致密结缔组织在房室口、主动脉口和肺动脉口形成四个纤维环和左、右纤维三角，构成心壁的纤维支架，又称心纤维骨骼。心纤维骨骼是心瓣膜、心房肌和心室肌的附着处。心房肌与心室肌分别附着在纤维骨骼上，互不连续，因此，心房肌和心室肌可以分别收缩。

（3）心外膜　即浆膜性心包的脏层。由间皮和间皮下的薄层结缔组织构成，结缔组织内含血管、神经、淋巴管和脂肪组织。

2. 房间隔与室间隔　房间隔位于左、右心房之间，由两层心内膜夹少量心肌纤维和结缔组织构成。室间隔位于左、右心室之间，可分为肌部和膜部两部分。肌部较厚，位于室间隔下部，主要由心肌纤维构成。膜部位于心房和心室交界处，此处无心肌纤维，主要由结缔组织构成，是室间隔缺损的常见部位。

房间隔缺损

出生前，胎儿的肺循环尚未建立，血液回到右心房后，部分血液经卵圆孔进入左心房，部分血液经右心室进入肺动脉干，再经动脉导管进入降主动脉。

房间隔缺损为胚胎发育过程中，房间隔的发生、吸收和融合出现异常，导致左、右心房之间残留未闭的缺损。本病症状轻重不一，轻者可全无症状，仅在体检时发现。重者可表现为晕厥、劳累后心悸、气喘、乏力、咳嗽、咯血和发绀。

（四）心的传导系统

心传导系统位于心壁内，由特殊分化的心肌纤维构成。具有产生和传导兴奋、维持心正常节律性收缩的功能。心传导系统包括窦房结，房室结，房室束，左、右束支和浦肯野纤维网（图7-7）。

1. 窦房结　位于上腔静脉与右心房交界处的心外膜深面，是心的正常起搏点。

2. 房室结　位于房间隔下部右侧，冠状窦口前上方的心内膜的深面，其作用是将窦房结传来的冲动延搁下传至心室。

3. 房室束　又称 His 束，起于房室结前端，沿室间隔膜部后下缘至肌部上缘分为左、右束支。

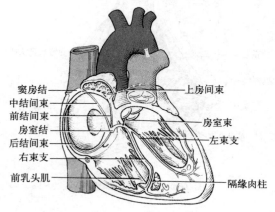

图 7-7　心传导系统

（图中标注：窦房结、中结间束、前结间束、房室结、后结间束、右束支、前乳头肌；上房间束、房室束、左束支、隔缘肉柱）

4. 左、右束支

（1）左束支　沿室间隔左侧心内膜深面下行。在室间隔肌部上、中 1/3 交界处分为两支，分别行至前、后乳头肌根部，并交织形成浦肯野纤维网，分布于左心室壁。

（2）右束支　沿室间隔右侧心内膜深面向前下行，经隔缘肉柱至右心室分支形成浦肯野纤维网，分布于右心室壁。

5. 浦肯野纤维网　左、右束支的分支在心内膜下交织形成心内膜下浦肯野纤维网，并深入心室肌内形成心肌内浦肯野纤维网。

由窦房结产生和发出的冲动，传至心房肌，引起心房肌收缩，此时冲动也传至房室结。冲动在房室结内产生延搁作用，再沿房室束，左、右束支及浦肯野纤维网传至心室肌，引起心室肌收缩。因此，心房肌收缩后再开始心室肌的收缩。

（五）心的血管

1. 心的动脉　营养心壁的动脉是左、右冠状动脉（图7-2、图7-3）。

（1）左冠状动脉　起于主动脉左窦，经左心耳与肺动脉干根部之间左行至冠状沟，分为前室间支和旋支。前室间支（前降支）沿前室间沟下行，旋支（左旋支）沿冠状沟向左行至心的膈面。

（2）右冠状动脉　起于主动脉右窦，经右心耳和肺动脉干之间沿冠状沟向右下绕过心的右缘至心的膈面，分为后室间支和左室后支。

冠状动脉旁路移植术

  冠状动脉旁路移植术（CABG）又称冠脉搭桥术，其方法为用移植的血管，即桥血管（常为大隐静脉或胸廓内动脉），在升主动脉根部与病变冠状动脉梗阻部位远端建立一条血管通路，使心脏搏出的血液从主动脉经过所架的血管桥，到达梗阻部位的远端，从而达到治疗目的。

  2. 心的静脉 心的静脉多与动脉伴行，绝大部分汇入冠状窦，再经冠状窦口注入右心房。冠状窦位于心的膈面，左心房与左心室之间的冠状沟内，主要属支有：①**心大静脉**。在前室间沟内与左冠状动脉前室间支伴行。②**心中静脉**。在后室间沟与右冠状动脉后室间支伴行。③**心小静脉**。在冠状沟内与右冠状动脉伴行。

（六）心包

  心包为包裹心及出入心的大血管根部的纤维浆膜囊，分为纤维心包和浆膜心包。

  1. 纤维心包 由致密结缔组织构成，其上方与出入心的大血管外膜相延续，下方附着于膈的中心腱。

  2. 浆膜心包 位于纤维心包内，薄而光滑，分为脏、壁两层。脏层被覆于心肌层的表面，又称心外膜；壁层紧贴于纤维心包的内面。脏层与壁层在出入心的大血管根部相互移行，两层之间的潜在性腔隙称**心包腔**，内含少量浆液，起润滑作用。

  心包的功能：一是可减少心搏动时的摩擦；二是防止心过度扩张，以保持血容量的相对恒定；三是作为一种屏障，可防止邻近部位的感染波及心。

  心位于何处？外形如何？四个心腔的入口和出口分别是什么？心脏有哪些瓣膜，有什么样的作用？冠状动脉是如何走行和分支的？心传导系统是如何组成的？请参见：实验九 心的观察。

二、血管

（一）血管壁的一般结构

  动、静脉管壁由内向外依次分为内膜、中膜和外膜三层（图7-8）。

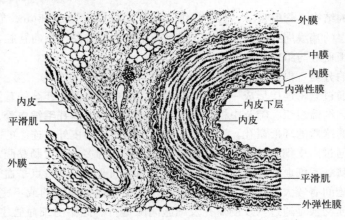

图 7-8 中动脉（右）和中静脉（左）的组织结构

1. 内膜　是管壁的最内层，又可分为三层，即内皮、内皮下层和内弹性膜。内皮为衬贴于血管腔面的单层扁平上皮，游离面光滑，可减少血液流动时的阻力。内皮下层位于内皮的外侧，由薄层结缔组织构成。内弹性膜位于内皮下层的外侧，由弹性蛋白构成。

2. 中膜　位于内、外膜之间，主要由平滑肌和结缔组织构成。其厚度和组成成分因血管的种类而异。

3. 外膜　位于最外层，由疏松结缔组织构成，内含胶原纤维和弹性纤维。

（二）各段血管的结构特点

1. 动脉　根据管径的大小，动脉可分为大、中、小、微 4 级，各级之间相互移行，无明显的分界。

（1）大动脉　管径在 10mm 以上的动脉属大动脉，又称**弹性动脉**，其管壁的结构特点是：①内皮下层之外的内弹性膜与中膜的弹性膜相连，故内膜与中膜没有明显的分界；②中膜最厚，由 40～70 层的弹性膜组成；③外膜很薄，由结缔组织构成，内有营养血管壁的小血管以及淋巴管和神经。

心室射血时，大动脉管壁扩张，容积增大，储存血液；心室舒张时，大动脉管壁弹性回缩，推动血液继续流向外周。大动脉的这种作用称弹性储器作用。

（2）中动脉　管径在 1～10mm 的动脉属中动脉，又称**肌性动脉**。其管壁的结构特点是：①内弹性膜明显，故管壁分界清楚；②中膜较厚，由 10～40 层环形排列的平滑肌组成。平滑肌的舒缩使血管管径扩大或缩小，可调节分配到身体各器官的血流量，所以中动脉又称分配动脉；③外膜厚度与中膜相近，由结缔组织构成，内有营养血管壁的小血管、淋巴管和神经。

（3）小动脉与微动脉　小动脉管径在 0.3～1mm 之间，结构与中动脉相似，但各层均变薄，中膜由数层平滑肌组成，故也属于肌性动脉。微动脉管径在 0.3mm 以下，中膜仅有 1～2 层平滑肌。

正常血压的维持在一定程度上取决于外周血流的阻力，而外周阻力的变化主要取决于小动脉和微动脉管壁平滑肌的舒缩程度，因此又称小、微动脉为外周阻力血管。

2. 静脉　根据管径的大小，静脉也分为大、中、小、微 4 级，与相应的动脉相比，静脉数量多、管径大、管壁薄、弹性小，故切片上静脉管壁大多塌陷。静脉管壁也分为内膜、中膜和外膜三层，其中外膜最厚，三层膜常无明显分界。

3. 毛细血管

（1）毛细血管的结构　管壁极薄，管径最细，其平均直径仅为 6～8μm。管壁主要由一层内皮细胞和其外面薄层的基膜周细胞构成。内皮细胞含胞核部位较厚，突向管腔，无胞核部细胞极薄。此种特点有利于血液与组织细胞的物质交换。

（2）毛细血管的分类　根据内皮细胞的结构特点，毛细血管可分为三类：①**连续毛细血管**，其特点是内皮细胞通过紧密连接形成一层连续性内皮，内皮外有薄层连续的基膜。连续毛细血管主要分布于肌组织、结缔组织、肺及中枢神经系统等器官内。②**有孔毛细血管**，其内皮细胞不含核的部分有许多贯通胞质的环形窗孔，一般有一层隔膜封闭。内皮外有连续的基膜。有孔毛细血管的物质交换主要通过内皮细胞的窗孔来完成。有孔毛细血管多见于胃肠黏膜、某些内分泌腺和肾血管球等处。③**窦状毛细血管或血窦**，是一种扩大的毛细血管，其特点是血管腔大，壁薄，形态不规则，内皮细胞间有较大的空隙，细胞有窗孔，基膜可以是连续的或不完整的甚至无基膜。窦状毛细血管的物质交换是通过内皮的窗孔及细胞间隙进行。此型毛细血管主要分布于肝、脾、骨髓和一些内分泌腺中。

（三）肺循环的血管

1. 肺循环的动脉　肺动脉干短粗，起始于右心室的肺动脉口，向左后上方斜行至主动脉弓的下方，分为左、右肺动脉（图7-2），分别经左、右肺门进入左、右肺。左肺动脉较短，水平向左，经食管、胸主动脉前方至左肺门，分上、下两支进入左肺上、下叶。右肺动脉较长，水平向右，经升主动脉、上腔静脉的后方达右肺门，分上、中、下三支进入右肺上、中、下叶。肺动脉在肺内经多次分支，最后在肺泡的周围形成肺泡隔毛细血管网。

在肺动脉干分叉处稍左侧与主动脉弓下缘之间有一结缔组织索，称**动脉韧带**，是胚胎时期动脉导管闭锁后的遗迹（图7-2）。

2. 肺循环的静脉　肺静脉，左、右各两条，分别为左、右肺上静脉和左、右肺下静脉。肺静脉起自肺门，向内注入左心房。

（四）体循环的动脉

体循环动脉的配布较复杂，但其行程和分布仍有一定规律。①人体每一局部（如头颈、上肢、下肢）都有1～2条动脉干；②动脉的分支具有明显的对称性；③躯干在结构上有体壁和内脏之分，其动脉也分壁支和脏支；④动脉常与静脉、神经、淋巴管伴行，外包结缔组织形成血管束。血管束多位于肢体屈侧，较隐蔽和安全的部位；⑤进入器官的动脉，多在该器官的附近从动脉干发出，以最短的距离至该器官；⑥动脉管径的大小和分布形式与器官功能和形态、结构相适应。如容积常发生变化的器官（胃、肠），其动脉先形成弓状的血管吻合，再发出分支进入该器官，以利于血液循环。

1. 主动脉　是体循环的动脉主干，起自左心室，先向右上斜行至第2胸肋关节后方，再弯向左后方，至第4胸椎体下缘左侧，沿脊柱下行，穿膈的主动脉裂孔入腹腔，继续下行，在第4腰椎体下缘分为左、右髂总动脉。主动脉按行程可分为升主动脉、主动脉弓和降主动脉（图7-9、图7-10）。

①**升主动脉**　是主动脉发出后向右上行的一段，在右侧第2胸肋关节后方，移行为主动脉弓。升主动脉根部发出左、右冠状动脉。

②**主动脉弓**　位于胸骨柄后方，呈弓状弯曲，弓的凸侧自右向左发出头臂干、左颈总动脉和左锁骨下动脉。头臂干粗短，向右上斜行，至右胸锁关节的后方分为右颈总动脉和右锁骨下动脉。主动脉弓的分支主要分布于头颈部和上肢。在主动脉弓壁内含有压力感受器，具有调节血压的作用。在主动脉弓稍下方有2～3个粟粒状小体，称**主动脉小球**，属化学感受器，参与呼吸的调节。

③**降主动脉**　为主动脉弓的延续，它以膈为界分为胸腔内的胸主动脉（图7-9）和腹腔内的腹主动脉（图7-10）。二者的分支主要分布于胸部（心除外）和腹部。降主动脉的终末分支称左、右髂总动脉，主要分布于盆部和下肢。

2. 头颈部动脉　颈总动脉是头颈部的动脉主干，左侧起于主动脉弓，右侧发自头臂干。在颈部，颈总动脉沿气管和食管的外侧上行，在平甲状软骨上缘处分为颈内动脉和颈外动脉。

在颈总动脉分叉处有两个重要的结构：①**颈动脉窦**，是颈总动脉末端和颈内动脉起始处管径稍膨大的部分，窦壁内有压力感受器，可以感受血压变化的刺激。②**颈动脉小球**，是位于颈总动脉分叉处后壁的一个扁椭圆形小体，其属化学感受器，能感受血液中二氧化碳浓度的变化，反射性地调节呼吸运动。

（1）**颈外动脉**　自颈总动脉发出后，上行穿腮腺，分出颞浅动脉和上颌动脉两条终支（图7-11）。颈外动脉的主要分支有：甲状腺上动脉、舌动脉、面动脉、颞浅动脉和上颌动脉。

（2）**颈内动脉**　自颈总动脉分出后垂直上行至颅底，经颈动脉管入颅腔，分支分布于脑和视

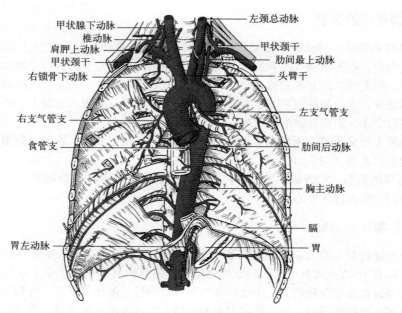

甲状腺下动脉　　　　　　　　　　　左颈总动脉
椎动脉
肩胛上动脉　　　　　　　　　　　　甲状颈干
甲状颈干　　　　　　　　　　　　　肋间最上动脉
右锁骨下动脉　　　　　　　　　　　头臂干

右支气管支　　　　　　　　　　　　左支气管支

食管支　　　　　　　　　　　　　　肋间后动脉

　　　　　　　　　　　　　　　　　胸主动脉

　　　　　　　　　　　　　　　　　膈

胃左动脉　　　　　　　　　　　　　胃

图 7-9　胸主动脉及其分支

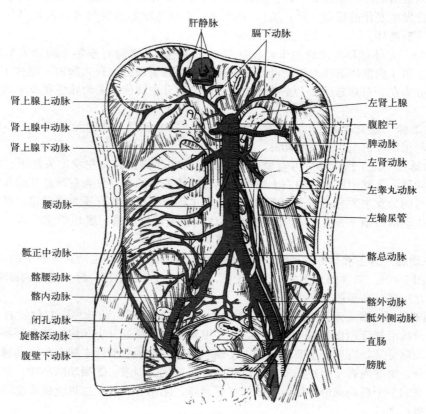

　　　　　　　肝静脉　　　膈下动脉

肾上腺上动脉　　　　　　　　　　　左肾上腺
　　　　　　　　　　　　　　　　　腹腔干
肾上腺中动脉　　　　　　　　　　　脾动脉
　　　　　　　　　　　　　　　　　左肾动脉
肾上腺下动脉
　　　　　　　　　　　　　　　　　左睾丸动脉

腰动脉　　　　　　　　　　　　　　左输尿管

骶正中动脉　　　　　　　　　　　　髂总动脉
髂腰动脉
髂内动脉　　　　　　　　　　　　　髂外动脉
闭孔动脉　　　　　　　　　　　　　骶外侧动脉
旋髂深动脉　　　　　　　　　　　　直肠
腹壁下动脉　　　　　　　　　　　　膀胱

图 7-10　腹主动脉及其分支

器等处（图 7-11、图 7-12）。

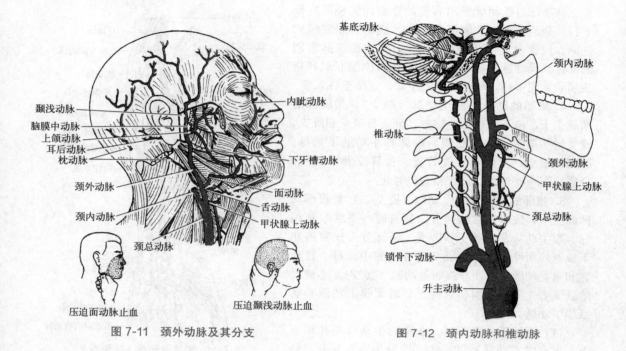

图 7-11　颈外动脉及其分支

图 7-12　颈内动脉和椎动脉

3. 锁骨下动脉和上肢的动脉

锁骨下动脉（图 7-13）左侧直接起自主动脉弓，右侧发自头臂干。锁骨下动脉起始后，弓形向外，至第一肋外侧缘，移行为腋动脉。

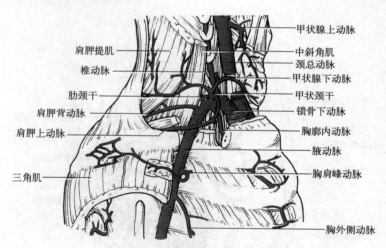

图 7-13　锁骨下动脉及其分支

锁骨下动脉的主要分支有椎动脉、胸廓内动脉和甲状颈干。**椎动脉**（图 7-12）自锁骨下动脉发出后，向上经第 6～1 颈椎的横突孔和枕骨大孔入颅腔，分支分布于脑和脊髓。**胸廓内动脉**又称乳内动脉，在椎动脉起始处的对侧发出，沿第 1～6 肋软骨后面下行。

腋动脉位于腋窝内，在第 1 肋外侧缘处续于锁骨下动脉，至臂部，移行为**肱动脉**。肱动脉沿肱二头肌内侧下行至肘窝，在平桡骨颈的高度分为**桡动脉**和**尺动脉**。肱动脉在肘窝的内上方，肱二头肌腱的内侧位置表浅，可触及其搏动，是临床测量血压听诊的部位（图 7-14）。

桡动脉自肱动脉发出后沿前臂前面肱桡肌内侧下行。桡动脉在腕掌侧面的上方，桡侧腕屈肌腱的外侧，位置表浅，可触及其搏动，是临床诊脉常用的部位。尺动脉自肱动脉发出后在尺侧腕屈肌和指浅屈肌之间下行，经腕部进入手掌，延续至终末端。

4. 胸部的动脉　胸主动脉（图 7-9）是胸部的动脉主干，位于脊柱的左前方，分支有壁支和脏支。壁支包括第 3～11 对肋间后动脉和 1 对肋下动脉。脏支较细小，主要有支气管支、食管支和心包支，分别分布于支气管、食管和心包等处。

5. 腹部的动脉　腹主动脉（图 7-10）是腹部动脉的主干，位于脊柱的前方，其右侧与下腔静脉相邻。腹主动脉发出壁支和脏支。脏支分为成对的和不成对的两种。成对的脏支有肾上腺中动脉、肾动脉和睾丸动脉（男性）或卵巢动脉（女性）。不成对的脏支有 3 支，分别是腹腔干、肠系膜上动脉和肠系膜下动脉。

（1）**腹腔干**　粗而短，在膈的主动脉裂孔稍下方，发自腹主动脉前壁，并立即分为胃左动脉、肝总动脉和脾动脉。

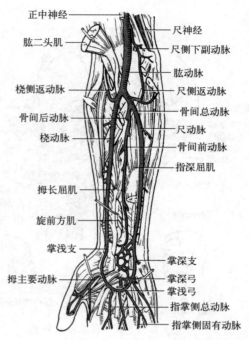

图 7-14　前臂的动脉（掌侧面）

（2）**肠系膜上动脉**（**图 7-15**）　在腹腔干的稍下方，起于腹主动脉前壁，向下行经胰头和十二指肠水平部前面之间，进入肠系膜根部，呈弓形向右髂窝走行。肠系膜上动脉主要营养结肠左曲以前的消化管。

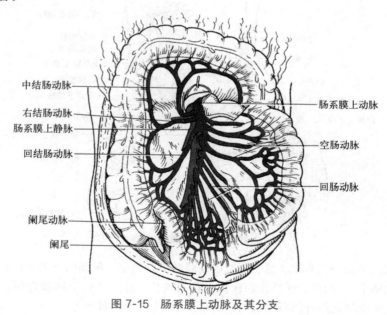

图 7-15　肠系膜上动脉及其分支

（3）**肠系膜下动脉**（**图 7-16**）　约平第 3 腰椎高度，发自腹主动脉前壁，沿腹后壁行向左下方，主要营养降结肠、乙状结肠和直肠上部。

6. 盆部和下肢的动脉　髂总动脉在第 4 腰椎体下缘由腹主动脉分出后，向外下方斜行，至

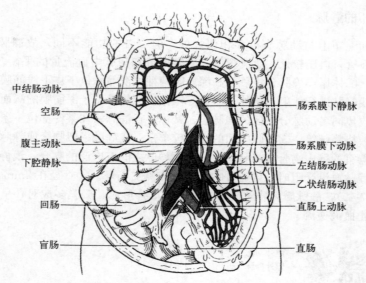

图 7-16　肠系膜下动脉及其分支

骶髂关节前方分为髂内动脉和髂外动脉（图 7-17）。

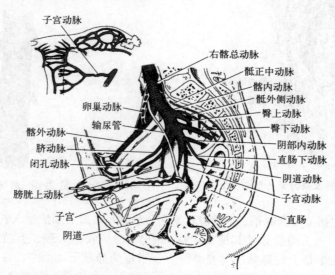

图 7-17　盆腔（女性）的动脉（右侧）

髂内动脉为一短干，沿盆腔侧壁下行，发出脏支和壁支。脏支主要有膀胱下动脉、直肠下动脉、子宫动脉和阴部内动脉。直肠下动脉行向内下方，分布于直肠下部，并与直肠上动脉和肛动脉吻合。子宫动脉行于子宫阔韧带的两层之间，在距子宫颈外侧约 2cm 处越过输尿管的前面并与其交叉后，沿子宫颈上行，分支分布于子宫、阴道、输卵管和卵巢。

髂外动脉沿腰大肌内侧缘下行，经腹股沟韧带中点的深面进入股前部，移行为**股动脉**（图 7-18）。股动脉进入腘窝后，移行为**腘动脉**。腘动脉沿腘窝深部下行，在腘窝下部，分为胫前动脉和胫后动脉。**胫前动脉**沿小腿前群肌之间下行，经踝关节前面达足背，移行为足背动脉。**胫后动脉**沿小腿后群浅、深两层肌之间下行，至内踝后下方，分为足底内侧动脉和足底外侧动脉。

（五）体循环的静脉

静脉在结构和配布上与动脉有许多相似之处，但二者的功能不同，故静脉具有以下特点。①静脉起自毛细血管，血压较低，血流缓慢，因要保持和动脉内血流量的平衡，故静脉数量多，管径大，管壁薄。②体循环静脉分浅静脉和深静脉两种。浅静脉位于皮下浅筋膜内，又称皮下静脉，临床上常经浅静脉进行注射、输液、输血等操作。深静脉位于深筋膜的深面或体腔内，多与同名动脉伴行，收集同名动脉分布区的静脉血，又称伴行静脉。在某些部位一条动脉有两条静脉伴行，如尺静脉、桡静脉等。③静脉之间的吻合较丰富。浅静脉一般吻合成静脉网，深静脉则在某些器官周围或器官的壁内吻合成静脉丛。浅、深静脉之间有广泛的吻合，浅静脉最后注入深静脉。在某些部位静脉血流受阻时，可通过吻合支形成侧支循环。④管径在 2mm 以上的静脉管腔内有静脉瓣（图 7-19），静脉瓣为静脉壁的内膜返折重叠形成，瓣膜多成对，呈半月形，游离缘向心开放，可阻止血液逆流。

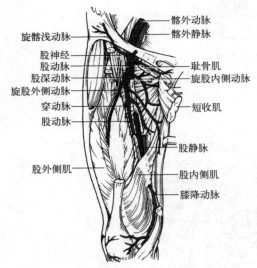

图 7-18　股动脉及其分支（前面观）

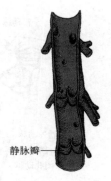

图 7-19　静脉瓣

体循环的静脉包括上腔静脉系、下腔静脉系和心静脉系，最后回流注入右心房。

1. 上腔静脉系　由上腔静脉及其属支组成（图 7-20）。收集头颈、上肢、胸部（心和肺除外）的静脉血。其主干是上腔静脉。上腔静脉为一粗短的静脉干，由左、右头臂静脉（无名静脉）汇合而成，沿升主动脉右侧下降，注入右心房。注入右心房前，有奇静脉汇入。**头臂静脉**，左右各一，由同侧颈内静脉与锁骨下静脉在胸锁关节后方汇合而成，汇合处所形成的夹角称**静脉角**。左侧头臂静脉较长，斜向右下行；右侧头臂静脉较短，垂直向下行。

（1）头颈部静脉　最主要的是颈内静脉和颈外静脉（图 7-21）。

① 颈内静脉　在颅底颈静脉孔处续于颅内乙状窦（颅内硬脑膜窦），伴颈内动脉和颈总动脉下行，至胸锁关节后方与锁骨下静脉汇合成头臂静脉。颈内静脉收集脑、视器、面部、颈部、咽和甲状腺等处的静脉血。其主要属支有面静脉和下颌后静脉。面静脉收集面前部的静脉血。起自内眦静脉，与面动脉伴行，在下颌角下方与下颌后静脉的前支汇合后注入颈内静脉。面静脉通过眼上静脉和眼下静脉与颅内海绵窦相交通。面静脉在口角平面以上缺少静脉瓣，当口角以上面部，尤其是鼻根至两侧口角之间的三角区内，发生感染时，若处理不当（如挤压）则有导致颅内感染的可能。临床上称此区为"危险三角"。

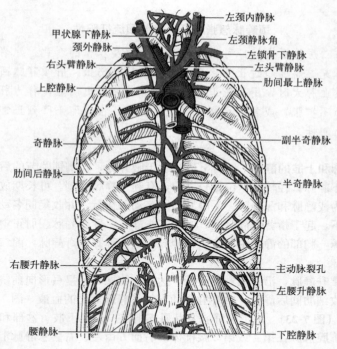

图 7-20 上腔静脉及其属支

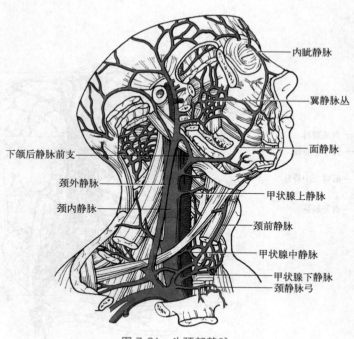

图 7-21 头颈部静脉

② **颈外静脉**　是颈部最大的浅静脉，由下颌后静脉后支、耳后静脉及枕静脉汇合而成。沿胸锁乳头肌表面下行，至锁骨上方穿深筋膜注入锁骨下静脉或静脉角。颈外静脉位置表浅，临床上常在此做静脉穿刺。

颈静脉怒张和肝颈静脉回流征阳性

　　颈外静脉是右心房的压力计，可反映右心房压力及容积的变化。患者取 30°～45°的半卧位时，颈外静脉充盈高度超过正常水平，称为颈静脉怒张。肝颈静脉回流征阳性是指当右心衰竭引起肝淤血肿大时，用手压迫肝使颈外静脉怒张更明显，称为肝颈静脉回流征阳性。正常人颈静脉不扩张，或施压之初可有轻度扩张，但迅即下降到正常水平。右心衰竭者则明显怒张，为阳性。

　　（2）锁骨下静脉和上肢的静脉　锁骨下静脉续于腋静脉，在胸锁关节的后方与颈内静脉汇合成头臂静脉。锁骨下静脉管径较粗，位置较固定，有利于静脉穿刺，可长期放置导管进行输液。

　　上肢的静脉分为浅静脉和深静脉。深静脉与同名动脉伴行，并收集同名动脉分布区域的静脉血。浅静脉位于皮下，起于指背浅静脉网，主要有头静脉、贵要静脉、肘正中静脉（图 7-22）。

　　（3）胸部的静脉　胸部的静脉主要有头臂静脉、上腔静脉和奇静脉，前二者前文已论述，故此处着重介绍奇静脉。

　　奇静脉起自右腰升静脉，沿脊柱右侧上行，达第 4 胸椎高度呈弓形向前绕右肺根，注入上腔静脉。奇静脉沿途收纳肋间后静脉、食管静脉和支气管静脉等处的血液（图 7-20）。

　　2. 下腔静脉系（图 7-23）　由下腔静脉及其属支组成，收集下肢、盆部和腹部的静脉血。其主干为下腔静脉。下腔静脉在第 4 或第 5 腰椎体的右前方由左、右髂总静脉汇合而成，沿腹主动脉的右侧上行，经肝的腔静脉沟，穿膈的腔静脉孔入胸腔，注入右心房。

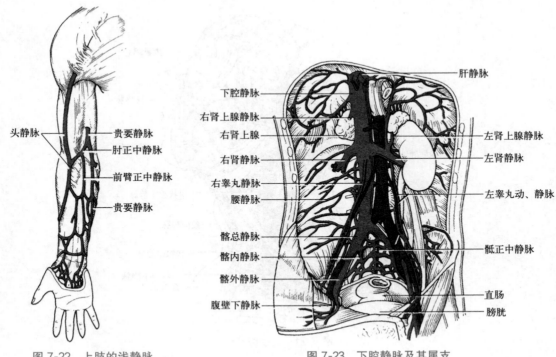

图 7-22　上肢的浅静脉　　　　　　　　　图 7-23　下腔静脉及其属支

　　（1）盆部的静脉　**髂总静脉**在骶髂关节的前方由同侧的**髂内静脉**和**髂外静脉**汇合而成，斜向内上至第 4 或第 5 腰椎高度与对侧髂总静脉汇合成下腔静脉。髂内静脉的属支与同名动脉伴行，收集盆腔脏器和会阴等处的静脉血。盆腔脏器的静脉起始于相应器官周围或其壁内发达的静脉丛，如膀胱静脉丛、子宫静脉丛、直肠静脉丛等（图7-24）。髂外静脉续于股静脉。

（2）下肢的静脉 分浅静脉和深静脉。深静脉与同名动脉伴行，并收集同名动脉分布区域的静脉血。浅静脉主要有**大隐静脉和小隐静脉**。

（3）腹部的静脉 主要为下腔静脉，其分壁支和脏支，多与同名动脉伴行。成对的壁支和脏支直接或间接注入下腔静脉（图7-23），不成对的脏器的脏支（肝静脉除外）汇合成肝门静脉。

下腔静脉成对的脏支有肾静脉、生殖腺静脉和肾上腺静脉。不成对的脏支是指肝静脉，在腔静脉沟处由肝左、中、右静脉直接注入下腔静脉。

（4）肝门静脉（图7-25） 主要属支有脾静脉、肠系膜上静脉、胃左静脉、胃右静脉和附脐静脉等，收集腹腔内不成对器官（肝除外）的静脉血，如胃、小肠、大肠（直肠下段除外）、胰、脾及胆囊等处的静脉血。

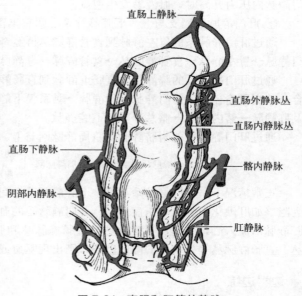

图 7-24　直肠和肛管的静脉

① 肝门静脉的组成 肝门静脉为一短而粗的静脉干，长为6～8cm，由肠系膜上静脉和脾静脉在胰头后方汇合而成（图7-25）。肝门静脉以肝门静脉左支和肝门静脉右支入肝，入肝后反复分支，最终形成小叶间静脉注入肝血窦。肝血窦内含来自肝门静脉和肝固有动脉的混合血液，经肝细胞代谢后，逐级汇合成肝静脉注入下腔静脉。

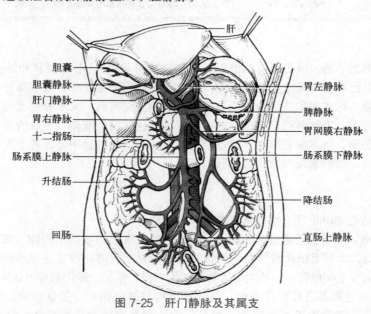

图 7-25　肝门静脉及其属支

② 肝门静脉的主要属支 肝门静脉的属支绝大多数都与同名动脉伴行。包括肠系膜上静脉、

脾静脉、肠系膜下静脉、胃左静脉、胃右静脉、附脐静脉和胆囊静脉。

③ 肝门静脉系的特点　肝门静脉的起始端和终末端均为毛细血管，并且无静脉瓣。故当肝门静脉内压力升高时，血液易发生逆流。

④ 肝门静脉的属支与上、下腔静脉系之间有丰富的吻合，最重要的有三处。

通过肝门静脉系的胃左静脉到食管静脉丛再经奇静脉与上腔静脉的吻合，其交通途径为：肝门静脉→胃左静脉→食管静脉丛→食管静脉→奇静脉→上腔静脉。

通过肝门静脉系的脾静脉、直肠上静脉到直肠静脉丛再经直肠下静脉及肛静脉与下腔静脉吻合，其交通途径为：肝门静脉→脾静脉→肠系膜下静脉→直肠上静脉→直肠静脉丛→直肠下静脉及肛静脉→髂内静脉→髂总静脉→下腔静脉。

通过肝门静脉系的附脐静脉到脐周静脉网与上、下腔静脉的吻合，其交通途径为：

肝门静脉→附脐静脉→脐周静脉网┬→腹壁、胸壁浅、深静脉→上腔静脉
　　　　　　　　　　　　　　　　└→腹壁浅、深静脉→下腔静脉

正常情况下，肝门静脉系与上、下腔静脉系之间的吻合支细小，血流量少。当肝门静脉血流受阻（如肝硬化门静脉高压症）时，肝门静脉系的血流可通过上述途径形成侧支循环，经上、下腔静脉回流入心，引起食管静脉丛、直肠静脉丛和脐周静脉网的静脉迂曲扩张，如果食管静脉丛、直肠静脉丛等处曲张的静脉破裂，则出现呕血或便血。

🖊 边学边练

　　全身各部位的动脉主干是什么，行程和主要分支、分布如何？上、下腔静脉是如何组成的，主要属支有哪些，收集范围如何？肝门静脉是如何组成的，有哪些属支，与上、下腔静脉系血管的吻合部位有哪些？请参见：实验十　全身主要血管的观察。

第三节　淋巴系统的解剖结构

淋巴系统由淋巴管道、淋巴器官和淋巴组织构成（图 7-26）。淋巴器官和淋巴组织具有产生淋巴细胞、滤过淋巴和参与免疫反应等功能。当血液流经毛细血管时，其中部分血浆透过毛细血管壁进入组织间隙，形成组织液。组织液与细胞进行物质交换后，大部分经毛细血管静脉端被吸收入静脉，小部分进入毛细淋巴管成为淋巴。淋巴为无色透明的液体，小肠的淋巴因含有自小肠绒毛吸收来的脂肪滴，所以呈乳糜状。淋巴沿淋巴管向心流动，途中经过若干淋巴结的过滤，最后汇入静脉。因此，淋巴系统可被视为静脉的辅助结构。

一、淋巴管道

淋巴管道包括毛细淋巴管、淋巴管、淋巴干、淋巴导管。

1. 毛细淋巴管　是淋巴管道的起始部分，以膨大的盲端起始于组织间隙，彼此吻合成网。毛细淋巴管分布广泛，常与毛细血管伴行，但管径较粗，管壁较薄，内皮连接疏松、间隙较大，无基膜，故通透性大于毛细血管，一些大分子物质如蛋白质、细菌、癌细胞等可进入毛细淋巴管。

2. 淋巴管　由毛细淋巴管汇合而成，其管壁结构与静脉相似，管壁较薄，管腔较细，多数腔内有瓣膜，瓣膜附近管腔扩张呈窦状，故淋巴管外观呈串珠状或藕节状。淋巴管在向心行程中，通常经过一个或多个淋巴结。依据淋巴管所在的位置分为浅、深两种。浅淋巴管行于浅筋膜

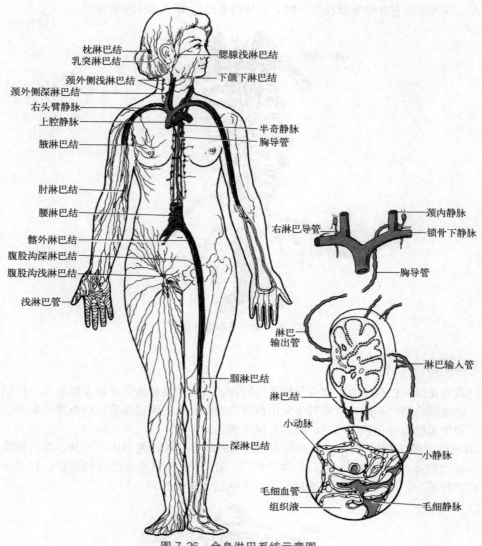

图 7-26　全身淋巴系统示意图

内，深淋巴管走行在深筋膜的深面或肌间隙内，多与深部血管、神经伴行。浅、深淋巴管之间有交通支相互连通。

3. 淋巴干（**图 7-27**）　全身各部的浅、深淋巴管经过一系列的淋巴结群后，其最后经过的淋巴结的输出管汇合成较粗大的淋巴干。全身淋巴干共 9 条，即左、右颈干，左、右锁骨下干，左、右支气管纵隔干，左、右腰干和单一的肠干。

4. 淋巴导管（**图 7-27**）　全身 9 条淋巴干汇合成 2 条淋巴导管，即胸导管和右淋巴导管，分别注入左、右静脉角。

（1）**胸导管**　是人体最大的淋巴导管，长 30～40cm，起于第 12 胸椎体下缘前方的乳糜池，乳糜池为左、右腰干和肠干汇合而成的囊状膨大。胸导管起始后穿膈的主动脉裂孔入胸腔，沿脊柱右前方上行至第 5 胸椎高度向左侧斜行，再沿脊柱左前方上行出胸廓上口达颈根部，呈弓状注入左静脉角。胸导管在注入左静脉角前，接纳左颈干、左锁骨下干和左支气管纵隔干。胸导管通过上述 6 条淋巴干收集左侧上半身和人体下半身的淋巴，即人体 3/4 的淋巴。

（2）**右淋巴导管**　为一短干，长约 1.5cm。由右颈干、右锁骨下干和右支气管纵隔干汇合而成，注入右静脉角。右淋巴导管收集右侧上半身的淋巴，即人体 1/4 的淋巴。

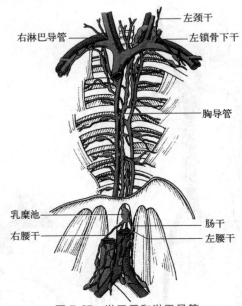

图 7-27　淋巴干和淋巴导管

二、淋巴器官

淋巴器官是以淋巴组织为主要成分构成的器官，具有免疫功能，又称免疫器官。根据淋巴器官发生、结构和功能的不同，可将其分为中枢淋巴器官和周围淋巴器官。中枢淋巴器官包括胸腺和骨髓，周围淋巴器官包括淋巴结、脾和扁桃体等。

1. 淋巴结（图 7-28）　为大小不等的圆形或扁椭圆形的灰红色小体，质软，其一侧隆凸，有数条输入淋巴管进入；另一侧凹陷，称**淋巴结门**，有 1～2 条输出淋巴管和血管、神经出入。在淋巴回流的行程中，淋巴结的输出管成为下一个淋巴结的输入管。

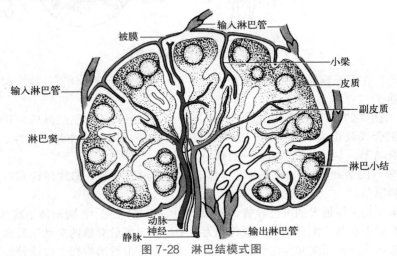

图 7-28　淋巴结模式图

以深筋膜为界，可将淋巴结分为浅、深两种。浅淋巴结位于浅筋膜内，在活体易触及；深淋巴结位于深筋膜的深面。四肢淋巴结常位于关节屈侧或肌围成的沟、窝内。内脏淋巴结多位于脏器的门附近或腹、盆部大血管周围。

淋巴结表面有薄层致密结缔组织构成的被膜。被膜深入淋巴结内形成小梁，构成淋巴结的支架。淋巴结的实质由淋巴组织构成，可分为表浅部的皮质和中央部的髓质，在皮质和髓质内均有淋巴窦贯通。

（1）皮质 按其位置和结构不同，皮质分浅层皮质和深层皮质，两部分之间无明显界限。

① 浅层皮质 位于皮质浅层，淋巴组织密集成团，形成许多淋巴小结。**淋巴小结**主要由 B 淋巴细胞构成，其间有少量的 T 淋巴细胞和巨噬细胞。在细菌、病毒等抗原的刺激下，淋巴小结中央部的 B 淋巴细胞能分裂、分化，形成生发中心，产生新的 B 淋巴细胞。

② 深层皮质 又称副皮质区，位于浅层皮质和髓质之间的区域，为弥散淋巴组织，主要由密集的 T 淋巴细胞构成，接受抗原刺激后，也可发生免疫反应。

③ 皮质淋巴窦 是淋巴结内淋巴流经的管道。位于被膜下方和小梁周围，分别称被膜下窦和小梁周窦。被膜下窦的窦腔较宽，而小梁周窦的窦腔较窄。

（2）髓质 位于淋巴结的中央，由髓索和髓窦组成。

① 髓索 呈条索状，彼此连接成网，主要由 B 淋巴细胞、浆细胞和巨噬细胞等构成，各种细胞的数量和比例可因免疫状态的不同而有很大的变化。

② 髓窦 位于髓索之间、髓索与小梁之间。髓窦结构与皮质淋巴窦相同，但窦腔较大，并含有较多的巨噬细胞，具有较强的滤过作用。

淋巴流通的途径 淋巴由输入淋巴管流入被膜下窦和小梁周窦，部分渗入皮质淋巴组织，然后渗入髓窦；部分经小梁周窦直接进入髓窦，最后经 1～2 条输出淋巴管流出淋巴结。淋巴在淋巴窦内流动缓慢，有利于巨噬细胞清除细菌、异物及抗原物质等。

淋巴结的功能 抗原物质、病菌等物质较容易透过毛细淋巴管进入淋巴循环。当淋巴流经淋巴窦时，其内的巨噬细胞可将抗原物质、病菌等及时吞噬加以清除，起到过滤淋巴的作用。病菌等抗原物质进入淋巴结后，被巨噬细胞捕获和处理。处理后的抗原物质分别激活 B 淋巴细胞和 T 淋巴细胞，前者经转化、增殖发育为浆细胞，产生抗体，参与体液免疫应答。后者经分裂、增生形成效应性 T 细胞，参与细胞免疫应答。

2. 脾（图 7-29） 脾是人体最大的淋巴器官，位于左季肋区，与第 9～11 肋相对，其长轴与第 10 肋一致。脾呈暗红色，扁椭圆形，质软而脆，遭受暴力打击时，易发生破裂出血。

脾可分为膈、脏两面，上、下两缘和前、后两端。膈面平滑隆凸，与膈相贴。脏面凹陷，近中央处为脾门，是血管、神经出入的部位。脾的上缘有 2～3 个脾切迹，脾肿大时，是触诊脾的标志。

脾的表面有一层较厚的致密结缔组织被膜，内含弹性纤维及少量的平滑肌纤维。被膜表面为间皮，间皮深面的结缔组织和平滑肌纤维深入脾内形成小梁。脾的实质由淋巴组织构成，分为白髓和红髓两部分。

（1）白髓 由密集的淋巴细胞组成，包括动脉周围淋巴鞘和淋巴小结。

① 动脉周围淋巴鞘 是环绕在中央动脉周围的弥散淋巴组织，主要由 T 淋巴细胞组成。

② 淋巴小结 主要由 B 淋巴细胞组成，位于动脉周围淋巴鞘的一侧，结构与淋巴结相似，其中央有生发中心。

（2）红髓 占脾实质的大部分，由脾索及脾窦组成。因含大量红细胞而呈红色。分布于被膜下、小梁周围和白髓之间。

① 脾索 为富含血细胞的淋巴组织索。脾索相互连接成网，内有 B 淋巴细胞、浆细胞和巨噬细胞。巨噬细胞可吞噬细菌、异物、衰老的红细胞和血小板等，故脾索是滤过血液和产生抗体的部位。

② 脾血窦 位于脾索之间的不规则的血窦。窦壁由长杆状内皮细胞纵向排列而成，内皮外

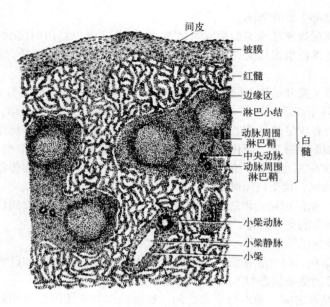

间皮
被膜
红髓
边缘区
淋巴小结
动脉周围淋巴鞘
中央动脉
动脉周围淋巴鞘
白髓
小梁动脉
小梁静脉
小梁

图 7-29　脾的微细结构

的基膜不连续。窦壁附近有较多的巨噬细胞。

在白髓和红髓交界的狭窄区域，称**边缘区**。边缘区内含有较多的巨噬细胞和一些 B 细胞。中央动脉的侧支末端在此区膨大形成边缘窦，是血液内抗原及淋巴细胞进入白髓的通道。白髓内的淋巴细胞也可进入边缘窦，参与再循环。

当血液流经脾时，脾血窦内、外的巨噬细胞可吞噬和清除血液中的细菌、异物、衰老死亡的红细胞和血小板。当脾肿大或功能亢进时，可因吞噬过度而引起红细胞和血小板减少。脾在胚胎时期能产生各种血细胞，出生后脾只能产生淋巴细胞，但保留着产生多种血细胞的能力。脾是重要的储血器官，当机体需要时，可借被膜内平滑肌的收缩，将所储存的血液释放入血液循环。受抗原刺激时，可引起脾内 T、B 两种淋巴细胞产生相应的免疫应答，脾是体内产生抗体最多的器官。

3. 胸腺　胸腺位于上纵隔前部，胸骨柄的后方。分为左、右不对称的两叶。灰红色，质软。新生儿及幼儿时期胸腺较大，随着年龄的增长胸腺继续发育，至青春期最大，此后逐渐萎缩退化被脂肪组织代替。

胸腺表面有结缔组织形成的被膜，被膜的结缔组织成片状伸入胸腺内部形成小叶间隔，将实质分隔成许多不全分离的胸腺小叶。每个胸腺小叶可分为表浅部的皮质和深部的髓质。皮质以胸腺上皮细胞为支架，胸间隙内含有大量胸腺细胞。胸腺上皮细胞多呈星形，有突起，突起连接成网。胸腺上皮细胞能分泌胸腺素和胸腺生成素。

骨髓来源的淋巴性造血干细胞经血流进入胸腺后，在胸腺上皮细胞分泌的胸腺素和胸腺生成素作用下分化为胸腺细胞。约 95% 的胸腺细胞凋亡，被巨噬细胞吞噬，仅 5% 的胸腺细胞成熟为 T 细胞，通过血液循环到达周围淋巴器官。髓质内含有较多的胸腺上皮细胞，胸腺细胞较少。髓质内胸腺细胞的数量虽然少，但是均已成熟。

胸腺是淋巴器官，兼有内分泌功能，可产生 T 淋巴细胞并分泌胸腺激素。T 淋巴细胞随血液循环离开胸腺，输送到全身淋巴结和脾。胸腺激素可影响 T 淋巴细胞的分化、成熟和增殖，使无免疫功能的 T 淋巴细胞变为有免疫功能的 T 淋巴细胞。

第四节　心脏的生理

📖 案例分析

　　患者，男，70岁。20年前患者出现阵发性头晕头痛，偶测血压最高达170/105mmHg，未服降压药治疗。近3年体力逐渐下降，出现劳累后气促，休息后可缓解，偶有双下肢水肿。半小时前搬重物后突然出现视物不清，心悸气短，不能平卧，大汗，自服硝苯地平，无缓解来诊。既往否认糖尿病、冠心病病史。

　　查体：脉搏130次/分，血压260/130mmHg，呼吸36次/分。心界向左下扩大，心律整，心尖部可闻及2/6级收缩期吹风样杂音，双肺下野密集水泡音。

　　诊断：高血压病急性左心衰竭。

　　请结合本节所学内容解释：

　　1. 人体脉管系统的正常生理功能。

　　2. 机体在正常情况下是如何调节血压稳定的？

一、心肌细胞的生物电现象及产生机制

心肌细胞按组织学特点可分为两类：一类是**工作细胞**，包括心房肌和心室肌，属于非自律细胞，主要执行收缩功能。另一类是**自律细胞**，是特殊分化的心肌细胞，主要包括窦房结细胞和浦肯野细胞等，这类细胞大多没有稳定的静息电位，并可自动产生节律性兴奋。

心肌细胞的生物
电现象及产生机制

　　根据心肌细胞动作电位去极化速度的快慢及其产生机制，又可将心肌细胞分成**快反应细胞**和**慢反应细胞**。前者包括心房肌、心室肌和浦肯野细胞等；后者则包括窦房结P细胞和房室结细胞等。

（一）工作细胞的跨膜电位及其形成机制

　　下面以心室肌的静息电位和动作电位为例，说明心肌工作细胞的跨膜电位。

　　1. 静息电位　心室肌细胞安静时，细胞膜处于外正内负的极化状态，静息电位为-90mV。其产生原理与神经纤维基本相同，主要是K^+外流形成的平衡电位。

　　2. 动作电位　与神经纤维比较，心室肌动作电位（图7-30）有明显不同，其复极化过程较复杂，历时较长。通常将心室肌的动作电位分为0至4共五个时期，包括去极化过程的0期和复极化过程的1、2、3、4期。

　　（1）去极化过程（0期）　细胞受到刺激引起膜上部分Na^+通道开放，少量Na^+内流，造成膜部分去极化。当去极化达到-70mV（阈电位）时，大量Na^+通道开放，Na^+大量内流，使膜内电位由-90mV迅速上升到$+30$mV，构成了动作电位的上升支。0期去极化的速度快，时间短，仅占$1\sim2$ms，上升幅度可达120mV。决定0期去极化的Na^+通道激活快，失活也快，开放时间很短，又称为快通道。

　　（2）复极化过程　心室肌复极化过程较缓慢，历时（$200\sim300$ms）较长。

　　① **1期（快速复极化初期）**　动作电位到达峰值后，出现快速而短暂的复极化，膜内电位由

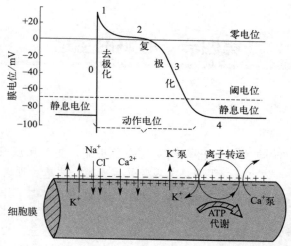

图 7-30　心室肌细胞动作电位和主要离子活动机制

$+30mV$ 迅速下降到 $0mV$ 左右。此期 Na^+ 通道关闭，K^+ 通道激活开放，由 K^+ 外流形成，历时约 $10ms$。

②**2 期（平台期）**　此期膜内电位下降极为缓慢，历时 $100\sim150ms$，基本停滞于 $0mV$ 左右，形成平台，故称为**平台期**。2 期的形成是由于膜上 Ca^{2+} 通道已经开放，Ca^{2+} 缓慢而持久地内流，同时有少量 K^+ 外流，两种离子流动方向相反，在电位上相互抵消而造成。

2 期平台是心室肌细胞动作电位持续时间较长的主要原因，也是心肌细胞区别于神经细胞或骨骼肌细胞动作电位的主要特征。此期与心肌细胞的兴奋-收缩耦联、有效不应期长、不会产生强直收缩等特性有关。

③**3 期（快速复极化末期）**　3 期复极化速度加快，膜电位由 $0mV$ 左右快速下降到 $-90mV$，历时 $100\sim150ms$。此期由 Ca^{2+} 通道完全关闭，Ca^{2+} 内流停止，K^+ 通道开放，K^+ 外流进行性增加所致。

④**4 期（静息期）**　此期心室肌细胞的膜电位虽已恢复至静息电位水平，但在动作电位形成过程中，膜内 Na^+、Ca^{2+} 增多，膜外 K^+ 增多，致使膜内外的离子浓度有所改变，通过离子泵进行的主动转运，将进入细胞内的 Na^+ 和 Ca^{2+} 泵出，同时将外流的 K^+ 摄回细胞内，以恢复细胞内外离子的正常浓度，保持心肌细胞的正常兴奋能力。

（二）自律细胞的跨膜电位及其形成机制

与心室肌细胞比较，自律细胞动作电位 3 期复极化达到最大值（最大复极电位）之后，4 期膜电位不稳定，可自动缓慢地去极化，当去极化达阈电位时产生动作电位，故称为 4 期自动去极化。自律细胞 4 期自动去极化，是自律细胞与工作细胞生物电现象的主要区别，也是形成自律性的基础。

1. 浦肯野细胞　浦肯野细胞最大复极电位约为 $-90mV$。其动作电位的 0、1、2、3 期的膜电位变化及离子流动机制与心室肌细胞基本相似。不同之处在于 4 期膜电位不稳定，出现自动去极化现象。其机制是 K^+ 外流进行性衰减，同时起搏电流的内向电流进行性增强，进而导致 4 期自动去极化，达阈电位水平时爆发动作电位。

2. 窦房结细胞　窦房结的起搏细胞为 P 细胞，具有很高的自动节律性，是控制心脏兴奋的正常起搏点。窦房结 P 细胞动作电位包括 0 期、3 期和 4 期，其中最显著的特征是 4 期自动去极化和 0 期去极化缓慢。

（1）4 期自动去极化　3 期复极化末，K^+ 外流逐渐减少与起搏电流的内向电流进行性增强导致 4 期自动去极化。4 期末钙离子通道被激活，Ca^{2+} 内流进一步加快去极化过程，达阈电位时，引起动作电位。

（2）0 期去极化缓慢　当膜电位由最大复极电位自动去极化达阈电位－40mV 时，膜上的 Ca^{2+} 通道开放，引起 Ca^{2+} 内流，形成去极化 0 期。由于钙通道是慢通道，因而窦房结细胞动作电位 0 期去极化幅度低，速度慢。

二、心肌的生理特性

心肌的生理特性包括自动节律性、传导性、兴奋性和收缩性。前三者是以心肌细胞膜的生物电活动为基础，故称为电生理特性，它们反映了心脏兴奋的产生、传导等功能。收缩性是一种机械特性，它反映了心脏的泵血功能。

（一）自动节律性

心肌细胞在没有外来刺激的作用下，能够自动地发生节律性兴奋的特性称为自动节律性，简称**自律性**。

心脏特殊传导系统各部分自律性高低不同。在正常情况下，窦房结自律性最高，约为 100 次/分；房室交界次之，40～60 次/分；心室内传导组织最低，20～40 次/分。在正常情况下，心脏的节律性活动受自律性最高的窦房结所控制，因而窦房结是心脏的正常起搏点，临床上称**窦性心律**；其他特殊传导组织，通常处于窦房结的控制之下，其自律性不能表现出来，称为**潜在起搏点**。在某些异常情况下，如窦房结自律性降低或潜在起搏点的自律性增高等，这些潜在起搏点可表现出自律性，称为**异位起搏点**。由窦房结以外的异位起搏点所控制的心脏节律，称为**异位心律**。

 知识链接

人工心脏起搏器

人工心脏起搏是人工心脏起搏器或程序刺激器发放脉冲电流刺激心脏，以带动心搏的治疗方法。主要用于治疗缓慢性心律失常，也用于治疗快速性心律失常和非心电性疾病，它已成为临床心脏疾病诊治和电生理检查中重要的技术手段。人工心脏起搏的作用实际是提供异位兴奋点，以代替机体正常的起搏点来激动心脏。

（二）传导性

心肌细胞传导兴奋的能力或特性称为心肌的传导性。心脏自律细胞和工作细胞都有传导性，其传导兴奋的基本原理和神经纤维相同。

正常心脏内兴奋传导主要依靠特殊传导系统来完成。窦房结发出的兴奋通过心房肌传播到两心房，并沿心房的"优势传导通路"迅速传到房室交界，再经房室束和左、右束支到达浦肯野纤维网，引起心室肌兴奋，兴奋由心内膜侧向心外膜侧扩布，使整个心室兴奋。

各类心肌细胞的传导速度是不同的。其中，房室交界（包括房结区、结区和结希区）是正常兴奋由心房传入心室的唯一通路，且其传导速度慢，尤以结区最慢，用时较长，约需 0.1s，这种现象称为**房-室延搁**。房-室延搁具有重要的生理意义，它保证了心房收缩完毕之后心室才开始收缩，避免心房和心室同步收缩，有利于心室血液的充盈与射血；但房室交界区也因此而成为传导阻滞的好发部位，房-室传导阻滞在临床上极为常见。

（三）兴奋性

心肌细胞对刺激产生兴奋的能力或特性称为心肌细胞的兴奋性。

1. 心肌细胞兴奋性的周期性变化　当心肌细胞受到刺激产生一次兴奋时，兴奋性随之发生一系列周期性变化，可分为以下几个时期（图7-31）。

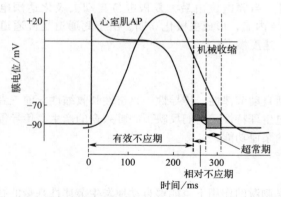

图 7-31　心室肌动作电位期间兴奋性的变化及其与机械收缩的关系

（1）有效不应期　从0期去极化开始至3期复极化达−60mV这段时期内，给予有效刺激不能引发动作电位，称为有效不应期。其中，从0期去极化开始至3期复极化膜内电位为−55mV的时间内，无论给予多强的刺激都不会使心肌产生任何程度的去极化，称为绝对不应期。此时Na⁺通道处于失活状态，心肌细胞兴奋性为零。膜内电位从−55mV到−60mV期间，由于少量Na⁺通道开始复活，此时如给予较强刺激，心肌可发生局部去极化，但仍不能产生动作电位，故此期称为局部反应期。

（2）相对不应期　膜内电位复极化从−60mV至−80mV期间，给予阈上刺激，心肌细胞方可产生动作电位，称为相对不应期。此期内心肌的兴奋性已逐渐恢复，但仍低于正常。

（3）超常期　膜内电位复极化由−80mV至−90mV期间，给予阈下刺激就能引起心肌产生动作电位，称为超常期。此期内心肌细胞的膜电位已基本恢复，但绝对值尚低于静息电位，距阈电位的差距较小，引起兴奋所需的刺激强度减小，因此兴奋性高于正常水平。

心肌兴奋性变化的特点是有效不应期特别长，相当于整个收缩期加上舒张早期。心肌的这一特点具有重要意义，它使心肌不能像骨骼肌那样发生强直收缩，始终保持着收缩与舒张交替的节律性活动，保证心脏的充盈和射血正常进行。

2. 期前收缩与代偿间歇（图7-32）　正常心脏是按窦房结自动产生的兴奋进行节律性的活动。如果在有效不应期之后（相对不应期和超常期之内），心室受到一次额外的人工刺激或异位起搏点产生的刺激，则可产生一次兴奋和收缩，称为期前兴奋或**期前收缩**，又称早搏。因为期前收缩也存在有效不应期，当此次正常下传的窦房结兴奋恰好落在期前收缩的有效不应期内，将不能引起心室的兴奋和收缩，即形成一次兴奋和收缩的"脱失"，须待下一次窦房结的兴奋传来时才能引起兴奋和收缩。这样，在一次期前收缩之后往往会出现一段较长的心室舒张期，称为**代偿间歇**。但若窦性心律过缓，下一次窦房结的兴奋也可在期前兴奋的有效不应期结束后才传到心室，在这种情况下，代偿间歇将不会出现。

（四）收缩性

心肌细胞受刺激兴奋后发生收缩的能力，称为收缩性。只有工作细胞（非自律细胞）具有收缩性。与骨骼肌比较，心肌细胞收缩具有以下特点：

1. 同步收缩　由于心房和心室内特殊传导组织的传导速度快，加之心肌细胞之间的闰盘区电阻低，兴奋很容易通过，因此，当心房或心室受到刺激后，兴奋几乎同时到达所有心房肌或心室肌，从而引起所有心房肌或心室肌同步收缩。只有当心肌同步收缩时，心脏才能有效地完成其

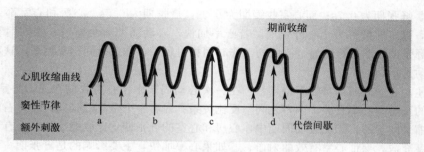

图 7-32 期前收缩与代偿间歇

刺激 a、b、c 落在有效不应期不引起反应，刺激 d 落在相对不应期引起期前收缩和代偿间歇

泵血功能。心肌的同步收缩也称"全或无"式收缩。

2. 不发生强直收缩 如前所述，心肌细胞在发生一次兴奋后，其兴奋性的有效不应期特别长，相当于整个收缩期和舒张早期。在有效不应期内，无论多么强大的刺激都不会使心肌细胞再次兴奋而产生收缩。因此，在正常情况下，心脏不会发生强直收缩，而是始终保持着收缩与舒张交替进行的节律活动。这对于保证心脏正常射血与充盈的交替，维持心脏正常的泵血功能具有重要意义。

3. 对细胞外液中 Ca^{2+} 依赖性较大 由于心肌细胞的肌质网不发达，贮 Ca^{2+} 量少，因此，心肌收缩所需 Ca^{2+} 主要来自细胞外液。在一定范围内，当细胞外液 Ca^{2+} 浓度升高，可增强心肌收缩力；反之，Ca^{2+} 浓度降低，心肌收缩力减弱。

三、心脏的泵血过程

（一）心率与心动周期

1. 心率 每分钟心脏跳动的次数称为**心率**。正常成人安静状态下，心率为 60～100 次/min，平均 75 次/min，低于 60 次/min 为心动过缓，超过 100 次/min 为心动过速。心率可因年龄、性别和生理状态不同而异。新生儿心率可达 130 次/min 以上，以后逐渐减慢，至青春期接近成年人。成年人的心率，女性较男性快；经常进行体力劳动或体育锻炼的人，平时心率较慢；同一个人，安静或睡眠时心率较慢，肌肉活动增加或情绪激动时心率较快。在整体情况下，心率受神经和体液因素的调节。交感神经活动增强时，心率加快；迷走神经活动增强时，心率减慢。循环血中肾上腺素、去甲肾上腺素和甲状腺激素水平增高时，心率加快。此外，心率还受体温的影响，体温每升高 1℃，心率每分钟可增加 12～18 次。

2. 心动周期（图 7-33） 心房或心室每收缩和舒张一次所构成的一个机械活动周期，称为心动周期，即心动周期＝60s/心率。一个心动周期中，心房和心室的机械活动都可分为收缩期和舒张期。由于心室在心脏泵血活动中起主要作用，故心动周期通常是指心室的活动周期。

心动周期时程的长短与心率快慢有关。如以成人安静时平均心率 75 次/min 计算，则每一心动周期时程约为 0.8s，其中，心房收

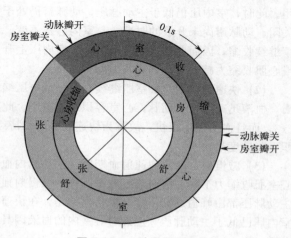

图 7-33 心动周期示意图

缩期为 0.1s，舒张期为 0.7s；而心室收缩期为 0.3s，舒张期为 0.5s。心房和心室都处于舒张的时间为 0.4s，这一时期称为全心舒张期。若心率加快，心动周期就会缩短。收缩期和舒张期虽均缩短，但舒张期的缩短更明显，心肌的工作时间相对延长，休息时间相对缩短，这对心脏的充盈及持久活动是不利的。

综上所述，心动周期具有如下特点：①在一次心动周期中，心房收缩在先，心室收缩在后；②心动周期的长短与心率有关，两者之间呈反比关系；③有一个全心舒张期；④左右两侧的心房和心室的舒缩是同步的；⑤在心动周期中，心房和心室的舒张期均比收缩期长，这有利于静脉血的回流及心室充盈，保证心室有效的射血；⑥如果心率加快，主要影响的是舒张期。

（二）心脏的泵血过程

心脏泵血过程是指心脏通过收缩和舒张的交替活动将血液从静脉吸入心室并射入动脉的过程。现以左心为例说明心脏的射血与充盈过程（图 7-34）。通常以心房开始收缩作为描述一个心动周期的起点。

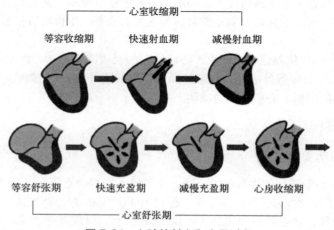

图 7-34　心脏的射血和充盈过程

1. 心室收缩期

（1）等容收缩期　心室肌开始收缩，室内压迅速升高，当室内压超过房内压，推动房室瓣关闭。此时，室内压仍低于主动脉压，动脉瓣仍处于关闭状态，心室成为一个密闭的腔。当房室瓣关闭、动脉瓣尚未开放的时期，心室内容积不变，称为等容收缩期，持续约 0.05s。由于此时心室继续收缩，因而此期成为心动周期中室内压上升速度最快和幅度最大的时期。当主动脉压升高或心肌收缩力减弱时，等容收缩期将延长。

（2）快速射血期　心室肌继续收缩，室内压继续升高，当室内压超过主动脉压时，冲开动脉瓣，血液迅速射入主动脉，心室容积迅速减小。此期射入到主动脉的血量较大，约占总射血量的 2/3，而且血流速度很快，故称为快速射血期，持续约 0.1s。此期室内压上升达峰值，且心室容积下降速度最快。

（3）减慢射血期　快速射血期后，主动脉内血液量增多，压力增大。此时心室内血量减少，心室肌收缩力下降，射血速度减慢，称为减慢射血期，持续约 0.15s。在减慢射血期，室内压和主动脉压都由峰值逐渐下降。需指出的是，在快速射血期的中期或稍后，乃至整个减慢射血期，室内压已低于主动脉压，但此时心室内的血液因具有较高的动量，故仍可逆压力梯度继续进入主动脉。

2. 心室舒张期

（1）等容舒张期 心室肌开始舒张，室内压急剧下降，当室内压低于主动脉压，动脉瓣关闭，此时室内压仍然明显高于房内压，房室瓣依然处于关闭状态，心室再次形成一个密闭的腔。从动脉瓣关闭到房室瓣尚未开放的时期，心室内容积不变，称为等容舒张期，持续 0.06～0.08s。此期是心动周期中室内压下降速度最快和幅度最大的时期。

（2）快速充盈期 等容舒张期末，室内压低于房内压，房室瓣开放，心房和大静脉内血液顺着房室压力梯度被快速地抽吸进入心室，心室容积增大，称为快速充盈期，持续约 0.11s。在这一时期内，进入心室的血量约占总充盈量的 2/3，是心室充盈的主要阶段。此期心室容积增加速度最快。

（3）减慢充盈期 快速充盈期后，随着心室内血液不断增加，房室压力梯度逐渐减小，静脉内血液经心房流入心室的速度逐渐减慢，称为减慢充盈期，持续约 0.22s。

（4）心房收缩期 在心室舒张的最后 0.1s，心房收缩，房内压升高，进一步将心房内血液挤入心室，心室的充盈量可再增加 10%～30%。

如上所述，心室肌的收缩和舒张是造成室内压变化，并导致心房和心室之间以及心室和主动脉之间产生压力梯度的根本原因，而压力梯度则是推动血液在心房、心室以及主动脉之间流动的主要动力。所以，临床上心房纤颤的患者，尽管心房已不能正常收缩，心室的充盈量有所减少，但对心脏的泵血功能影响尚不严重；若发生心室纤颤，则心脏的泵血功能丧失，后果极为严重。由于心脏瓣膜的结构特点和开闭活动，使血液只能沿一个方向流动。

右心室的泵血过程与左心室基本相同，但由于肺动脉压约为主动脉压的 1/6，因此，在心动周期中右心室内压的变化幅度要比左心室内压小得多。

（三）心音

在一个心动周期中，由于心肌的收缩和舒张、瓣膜开闭、血流撞击心室壁和大动脉管壁等因素引起的机械振动，通过心脏周围组织的传导，即可用听诊器在胸壁上听到相应的声音，称为心音。在一个心动周期中可听到两个较清楚的心音，分别称为第一心音和第二心音。

1. 第一心音 发生在心室收缩期，标志着心室收缩的开始。产生原理是：当心室收缩时，由于房室瓣迅速关闭、心室肌的收缩以及血液撞击心室壁引起的振动而产生。第一心音在左侧第五肋间锁骨中线内侧听诊最清楚。其特点是：音调较低，持续时间较长。可反映心肌收缩的强弱和房室瓣的功能状态。

2. 第二心音 发生在心室舒张期，标志着心室舒张的开始。产生原理是：当心室舒张时，由于动脉瓣迅速关闭、血液返流冲击动脉根部引起的振动而产生。第二心音在胸骨左、右缘第二肋间听诊最清楚。其特点是：音调较高，持续时间较短。可反映动脉瓣的功能状态和动脉血压的高低。

四、心输出量及其影响因素

（一）每搏输出量和射血分数

一侧心室每次收缩射出的血量，称为每搏输出量，简称搏出量。正常成人安静状态下的搏出量为 60～80mL。正常成人安静时左心室舒张末期容积约 125mL，可见在射血期末，心室内还有血液存留。搏出量占心室舒张末期容积的百分比，称为射血分数，即射血分数＝搏出量（mL）/心室舒张末期容积（mL）×100%。安静状态下，健康成人的射血分数为 55%～65%。

正常情况下，搏出量与心室舒张末期容积是相适应的，即当心室舒张末期容积增加时，搏出量也相应增加，而射血分数基本保持不变。在心室功能减退、心室异常扩大的患者，其搏出量可能与正常人无明显差异，但与已经增大的舒张末期容积不相适应，实际上射血分数已明显下降。因此，与搏出量相比，射血分数能更准确地反映心脏泵血功能，对早期发现心脏泵血功能异常具有重要意义。

（二）每分输出量

一侧心室每分钟射出的血量，称为每分输出量，简称心输出量，等于搏出量乘以心率。如按心率 75 次/min 计算，正常成人安静时心输出量为 4.5～6L/min，平均约为 5L/min。

（三）心指数

正常人安静时的心输出量与体表面积成正比。将人体在空腹和安静状态下，以每平方米体表面积来计算的心输出量称为**心指数**。一般成人的体表面积为 1.6～1.7m²，静息时心输出量按 5～6L/min 计算，则心指数为 3.0～3.5 L/(min·m²)。心指数是分析比较不同个体心脏功能常用的指标。

（四）心力贮备

心输出量随机体代谢需要而增加的能力，称为心力贮备。健康人安静时，每分输出量为 5.0～6.0L；强体力活动时，每分钟输出量可增加到 30L。加强体育锻炼可以提高心力贮备。

（五）影响心输出量的因素

搏出量和心率是决定心输出量的两大基本因素。凡能影响搏出量的因素和心率改变均可影响心输出量。

1. 影响搏出量的因素　在心率不变的情况下，搏出量的多少取决于心室肌收缩的强度和速度，因此，凡能影响心肌收缩的因素都能影响搏出量，它们包括前负荷、后负荷和心肌收缩能力。

(1) 前负荷　心室收缩之前所承受的负荷称为前负荷。心室肌的前负荷是由心室舒张末期充盈量决定的，它与静脉回心血量成正比关系。实验证明，在一定的范围内，当静脉血的回流量增加时，心室舒张末期的充盈量增多，心肌纤维的初长度增加，心肌收缩力增强，搏出量增多。相反，静脉回流量减少，搏出量也减少。但如果静脉血回流过快、过多，使得心肌的前负荷过大时，心肌收缩力反而减弱，使搏出量减少。故临床上静脉输液或输血时，其速度和量应适当，以防发生急性心力衰竭。

(2) 后负荷　心室肌在收缩过程中所承受的负荷称为后负荷，指心脏在射血过程中所遇到的阻力，即动脉血压。在心肌初长度、收缩能力和心率都不变的情况下，如果大动脉血压增高，等容收缩期室内压的峰值将增高，结果使等容收缩期延长而射血期缩短，射血期心室肌缩短的程度和速度都减小，射血速度减慢，搏出量减少。因此，对心力衰竭患者，可考虑用扩血管药物，以降低动脉血压，增加搏出量，减轻心脏负担。

临床上高血压患者，因长期后负荷加重，心室肌将长期加强其收缩活动，心脏做功量增加而心脏效率降低，久之心肌逐渐发生肥厚，最终可能导致心脏泵血功能减退。

(3) 心肌收缩能力　前负荷和后负荷是影响心脏泵血的外在因素，而肌肉的内部功能状态也是决定肌肉收缩效果的重要因素。心肌不依赖于前负荷和后负荷而能改变其力学活动（包括收缩的强度和速度）的内在特性，称为心肌收缩能力。

心肌收缩能力受神经和体液因素的影响。当交感神经活动增强，肾上腺素和去甲肾上腺素分泌增多时，心肌收缩能力增强，每搏输出量增多；当迷走神经活动增强，乙酰胆碱分泌增多时，则引起相反效应。

2. 心率　在保持每搏输出量不变的前提下，一定范围内心率与心输出量之间成正比。但心率过速或过缓，心输出量均会降低。心率过快时（超过 160～180 次/min），心舒期缩短，心室充盈不足，结果使每搏输出量明显减少，所以心输出量也减少；反之，如心率太慢（低于 40 次/min），即使每搏输出量可能增加些，但由于每分钟射血的次数太少，结果心输出量也减少。

第五节　血管生理

一、血流量、血流阻力与血压

血液在心血管系统中流动的一系列物理学问题属于血流动力学的范畴。血流动力学是流体动力学的一个分支，主要研究血流量、血流阻力、血压以及它们之间的相互关系。

（一）血流量和血流速度

单位时间内流过血管某一横截面的血量称为血流量，也称容积速度，其单位通常以 mL/min 或 L/min 来表示。血液中的一个质点在血管内移动的线速度，称为血流速度。血液在血管内流动时，其血流速度与血流量成正比，与血管的横截面积成反比。因此，血流速度在毛细血管中最慢，在主动脉中最快。

（二）血流阻力

血液在血管内流动时所遇到的阻力，称为血流阻力。血流阻力的产生是由于血液成分之间的摩擦和血液与血管壁的摩擦。血流阻力与血管的长度和血液的黏滞度成正比，而与血管半径的 4 次方成反比。由于血管的长度变化很小，因此血流阻力主要由血管口径和血液黏滞度决定。对于一个器官来说，如果血液黏滞度不变，则器官的血流量主要决定于该器官阻力血管的口径大小，即口径大，血流阻力小，血流量大。

（三）血压

血压是指流动着的血液对于单位面积血管壁的侧压力。压强的国际标准计量单位是帕（符号为 Pa），帕的单位较小，故血压数值常用千帕（kPa）表示。通常习惯常以毫米汞柱（mmHg）为单位，1mmHg 等于 0.133kPa。血管各段的血压都不相同，平常所说的血压是指动脉血压。静脉血压和心房压较低，一般要以厘米水柱（cmH_2O）为单位，1 cmH_2O 等于 0.098kPa。

二、动脉血压

（一）动脉血压及其正常值

动脉血压（blood pressure，BP）就是血液对单位面积动脉管壁的侧压力，一般指主动脉压。动脉血压的测量方法主要有间接测量法和直接测量法。间接测量法，即在临床上，常用听诊法间接测定肱动脉的血压；直接测量法，即用导管插入血管直接测量血压。在一个心动周期中，动脉血压随着心室的舒缩而发生规律性的波动。当心室收缩时，动脉血压上升所达到的最高值称为**收缩压**，正常青年人为 100～120mmHg；当心室舒张时，动脉血压下降到的最低值称为**舒张压**，正常青年人为 60～80mmHg；收缩压与舒张压之差称为脉压差，简称**脉压**，正常青年人为 30～40mmHg；在一个心动周期中动脉血压的平均值称为**平均动脉压**，约等于舒张压＋1/3 脉压。通常动脉血压的记录方法为：收缩压/舒张压 mmHg，如 100/70mmHg。

动脉血压的相对稳定具有重要生理意义。一定的动脉血压是推动血液循环和保证各器官、组织灌流的必要条件。动脉血压过低，血液供应不能满足各器官的代谢需求，尤其是脑、心、肾等重要器官可因缺血、缺氧造成严重后果；动脉血压过高，心室肌的后负荷增加，久之可导致心室扩大，甚至心力衰竭。此外，动脉血压过高，血管壁容易发生损伤，如脑血管受损，可造成脑出血。

动脉血压的形成

（二）动脉血压的形成

在密闭的心血管系统中，有足够的血液充盈是形成动脉血压的前提。动脉内充盈的血量增多，则动脉血压升高，反之则低。而形成动脉血压的根本因素是心室收缩射血产生的动力（心输出量）和血流所遇到的阻力（外周阻力）。在心室收缩期，心室射出的血液由于外周阻力的存在，大约只有 1/3 流向外周，其余 2/3 暂时滞留于大动脉内，滞留的血液对动脉管壁产生侧压力，形成收缩压。由于大动脉管壁的弹性扩张，血液对管壁的侧压力减小，使收缩压不致过高。在心室舒张期，心室射血停止，被扩张的动脉管壁弹性回缩，推动血液继续向外周流动，使血管内保持一定的压力，形成舒张压。因此，大动脉管壁弹性的主要作用是缓冲收缩压，维持舒张压，将心室间断地射血变为血液持续地流动（图 7-35）。

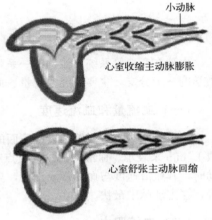

小动脉

心室收缩主动脉膨胀

心室舒张主动脉回缩

图 7-35　主动脉管壁弹性
对血压及血流的作用

简言之，动脉血压形成的前提是在密闭的心血管系统中有足够的血液充盈；心室收缩射血和外周阻力是形成血压的两个必要因素；大动脉管壁的弹性能缓冲收缩压，维持舒张压，保证血液的连续性流动。

（三）影响动脉血压的因素

凡参与动脉血压形成的因素，均可影响动脉血压。

1. 搏出量　在心率和外周阻力不变的情况下，心室收缩力加强，搏出量增多，在心缩期进入到主动脉和大动脉的血量增多，对管壁侧压力增大，收缩压明显升高。由于主动脉和大动脉管壁被扩张的程度增大，心舒期其弹性回缩力量也增加，推动血液向外周流动的速度加快。因此，到心舒期末，主动脉和大动脉内存留的血量增加并不多，故舒张压升高不明显，脉压增大。反之，心室收缩力减弱，搏出量减少时，则主要表现为收缩压降低，脉压减小。故收缩压的高低可反映心脏搏出量的多少。

2. 心率　搏出量和外周阻力不变的情况下，心率增快，心舒期缩短，心室舒张期间流向外周的血量减少，致使心舒期末主动脉和大动脉内存留的血量增多，舒张压明显升高。由于动脉血压升高可使血流速度加快，在心缩期内有较多的血液从主动脉流向外周，故收缩压升高不如舒张压升高明显，因而脉压减小。反之，心率减慢时，舒张压比收缩压降低明显，故脉压增大。

3. 外周阻力　其他因素不变而外周阻力增大时，心舒期内血液向外周流动的速度减慢，心舒期末存留在大动脉内的血量增多，舒张压明显升高。在心缩期内，由于动脉血压升高使血流速度加快，因此，在心缩期内仍有较多的血液流向外周，故收缩压升高不如舒张压升高明显，脉压减小。反之，当外周阻力减小时，舒张压降低比收缩压降低明显，脉压增大。可见，外周阻力主要影响舒张压，舒张压的高低可反映外周阻力的大小。原发性高血压患者大多是由于阻力血管广泛持续收缩或硬化而引起外周阻力过高，动脉血压升高，特别是舒张压升高较明显。

4. 大动脉管壁的弹性　大动脉管壁靠其弹性具有被动扩张和弹性回缩的能力，使收缩压不致过高和舒张压不致过低。老年人大动脉管壁的弹性降低，缓冲动脉血压的作用减小，使老年人的收缩压升高，舒张压降低，脉压增大。但老年人的小动脉常伴有硬化而致口径变小，外周阻力增大，故舒张压也可升高。所以，脉压的大小可反应大动脉管壁的弹性。

5. 循环血量和血管容积的匹配程度　在正常情况下，循环血量和血管容积是相适应的。如果血管容积不变而循环血量减小，如大量失血，或循环血量不变而血管容积增大，如因细菌毒素的作用或药物过敏，都将导致动脉血压下降。

（四）动脉脉搏

动脉脉搏是指心动周期中动脉血压变化引起动脉管壁的节律性搏动。正常脉搏的频率和节律与心搏是一致的。脉搏在一定程度上反映循环系统的功能状态，通过触压桡动脉脉搏，可判断心率、心律、心肌收缩力、动脉管壁的弹性和主动脉瓣的功能等情况。

📝 **边学边练**

血压计有什么样的结构？间接测量动脉血压的原理是什么？如何用血压计测量人体肱动脉的收缩压和舒张压？请参见：实验十一　人体动脉血压的测量。

三、静脉血压和静脉回心血量

（一）静脉血压和中心静脉压

静脉血管越接近心脏血压越低，流经下腔静脉时为 3～4mmHg，汇入右心房时，压力最低，接近于零。通常把人体各器官的静脉血压，称为外周静脉压；而将右心房内或胸腔大静脉的压力，称为**中心静脉压**（CVP）。正常成人中心静脉压为 4～12cmH_2O。

中心静脉压的高低取决于两个因素：①心脏泵血功能。心脏泵血功能良好，能及时将回流入心脏的血液射入动脉，则中心静脉压维持于正常水平不致升高。反之，心脏泵血功能减退，中心静脉压将会升高。②静脉回流速度和静脉回心血量。如果静脉回流速度加快，中心静脉压升高；反之，如果静脉回流速度减慢，则中心静脉压降低。临床上用输液治疗休克时，常将中心静脉压作为控制输液速度和输液量的参考指标。

（二）影响静脉回心血量的因素

单位时间内由静脉回流入心脏的血量，称为静脉回心血量。静脉回心血量取决于外周静脉压和中心静脉压之间的压力差。凡能影响这个压力差的因素，均能影响静脉回心血量。

1. 体循环平均充盈压　是反映循环系统充盈程度的指标。实验证明，循环系统内血液充盈程度愈高，静脉回心血量愈多。当血量增加或容量血管收缩时，体循环平均充盈压升高，因而静脉回心血量增多。反之，血量减少或容量血管舒张时，体循环平均充盈压降低，则静脉回心血量减少。

2. 心脏收缩力量　心脏收缩时将血液射入动脉，舒张时则可从静脉抽吸血液。如果心脏收缩力量较强，射血分数较高，心舒期心室内压就较低，对心房和大静脉内血液的抽吸力量也就较大。例如，右心衰竭时，射血能力显著减弱，心舒期右心室内压将增高，血液淤积在右心房和大静脉内，静脉回心血量明显减少。患者可出现颈外静脉怒张，肝充血肿大，下肢浮肿等体征。左心衰竭时，左心房压和肺静脉压升高，可造成肺瘀血和肺水肿。

3. 骨骼肌的挤压作用　人体在直立状态下，如果下肢进行肌肉活动，与没有肌肉活动时的静脉回心血量不同。一方面，由于肌肉收缩时肌肉内和肌肉间静脉受到挤压，使静脉血流加快；另一方面，因静脉内存在瓣膜，使静脉内的血液只能向心脏方向流动而不能倒流。因此，骨骼肌和静脉瓣膜对静脉回流起着"泵"的作用，这种"泵"称为"静脉泵"或"肌肉泵"。下肢肌肉进行节律性舒缩活动时，例如步行，肌肉泵的作用就能很好地发挥。因为当肌肉收缩时，可将静脉内的血液挤向心脏；当肌肉舒张时，静脉压降低，有利于微静脉和毛细血管内的血液流入静脉，使静脉充盈。肌肉泵的这种作用，对于在直立情况下降低下肢静脉压和减少下肢静脉血液潴留具有重要意义。例如，在站立不动时，足部的静脉压为90mmHg，而在步行时可降至25mmHg以下。在跑步时，两下肢肌肉泵每分钟挤出的血液可达数升。在这种情况下，下肢肌肉泵的做功在相当程度上加速了全身的血液循环，对心脏泵血起辅助作用。但若肌肉不是作节律性的舒缩，而是维持在紧张性收缩状态，则静脉将持续受压，静脉回流反而减少。

4. 体位改变　当人体从平卧位转为直立位时，身体低垂部分的静脉可因跨壁压增大而充盈扩张，容量增大，故回心血量减少。静脉的这一特性在人类特别值得注意。因为当人处于直立位时，身体中大多数容量血管都处于心脏水平以下，如果站立不动，由于身体低垂部分的静脉充盈扩张，可比在卧位时多容纳 400～600mL 血液，这部分血液主要来自胸腔内的血管。这样就造成体内各部分器官之间血量的重新分配，导致回心血量暂时减少，中心静脉压降低，搏出量减少和收缩压降低。例如，当由平卧位迅速转为直立位时，由于重力的影响，大量血液积滞在下肢，使静脉回心血量减少，导致心输出量减少，动脉血压下降，引起脑和视网膜供血不足，出现头晕、眼前发黑，甚至昏厥等症状。

5. 呼吸运动　通常情况下，胸膜腔内压低于大气压，称为胸膜腔负压。由于胸膜腔内压为负压，胸腔内大静脉的跨壁压较大，经常处于充盈扩张状态。在吸气时，胸腔容积加大，胸膜腔负压进一步增大，使胸腔内的大静脉和右心房更加扩张，压力进一步降低，因此，有利于外周静脉内的血液回流至右心房。由于回心血量增加，心输出量也相应增加。呼气时，胸膜腔负压减小，由静脉回流入右心房的血量也相应减少。可见，呼吸运动对静脉回流起着"呼吸泵"的作用。

四、微循环

（一）微循环的组成

微循环（图 7-36）是指微动脉和微静脉之间的血液循环。微循环的基本功能是进行血液和组织液之间的物质交换。典型的微循环由微动脉、后微动脉、毛细血管前括约肌、真毛细血管、通血毛细血管、动-静脉吻合支和微静脉等七个部分组成（图 7-36）。

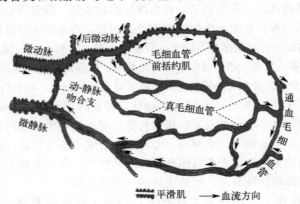

图 7-36　微循环组成示意图

（二）微循环的血流通路

1. 迂回通路　血液经微动脉、后微动脉、毛细血管前括约肌、真毛细血管网，最后汇流至微静脉。由于真毛细血管交织成网，迂回曲折，血流缓慢，加之真毛细血管管壁薄、通透性大，因此，此通路是血液与组织液进行物质交换的主要场所，故又称营养通路。

真毛细血管是交替开放的，其开放的多少取决于所在器官的代谢水平。安静时，骨骼肌中大约只有20%的真毛细血管处于开放状态，其余处于关闭状态。

2. 直捷通路　血液经微动脉、后微动脉、通血毛细血管，最后汇流至微静脉。这条通路较直，流速较快，经常处于开放状态。此通路的主要功能是使一部分血液通过微循环快速返回心脏，以保证循环血量相对恒定。

3. 动-静脉短路　指血液从微动脉经动-静脉吻合支进入微静脉的通路。此通路直而短，血流速度快，无物质交换功能。动-静脉短路多分布在皮肤和皮下组织，特别是手指、足趾、耳郭等处。此通路开放可使皮肤血流量增加，促进皮肤散热，有调节体温的作用。

五、组织液的生成与回流及淋巴循环

（一）组织液的生成与回流

血浆成分透过毛细血管壁进入组织间隙，形成组织液。组织液也可透过毛细血管壁回到毛细血管内成为血浆。**有效滤过压**是形成组织液的动力，取决于毛细血管血压、组织液静水压、血浆胶体渗透压和组织液胶体渗透压四个因素。其中，毛细血管血压和组织液胶体渗透压是促进组织液生成的力量，而血浆胶体渗透压和组织液静水压则是促进组织液回流的力量。有效滤过压可用下列算式表示：

有效滤过压＝（毛细血管血压＋组织液胶体渗透压）－（血浆胶体渗透压＋组织液静水压）

有效滤过压为正值时，生成组织液；有效滤过压为负值时，组织液回流入血（图7-37）。

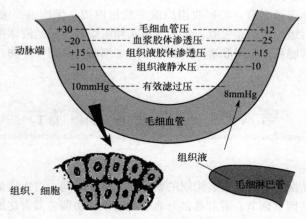

图7-37　组织液生成与回流示意图

正常人毛细血管血压动脉端约为30mmHg；静脉端约为12mmHg；血浆胶体渗透压约为25mmHg；组织液胶体渗透压约为15mmHg；组织液静水压约为10mmHg。故：

毛细血管动脉端有效滤过压为：（30＋15）－（25＋10）＝10mmHg

毛细血管静脉端有效滤过压为：（12＋15）－（25＋10）＝－8mmHg

由上表明，在毛细血管动脉端有效滤过压为正值，不断有液体滤出毛细血管形成组织液；而在毛细血管静脉端有效滤过压为负值，又不断有组织液被重吸收入血液。约90%组织液可在毛细血管静脉端重吸收入血；约10％的组织液则进入毛细淋巴管，生成淋巴液。

（二）影响组织液生成与回流的因素

正常情况下，组织液的生成和回流维持着动态平衡，一旦因某种原因使动态平衡失调，将使组织液生成和回流受到一定影响。

1. 毛细血管血压　毛细血管血压是促进组织液生成的主要因素。毛细血管血压升高时，有效滤过压增大，组织液生成增多。例如，炎症反应时，毛细血管血压升高，组织液生成增多，可形成局部水肿；右心衰竭时，体循环静脉回流受阻，毛细血管血压升高，组织液生成增多，患者可出现肝脏肿大和下肢水肿。

2. 血浆胶体渗透压　血浆胶体渗透压是促进组织液回流的因素。血浆胶体渗透压主要取决于血浆蛋白的浓度。例如，某些肝脏疾病（蛋白质合成减少）、营养不良（蛋白质摄入减少）以及肾脏疾病（蛋白质丢失过多）均可导致血浆蛋白减少，使血浆胶体渗透压降低，有效滤过压增大，使组织液生成过多，形成组织水肿。

3. 淋巴液回流　由于一部分组织液是经淋巴管回流入血，故淋巴系统是否通畅可直接影响组织液回流。例如，肿瘤压迫淋巴管使淋巴回流受阻时，则受阻部位远端组织发生水肿。

4. 毛细血管壁的通透性　正常情况下，蛋白质分子不能透过毛细血管壁，毛细血管内外胶体渗透压保持一定比例。但在某些特殊情况下，例如过敏反应，由于局部组胺的大量释放，毛细血管壁通透性增加，部分血浆蛋白渗出血管，组织液胶体渗透压升高，有效滤过压增大，组织液生成增多，出现局部水肿。

（三）淋巴循环及其生理意义

组织液进入毛细淋巴管成为淋巴液。淋巴液在淋巴系统内流动，称为淋巴循环。淋巴循环视为血液循环的一个侧支，每天生成的淋巴液的量为2～4L，故淋巴生成与回流是组织液向血液循环回流的一个重要辅助系统。

淋巴循环的主要生理意义有：①回收组织液中的蛋白质，保持组织液胶体渗透压在较低水平，有利于毛细血管对组织液的重吸收；②调节血浆和组织液之间的液体平衡；③防御和免疫功能，淋巴结内的巨噬细胞可以吞噬和清除淋巴液中的红细胞、细菌等异物。

第六节　心血管活动的调节

机体在不同生理情况下，各器官、组织的新陈代谢水平不同，对血流量的需要也就不同。机体通过神经系统和体液因素调节心脏和各部分血管的活动，协调各器官之间血流量的分配，以满足各器官、组织在不同情况下对血流量的需要。

一、神经调节

（一）心脏的神经支配

心脏受心交感神经和心迷走神经的双重支配。

1. 心交感神经及其作用　心交感神经节前纤维起源于脊髓胸1～胸5段脊髓灰质的侧角，节后纤维组成了心脏神经丛，支配窦房结、房室交界、房室束、心房肌和心室肌。

心交感神经节后纤维释放的递质是去甲肾上腺素，作用于心肌细胞膜上的 β_1 受体，使心肌细胞膜对 Ca^{2+} 通透性提高，促进 Ca^{2+} 内流，使心率加快，房室传导加速，心肌收缩力加强，心输出量增多，血压升高。

2. 心迷走神经及其作用　心迷走神经的节前纤维起源于延髓迷走神经背核和疑核，节后纤维支配窦房结、心房肌、房室交界、房室束及其分支。心室肌仅有少量的心迷走神经纤维分布。

心迷走神经节后纤维释放的递质是乙酰胆碱，作用于心肌细胞膜上的胆碱能 M 受体。乙酰胆碱与 M 受体结合，使细胞膜对 K^+ 通透性增大，促进 K^+ 外流，对心脏活动起抑制作用，表现为心率减慢，心房肌收缩力减弱，房室传导减慢，心输出量减少，血压降低。

（二）血管的神经支配

1. 交感缩血管神经　人体内绝大多数血管仅受交感缩血管神经支配。其节前神经元位于脊髓胸、腰段的中间外侧柱内，其末梢释放乙酰胆碱；节后神经元位于椎旁和椎前神经节内，其末梢释放去甲肾上腺素。它所支配的血管平滑肌细胞上有 α 和 β_2 两类肾上腺素受体。去甲肾上腺素与 α 受体结合后，可使血管平滑肌收缩；而与 β_2 受体结合后，则使血管平滑肌舒张。但是，去甲肾上腺素与 β_2 受体结合的能力较弱。因此，缩血管纤维兴奋时，主要引起缩血管效应。

2. 交感舒血管神经　这类神经主要分布于骨骼肌血管上。兴奋时，其节后纤维末梢释放乙酰胆碱，与血管平滑肌细胞膜上的 M 受体结合，使骨骼肌血管舒张，血流量增加。安静状态下，这类纤维无紧张性活动，只有在人体情绪激动、恐慌和剧烈运动时才发放冲动，使骨骼肌血管舒张，血流量增加，为骨骼肌活动提供充足的血流量。

3. 副交感舒血管神经　这类神经纤维主要分布于脑膜、唾液腺、胃肠道腺体和外生殖器等部位的血管。兴奋时，其节后纤维末梢释放乙酰胆碱，作用于血管平滑肌细胞膜上的 M 受体，产生舒血管效应。其作用主要是调节器官组织局部的血流量，对循环系统的总外周阻力影响很小。

（三）心血管中枢

中枢神经系统内与心血管活动有关的神经元集中的部位，称为心血管中枢。心血管中枢广泛分布在中枢神经系统的各级水平。一般认为，心血管活动的基本中枢位于延髓。

1. 延髓心血管中枢　包括位于迷走神经背核和疑核的心迷走中枢和位于延髓腹外侧部的心交感中枢和交感缩血管中枢，分别发出心迷走神经、心交感神经和交感缩血管神经。心交感中枢与心迷走中枢的紧张性活动是相互拮抗的。安静时，心迷走中枢紧张性大于心交感中枢的紧张性；活动时，则心交感中枢紧张性加强。

2. 延髓以上心血管中枢　延髓以上的脑干部分、下丘脑、小脑和大脑中也存在着与心血管活动有关的神经元，参与心血管活动的调节。主要表现为对心血管与机体其他功能之间的整合作用，把许多不同的生理反应统一起来，使之相互协调，相互配合。

（四）心血管反射

机体通过心血管反射实现对心血管活动的调节，以维持机体内环境的稳定，适应内、外环境的各种变化。

1. 颈动脉窦和主动脉弓压力感受性反射（图 7-38）　颈动脉窦和主动脉弓内有压力感受器，能感受动脉血压对血管壁的牵张刺激。当动脉血压突然升高时，颈动脉窦和主动脉弓的压力感受器接受牵张刺激，产生神经冲动，经窦神经和主动脉神经传入延髓，使心迷走中枢紧张性增强，而心交感中枢和缩血管中枢紧张性减弱。因此，经心迷走神经传至心脏的冲动增多，经心交感神经传至心脏的冲动减少，从而使心率减慢，心肌收缩力减弱，心输出量减少；同时，由交感缩血管神经传至血管平滑肌的冲动减少，血管舒张，外周阻力减小。由于心输出量减少，外周阻力减小，使动脉血压下降至正常水平。因此，这一反射又称为**减压反射**。

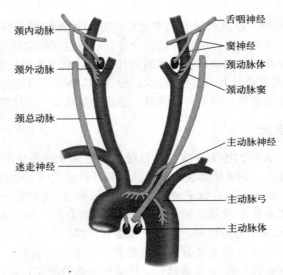

图 7-38　颈动脉窦和主动脉弓的压力感受器、颈动脉体和主动脉体化学感受器

减压反射是一种双向性的负反馈调节机制，其生理意义在于保持动脉血压的相对稳定。其调节范围为 60～180mmHg(8.0～23.9kPa)。此外，减压反射对迅速变化的动脉血压比较敏感，尤其在动脉血压降低时的缓冲作用更为重要；对缓慢变化的血压或持续性高血压不敏感。

2. 颈动脉体和主动脉体化学感受性反射（图 7-38）　化学感受性反射在平时对心血管活动没有明显的调节作用。当血液中 PO_2 过低、PCO_2 过高、H^+ 浓度增高时，刺激化学感受器，产生神经冲动，经舌咽神经和迷走神经传入延髓。化学感受性反射主要是调节呼吸，使呼吸中枢兴奋，呼吸加深，加快；通过呼吸运动的改变，使交感缩血管中枢紧张性增强，使皮肤、骨骼肌和内脏等血管收缩，外周阻力增大，动脉血压升高。

二、体液调节

心血管活动的体液调节是指血液和组织液中一些化学物质对心肌和血管平滑肌的调节作用。

（一）肾上腺素与去甲肾上腺素

肾上腺素（E）和去甲肾上腺素（NE）在化学结构上都属于儿茶酚胺类物质。循环血液中的肾上腺素和去甲肾上腺素主要来自肾上腺髓质。由肾上腺髓质分泌的髓质激素中，肾上腺素约占80％，而去甲肾上腺素约占 20％。肾上腺素能神经末梢释放的去甲肾上腺素也有一小部分进入血液循环。

血液中的肾上腺素和去甲肾上腺素对心脏和血管的作用有许多共同点，但并不完全相同，这是因为两者对不同的肾上腺素受体的结合能力不同。心肌细胞膜上以 β_1 受体为主，心、脑、骨骼肌和肝的血管平滑肌细胞膜上 β_2 受体占优势，皮肤、肾和胃肠道的血管平滑肌细胞膜上以 α 受体为主。肾上腺素对 β 受体的亲和力强，对 α 受体的亲和力较弱。去甲肾上腺素对 α 受体的亲和力强，对 β_1 受体次之，对 β_2 受体的亲和力最弱。

静脉注射肾上腺素后，心率加快和心肌收缩能力增强，心排出量增加，血压升高；心、脑和骨骼肌等处的血管舒张；皮肤、肾脏和胃肠道等处的血管收缩。

静脉注射去甲肾上腺素后，引起全身血管广泛收缩，血压明显升高。由于去甲肾上腺素是通过血管收缩引起血压升高，在血管壁张力增加的情况下，血压升高对血管壁上压力感受器的刺激作用增强，通过压力感受性反射使心率减慢的作用大于对心肌细胞膜β受体的直接兴奋作用，故可以使心率减慢。

可见，肾上腺素主要是通过增加心排出量使血压升高，同时对循环血液具有重新分配的作用。去甲肾上腺素主要是通过血管收缩，增大外周阻力使血压升高。故在临床工作中，通常把肾上腺素作为强心药，把去甲肾上腺素作为缩血管的升压药。

（二）血管紧张素

血管紧张素是由肝脏产生的一组多肽类物质。当肾缺血、血钠降低或肾交感神经兴奋，可刺激肾脏球旁细胞分泌肾素。肾素能使血浆中的血管紧张素原水解成为血管紧张素Ⅰ（10肽），血管紧张素Ⅰ在肺内血管紧张素转换酶（ACE）的作用下转变为血管紧张素Ⅱ（8肽），血管紧张素Ⅱ又在氨基肽酶的作用下转变为血管紧张素Ⅲ（7肽）。

血管紧张素Ⅰ能刺激肾上腺髓质分泌肾上腺素和去甲肾上腺素，从而升高血压。血管紧张素Ⅱ可使全身微动脉平滑肌收缩，外周阻力增大而升高血压；血管紧张素Ⅱ和血管紧张素Ⅲ均能使肾上腺皮质球状带分泌醛固酮，醛固酮促进肾小管重吸收钠和排出钾，起保钠、保水和排钾的作用，从而引起循环血量增多，血压升高。

在正常情况下，肾素分泌很少，对血压调节作用不大。在大失血的情况下，肾血流量减少，使肾素大量分泌，阻止血压过度下降。临床上肾血管痉挛或狭窄的患者，由于肾血流量长期减少，可使肾素分泌量增加，血管紧张素分泌过多，而导致肾性高血压。

（三）血管升压素

血管升压素由下丘脑视上核和室旁核神经细胞产生，通过下丘脑-垂体束运输至神经垂体贮存，当机体需要时释放入血而发挥作用。

血管升压素的主要生理作用是促进肾远曲小管和集合管对水的重吸收，使尿量减少。在正常情况下，血管升压素不参与对血压的调节。如果发生大失血等情况，由于循环血量减少，可引起血管升压素的合成和释放增多，从而使血管平滑肌收缩而发挥升压作用，对于维持动脉血压起到一定的作用。

♥ 医者仁心

火箭心

有数据显示，全世界约有8000万心力衰竭（简称心衰）患者，我国心衰患者保守估计也有1600万人，但我国每年心脏移植数量仅几百例。天津泰达国际心血管病医院自2009年起与中国运载火箭技术研究院在国内最早开展第三代人工心脏——植入式磁液悬浮心室辅助装置的研究。医工团队潜心研发，积累了翔实的数据和丰富的经验，十年磨一剑，研究终获成功。产品被命名为"HeartCon"，也叫"火箭心"，这颗纯国产的"火箭心"结束了我国对终末期心衰治疗无能为力的局面，在临床中广泛应用于患者。

本章小结

1. 脉管系统包括心血管系统和淋巴系统两部分，是以心为中心分布于全身的连续而封闭的管道系统，完成物质运输，以保证新陈代谢的不断进行。

2. 心血管系统由心和血管组成，血液在其中循环流动。心是血液循环的动力器官，位于胸腔中纵隔内；外面裹以心包；外形可分为一尖、一底、两面、三缘和三条沟；心的内腔分别为左心房、左心室、右心房和右心室；心在传导系统的控制下，进行节律性地收缩与舒张；营养心的血管是左、右冠状动脉。

3. 血管是血液运行的管道，肺循环的动脉主干是肺动脉，体循环的动脉主干是主动脉，体循环的静脉包括上腔静脉系、下腔静脉系和心静脉系。

4. 肝门静脉系由肝门静脉及其属支构成，是下腔静脉系的组成部分。肝门静脉系的主要功能是将消化道吸收的物质运输至肝内。

5. 淋巴系统由淋巴管道、淋巴器官和淋巴组织构成。淋巴沿淋巴管道向心流动，最后注入静脉，故淋巴管道通常被看作静脉的辅助管道。

6. 心脏是血液循环的中心，心脏通过节律的收缩和舒张，使心室压力的变化和瓣膜的开闭推动血液在心血管内循环流动，完成体内的物质运输。心脏的自律细胞主要包括窦房结和浦肯野细胞，工作细胞包括心房肌和心室肌细胞。心脏不会发生强直收缩，心肌细胞的生物电和生理特性以及心脏的泵血之间是紧密联系的。

7. 影响心排出量的因素包括前负荷、后负荷、心率和心肌收缩能力。影响动脉血压的因素有搏出量、心率、外周阻力、大动脉弹性贮器作用和循环血量的变化。

8. 微循环是血液和组织液进行物质交换的部位。机体可通过神经和体液机制对心脏和各部分血管的活动进行调节，从而适应各器官组织在不同情况下对血流量的需要，协调地进行各器官之间的血流分配。

目标测试

一、单项选择题

1. 下列关于肺循环叙述正确的是

A. 起自左心室　　　　　　B. 将血液射入主动脉　　　C. 与肺泡进行气体交换

D. 将静脉血带到左心房　　E. 将动脉血带到右心房

2. 下列关于心尖的叙述正确的是

A. 朝向右前下方　　　　　B. 发出主动脉　　　　　　C. 由左、右心室构成

D. 由左心耳构成　　　　　E. 体表投影位于左侧第 5 肋间隙锁骨中线内侧 1～2cm 处

3. 卵圆窝位于

A. 室间隔　　　　　　　　B. 右心耳　　　　　　　　C. 左心耳

D. 房间隔右侧下部　　　　E. 下腔静脉口和右房室口之间

4. 左心室收缩时，防止血液逆流的结构是

A. 二尖瓣　　　B. 三尖瓣　　　　C. 主动脉瓣　　　D. 肺动脉瓣　　　E. 卵圆窝

5. 下列关于冠状动脉的叙述正确的是

A. 是供应心的血管

B. 发自肺动脉干的起始处

C. 前室间支发自右冠状动脉

D. 旋支发自右冠状动脉

E. 左、右冠状动脉汇合形成冠状窦

6. 构成心外膜的是

A. 纤维性心包　　　　　　B. 浆膜性心包的壁层　　　C. 浆膜性心包的脏层

D. 胸膜壁层　　　　　　　E. 胸膜脏层

7. 主动脉弓凸侧发出的分支由右向左依次是

A. 头臂干、右颈总动脉、右锁骨下动脉

B. 右锁骨下动脉、右颈总动脉、头臂干

C. 头臂干、右颈总动脉、左锁骨下动脉

D. 左颈总动脉、左锁骨下动脉、头臂干

E. 头臂干、左颈总动脉、左锁骨下动脉

8. 肱动脉在肘部的摸脉位置是在

A. 肱二头肌腱内侧　　　　　B. 肱二头肌腱外侧　　　　　C. 旋前圆肌内侧

D. 肱桡肌内侧　　　　　　　E. 肱二头肌外侧沟

9. 桡动脉在腕部的摸脉位置是在

A. 桡侧腕屈肌腱内侧　　　　B. 桡侧腕屈肌腱外侧　　　　C. 掌长肌腱内侧

D. 拇长伸肌腱外侧　　　　　E. 豌豆骨上方

10. 静脉角位于

A. 颈内、外静脉汇合处　　　　　　　　B. 左、右头臂静脉汇合处

C. 颈外静脉注入锁骨下静脉处　　　　　D. 锁骨下静脉与颈内静脉汇合处

E. 头臂静脉注入上腔静脉处

11. 下列静脉不属于下腔静脉属支的是

A. 肝门静脉　　　　B. 肝静脉　　　　C. 肾静脉　　　　D. 右肾上腺静脉　E. 右睾丸静脉

12. 下肢深静脉血栓脱落的栓子沿血流最后会栓塞于

A. 心　　　　　　　B. 脑　　　　　　C. 肺　　　　　　D. 肝　　　　　　E. 肠系膜

13. 肝门静脉收集下列脏器的血液，除外

A. 肝　　　　　　　B. 脾　　　　　　C. 胃和小肠　　　　D. 胆囊　　　　　E. 胰

14. 下列关于胸导管描述正确的是

A. 由左、右腰干合成　　　　B. 经食管裂孔入胸腔　　　　C. 收集右上半身的淋巴

D. 注入奇静脉　　　　　　　E. 注入左静脉角

15. 在心动周期中，室内压升高速率最快的时相是

A. 快速充盈期　　B. 等容收缩期　　C. 快速射血期　　D. 减慢射血期　　E. 全收缩期

16. 在心动周期中，心室充盈主要依靠

A. 心房收缩期射血　　　　　B. 胸腔大静脉收缩　　　　　C. 心室舒张引起的低压抽吸

D. 胸膜腔负压抽吸　　　　　E. 心包的扩张

17. 心室肌细胞有效不应期等于

A. 收缩期　　　　　　　　　B. 舒张期＋收缩早期　　　　C. 收缩期＋舒张早期

D. 收缩期＋舒张期　　　　　E. 整个收缩期

18. 心输出量是指

A. 每搏输出量　　　　　　　　　　　　B. 左、右心室输出的总血液量

C. 每分钟左心室所泵出的血量　　　　　D. 心房进入心室的血量

E. 每分钟两心房进入心室的血量

19. 正常人心率超过 180 次/min 时，心输出量减少的原因主要是

A. 心室充盈期缩短　　　　　B. 快速射血期缩短　　　　　C. 减慢射血期缩短

D. 心室肌氧气供应不足　　　E. 经减压反射调节后心缩力减弱

20. 心肌不产生强直收缩是由于

A. 心肌是功能合胞体　　　　B. 收缩期较短　　　　　　　C. 兴奋传导有房室延搁

D. 有效不应期特别长　　　　E. 窦房结对潜在起搏点有抑制作用

21. 右心衰竭的患者常因组织液生成过多而导致下肢水肿，其主要原因是

A. 血浆胶体渗透压降低   B. 毛细血管血压增高   C. 组织液静水压降低

D. 组织液胶体渗透压升高   E. 淋巴回流受阻

22. 动脉血压升高可引起

A. 心室等容收缩期延长   B. 心室快速射血期延长   C. 心室减慢射血期延长

D. 心室快速充盈期延长   E. 心室减慢充盈期延长

23. 房室延搁一般发生于

A. 兴奋由窦房结传至心室肌时   B. 兴奋在心房肌传导

C. 兴奋在房室交界内传导   D. 兴奋在房室束传到左右束支时

E. 兴奋由浦肯野纤维传到心室肌时

24. 心动周期中，主动脉压的最低值是

A. 舒张压   B. 循环系统平均充盈压   C. 平均动脉压

D. 收缩压   E. 脉压

25. 外周阻力和心率不变而每搏输出量增大时，动脉血压

A. 收缩压升高   B. 舒张压升高   C. 收缩压和舒张压升高幅度相同

D. 收缩压降低，舒张压升高   E. 收缩压升高，舒张压降低

26. 减压反射的生理意义是

A. 降低动脉血压   B. 升高动脉血压   C. 减弱心血管活动

D. 加强心血管活动   E. 维持动脉血压相对恒定

27. 组织液的生成主要取决于

A. 毛细血管血压   B. 有效滤过压   C. 血浆胶体渗透压

D. 血浆晶体渗透压   E. 淋巴回流

28. 心交感神经末梢释放的递质是

A. 组胺   B. 乙酰胆碱   C. 肾上腺素   D. 血管紧张素   E. 去甲肾上腺素

29. 在实验过程中给予动物某种药物后出现心率减慢，心电图 P-R 间期延长，该药物是

A. 肾上腺素   B. 普萘洛尔   C. 阿托品   D. 酚妥拉明   E. 去甲肾上腺素

二、多项选择题

1. 右心房的入口有

A. 上腔静脉口   B. 下腔静脉口   C. 冠状窦口   D. 右房室口   E. 肺动脉口

2. 下列静脉属于浅静脉的是

A. 大隐静脉   B. 头静脉   C. 颈内静脉   D. 颈外静脉   E. 贵要静脉

3. 心动周期的特点有

A. 在一次心动周期中，心房收缩在先，心室收缩在后

B. 心动周期的长短与心率有关，两者之间呈反比关系

C. 有一个全心舒张期

D. 左右两侧的心房和心室的舒缩是同步的

E. 如果心率加快，主要影响的是舒张期

4. 心室肌细胞的生理特性有

A. 自律性   B. 兴奋性   C. 收缩性   D. 传导性   E. 以上均是

5. 影响动脉血压的因素有

A. 心输出量   B. 中心静脉压   C. 外周阻力   D. 体循环平均压   E. 大动脉弹性

6. 微循环的基本功能

A. 实现血液与组织液的物质交换   B. 控制组织血液灌流量

C. 维持动脉血压   D. 调节和维持有效循环血量稳定

E. 调节体温

7. 关于中心静脉压叙述正确的是

A. 指右心房和胸腔大静脉内的压力

B. 波动范围在 $4\sim12cmH_2O$

C. 不受呼吸运动的影响

D. 作为控制输液量的依据

E. 与心脏的射血无关

（袁　鹏　牛小艳）

第八章　呼吸系统

知识目标 >>>>>

　　1. 掌握鼻旁窦的位置及开口部位；气管、主支气管的形态结构及临床意义；肺的形态和位置；肺通气的动力和弹性阻力；胸膜腔负压的生理意义；肺容积、肺容量和肺通气量的反映指标。

　　2. 熟悉呼吸系统的组成及上、下呼吸道的概念；喉的软骨及连结、喉腔的分部；肺的微细结构；支气管肺段的概念；纵隔的境界及分部；影响肺换气的因素；呼吸反射。

　　3. 了解鼻腔的分部；氧和二氧化碳在血液中运输的形式；各级呼吸中枢。

能力目标 >>>>>

　　能结合标本、模型或虚拟仿真软件辨识呼吸系统器官的主要结构。能正确使用肺量计测定肺容积、肺容量和肺通气量；能用直接测量法观察胸膜腔负压。

素质目标 >>>>>

　　具有认识生命、关爱生命和守护生命的意识，并具有基础与临床知识转化应用的思维能力。

　　机体与环境之间进行的气体交换过程，称为呼吸。呼吸全过程包括外呼吸、气体在血液中的运输和内呼吸三个环节，这三个环节既相互衔接又同步进行（图 8-1）。①**外呼吸**：是指肺毛细血管血液与外界环境之间的气体交换，包括肺通气和肺换气。肺通气是指肺与外界环境之间的气体交换过程；肺换气是指肺泡与肺毛细血管血液之间的气体交换过程。②**气体在血液中的运输**：循环血液将 O_2 从肺运输到组织以及将 CO_2 从组织运输到肺的过程，是连接内呼吸与外呼吸的重要环节。③**内呼吸（组织换气）**：是指组织毛细血管血液与组织细胞之间的气体交换过程。

　　呼吸系统（图 8-2）由呼吸道和肺组成。呼吸道是传送气体的管道，包括鼻、咽、喉、气管和各级支气管。临床上通常将鼻、咽、喉称为**上呼吸道**，将气管和气管的各级分支称为**下呼吸道**。肺是气体交换的器官。

　　呼吸的生理意义是维持机体内环境 O_2 和 CO_2 含量的相对恒定，以保证生命活动的正常进行。呼吸过程中的任一环节发生障碍，均可引起组织缺 O_2 和 CO_2 蓄积，导致内环境紊乱，严重时将危及生命。

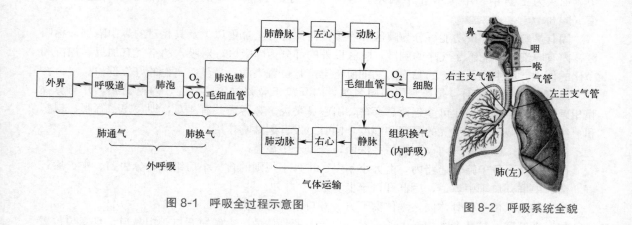

图 8-1 呼吸全过程示意图

图 8-2 呼吸系统全貌

第一节 呼吸系统的结构

📖 案例分析

患者宫某，女，11 岁。因间断喘息 4 个月，加重 1 天入院。4 个月前无明显诱因出现喘息，初起较轻，无活动受限。3 个月前喘息加重，伴睡眠时呼吸困难。1 天前喘息严重，不能平卧，大汗。大小便无异常。

查体：T：37.6℃，P：120 次/min，R：26 次/min，BP：120/80mmHg。患者精神差，饮食差，乏力，面色灰暗，口唇紫绀，呼吸困难，三凹征明显，双肺呼吸音低，闻及明显哮鸣音。心、腹及神经系统检查无异常。X 线胸片无异常。

初步诊断：支气管哮喘。

请根据本节所学内容解释：

1. 主支气管入肺后是如何分支的？主支气管管壁结构有何特征？

2. 支气管哮喘与何处平滑肌发生痉挛有关？

一、呼吸道

（一）鼻

鼻是呼吸道的起始部，又是嗅觉器官，由外鼻、鼻腔和鼻旁窦 3 部分组成。

1. 外鼻 以骨和软骨作支架，表面被覆皮肤。上端为鼻根，向下延伸为鼻背，末端为鼻尖，鼻尖两侧膨出部分为**鼻翼**。

2. 鼻腔 以骨和软骨为支架，内衬黏膜和皮肤。鼻腔借鼻中隔分为左、右 2 腔，向前经鼻孔通外界，向后借鼻后孔通鼻咽。每侧鼻腔可以分为鼻前庭和固有鼻腔两部分。

（1）鼻前庭 位于鼻腔的前下部，是鼻翼内面宽大的部分，内衬皮肤，生有鼻毛，可滤过空气和阻挡异物。

（2）固有鼻腔 位于鼻腔的后上部，由骨性鼻腔内衬黏膜形成，其外侧壁自上而下有 3 个鼻甲，依次为**上鼻甲**、**中鼻甲**和**下鼻甲**，各鼻甲下方的裂隙，分别称**上鼻道**、**中鼻道**和**下鼻道**（图 8-3）。

固有鼻腔的黏膜按功能可分为**嗅区**和**呼吸区**两部分。上鼻甲以上及其相对的鼻中隔部分称嗅区，内有嗅细胞，能感受气味的刺激。嗅区以外的部分为呼吸区，对吸入的空气有加温、加湿和净化的作用。鼻中隔前下方的黏膜内毛细血管丰富且位置表浅，是鼻腔出血的好发部位。

3. 鼻旁窦（图 8-4）　是鼻腔周围同名颅骨内开口于鼻腔的含气骨腔，内衬黏膜，并与鼻黏膜相延续，故鼻腔的炎症可蔓延至鼻旁窦，引起鼻窦炎。鼻旁窦共有 4 对，即额窦、筛窦、蝶窦和上颌窦，可调节吸入空气的温度和湿度，同时对发音起共鸣作用。

（1）**额窦**　位于额骨内，两侧眉弓深面，开口于中鼻道。

（2）**筛窦**　位于筛骨迷路内，由大小不一、排列不规则的含气小房组成，分为前、中、后三群。前、中群开口于中鼻道，后群开口于上鼻道。

（3）**蝶窦**　位于蝶骨体内，垂体窝下方，开口于蝶筛隐窝。

（4）**上颌窦**　是鼻旁窦中最大的一对，位于上颌骨体内。上颌窦开口于中鼻道，且窦口位置明显高于窦底，故上颌窦炎症化脓时，引流不畅，常导致慢性上颌窦炎。

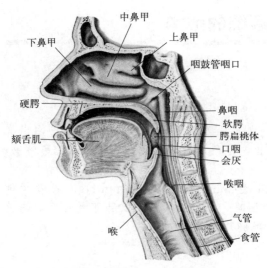

图 8-3　头颈部正中矢状切面

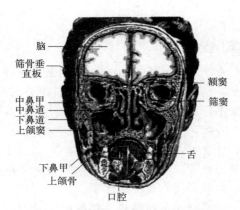

图 8-4　头部冠状切面（示鼻旁窦）

（二）咽

1. 咽的位置和形态

咽是肌性管道，类似漏斗状，位于脊柱颈部的前方，上方附着于颅底，下方在第 6 颈椎下缘移行为食管。咽的前方自上而下与鼻腔、口腔、喉腔相通。食物由口腔经咽峡到咽，然后进入食管。吸入鼻腔的空气经过鼻后孔（或从口腔经过咽峡）经咽入喉，最后进入气管。腭将口腔和鼻腔隔开。

2. 咽的分部

依据咽的通路可分为鼻咽部、口咽部和喉咽部 3 个部分。

（1）**鼻咽部**　位于软腭后上方，正对鼻后孔，是鼻腔后部的直接延续。在鼻咽部侧壁上，相当于下鼻甲的后方，左右各有一个咽鼓管咽口，咽鼓管是鼓室和咽相通的管道，平时关闭，当吞咽、打呵欠或喷嚏时开放，可以调节鼓室与外耳道的压力平衡。当遇到强大声浪时（如爆炸声），可做吞咽动作，通过咽鼓管使外耳道压力与中耳保持平衡，可以防止鼓膜受损。小儿的咽鼓管宽而短，上呼吸道感染时，容易引起中耳炎。咽鼓管咽口的前、上和后方的半环形隆起，称咽鼓管圆枕。咽鼓管圆枕后上方与咽后壁之间纵行的深窝，称咽隐窝，是鼻咽癌的好发部位。

（2）口咽部 是咽的中间部分，位于咽峡的后方，软腭与喉口之间。当口张大时，可看见后壁的黏膜。其外侧壁，腭后方和腭咽方之间的凹陷，称扁桃体窝，容纳腭扁桃体。

（3）喉咽部 是咽的最下部分，较为狭窄，上端与口咽部相连，下端在第6颈椎下缘与食管相接。在喉口的两侧，各有一个凹陷，称**梨状隐窝**。

咽壁由黏膜、黏膜下层、肌层和外膜组成。鼻腔黏膜的假复层纤毛柱状上皮延续至鼻咽部上方逐渐移行为复层扁平上皮。口咽部和喉咽部的复层扁平上皮，无角化。咽壁的肌层为骨骼肌，由斜行的咽缩肌和纵行的咽提肌相互交织而成。咽缩肌收缩可将食团挤入食管；咽提肌收缩可上提咽、喉，协助吞咽和封闭喉口。

（三）喉

喉既是呼吸通道，又是发音器官，以软骨为支架，借关节、韧带和喉肌相连（图8-5）。喉位于颈前区的中部，上连舌骨，下接气管，成人的喉约平对第3～6颈椎高度。

1. 喉的软骨 喉软骨主要有不成对的甲状软骨、会厌软骨、环状软骨和成对的杓状软骨（图8-5）。

（1）甲状软骨 最大，构成喉的前外侧壁，由左、右两块近似方形的软骨板在前方融合而成，融合处称为前角。前角上部向前突出，称喉结，成年男子尤为明显。

（2）环状软骨 位于甲状软骨的下方，下接气管，是呼吸道中唯一完整的软骨环，对保持呼吸道的通畅起着重要的作用。

（3）会厌软骨 形如树叶，被覆黏膜构成会厌。吞咽时，喉上提，会厌封闭喉口，可防止食物误入喉腔。

（4）杓状软骨 位于环状软骨的后上方，呈三棱锥形。底部有两个突起，向前方伸出的突起为声带突，有声韧带附着，声韧带是发音的基本结构；向外侧伸出的突起称肌突，有喉肌附着。

2. 喉腔 为喉的内腔。喉腔侧壁可见两对前后方向的黏膜皱襞（图8-6），上方的一对称**前庭襞**，其间的裂隙称**前庭裂**；下方的一对称**声襞**，其间的裂隙称**声门裂**，是喉腔最狭窄的部位。声襞和其覆盖的声韧带、声带肌三者共同组成**声带**，与发音有关。

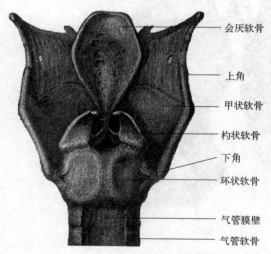

图8-5 喉软骨及其连接

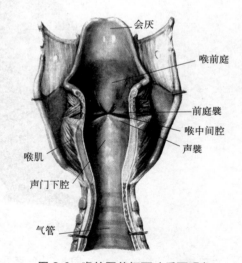

图8-6 喉的冠状切面（后面观）

喉腔以前庭裂、声门裂为界分三部分：

（1）喉前庭 为喉口至前庭裂之间的部分。

（2）喉中间腔 为前庭裂与声门裂之间的部分，喉中间腔向两侧突出的间隙称**喉室**。

（3）声门下腔　为声门裂以下的部分，此区黏膜下组织较疏松，炎症时易引起水肿。婴幼儿喉腔较小，常因水肿而引起喉阻塞，出现呼吸困难。

（四）气管和主支气管

气管和主支气管是连接喉与肺之间的气体通道，均以"C"形软骨为支架，以保持其持续张开状态，软骨环的缺口朝后，由结缔组织和平滑肌形成的膜壁封闭。

1. 气管　位于食管前方，上接环状软骨下缘，经颈部正中下行入胸腔，在胸骨角平面分为左、右主支气管。

2. 主支气管　左、右各一，经肺门入肺。左主支气管细长，长 4～5cm，走向较水平。右主支气管粗短，长 2～3cm，走向较陡直，故气管异物易坠入右主支气管。

气管与主支气管的管壁由内向外依次由黏膜、黏膜下层和外膜构成。黏膜由假复层纤毛柱状上皮和固有层构成，上皮内含有大量杯状细胞，其分泌物可黏附吸入空气中的灰尘颗粒，经上皮纤毛有节律地向咽部摆动，将黏附物排出。

二、肺

肺

（一）肺的位置和形态

肺位于胸腔内，纵隔的两侧，膈的上方，左、右各一。肺呈半圆锥形，质地柔软，富有弹性。分为一尖、一底、两面和三缘（图 8-7）。

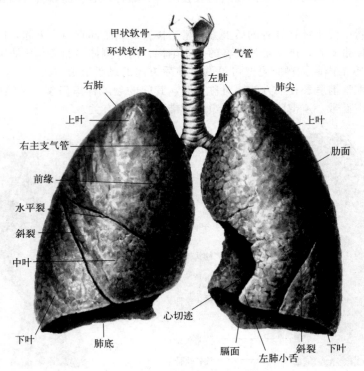

图 8-7　气管、主支气管和肺（前面观）

1. 肺尖　肺尖圆钝，可通过胸廓上口伸入颈根部。

2. 肺底　肺底向上方凹陷，与膈相贴，又称为**膈面**。

3. 肺的两个面　肋面与纵隔面。肺的前面、外侧面和后面被肋包绕，合称为**肋面**。肺的内侧面邻纵隔，称**纵隔面**。纵隔面中部的凹陷处是肺主支气管及血管、神经和淋巴管出入的门户，称为**肺门**。出入肺门的结构被结缔组织包裹，称**肺根**。

4. 肺的三缘 前缘、后缘和下缘。左肺前缘下部的凹陷，称**心切迹**。

左肺较狭长，右肺略宽短。每侧肺都有深入肺内的裂隙，是肺叶的分界，左肺被左肺斜裂分为上、下两叶，右肺被右肺水平裂和右肺斜裂分为上、中、下3叶。

📖 **边学边练**

　　与咽交通的部位有哪些？组成喉支架的软骨是什么？气管是如何走行的？左、右主支气管有何区分？肺位于何处，形态如何？请参见：实验十二　呼吸系统的观察。

（二）肺的微细结构

肺组织由肺实质和肺间质组成。肺间质包括血管、神经和淋巴管等，肺实质即肺内各级支气管及终端的大量肺泡。

左、右主支气管在肺门处入肺后，顺序分为**肺叶支气管、肺段支气管、小支气管、细支气管、终末细支气管、呼吸性细支气管、肺泡管、肺泡囊和肺泡**。因支气管在肺内的反复分支呈树状，故称**支气管树**。

每一肺段支气管及其分支和它所属的肺组织，构成一个肺段，又称支气管肺段。每一个细支气管及其分支和所属的肺组织，构成一个**肺小叶**（图8-8）。肺小叶呈圆锥形，尖端朝向肺门，底朝向肺的表面，在肺的表面透过脏胸膜可观察到许多多边形的小区，即肺小叶的底。

肺实质根据其功能不同，分为导气部和呼吸部。

1. 导气部 自肺叶支气管到终末细支气管，仅有通气作用，称导气部。导气部支气管随着管径的逐渐变小，软骨逐渐消失，而平滑肌逐渐增多，平滑肌的收缩和舒张影响着支气管管径的大小。哮喘患者出现呼吸困难，主要是由于细支气管和终末细支气管的平滑肌痉挛性收缩所致。

2. 呼吸部 呼吸性细支气管及以下的各段分支，管壁不完整，有肺泡开口，称呼吸部。

肺泡是半球形的小囊，开口于呼吸性细支气管、肺泡管和肺泡囊，是气体交换的场所，构成肺的主要结构。肺泡壁由肺泡上皮和基膜组成，肺泡上皮包括Ⅰ**型肺泡细胞**和Ⅱ**型肺泡细胞**（图8-9）。Ⅰ型肺泡细胞呈扁平状，覆盖肺泡约95％的表面积，是进行气体交换的部位。Ⅱ型肺泡细胞呈圆形或立方形，散在于Ⅰ型肺泡细胞之间，覆盖肺泡约5％的表面积。Ⅱ型肺泡细胞可分泌表面活性物质，起到降低肺泡表面张力，稳定肺泡大小的作用。Ⅱ型肺泡细胞还可增殖分化为Ⅰ型肺泡细胞，补充Ⅰ型肺泡细胞的损失。

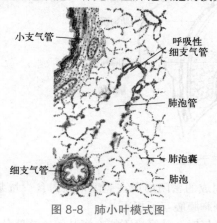

图8-8　肺小叶模式图

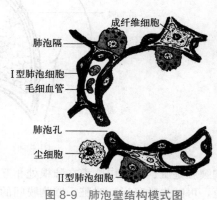

图8-9　肺泡壁结构模式图

肺泡隔是相邻肺泡之间的薄层结缔组织，属于肺间质，内含丰富的毛细血管网、大量的弹性纤维以及成纤维细胞、肺巨噬细胞和肥大细胞等。毛细血管网对于保证血液和肺泡中气体的广泛交换具有重要意义；弹性纤维有助于肺泡扩张之后的弹性回缩；肺巨噬细胞具有吞噬、免疫和分泌作用，吞噬灰尘后的肺巨噬细胞又称为尘细胞。

呼吸膜又称**气-血屏障**，是肺泡与血液之间进行气体交换时所通过的结构，包括表面活性物质分子层、Ⅰ型肺泡细胞及基膜、肺泡隔薄层结缔组织、毛细血管基膜及内皮。气-血屏障很薄，有利于气体迅速交换。

 知识链接

肺部给药系统

肺部给药系统（PDDS）是指能将药物传递到肺部，产生局部或全身治疗作用的给药系统。

肺部给药有其独特的优势：肺部拥有巨大的可供吸收的表面积，肺部吸收的药物可直接、迅速进入血液循环。与胃肠道给药比较，肺部代谢反应较少，可减少药物的降解，能避免肝的首关效应；与注射给药相比，肺部给药可以提高患者的顺应性，给药方式较为方便有效。

肺部给药系统是蛋白类药物非注射给药的重要途径，极具发展潜力。肺部给药的局限性包括：不适合剂量较大的药物；长期用药的安全性问题；气管壁纤毛的清除作用使支气管中药物滞留时间短；直径 $2\sim3\mu m$ 的粒子易被巨噬细胞吞噬等。随着人们对肺部给药的认识和接受程度增加，肺部给药制剂一定会得到快速发展。

三、胸膜与纵隔

（一）胸膜与胸膜腔

胸膜是覆盖在肺表面、胸廓内面、膈上面及纵隔两侧面的薄而光滑的浆膜，可分为脏胸膜和壁胸膜两部分（图 8-10）。紧贴于肺表面的胸膜，称脏胸膜，亦称肺胸膜，脏胸膜可深入肺叶间裂内。衬贴于胸壁内面、膈上面和纵隔两侧的胸膜，称壁胸膜。壁胸膜按贴附部位不同分为四部分：①**胸膜顶**，突出胸廓上口，覆盖肺尖；②**肋胸膜**，衬于胸壁内表面；③**膈胸膜**，贴附于膈的上面；④**纵隔胸膜**，贴附于纵隔两侧。纵隔胸膜中部向外侧包被肺根并移行为脏胸膜。

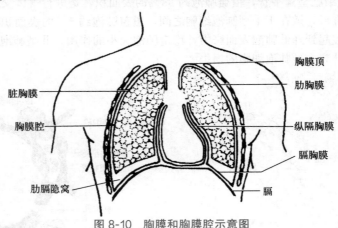

图 8-10　胸膜和胸膜腔示意图

胸膜腔是脏、壁两层胸膜在肺根处相互移行共同围成的密闭的潜在腔隙，腔内含少量浆液，为负压，可减少呼吸运动时脏、壁胸膜间的摩擦。两侧胸膜腔互不相通。

壁胸膜各部相互移行转折处的胸膜腔，即使在深吸气时，肺缘也不能充满其间，这部分胸膜腔称**胸膜隐窝**，其中最重要的是**肋膈隐窝**。肋膈隐窝是肋胸膜与膈胸膜相互移行转折处形成一个半环形间隙，为胸膜腔位置最低的部位，当胸膜发生炎症时，渗出液首先积聚于此处，是临床上行胸膜腔穿刺抽液的常选部位。

📖 **案例分析**

　　患者夏某，男，21岁。1个月前患"感冒"后时有咳嗽、胸部不适，今日上午突发左侧胸痛、呼吸急促急诊入院。患者疼痛随呼吸运动加重，患侧卧位时减轻，伴明显胸闷。患者情绪不稳，夜间失眠。

　　查体：体温37.1℃，脉搏114次/min，呼吸20次/min，血压126/78mmHg。左侧胸部隆起，语颤减弱，气管向右侧移位，心浊音界消失，左肺呼吸音减弱，未闻及干湿啰音。

　　胸部X线：左侧透亮度增强，肺纹理消失，肺压缩50%。

　　初步诊断：左侧气胸。

　　请根据本节所学内容解释：

　　1. 气体进入胸膜腔的可能途径有哪些？

　　2. 本例患者为何会出现肺纹理消失，肺压缩的现象？

（二）纵隔

　　纵隔是两侧纵隔胸膜之间所有器官和结构的总称，以胸骨角平面为界分为**上纵隔**和**下纵隔**。下纵隔以心包为界分为**前纵隔**、**中纵隔**和**后纵隔**（图8-11）。

　　上纵隔内主要有胸腺，左、右头臂静脉及上腔静脉，左、右膈神经，迷走神经，主动脉及其三个分支，食管，气管和胸导管等。

　　前纵隔内有少量淋巴结及疏松结缔组织。中纵隔内有心包、心和出入心的大血管的根部、膈神经、奇静脉弓、淋巴结等。后纵隔内有主支气管、食管、胸导管、奇静脉、半奇静脉、迷走神经、胸交感干和淋巴结等。

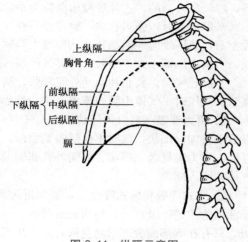

图 8-11　纵隔示意图

第二节　呼吸的过程

📖 **案例分析**

　　患者，男，40岁，因车祸急诊入院。患者烦躁不安，呼吸困难，口唇青紫。胸壁伤口处可闻及吸吮样声音，叩诊呈鼓音。胸部X线片见胸腔大量积气、肺萎缩。

　　请根据本节所学内容解释：

　　1. 什么是呼吸？简述呼吸的过程。

　　2. 患者出现呼吸困难、口唇青紫的原因是什么？

一、肺通气

肺通气是肺与大气之间的气体交流，气体能够进出肺取决于推动气体流动的动力和阻碍气体流动的阻力的相互作用，动力必须克服阻力，才能实现肺通气。

肺通气的动力和阻力

（一）肺通气的原理

1. 肺通气的动力　气体进出肺取决于肺泡与外界环境大气压之间的压力差。在一定的海拔高度，大气压是相对恒定的。因此，在自然呼吸情况下，肺泡与外界环境之间的压力差是由肺泡内的压力，即肺内压决定的。肺内压的高低取决于肺的扩张和缩小程度，但肺自身并不具有主动扩张和缩小的能力，其扩张和缩小依赖于呼吸肌的收缩和舒张引起的胸廓运动。因此，肺内压与外界环境之间的压力差是肺通气的直接动力，而呼吸肌的收缩和舒张引起的节律性呼吸运动则是肺通气的原动力。

（1）呼吸运动　呼吸肌的收缩和舒张引起的胸廓节律性扩大和缩小，称为呼吸运动。胸廓扩大，称为，**吸气运动**；而胸廓缩小，则称为**呼气运动**。

① **平静呼吸**　安静状态下，正常人的呼吸运动平稳而均匀，每分钟 12～18 次，吸气是主动的，呼气是被动的，这种呼吸运动称为平静呼吸。

平静吸气时，膈肌收缩，膈穹窿下移，从而增大胸廓的上下径；同时肋间外肌收缩，肋和胸骨上举，肋下缘向外侧翻转，从而增大胸廓的前后径和左右径。肺的容积随胸廓增大，肺内压降低，当肺内压低于大气压时，外界气体流入肺内，这一过程称为**吸气**。

平静呼气时，膈肌和肋间外肌舒张，胸廓回弹，肺的容积随之减小，肺内压升高。当肺内压高于大气压时，气体由肺内流出，这一过程称为**呼气**（图 8-12）。

② **用力呼吸**　当机体运动或吸入气中 CO_2 含量增加、O_2 含量减少或肺通气阻力增大时，呼吸运动将加深加快，此时不仅呼吸肌收缩，辅助呼吸肌也参与，这种呼吸运动称为用力呼吸或深呼吸。用力吸气时，膈肌、肋间外肌和辅助吸气肌均收缩，胸廓和肺的容积进一步扩大，更多的气体被吸入肺内。

③ **腹式呼吸和胸式呼吸**　以膈肌舒缩活动为主的呼吸运动，称为腹式呼吸。以肋间外肌舒缩活动为主的呼吸运动，称为胸式呼吸。一般情况下，成年人的呼吸运动呈腹式和胸式混合式呼吸，只有在胸部或腹部活动受限时才会出现某种单一形式的呼吸运动。

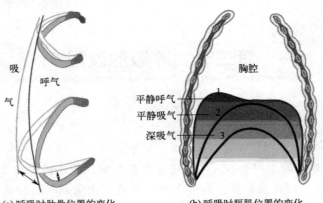

(a) 呼吸时肋骨位置的变化　　　　(b) 呼吸时膈肌位置的变化

图 8-12　呼吸时肋和膈肌位置的变化示意图

（2）肺内压　在呼吸运动过程中，肺内压呈周期性波动。吸气时，肺容积增大，肺内压下降并低于大气压（若以大气压为0，则肺内压为负值），外界气体被吸入肺泡；随着肺内气体的增加，肺内压也逐渐升高，至吸气末，肺内压升高到与大气压相等，气流也就停止。呼气时，肺容积减小，肺内压升高并超过大气压（若以大气压为0，则肺内压为正值），气体由肺内呼出；随着肺内气体的减少，肺内压也逐渐降低，至呼气末，肺内压又降到与大气压相等，气流亦随之停止。

肺内压的周期性交替升降造成的肺内压与大气压之差是引起肺通气的直接动力。根据这一原理，在自然呼吸停止时，可用人为的方法建立肺内压与大气压之间的压力差，以维持肺通气，这就是**人工呼吸**。人工呼吸可分为正压法和负压法两类。施以正压引起吸气的人工呼吸为正压人工呼吸，施以负压引起吸气的人工呼吸为负压人工呼吸。口对口人工呼吸即为正压人工呼吸。

（3）胸膜腔内压　密闭的胸膜腔将肺和胸廓两个弹性体耦联在一起，使自身不具有主动张缩能力的肺能随胸廓容积的变化而扩大、缩小。胸膜腔内的压力称为胸膜腔内压。由于胸膜腔内压通常都低于大气压，因此习惯上称为**胸膜腔负压**，简称**胸内负压**。胸内负压不是小于零的绝对值，而是与大气压相比较，比大气压低。

胸膜腔内负压的形成与肺和胸廓的自然容积不同有关。在人的生长发育过程中，胸廓的发育速度比肺快，因此胸廓的自然容积大于肺的自然容积。因两层胸膜紧紧贴在一起，所以从胎儿出生后第一次呼吸开始，肺即被牵拉而始终处于扩张状态。由此，胸膜腔便受到两种力的作用，一是使肺泡扩张的肺内压；二是使肺泡缩小的肺回缩压，胸膜腔内压就是这两种方向相反的力的代数和，即

$$胸膜腔内压＝肺内压＋（－肺回缩压）$$

在吸气末或呼气末，呼吸道内气流停止，并且呼吸道与外界环境相通，因此肺内压等于大气压，此时，胸膜腔内压＝大气压＋（－肺回缩压）；若以大气压为0，则胸膜腔内压＝－肺回缩压。即使胸廓在深呼气而极大缩小时，肺仍处于一定程度的被动扩张状态，所以正常情况下，肺总是表现出回缩的趋势，胸膜腔内压则因而保持低于大气压，为负压。

在外伤或疾病等原因导致胸壁或肺破裂时，胸膜腔与大气相通，空气将立即自外界或肺泡进入负压的胸膜腔内，形成气胸。此时胸膜腔的密闭性丧失，胸膜腔内压等于大气压，肺将因其自身的内向回缩力的作用而塌陷，不再随胸廓的运动而节律性扩张和缩小。因此，胸膜腔内负压对维持肺的扩张状态具有非常重要的意义，而胸膜腔的密闭状态是形成胸膜腔内负压的前提。此外，胸膜腔负压也作用于壁薄而可扩张性大的腔静脉和胸导管等，使之扩张而有利于静脉血和淋巴的回流。因此，气胸时，不仅肺通气功能出现障碍，血液和淋巴回流也将减少。严重气胸可因肺通气功能和血液循环功能障碍而危及生命，必须紧急处理。

🖊 **边学边练**

如何用直接测量法观察胸膜腔负压？如何测量胸膜腔负压在呼吸周期中的变化？请参见：实验十四　胸内负压的观察。

---

2. 肺通气的阻力　肺通气过程中所遇到的阻力可分为弹性阻力和非弹性阻力两类。前者包括肺的弹性阻力和胸廓的弹性阻力；后者包括气道阻力、惯性阻力和黏滞阻力。平静呼吸时，弹性阻力约占肺通气总阻力的70%，非弹性阻力约占30%。肺通气阻力增大是临床上肺通气障碍最常见的原因。

（1）肺的弹性阻力和顺应性　肺和胸廓均为弹性组织，具有弹性阻力，其弹性阻力的大小可用顺应性来表示。顺应性是指弹性体在外力作用下发生变形的难易程度，顺应性与弹性阻力成反变关系，即顺应性越大，弹性阻力就越小，在外力的作用下容易变形；顺应性越小，则弹性阻力越大，在外力的作用下不易变形。

肺的弹性阻力来自两个方面，一是肺弹性纤维的弹性回缩力，约占肺总弹性阻力的1/3；二是肺泡表面张力，约占肺总弹性阻力的2/3。

① **肺弹性回缩力**　肺组织含弹性纤维，扩张时会产生回缩力。在一定范围内，肺扩张的越大，弹性回缩力越大，肺弹性阻力也越大；反之，则越小。

② **肺表面活性物质**　主要由肺泡Ⅱ型细胞产生，其主要成分是二棕榈酰卵磷脂和表面活性物质结合蛋白。肺表面活性物质的主要作用是：a. 有助于维持肺泡的稳定性。b. 减少肺组织液生成，防止肺水肿。c. 降低肺泡液-气界面的表面张力，减小肺泡的回缩力，降低吸气阻力，减少吸气做功。

🌱 **知识拓展**

新生儿呼吸窘迫综合征

　　胎儿在六七个月或更后，肺泡Ⅱ型细胞才开始合成和分泌肺表面活性物质，因此，早产儿可因缺乏肺表面活性物质而出现新生儿呼吸窘迫综合征，导致死亡。由于肺泡液可进入羊水，所以可抽取羊水检查其中表面活性物质的含量和成分，以了解胎儿肺发育的成熟状态。如果检测出肺表面活性物质缺乏，可采取延长妊娠时间或用药物（糖皮质激素）促进其合成等措施，预防新生儿呼吸窘迫综合征的发生。出生后也可给予外源性肺表面活性物质进行替代治疗。成人患肺炎、肺血栓等疾病时，也可因肺表面活性物质减少而发生肺不张。

（2）胸廓的弹性阻力和顺应性　胸廓的弹性阻力来自胸廓的弹性成分。胸廓处于自然容积位置时，肺容量约为肺总量的 67%（相当于平静吸气末的肺容量），此时胸廓无变形，不表现出弹性阻力。当肺容量小于肺总量的 67%（如平静呼气或深呼气）时，胸廓被牵引向内而缩小，其弹性阻力向外，是吸气的动力，呼气的阻力；当肺容量大于肺总量的 67%（如深吸气）时，胸廓被牵引向外而扩大，其弹性阻力向内，成为吸气的阻力，呼气的动力。所以胸廓的弹性阻力既可能是吸气或呼气的阻力，也可能是吸气或呼气的动力，应视胸廓的位置而定。

（3）非弹性阻力　非弹性阻力包括惯性阻力、黏滞阻力和气道阻力。**惯性阻力**是气流在发动、变速、换向时因气流和组织的惯性所产生的阻止肺通气的力。**黏滞阻力**来自呼吸时组织相对位移所发生的摩擦。**气道阻力**来自气体流经呼吸道时气体分子之间和气体分子与气道壁之间的摩擦，是非弹性阻力的主要成分，占 80%～90%。

气道阻力受气流速度、气流形式和气道管径大小的影响。气流速度快，则阻力大；气流速度慢，则阻力小。气流形式有层流和湍流，层流阻力小，湍流阻力大。在层流时，流体的阻力与管道半径的 4 次方成反比，即气道管径缩小时，气道阻力将显著增加。因此，气道管径的大小是影响气道阻力的主要因素。

（二）肺通气功能的评价

肺容量和肺通气量能够比较客观地反映肺的通气功能，故常作为衡量肺通气功能的指标。

1. 肺容积和肺容量

（1）肺容积　肺内气体的容积，称为肺容积。通常肺容积可分为潮气量、补吸气量、补呼气量和余气量（图 8-13），它们互不重叠，全部相加后等于肺总量。

① **潮气量**　每次呼吸时吸入或呼出的气体量，称为潮气量。正常成年人平静呼吸时的潮气量为 400～600mL，平均约 500mL。

② **补吸气量或吸气储备量**　平静吸气末，再尽力吸气所能吸入的气体量，称为补吸气量。正常成年人的补吸气量为 1500～2000mL。补吸气量反映吸气的储备量。

③ **补呼气量或呼气储备量**　平静呼气末，再尽力呼气所能呼出的气体量，称为补呼气量。正常成年人的补呼气量为 900～1200mL。补呼气量反映呼气的储备量。

④ **余气量**　最大呼气末尚存留于肺内不能呼出的气体量，称为余气量。正常成年人的余气

量为 1000～1500mL。余气量的存在是由于在最大呼气末，细支气管特别是呼吸性细支气管关闭所致；胸廓向外的弹性回位力也使肺不可能回缩至其自然容积。

（2）肺容量 肺容积中两项或两项以上的联合气体量，称为肺容量。肺容量包括深吸气量、功能余气量、肺活量和肺总量（图 8-13）。

① 深吸气量 从平静呼气末做最大吸气时所能吸入的气体量，称为深吸气量。它是潮气量与补吸气量之和，是衡量最大通气潜力的一个重要指标。

② 功能余气量 平静呼气末尚存留于肺内的气体量，称为功能余气量。功能余气量等于余气量与补呼气量之和，正常成年人约 2500mL。

③ 肺活量、用力肺活量和用力呼气量 尽力吸气后，从肺内所能呼出的最大气体量，称为肺活量（VC）。肺活量是潮气量、补吸气量与补呼气量之和。正常成年男性平均约为 3500mL，女性约为 2500mL。肺活量测定方法简单，重复性好，可反映一次通气的最大能力，是肺功能测定的常用指标。

由于测定肺活量时不限制呼气的时间，在某些肺组织弹性降低或呼吸道狭窄的患者，虽然通气功能已经受到损害，但是如果延长呼气时间，所测得的肺活量仍可正常。因此，肺活量难以充分反映肺组织的弹性状态和气道通畅程度等变化。用力肺活量和用力呼气量能更好地反映肺通气功能。用力肺活量（FVC）是指一次最大吸气后，尽力尽快呼气，计算第 1s、2s、3s 末呼出的气量占肺活量的百分比，又称时间肺活量。正常成年人第 1s、2s、3s 末分别约为 83%、96% 和 99%，其中第一秒时间肺活量最有意义。时间肺活量是一种动态指标，它不仅反映肺活量的大小，而且反映呼吸阻力的变化，是评价肺通气功能的理想指标。肺弹性降低或阻塞性肺疾患，时间肺活量可显著降低。特别是第一秒时间肺活量低于 70% 时，表示肺通气功能已明显受影响。

④ 肺总量 肺所能容纳的最大气体量，称为肺总量。肺总量等于肺活量与余气量之和，其大小因性别、年龄、身材、运动锻炼情况和体位改变而异，成年男性平均约 5000mL，女性约 3500mL。

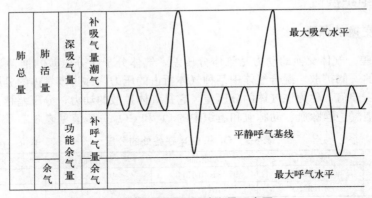

图 8-13 肺容积和肺容量示意图

2. 肺通气量和肺泡通气量

（1）肺通气量 每分钟吸入或呼出的气体总量，称为肺通气量。肺通气量等于潮气量与呼吸频率的乘积。正常成年人平静呼吸时，呼吸频率为 12～18 次/min，潮气量约为 500mL，则肺通气量为 6～9L/min。在尽力作深、快呼吸时，每分钟所能吸入或呼出的最大气体量，称为每分最大随意通气量。它可反映单位时间内充分发挥全部通气能力所能达到的通气量，是估计一个人能进行多大运动量的生理指标之一。

（2）无效腔和肺泡通气量 每次吸入的气体，一部分将留在鼻或口与终末细支气管之间的呼吸道内，不参与肺泡与血液之间的气体交换，这部分呼吸道的容积称为**解剖无效腔**。体重为

70kg 的成年人，其解剖无效腔约 150mL。进入肺泡的气体，也可因血流在肺内分布不均而不能都与血液进行气体交换，未能发生交换的这一部分肺泡容量称为**肺泡无效腔**。肺泡无效腔与解剖无效腔一起合称为生理无效腔。健康人平卧时，生理无效腔等于或接近于解剖无效腔。

由于无效腔的存在，每次吸入的新鲜空气不能都到达肺泡与血液进行气体交换。因此，为了计算真正有效的气体交换量，应以肺泡通气量为准。肺泡通气量是指每分钟吸入肺泡的新鲜空气量，它等于潮气量和无效腔气量之差与呼吸频率的乘积。即

$$肺泡通气量＝（潮气量－无效腔气量）×呼吸频率$$

安静时，正常成人潮气量为 500mL，无效腔为 150mL，呼吸频率为 12 次/min，则每分通气量为 6L/min，肺泡通气量为 4.2L/min，它是肺通气的有效气量。

因为无效腔的容积是相对恒定的，所以肺泡通气量主要受潮气量和呼吸频率的影响。在潮气量减半和呼吸频率加倍或潮气量加倍而呼吸频率减半时，肺通气量保持不变，但是肺泡通气量却发生明显变化。由表 8-1 可见，浅而快的呼吸可降低肺泡通气量，对人体不利；适当深而慢的呼吸，可增加肺泡通气量，从而提高肺通气的效率。

表 8-1　不同呼吸形式时肺通气量和肺泡通气量

呼吸形式	呼吸频率/(次/min)	潮气量/mL	肺通气量/(mL/min)	肺泡通气量/(mL/min)
平静呼吸	12	500	6000	4200
浅快呼吸	24	250	6000	2400
深漫呼吸	6	1000	6000	5100

边学边练

肺量计的结构是怎样的？如何使用肺量计测定肺容量和肺容积以及肺通气量？请参见：实验十三　肺通气功能的测定。

二、肺换气和组织换气

（一）气体交换的原理

1. 气体分压差　气体交换的动力是气体分压差，气体分子在分压差的推动下总是从分压高的一侧向分压低的一侧扩散。混合气体中某种气体所占的压力，称为该气体的分压。某气体在两个区域之间的分压差值，称为该气体的分压差，它是气体扩散的动力，分压差越大，扩散速度越快。安静时，肺泡气、静脉血、动脉血和组织中的 O_2 和 CO_2 分压值见表 8-2。

表 8-2　O_2 和 CO_2 在各处的分压　　　　　　　单位：mmHg（kPa）

气体分压	肺泡气	动脉血	静脉血	组织
PO_2	104(13.9)	97~100(13.3)	40(5.3)	30(4.0)
PCO_2	40(5.3)	40(5.3)	46(6.1)	50(6.7)

由表中数值可见，肺泡气、静脉血、动脉血和组织中的 O_2 和 CO_2 分压各不相同，存在着分压差，从而确定了血液流经肺泡和组织时 O_2 和 CO_2 的扩散方向。

2. 气体的分子量和溶解度　气体扩散速度与溶解度成正比，与分子量的平方根成反比。正常时，肺泡气与静脉血之间 O_2 和 CO_2 的分压差之比为 10：1，溶解度之比为 1：24，分子质量平方根之比为 1：1.14。综合分析，CO_2 的扩散速度约为 O_2 的 2 倍。这就是临床上气体交换不足时，往往缺 O_2 显著，而 CO_2 潴留却不明显的原因。

（二）肺换气

1. 肺换气的过程　肺换气是指肺泡与肺毛细血管内血液之间气体交换的过程。当肺动脉内

的静脉血流经肺毛细血管时，由于肺泡气中的 PO_2 高于静脉血中的 PO_2，而肺泡气中的 PCO_2 低于静脉血中的 PCO_2。因此，在分压差的促使下，O_2 由肺泡扩散入血液，而 CO_2 由静脉血扩散入肺泡，完成肺换气过程。肺换气的结果使静脉血变为 O_2 较多、CO_2 较少的动脉血。

2. 影响肺换气的因素　除前已提及的气体分压差、气体溶解度和分子量等之外，还有以下因素。

(1) 呼吸膜的厚度和面积　肺泡气通过呼吸膜与血液进行气体交换。呼吸膜总平均厚度不到 $1\mu m$，有些部位仅 $0.2\mu m$，故通透性很大，气体很容易通过。正常成人的肺泡有 3 亿～4 亿个，总扩散面积约 $70m^2$，平静呼吸时，能进行气体交换的呼吸膜面积约为 $40m^2$，因此有相当大的储备面积。肺不张、肺实变、肺气肿、肺叶切除或肺毛细血管关闭和阻塞等，均可使呼吸膜扩散面积减小，进而影响肺换气。

气体扩散速度与呼吸膜面积成正比，与呼吸膜厚度成反比。呼吸膜厚度增加（如肺炎、肺纤维化等）会降低气体扩散速度，减少扩散量。

(2) 通气/血流比值　由于肺换气发生在肺泡和血液之间，所以充足的肺泡通气量和足够的肺血流量是肺换气正常进行的必要条件。通气/血流比值是指每分钟肺泡通气量（V）和每分钟肺血流量（Q）的比值，简称 V/Q。该比值反映了肺泡通气量与肺毛细血管血液灌注量的匹配程度。正常人安静时，每分钟肺泡通气量约为 4.2L，每分钟肺血流量即为心输出量，约为 5L，则 V/Q 为 0.84，此种匹配最为合适，气体交换的效率最高，静脉血流经肺毛细血管时，将全部变为动脉血。

如果 V/Q 比值增大，说明肺通气过度或肺血流量不足，多见于肺血流量减少（如部分血管栓塞），致使肺泡无效腔增大，使该部分肺泡得不到气体交换，导致气体交换的效率降低；如果 V/Q 比值减小，说明肺泡通气不足或肺血流量过多，多见于肺泡通气不足（如支气管痉挛），使部分血液得不到气体的交换，使气体交换的效率也降低。由此可见，无论通气/血流比值增大或减小，只要偏离 0.84，肺换气效率均降低，导致机体缺 O_2 和 CO_2 潴留，但缺 O_2 更为常见。

在肺气肿患者，由于许多细支气管阻塞和肺泡壁的破坏，上述两种 V/Q 比值异常的情况都可能发生，致使肺换气效率受到极大影响，这是造成肺换气功能异常最常见的一种原因。因此，V/Q 比值可作为衡量肺换气功能的指标。

(三) 组织换气

1. 组织换气的过程　组织换气是指组织内毛细血管血液与组织细胞间气体交换的过程。由于组织细胞在新陈代谢过程中不断消耗 O_2，并产生 CO_2，使组织细胞 PO_2 低于动脉血 PO_2，而组织细胞 PCO_2 高于动脉血 PCO_2。因此，当动脉血流经组织时，O_2 由血液扩散入组织细胞，而 CO_2 则由组织细胞扩散入血液，完成组织换气过程。组织换气的结果使动脉血变为静脉血。

2. 影响组织换气的因素　影响组织换气的因素，主要是组织细胞代谢及血液供应情况。当组织细胞代谢活动增强时，耗氧量、CO_2 产生量增多，使动脉血与组织间的 O_2 及 CO_2 分压差增大，气体交换增多。同时组织代谢产生的酸性产物，使毛细血管大量开放，血流量增多，也有利于气体交换。

三、氧和二氧化碳在血液中的运输

气体在血液中的运输指机体通过血液循环将 O_2 运送到全身各组织，又将组织产生的 CO_2 运送到肺泡的过程，是沟通内呼吸和外呼吸的中间环节。因此，血液循环通过对气体的运输将肺换气和组织换气联系起来。

O_2 和 CO_2 都以两种形式存在于血液中，即物理溶解和化学结合。血液中运输 O_2 和 CO_2 的主要形式是化学结合，物理溶解的量很少。物理溶解的量虽然很少，但它是化学结合的前提。因为必须先有物理溶解才能发生化学结合；而结合状态的气体也必须解离成溶解状态才能溶解于血浆。

（一）氧的运输

1. 物理溶解　血液中，O_2 的物理溶解量很少，100mL 动脉血中 O_2 的溶解量为 0.3mL，仅占血液运输 O_2 总量的 1.5%。

2. 化学结合　血液中的 O_2 扩散入红细胞后，主要是与红细胞内的血红蛋白（Hb）结合形成氧合血红蛋白进行运输，约占血液运输 O_2 总量的 98.5%。Hb 与 O_2 的结合有以下特征：①反应快、可逆，不需酶的催化，受 PO_2 的影响。当血液流经 PO_2 高的肺部时，红细胞内 Hb 与 O_2 结合，形成 HbO_2；当血液流经 PO_2 低的组织时，HbO_2 迅速解离，释放 O_2，成为去氧 Hb。②该反应是氧合，不是氧化，Fe^{2+} 与 O_2 结合后仍是二价铁。③1 分子 Hb 可以结合 4 分子 O_2。

HbO_2 呈鲜红色，Hb 呈紫蓝色。当血液中 Hb 含量达 5g/100mL 血液以上时，皮肤、黏膜呈暗紫色，这种现象称为**发绀**。出现发绀常表示机体缺氧，但也有例外。例如，CO 中毒时，机体有缺氧但并不出现发绀。这是因为 CO 中毒时，生成 HbCO，由于 CO 与 Hb 的结合能力是 O_2 的 250 倍，因而极大地阻碍了 O_2 与 Hb 的结合，造成缺氧。但此时 Hb 含量并未增多，不会出现发绀，而呈现 HbCO 特有的樱桃红色。

（二）二氧化碳的运输

1. 物理溶解　CO_2 在血液中物理溶解的量虽然比 O_2 大，但 100mL 仅溶解 3mL，约占总运输量的 5%。

2. 化学结合　CO_2 主要运输形式为化学结合，约占总运输量的 95%（图 8-14）。化学结合的形式有两种：一是形成碳酸氢盐，约占 CO_2 运输总量的 88%；二是形成氨基甲酸血红蛋白，约占运输总量的 7%。

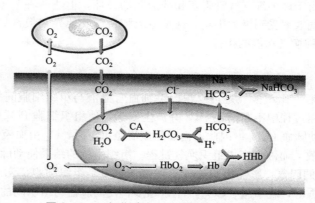

图 8-14　二氧化碳在血液中的化学结合过程

（1）碳酸氢盐　碳酸氢盐形式是 CO_2 运输的主要形式，在红细胞中生成 $KHCO_3$，在血浆中生成 $NaHCO_3$。

当动脉血流经组织时，组织细胞代谢产生的 CO_2 经交换扩散进入毛细血管，又很快扩散进入红细胞内，红细胞含有大量的碳酸酐酶（CA），在碳酸酐酶的催化作用下，CO_2 与 H_2O 结合成 H_2CO_3，H_2CO_3 又迅速解离成 H^+ 和 HCO_3^-。因为红细胞膜对 HCO_3^- 和 Cl^- 等负离子具有极高的通透性，而对 H^+ 等正离子通透性很小，所以除少量的 HCO_3^- 在红细胞内与 K^+ 结合为 $KHCO_3$ 外，其余大部分扩散入血浆与 Na^+ 结合成 $NaHCO_3$。与此同时，不易透出细胞的正离子（H^+）吸引血浆中的 Cl^- 向红细胞内扩散，以维持细胞膜两侧电荷平衡，这种现象称为**氯转移**。

H_2CO_3 解离出来的 H^+ 则与 HbO_2 结合，形成 HHb。Hb 是强有力的缓冲剂，H^+ 和 HbO_2 的结合不仅能促进更多的 CO_2 转变为 HCO_3^-，有利于 CO_2 运输，还能促使更多的 O_2 释放，有利于向组织供 O_2。

当静脉血流经肺泡时，肺泡内 PCO_2 较低，上述反应向相反的方向进行，即 HCO_3^- 自血浆进入红细胞，在碳酸酐酶的催化下形成 H_2CO_3，再解离出 CO_2 扩散入血浆，然后扩散入肺泡，排出体外。

（2）**氨基甲酸血红蛋白**　进入红细胞内的 CO_2 能直接与 Hb 上的自由氨基结合，形成氨基甲酸血红蛋白（HbNHCOOH），又称碳酸血红蛋白（$HbCO_2$）。这一反应迅速、可逆，不需酶参与，氨基甲酸血红蛋白形式的运输主要受氧合作用的调节。去氧血红蛋白与 CO_2 结合的能力比 HbO_2 大。所以在组织毛细血管内，HbO_2 释放出 O_2 之后，形成去氧血红蛋白，它能生成较多的 HbNHCOOH。当血液流经肺毛细血管时，去氧血红蛋白与 O_2 结合，形成 HbO_2，CO_2 就很容易被解离出来。

第三节　呼吸运动的调节

呼吸运动是整个呼吸过程的基础，是呼吸肌的一种节律性的舒缩活动，其节律性起源于呼吸中枢。随着内、外环境条件的改变，呼吸的深度和频率可相应变化，使肺通气量与机体代谢水平相适应，维持内环境的稳定。例如，劳动或运动时，代谢增强，呼吸加深、加快，肺通气量增大，摄取更多的 O_2，排出更多的 CO_2，以适应机体代谢增强的需要。呼吸节律的形成和适应性改变都是通过呼吸功能的调节来实现的。

一、呼吸中枢

中枢神经系统内产生和调节呼吸运动的神经细胞群，称为呼吸中枢。它们分布在脊髓、延髓、脑桥、间脑及大脑皮质等部位，其中以延髓、脑桥最为重要。各级中枢在呼吸节律的产生和调节中所起作用不同，正常节律性呼吸运动是在各级呼吸中枢的共同作用下实现的。

（一）脊髓对呼吸运动的影响

脊髓中有支配呼吸肌的运动神经元，它们的胞体位于第 3～5 颈段脊髓前角（支配膈肌）和胸段脊髓前角（支配肋间肌和腹肌等）。呼吸肌在相应脊髓前角运动神经元支配下，发生节律性收缩、舒张运动，即呼吸运动。在动物实验中，如果在延髓和脊髓之间做一横切，呼吸运动会立即停止。这一现象清楚地说明，脊髓本身以及呼吸肌和支配呼吸肌的传出神经不能产生呼吸节律，脊髓的呼吸运动神经元是联系高位呼吸中枢和呼吸肌的中继站。另外，脊髓在某些呼吸反射活动的初级整合中可能具有一定作用。

（二）延髓呼吸基本中枢

若从脑桥和延髓之间横切，保留延髓和脊髓的动物，节律性呼吸仍存在，但与正常呼吸形式不同，常呈节律不规则的喘息样呼吸，这说明原始的呼吸节律产生于延髓，即延髓呼吸中枢是形成节律性呼吸的基本中枢。延髓内有吸气神经元和呼气神经元，通过下行纤维支配脊髓吸气、呼气运动神经元，调节吸气肌和呼气肌的活动。但正常节律性呼吸的形成还有赖于上位中枢的参与。

（三）脑桥呼吸调整中枢

在中脑和脑桥之间横切，动物的呼吸节律保持正常，这说明脑桥呼吸中枢对延髓呼吸中枢的节律性活动有调节作用。脑桥呼吸中枢具有抑制吸气、促进吸气向呼气及时转化，防止吸气过长过深的作用，因此脑桥称为呼吸调整中枢。

（四）上位脑对呼吸的调节

呼吸运动还受高位脑（大脑皮质、边缘系统、下丘脑等）的影响，尤其是大脑皮质。人可有意识地控制呼吸深度和频率，使呼吸运动在一定范围内可以随意进行。如做短时的深呼吸、暂时屏气等，都是在大脑皮质对呼吸运动的随意控制下进行的。

二、呼吸的反射性调节

中枢神经系统接受各种感受器的传入冲动，利用反射的方式实现对呼吸运动调节的过程，称为呼吸的反射性调节。通过反射调节，使呼吸运动的频率、深度和形式等与机体功能状态相适应。

（一）肺牵张反射

由肺的扩张或缩小引起的反射性呼吸变化，称为肺牵张反射，又称黑-伯反射。肺牵张感受器位于支气管和细支气管的平滑肌中，对牵拉刺激敏感。当吸气时，肺扩张，肺内气体达一定容积时，肺牵张感受器兴奋，冲动沿迷走神经传入延髓，抑制吸气中枢的活动，使吸气停止，转入呼气。当呼气时，肺缩小，牵张感受器所受刺激减弱，迷走神经传入冲动减少，解除了对吸气中枢的抑制，吸气中枢再次兴奋，产生吸气，从而又开始了一个新的呼吸周期。

肺牵张反射是一种负反馈调节，其意义是阻止吸气过深过长，促使吸气转为呼气，与脑桥呼吸调整中枢共同调节呼吸的频率和深度。

（二）化学感受性反射

化学因素对呼吸运动的反射性调节活动，称为化学感受性反射。这里的化学因素是指动脉血、组织液或脑脊液中的 O_2、CO_2 和 H^+。这些因素的变化通过化学感受性反射调节呼吸运动，以适应机体代谢的需要。

1. 化学感受器　化学感受器是指其适宜刺激为某些特殊的化学物质的感受器。按其所在部位的不同，分为外周化学感受器和中枢化学感受器。

（1）外周化学感受器　主要是指颈动脉小球和主动脉体化学感受器。它们对动脉血中 PCO_2、PO_2 和 H^+ 的变化敏感。当血液中 PCO_2 升高、PO_2 降低、H^+ 浓度升高时，化学感受器受到刺激，冲动分别经窦神经（舌咽神经的分支，分布于颈动脉小球）和迷走神经（分支分布于主动脉体）传入延髓，反射性地引起呼吸加深、加快和血液循环功能的变化。

（2）中枢化学感受器　位于延髓腹外侧浅表部位。它们对脑脊液和局部组织液中 H^+ 浓度变化敏感。然而，血液中的 H^+ 不易通过血-脑屏障，故不感受血液 H^+ 的变化。但 CO_2 则易通过血-脑屏障，当血液 PCO_2 升高时，CO_2 由脑血管扩散入脑脊液和脑组织细胞外液，与其中的 H_2O 结合成 H_2CO_3，再解离出 H^+，刺激中枢化学感受器，从而引起呼吸中枢兴奋。中枢化学感受器不感受缺 O_2 刺激，但对 CO_2 的敏感性比外周化学感受器的高。

2. PCO_2、H^+ 和 PO_2 对呼吸的调节

（1）CO_2 对呼吸的调节　CO_2 是维持正常呼吸运动的重要生理性刺激。适当增加吸入气中 CO_2 含量，可使呼吸加深、加快。

吸入气中 CO_2 增加时，肺泡气 PCO_2 随之升高，动脉血 PCO_2 也升高，因而呼吸加深、加快，肺通气量增加。肺通气量增加可使 CO_2 排出增加，使肺泡气和动脉血 PCO_2 重新接近正常水平。

CO_2 兴奋呼吸的作用，是通过两条途径实现的：一条途径是刺激中枢化学感受器，进而引起延髓呼吸中枢兴奋，使呼吸加深、加快；另一条途径是刺激外周化学感受器，冲动传入延髓，兴奋延髓的呼吸中枢，反射性地使呼吸加深、加快。但以前者为主，约占总效应的 80%。

（2）H^+ 对呼吸的调节 因为血液中的 H^+ 不易通过血-脑屏障，限制了它对中枢化学感受器的刺激作用，所以 H^+ 对呼吸的调节主要是通过刺激外周化学感受器实现的。当动脉血中 H^+ 浓度升高时，可反射性地引起呼吸加深、加快，肺通气量增加；H^+ 浓度降低时，则呼吸减弱。

（3）低 O_2 对呼吸的调节 当吸入气中 PO_2 下降时，可引起呼吸加深、加快，肺通气量增加。一般情况下，动脉血 PO_2 对正常呼吸的调节作用不大，只有当动脉血中 PO_2 下降到 80mmHg 时，才可觉察到肺通气量的增加；血中 PO_2 下降到 60mmHg 以下时，低 O_2 对呼吸的兴奋作用才出现明显的效应。在实验中，摘除动物外周化学感受器后，低 O_2 不再引起呼吸增强，这个现象表明低 O_2 对呼吸的刺激作用完全是通过外周化学感受器而兴奋呼吸中枢实现的。低 O_2 对呼吸中枢的直接作用是抑制，而且这种抑制作用随着低 O_2 程度加重而逐渐加强。在轻、中度缺 O_2 时，通过外周化学感受器兴奋呼吸中枢的作用大于对呼吸中枢的直接抑制作用，从而使呼吸加强，通气量增加。但严重缺 O_2 时，来自外周化学感受器的兴奋作用不足以抵消低 O_2 对呼吸中枢的直接抑制作用，则导致呼吸减弱甚至停止。

在一定范围内，血液中 PCO_2 升高、H^+ 浓度升高和 PO_2 降低，都有兴奋呼吸的作用。在临床工作中探讨它们对呼吸的调节时，必须全面、动态地进行观察和分析。

人

本章小结

1. 呼吸系统由呼吸道和肺组成。呼吸道是传送气体的管道，包括鼻、咽、喉、气管和各级支气管。临床上通常将鼻、咽、喉称为上呼吸道，将气管和气管的各级分支称为下呼吸道。

2. 肺的微细结构由肺实质和肺间质组成。肺间质包括血管、神经和淋巴管等；肺实质即肺内各级支气管及终端的大量肺泡组成的支气管树，分为导气部和呼吸部。

3. 胸膜是一层薄而光滑的浆膜，可分为脏胸膜与壁胸膜两部分。脏、壁两层胸膜在肺根处相互移行共同围成的密闭的潜在腔隙称胸膜腔。

4. 呼吸过程包括肺通气、肺换气、组织换气、气体运输、细胞内氧化代谢等几个不同的环节。肺通气的直接动力是肺内压与大气压之间的压力差，肺通气的原动力是呼吸肌收缩和舒张引起的节律性呼吸运动。呼吸过程中肺内压、胸膜腔内压均发生周期性的变化，胸膜腔内压通常低于大气压。肺通气的阻力，约70%来自弹性阻力，约30%来自非弹性阻力。

5. 肺容积主要包括潮气量、补吸气量、补呼气量及余气量等指标。肺通气量和肺泡通气量可反映肺在连续活动状态下的功能。

6. O_2 在血液中的主要运输形式是与红细胞内的血红蛋白结合，CO_2 在血液中主要以碳酸氢盐的形式运输。

7. 延髓呼吸中枢是产生节律性呼吸的基本中枢，当动脉血中 PCO_2、H^+ 和 PO_2 发生变化时，可通过化学感受器反射性调节呼吸运动。

目标测试

一、单项选择题

1. 上呼吸道是指

A. 鼻、咽   B. 鼻、咽、喉、气管   C. 鼻、咽、喉

D. 气管、主支气管   E. 主支气管以上的呼吸道

2. 咽鼓管咽口位于

A. 鼻咽部   B. 口咽部   C. 喉咽部   D. 中鼻道   E. 下鼻道

3. 喉腔炎症时，易发生水肿的部位在

A. 喉前庭   B. 喉中间腔   C. 喉室   D. 声门下腔   E. 喉口

4. 下列关于左主支气管的叙述正确的是

A. 分出两个肺叶支气管   B. 异物易落入   C. 走行较陡直

D. 全长 2~3cm   E. 较右主支气管粗短

5. 下列关于肺的叙述正确的是

A. 位于胸膜腔内   B. 右肺窄而长   C. 左肺宽而短

D. 右肺有明显的心切迹   E. 肺尖向上经胸廓上口突入颈根部

6. 肺小叶是指

A. 小支气管及其各级分支和肺泡   B. 细支气管及其各级分支和肺泡

C. 终末细支气管及其分支和肺泡   D. 呼吸性细支气管及其分支和肺泡

E. 肺泡管及其各级分支和肺泡

7. 支气管哮喘时，与何处平滑肌发生痉挛有关

A. 支气管和小支气管   B. 小支气管和细支气管   C. 细支气管和终末细支气管

D. 呼吸性细支气管和肺泡管   E. 终末细支气管和呼吸性细支气管

8. 下列有关胸膜腔描述正确的是

A. 由脏胸膜和肋胸膜两层胸膜围成　　　　　　　B. 借呼吸道与外界相通

C. 胸膜腔内压力略高于大气压　　　　　　　　　D. 两侧胸膜腔通过肺根相互交通

E. 密闭，与外界不相通

9. 肋胸膜与膈胸膜相互转折处称

A. 肋膈隐窝　　　　B. 膈胸膜　　　　　C. 胸膜隐窝　　　　D. 心包区　　　　E. 肺韧带

10. 肺通气的直接动力是

A. 肺自身的扩大和缩小　　　　B. 肺的弹性回缩　　　　　C. 胸廓自身的扩大和缩小

D. 呼吸肌的收缩和舒张　　　　E. 肺内压与大气压之间的压力差

11. 关于肺内压的叙述，下列哪项是错误的

A. 肺内压随呼吸运动而呈周期性变化

B. 平静呼吸时肺内压变化较小

C. 在紧闭声门用力吸气时，肺内压可降至$-13.3\sim-4kPa$

D. 在吸气末和呼气末肺内压与大气压相等

E. 小肺泡的肺内压较高

12. 决定肺部气体交换方向的主要因素是

A. 气体的溶解度　　　　　　　B. 气体和血红蛋白的亲和力

C. 气体分子量的大小　　　　　D. 肺泡膜的通透性　　　E. 气体的分压差

13. 肺换气的结果是

A. 动脉血变成静脉血　　　　B. 静脉血变成动脉血　　　C. 肺泡中的氧含量降低

D. 静脉血中O_2含量增加　　　E. 静脉血中CO_2含量减少

14. CO_2 在血液中运输的主要形式是

A. $KHCO_3$　　　　　B. H_2CO_3　　　　　C. $NaHCO_3$　　　　D. $HbNHCOOH$　　E. 物理溶解

15. 关于肺泡表面活性物质的叙述错误的是

A. 能降低肺泡表面张力　　　B. 使肺顺应性减小　　　C. 由肺泡Ⅱ型细胞分泌

D. 主要成分是二棕榈酰卵磷脂　　　　　　E. 能防止肺水肿

16. 吸入气中PCO_2升高，呼吸将变得

A. 呼吸停止　　　B. 浅而快　　　C. 深而快　　　　D. 深而慢　　　　E. 呼吸无变化

17. 评价肺通气功能较好的指标是

A. 潮气量　　　B. 肺活量　　　C. 肺通气量　　　D. 用力肺活量　　　E. 无效腔

18. 在动物的脊髓和延髓之间横断脑干时，呼吸将变得

A. 呼吸停止　　　B. 浅而快　　　C. 深而快　　　D. 深而慢　　　E. 呼吸无变化

二、多项选择题

1. 下列关于气管的叙述不正确的是

A. 上接甲状软骨　　　　　B. 位于食管的前方　　　C. 有完整的环形气管软骨支架

D. 按行程分为颈、胸、腹3部分　　　　　　E. 在胸廓上口分为左、右主支气管

2. 关于肺的叙述不正确的是

A. 左肺稍狭长，分3叶　　B. 右肺略短宽，分2叶　　C. 肺位于胸膜腔内

D. 肺门位于肺的纵隔面　　E. 每一个小支气管及其分支和所属的肺组织，构成一个肺小叶

3. 关于肺泡的描述，正确的是

A. 是进行气体交换的场所

B. 由Ⅰ型肺泡细胞和Ⅱ型肺泡细胞组成

C. Ⅱ型肺泡细胞参与构成气、血屏障

D. 相邻肺泡间的结缔组织为肺泡隔

E. 肺泡隔富含弹性纤维

4. 通常肺容积可分为

A. 潮气量　　　　B. 补吸气量　　　C. 补呼气量　　　D. 余气量　　　E. 功能余气量

5. 关于 CO_2 对呼吸调节叙述，正确的是

A. CO_2 是调节呼吸的最重要的生理性化学因素

B. 一定水平的 CO_2 分压对维持呼吸是必要的

C. CO_2 超过一定浓度可有抑制和麻醉效应

D. CO_2 麻醉时呼吸加深、加快

E. CO_2 通过中枢和外周化学感受器刺激呼吸

6. 关于 H^+ 对呼吸的调节叙述，正确的是

A. H^+ 浓度增加，呼吸加深、加快

B. 动脉血 H^+ 浓度增加，主要通过刺激中枢化学感受器兴奋呼吸中枢

C. 动脉血 H^+ 浓度增加，可刺激外周化学感受器反射性地加强呼吸

D. 脑脊液及局部细胞外液中的 H^+ 才是中枢化学感受器的最有效刺激

E. H^+ 通过血脑屏障的速度较慢

（袁　鹏　牛小艳）

第九章 消化系统

1. 掌握消化系统的组成，消化道各器官的结构和功能。

2. 熟悉胃壁的结构；肠壁的结构和功能；各类消化液的特点和功能，消化管平滑肌的生理特性，胃内消化，小肠内消化，小肠吸收营养的功能。

3. 了解口腔内消化，大肠消化，消化管的神经和体液调节。

能力目标 >>>>>

识别消化管各器官标本、模型的主要结构。

素质目标 >>>>>

努力掌握消化系统结构和功能，丰富知识结构，不断提高为人民健康服务的能力和水平。

第一节 概 述

消化系统

案例分析

患者，女，24 岁。上腹痛、呕吐 1 天。患者前一晚进食大量油腻食物后出现上腹疼痛，呈持续性钝痛，胀满，阵发性加剧，伴恶心、呕吐，呕吐少量胃内容物。

查体：体温 36.7℃，脉搏 79 次/min，呼吸 16 次/min，血压 119/78mmHg。无畏寒、发热，无尿频、尿急、尿痛，无腹胀、腹泻，无呕血、黑便、便血，无尿色加深，无胸痛、胸闷等不适。患者病来精神软，胃纳、睡眠较差，大小便正常，体重无明显增减。

诊断：食积。

请结合本章所学内容解释：

腹部不同部位疼痛与何器官有关，胃出现病变的一般特征。

一、消化系统的组成

消化系统包括**消化管**和**消化腺**（图 9-1）。消化管可按功能和形态划分为几个部分，包括口腔、咽、食管、胃、小肠和大肠。消化腺分为大、小两类：大消化腺位于消化管壁以外，如大唾液腺、胰和肝等；小消化腺位于各段消化管的管壁内，如唇腺、舌腺、食管腺、胃腺和肠腺等。它们分泌的消化液都进入消化管中，完成化学性消化。

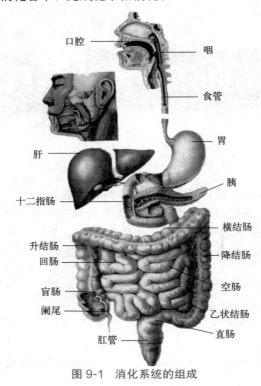

图 9-1 消化系统的组成

二、消化管壁的一般结构

消化管壁除口腔以外均可分为 4 层，由内向外依次为黏膜、黏膜下层、肌层和外膜（图 9-2）。

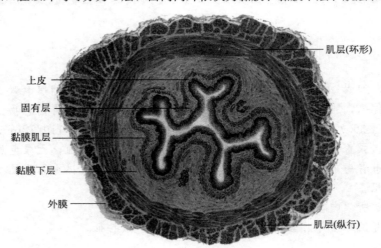

图 9-2 消化管壁的结构

（一）黏膜

黏膜是消化管进行消化和吸收的重要部分，可分为 3 层。

1. 上皮 是消化管壁的最内层。由于各段消化管功能不同，上皮类型也不相同。口腔、食管和肛门的上皮为复层扁平上皮，耐摩擦，具有保护作用；胃、小肠和大肠的上皮为单层柱状上皮，有利于消化和吸收。部分上皮下陷形成小消化腺，分泌黏液和消化酶。

2. 固有层 由结缔组织构成。胃、肠的固有层含有类似网状结缔组织的成分，并有小消化腺、血管、淋巴管、神经和少量分散的平滑肌。淋巴组织弥散分布或集合成淋巴小结，其中以咽部、回肠、阑尾等部位较多。淋巴组织具有对抗外来病菌、异物的作用。固有层有弹性，可以连系上皮深层组织，又能对管壁在收缩运动时的牵引力的改变具有缓冲作用。

3. 黏膜肌层 为一薄层的平滑肌，一般排列为内环行、外纵行两层。黏膜肌层的收缩，有利于营养物质的吸收，腺体的分泌和血液的运行。

（二）黏膜下层

由疏松结缔组织构成，内有比较大的血管、淋巴管和黏膜下神经丛。食管与十二指肠部分，分别有食管腺与十二指肠腺，此层有连系黏膜与肌层的作用。

（三）肌层

除口腔、咽、食管上段和肛门为骨骼肌外，其余均为平滑肌。一般都排列为内环行、外纵行两层，两层之间有肌间神经丛。肌层的收缩和舒张有利于消化液与食糜充分混合，并不断向下推进，以利于消化和吸收。

（四）外膜

是消化管壁的最外层，为薄层结缔组织，有血管、淋巴管和神经走行其中。外膜又称纤维膜，是消化管壁与周围器官互相连系固定的组织。外膜表面覆盖一层浆膜，浆膜表面光滑，可以减少消化管蠕动时的摩擦。

三、消化管平滑肌的一般生理特性

1. 兴奋性低，收缩缓慢 消化道平滑肌的兴奋性比骨骼肌和心肌低，其收缩的潜伏期、收缩期和舒张期所占的时间均比骨骼肌长。这有利于食物在消化道内停留较长时间，便于充分吸收和利用。

2. 富有伸展性 消化道平滑肌具有较大的伸展性，在外力作用下，消化管平滑肌可伸展至原长度的2～3倍。胃的伸展性尤其明显，进食后，大量食物暂时贮存于胃内而不发生明显的压力改变和运动障碍，因而具有重要意义。

3. 具有紧张性 消化道平滑肌经常保持一种微弱的持续收缩状态，称为平滑肌的紧张性。消化道平滑肌紧张性收缩使消化道腔内维持一定的压力，使胃肠能够保持一定的位置和形状。消化道各种不同形式的运动也都是在此紧张性的基础上进行的。

4. 自动节律性舒缩 消化道平滑肌在离体后置于适宜的环境中，仍能进行节律性舒缩，但其节律缓慢且不规则，变异性较大，通常每分钟数次至十余次，远不如心肌那样规则。

5. 对一些理化刺激较敏感 消化道平滑肌对电刺激较不敏感，但对于牵张、温度和化学刺激则特别敏感，轻微的刺激常可引起强烈的收缩。例如，微量的乙酰胆碱可使它收缩，而肾上腺素则使它舒张。消化道内容物对平滑肌的牵张、温度和化学刺激是引起内容物推进或排空的自然刺激因素。

四、胸腹部的标志线及分区

（一）胸部的标志线

1. 前正中线 沿身体前面正中所作的垂直线。

2. **胸骨线**　沿胸骨外侧缘所作的垂直线。

3. **锁骨中线**　通过锁骨中点的垂直线。

4. **胸骨旁线**　在胸骨线与锁骨中线之间的中点所作的垂直线。

5. **腋前线**　沿腋前襞向下所作的垂直线。

6. **腋后线**　沿腋后襞向下所作的垂直线。

7. **腋中线**　沿腋前线和腋后线之间的中点所作的垂直线。

8. **肩胛线**　通过肩胛骨下角的垂直线。

9. **后正中线**　沿身体后面正中线所作的垂直线。

（二）腹部的标志线和分区

1. 腹部标志线

（1）**上横线**　通过两侧第10肋最低点间的连线。

（2）**下横线**　通过两侧髂结节间的连线。

（3）**左、右垂直线**　通过左、右腹股沟韧带中点与上述两条横线垂直相交的线。

2. 腹部分区（图9-3）

由上述两条横线和两条纵线将腹部分为三部九个区，即腹上区，脐区，腹下区，左、右季肋区，左、右外侧区，左、右髂区。

临床上，有时可通过脐作横线与垂直线，将腹部分为左、右上腹和左、右下腹四个区。

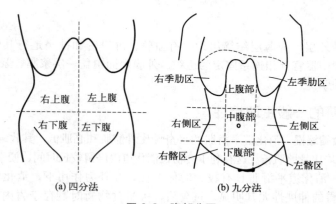

(a) 四分法　　　　(b) 九分法

图 9-3　腹部分区

第二节　消化系统的解剖结构

📖 案例分析

　　患者，男，8岁。发热、头痛、耳痛。患者于3天前出现发热（体温高达38.0℃左右）、头痛、畏寒、咽痛、食欲不振、周身困乏。一天后出现右侧耳痛，并以耳垂为中心，向前、后、下发展肿大，状如梨形，边缘不清，局部皮肤紧张、发亮发红，皮温增高，触之坚韧，明显压痛，在张口及咀嚼时疼痛加重。

查体：患者发病以来，神清，精神欠佳，食欲不振，不伴有呕吐、腹痛、睾丸肿胀，体重无明显减轻。

诊断：化脓性腮腺炎。

请根据本节所学内容解释：

1. 腮腺的位置。

2. 腮腺病变的外部客观表现。

一、消化管

（一）口腔

口腔为消化管的起始部，具有吸吮、咀嚼、泌涎、感受味觉及语言等复杂功能。

1. 口腔结构　口腔向前经口裂通向体外，向后以咽峡与咽分界。口腔前壁为上唇和下唇，侧壁为颊，顶壁为腭；口腔底由肌肉、黏膜和舌组成。

整个口腔以上、下颌骨的齿槽突及上、下两列牙分为前、后两部。前部为口腔前庭，位于唇、颊与牙列之间；后部为固有口腔，位于牙列之后，当口张开时，两者相通；咬紧牙关时，口腔前庭与固有口腔可借第三磨牙后方的间隙相通（图9-4）。

2. 舌　位于口腔底，是肌性器官。可分为舌尖、舌体与舌根3部分。舌尖游离，舌根附着于舌骨。在舌的下面黏膜正中线有一条连于口腔底的皱襞，称**舌系带**。舌系带过短，可影响发音。在舌系带根部两侧有小的突起，内有舌下腺及下颌下腺导管的开口。在舌的上、下面覆盖有黏膜，舌根部的黏膜内含有由淋巴组织集聚而成的小结节，称**舌扁桃体**。在舌体的上面，可见许多黏膜小突起，称舌

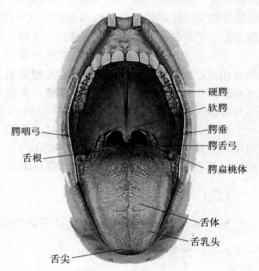

图9-4　口腔的结构

乳头。人的舌乳头有四种类型，丝状乳头、菌状乳头、叶状乳头和轮廓乳头。舌乳头有大量味蕾分布，在软腭、会厌与咽黏膜的上皮内都可见散在的味蕾。味蕾（图9-5）呈卵圆形小体，是上皮细胞特化的一种结构，能感受酸、甜、苦、咸等味，为味觉感受器。一般认为味蕾由两种细胞组成。一种为味细胞，呈柱状，位于味蕾中央，细胞长轴与上皮表面呈垂直排列，细胞顶部有味毛，基部有神经末梢分布，以突触方式与味细胞相连系。另一种为支持细胞，数量较多，呈梭形，一部分位于味蕾周围部，还有一部分支持细胞与味细胞相同排列。味蕾顶端有味孔，通于口腔。

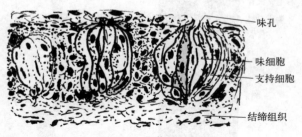

图9-5　味蕾的结构

舌肌属骨骼肌，分为舌内肌和舌外肌。两组骨骼肌纤维在舌内呈现不同方向，互相交织，使舌运动灵活，适于搅拌食物、吞咽、语言等动作。

3. 牙（图9-6）　是人体最坚硬的器官，有咬切、撕裂、研磨食物和协助发音等功能。人的一生有两副牙：一副为**乳牙**，共20颗，上、下颌各10颗，在出生后6个月左右开始萌出，在两岁半左右出齐，自七到十二岁间，乳牙先后脱落；另一副为**恒牙**，共32颗，上、下颌各16颗，自六岁开始，渐次与乳牙更换，十二岁前后除第三磨牙外，恒牙全部萌出。第三磨牙一般在二十岁以后萌出，又称智齿。智齿也可终身不出，故恒牙28～32颗均属正常。

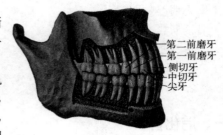

图9-6　牙的分类

牙在结构上包括牙冠、牙颈和牙根3个部分（图9-7）。**牙冠**是牙裸露于牙龈以外的部分，牙冠表面覆盖着一层釉质，是人体中最坚硬的组织。**牙根**是嵌入颌骨牙槽突内的部分，在牙根部表面包有一层**牙骨质**。**牙颈**是介于牙冠与牙根之间的稍细部分，外包牙龈。

牙主要由**牙质**构成，内部的腔隙称**牙腔**，牙腔与牙根管相通，根管末端有一小孔，称**牙根尖孔**。牙腔内填充有结缔组织、神经和血管，称**牙髓**，牙髓通过牙根尖孔与牙根周围组织相连，血管和神经也由牙根尖孔出入。牙周组织包括牙周膜、牙槽骨的骨膜和牙龈等。牙周膜为致密结缔组织，包绕在牙根周围。牙龈是口腔黏膜的一部分。牙周组织有固定牙和缓冲咀嚼力的作用。

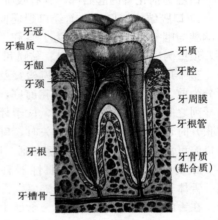

图9-7　牙的结构

（二）咽

见"第八章　呼吸系统"。此处不再赘述。

（三）食管

1. 位置与走向　食管（图9-8）上端于第6颈椎下缘高度与咽相接，沿脊柱椎体下行，下端穿过膈肌的食管裂孔于第11胸椎体左侧与胃的贲门口相连，全长约25cm。依食管的行程可将其分为颈部、胸部和腹部3段。

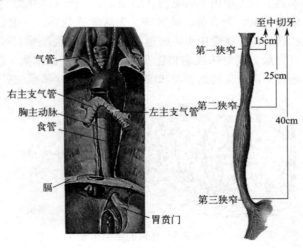

图9-8　食管的位置和形态

2. 生理狭窄　第 1 狭窄位于食管的起始处，相当于第 6 颈椎体下缘水平，距中切牙约 15cm。第 2 狭窄位于食管在左主支气管的后方与其交叉处，相当于第 4、5 胸椎体之间水平，距中切牙约 25cm。第 3 狭窄位于食管通过膈的食管裂孔处，相当于第 10 胸椎水平，距中切牙约 40cm。

3. 管壁结构　管壁由内向外为黏膜、黏膜下层、肌层和外膜。

（1）黏膜　光滑而湿润。当食管空虚时，黏膜皱襞凸向管腔形成纵行皱襞；当食团经过时，皱襞展平，管腔扩大。黏膜上皮为复层扁平上皮。固有膜为疏松结缔组织，含有血管、淋巴管、神经及食管腺导管。黏膜肌层为一薄层纵行平滑肌。

（2）黏膜下层　有许多血管、淋巴管、神经和食管腺。食管腺为黏液腺，分泌黏液，黏液经导管流向食管管腔，润滑黏膜。

（3）肌层　在食管上段为骨骼肌，中段由骨骼肌与平滑肌混合组成，向下平滑肌逐渐增多，下段全是平滑肌。肌层排列为内环行、外纵行两层。

（4）外膜　为纤维膜，含有较大血管、淋巴管和神经。

（四）胃

1. 胃的位置和形态　胃的位置、大小和形态可随其充盈、空虚和体位的变化而发生改变，还可因年龄、性别、体型之不同而有差别。

胃大部分在左季肋部，小部分位于上腹部。胃分前壁和后壁，上缘和下缘。部分胃前壁与腹前壁相邻，胃前壁的右侧部与肝左叶和方叶相邻，左侧壁与膈相邻，后壁邻胰、左肾、左肾上腺和横结肠（图 9-9），胃底邻膈和脾。胃上缘较短，称**胃小弯**，凹向右上方，其最低点弯曲成角状，称**角切迹**。下缘较长，称**胃大弯**，凸向左下方。胃的入口，称**贲门**，与食管相接。胃的出口，称**幽门**，与十二指肠连续。幽门表面有一条缩窄的环行沟，是幽门括约肌所在之处。

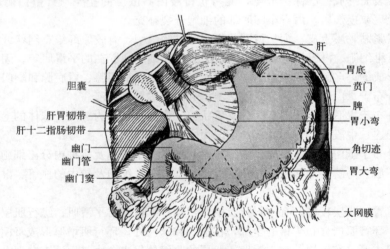

图 9-9　胃的位置和形态

胃可分为四部分：近贲门的部分称**贲门部**；自贲门向左上方膨出的部分称**胃底**，幼儿胃底不明显；胃的中部称**胃体**；近幽门的部分称**幽门部**。

2. 胃的组织结构　胃有收纳食物，分泌胃液进行初步消化的功能。胃壁由黏膜、黏膜下层、肌层和外膜构成（图 9-10）。胃壁的主要特点是黏膜具有分泌功能的上皮及三种胃腺（贲门腺、胃底腺和幽门腺），肌层特别厚。

（1）黏膜　胃黏膜平滑而柔软。胃在空虚时，黏膜形成许多皱襞；当胃充盈时，黏膜皱襞减少甚至展平。皱襞在胃小弯处呈纵行方向。当胃内充满食物时，食流可沿皱襞的纵沟流至十二指

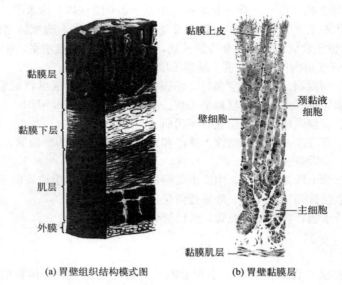

黏膜层

黏膜下层

肌层

外膜

(a) 胃壁组织结构模式图

黏膜上皮

壁细胞

颈黏液细胞

主细胞

黏膜肌层

(b) 胃壁黏膜层

图 9-10　胃壁的组织结构

肠。幽门括约肌处的黏膜呈环形皱襞，称**幽门瓣**，有阻止胃内容物进入十二指肠的功能。胃黏膜表面有许多小窝，称**胃小凹**，胃腺即开口于胃小凹底。

黏膜上皮为单层柱状上皮，覆盖黏膜表面，并与胃小凹的上皮相连续。单层柱状上皮细胞排列整齐，顶部细胞质充满黏原颗粒，顶部细胞质透明，核靠近细胞基部。黏原颗粒排出后形成黏液，覆盖在黏膜表面形成一层保护屏障，能防止胃液内高浓度的盐酸与胃蛋白酶对胃黏膜的损伤。上皮细胞脱落或损伤后，由胃小凹底部的细胞分裂补充。

黏膜固有层紧贴黏膜上皮，为类似网状组织的结缔组织，有胶原纤维、网状纤维、血管与多种细胞，如成纤维细胞、淋巴细胞、浆细胞、嗜酸性粒细胞和散在的平滑肌等。固有层中充满由黏膜上皮下陷形成的许多腺体，根据不同部位，可分 3 种：贲门腺、胃底腺和幽门腺。

贲门腺　分布于贲门附近，为分支管状腺，分泌物主要是黏液。

胃底腺　分布于胃底与胃体部，为分支管状腺。胃底腺可分为三段，腺体的上段较短，为颈部，与胃小凹相连；中段较长，为体部；下段为底部。

幽门腺　分布于幽门部，主要为黏液细胞，此外还有壁细胞及多种内分泌细胞。

（2）黏膜下层　为疏松结缔组织，内含淋巴细胞、肥大细胞及较大的血管、淋巴管、和黏膜下神经丛。

（3）肌层　胃壁肌层较厚，有内斜行、中环行和外纵行三层平滑肌。**纵行肌层**主要分布于胃小弯和胃大弯；**环行肌层**分布于胃的全部，在贲门和幽门处，环行肌增厚形成贲门括约肌和幽门括约肌。**斜行肌**主要分布于胃的前、后壁。肌层的收缩使胃内食糜与胃液充分混合，帮助消化作用进行。

（4）外膜　为腹膜的脏层，属浆膜。

（五）小肠

小肠是消化管的最长部分，上连幽门，下与盲肠相接，全长 5～7m，盘曲于腹腔中、下部（图 9-11）。分为十二指肠、空肠和回肠。小肠是消化和吸收的重要场所。

1. 小肠的分部

（1）十二指肠　是小肠起始段，位于腹腔后壁，长 25～30cm，约相当于十二个手指的宽度，因此得名。全长呈"C"形，包绕胰头，可分为上部、降部、水平部和升部。上部又称球部，是溃疡病好发部位。降部紧贴第 2～3 腰椎右侧，其后侧壁的黏膜有乳头状突起，称**十二指肠大乳头**，是胆总管和胰导管末端共同开口处。水平部向左横跨第 3 腰椎。升部向上至第 2 腰椎的左侧向前下方连接空肠。

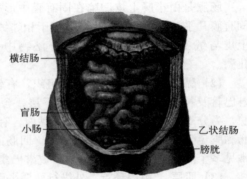

图 9-11　肠的位置与形态

（2）**空肠和回肠**　盘曲于腹腔的中部和下部，上端续十二指肠，下端连接盲肠。空肠、回肠被腹膜完全包裹，并借腹膜形成的肠系膜固定于腹后壁。空肠、回肠之间无明显界限。空肠长度约占全长的 2/5，回肠约占 3/5。空肠、回肠的位置因体位、呼吸运动和邻近器官的位置而相应改变。通常空肠位于左腰部和脐部；回肠位于脐部和右髂部。空肠管径较大，管壁厚，血管分布丰富；回肠管径较小，壁薄。

2. 小肠的组织结构　小肠各部分肠壁结构大致相同，腔面有许多半环状皱襞和绒毛。环状皱襞由黏膜和黏膜下层向肠腔突出而形成，皱襞以空肠中段与回肠近端为最多。在环状皱襞表面又有许多细小突起，称**绒毛**。绒毛是由黏膜的上皮和固有膜向肠腔突出形成的，长 0.5～1.5mm，小肠各节段绒毛的形状不同。十二指肠绒毛最宽，一般呈叶状；空肠绒毛呈杆状；回肠处较细，大多呈指状。十二指肠和空肠的绒毛分布最密，回肠的绒毛分布则较疏。由于环形皱襞和绒毛的存在而使肠腔的表面积大为扩大，有利于小肠进行消化和吸收。肠壁结构也分四层。

（1）**黏膜**　黏膜上皮为单层柱状上皮。绒毛部上皮有柱状细胞（又称吸收细胞）与杯状细胞两种。柱状细胞数量多，约占90%，细胞呈高柱状，核椭圆形，位于细胞基部。细胞游离面有明显的纹状缘。电镜观察，纹状缘是由许多密集的微绒毛组成（图 9-12）。每个细胞顶端，可以有2000～3000 根微绒毛，在 1mm² 的小肠黏膜表面内，有 1 亿～2 亿微绒毛。杯状细胞散在于吸收细胞之间，数量较少，胞体膨大，如杯形。细胞顶端充满黏液颗粒，可分泌黏液，有滑润和保护黏膜的作用。

固有膜由类似网状结缔组织组成。内有丰富的毛细血管网、毛细淋巴管、弥散的淋巴组织和淋巴小结、神经、分散的平滑肌及多种细胞，如吞噬细胞、淋巴细胞、浆细胞等。这些细胞往往穿入上皮内。

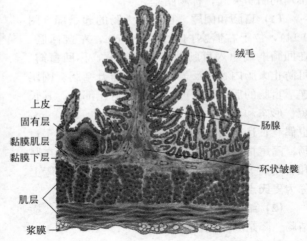

图 9-12　小肠黏膜的组织结构

绒毛是小肠特有的结构，由上皮和固有膜形成。上皮覆盖绒毛的表面，固有膜组成绒毛的轴。在绒毛轴心有毛细淋巴管，称**中央乳糜管**，呈盲管状，起于绒毛顶，另一端穿过黏膜肌层，汇入黏膜下层的淋巴管（图 9-13）。中央乳糜管的管壁由一层内皮构成，通透性较大，一些较大分子如乳糜微粒均可进入中央乳糜管。在中央乳糜管周围有丰富的毛细血管网及纵行排列的平滑肌纤维。毛细血管的内皮有窗孔，有利于营养物质的吸收。平滑肌收缩，使绒毛缩短，中央乳糜管和毛细血管受压挤，促使淋巴与血液自绒毛流出，进入黏膜下层的淋巴管和血管。当平滑肌松弛时，绒毛又向肠腔伸展，使绒毛与肠腔中食糜充分接触，有利于吸收。绒毛如此不断伸缩以推动淋巴与血液的运行。所以绒毛轴心内的平滑肌是绒毛收缩的重要动力装置。

肠腺是由小肠上皮凹陷在固有膜中形成的单管腺。固有膜几乎被肠腺占据。腺体开口于相邻绒毛之间，腺上皮与绒毛上皮相连续。肠腺分泌物中含有多种消化酶。

（2）黏膜下层　为疏松结缔组织，有较大的血管、淋巴管及神经。在十二指肠黏膜下层，含有十二指肠腺，为分支管泡状腺，可分泌碱性黏液，有保护十二指肠黏膜免受胰液、胃液侵蚀的作用。回肠的黏膜下层，常见多个淋巴小结聚集在一起，形成淋巴集结。

（3）肌层　由内环行、外纵行两层平滑肌组成。

（4）外膜　除十二指肠外，外膜均为浆膜。

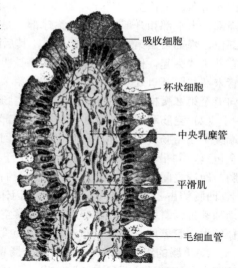

图 9-13　小肠绒毛的结构

（六）大肠

大肠在右髂窝处连接回肠末端，大肠的起始部是盲肠，末端终于肛门，全长约 1.5m。大肠的主要功能是吸收水分，把食物残渣形成粪便并排出体外。大肠可分为盲肠、阑尾、结肠和直肠。

大肠的形态特点：①表面有 3 条与大肠纵轴平行的结肠带，是由肠壁纵行肌增厚形成；②由于结肠带短于肠管的长度，使肠管皱起，形成有横沟隔成的结肠袋；③在结肠带附近有许多大小不均的脂肪突起，称肠脂垂。

（1）盲肠和阑尾　盲肠是大肠的起始部（图 9-14），位于右髂窝内，长 6～8cm，左接回肠，在回肠末端通入盲肠处有黏膜皱襞，称回盲瓣，可防止大肠内容物反流。盲肠上通升结肠。阑尾连于盲肠的后内侧，可视为盲肠退化部分。其长短、形态和位置，因人而异，一般长 7～9cm，也偶有长达 28cm 或短至 1cm 者。阑尾开口于盲肠。阑尾根部比较固定，其投影位置，通常在脐和右髂前上棘连线的中、外 1/3 交界处，临床上称为**麦氏点**。

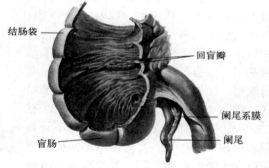

图 9-14　盲肠和阑尾

（2）结肠　围绕小肠周围，分为升结肠、横结肠、降结肠和乙状结肠。

① **升结肠**　起自盲肠，向上行至肝右叶的下方，向左弯成结肠右曲，移行于横结肠。升结肠借结缔组织附着于腹后壁，活动性较小。

② **横结肠**　自结肠右曲开始，至左季肋部，延伸到脾，向下续为降结肠。转弯处称结肠左曲。

③ **降结肠**　自结肠左曲开始，向下沿腹后壁左侧下降至髂嵴处，移行为乙状结肠，活动性较小。

④ **乙状结肠**　是降结肠和直肠之间的一段，肠管呈"乙"字形弯曲。下端在第 3 骶椎处延续为直肠，有系膜固定于骨盆后壁。

（3）直肠　位于盆腔内，是大肠的末段，全长 12～15cm，上接乙状态结肠，下穿盆膈终于肛门（图 9-15）。直肠以盆膈为界，在盆膈以上的部分为直肠的盆部或壶腹部，以下的部分为肛门部或肛管。直肠并不是直的，有两个弯曲。上部弯曲凸向后，与骶骨方向一致，称**直肠骶曲**，

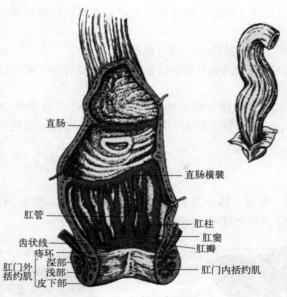

图 9-15　直肠内面观

距肛门 7～9cm。下部弯曲凸向前，称**直肠会阴曲**，距肛门 3～5cm。

直肠的肌层有内环行、外纵行两层，均为平滑肌。在肛门周围有内、外括约肌包绕，内括约肌由直肠管壁的内层环行肌增厚形成，能协助排便，但没有括约的功能。外括约肌是骨骼肌，损伤后可引起大便失禁。

二、消化腺

（一）唾液腺

唾液腺包括大小两种类型。小型腺如舌腺、唇腺和腭腺；大型腺如腮腺、下颌下腺和舌下腺。本节重点介绍大唾液腺。（图 9-16）

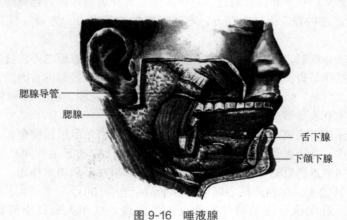

图 9-16　唾液腺

唾液腺分泌的唾液可以湿润口腔黏膜，滑润食物便于吞咽。唾液中含有消化酶，主要是唾液淀粉酶，能水解淀粉。此外，唾液还有清洁和杀菌的作用。

1. 三对大唾液腺的位置

（1）腮腺　略呈不规则三角形，位于耳前下方和咬肌后缘的表面。腮腺导管沿颧弓下方向前绕过咬肌前缘穿过颊部开口于上颌第二磨牙相对的颊黏膜上。腮腺导管在体表投影是在颧弓下一横指处。

（2）**下颌下腺**　位于下颌骨的内面，略呈椭圆形。

（3）**舌下腺**　位于口腔底部两侧黏膜的深面，下颌下腺和舌下腺的导管共同开口于舌系带两侧的黏膜上。

2. 唾液腺的组织结构　唾液腺为复管泡状腺，腺体表面覆有结缔组织被膜，结缔组织伸入腺实质，将腺分成许多小叶。导管、血管、神经等走行于小叶间结缔组织内。腺组织可分为腺泡和导管两部分。

（二）肝

1. 肝的位置和形态　肝是人体中最大的消化腺，呈红褐色，质软而脆，成人肝重 1500 克左右。肝大部分位于右季肋部和上腹部，小部分在左季肋部。

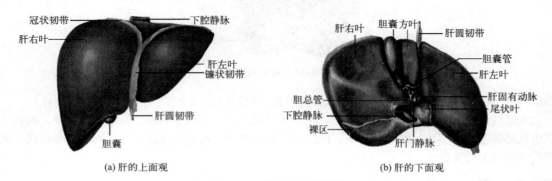

(a) 肝的上面观　　　　　　　　(b) 肝的下面观

图 9-17　肝的形态和结构

肝可分上、下两面。肝的上面隆起贴于膈，又称膈面。肝的表面，借肝镰状韧带分为左右两叶（图 9-17）。左叶小而薄，右叶大而厚。肝的下面凹陷，有"H"形的左右两条纵沟及一条横沟。**横沟**为肝门，有肝管、门静脉、肝动脉、淋巴管和神经出入。右纵沟的前部为胆囊窝，容纳胆囊；后部有腔静脉窝，有下腔静脉通过。左纵沟前方有肝圆韧带，后方有静脉韧带。肝下面借"H"形沟分成四叶：**左叶**在左纵沟的左方，**右叶**在右纵沟的右方，**方叶**在横沟前方，**尾状叶**在横沟的后方。

肝与邻近许多脏器接触。肝的上面与膈相接触。左叶上面隔着膈与心脏接触，肝左缘近左纵沟处与食管相邻，左叶邻胃。方叶下面接触幽门。右叶下方后缘处邻近右侧的肾上腺，右叶下面的后内侧部邻近十二指肠，后外侧部接右肾，前部邻接结肠右曲。由于肝相邻器官较多，肝质软，在固定标本上使肝表面形成许多压迹。

肝的表面大部分被有浆膜。浆膜与肝实质之间有一层致密结缔组织膜包囊，称肝纤维囊。此囊在肝门处特别发达，并随血管、神经、肝管等进入肝内，构成肝小叶间结缔组织（图 9-18）。肝的浆膜移行至膈和邻近器官时，形成许多韧带，这些韧带对肝起固定作用。

2. 肝的功能　肝的主要功能概括为以下三个方面：

（1）**分泌胆汁**　肝细胞分泌的胆汁是重要的消化液，成年人每日由肝输出胆汁约 500～1000mL。胆汁有助于脂肪的消化和吸收。

（2）**代谢功能**　身体内的蛋白质、脂肪和糖的分解合成都在肝细胞内进行，并可贮存在肝细胞内。肝细胞可将过多的血糖转化为肝糖原，将血液中的氨基酸转变成蛋白质加以贮存，当身体需要时，将这些物质再释放到血液中以供利用。

（3）**防御和解毒功能**　肝血窦内的肝巨噬细胞有强大的吞噬能力。肝细胞可将氨基酸在代谢

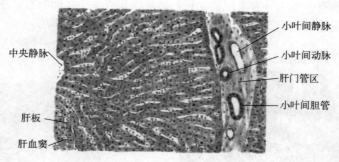

图 9-18　肝的组织结构

过程中产生的有毒的氨转变为无毒的尿素，经肾排出体外。肝是体内主要的解毒器官。

3. 胆囊和输胆管道

（1）**胆囊**　呈梨形，位于肝下面的胆囊窝内。胆囊可贮存和浓缩胆汁。胆囊上皮有吸收水分和无机盐的作用。胆囊的容量为 40～60mL，由于贮存胆汁而呈蓝绿色。胆囊可分胆囊底、胆囊体、胆囊颈和胆囊管四部（图 9-19）。颈体之间无明显界限。胆囊底钝圆，突向前下方，当充满胆汁时，可突出于肝的前缘。胆囊底在体表的投影相当于右锁骨中线与第九或第十肋软骨交界处，当胆囊发炎时，此处有压痛。胆囊颈较细，它以直角弯向左方，延续为胆囊管。

（2）**输胆管道**　左右肝管出肝门合成一条肝总管。肝总管与胆囊管汇合，形成胆总管。胆总管在十二指肠降部与胰管汇合，形成膨大的肝胰壶腹，共同开口于**十二指肠大乳头**。开口处有括约肌，称奥狄氏括约肌。平时括约肌收缩，由肝分泌的胆汁经肝管、胆囊管入胆囊贮存。进食以后，由于食物及消化液的刺激，反射性地引起胆囊收缩和括约肌舒张，将胆汁排入十二指肠。

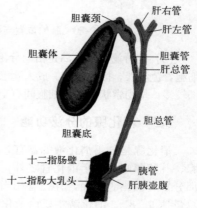

图 9-19　胆囊和输胆管道

（三）胰

胰是人体重要的腺体。它由外分泌部和内分泌部两部分组成。外分泌部的分泌物（胰液）含有多种消化酶，对食物有重要的消化分解作用；内分泌部是散在分布于外分泌部之间的胰岛，分泌胰岛素、胰高血糖素、生长抑素等激素，进入血液或淋巴，主要参与糖代谢的调节。

1. 胰的位置和形态　胰位于胃的后方，相当第 1～2 腰椎的高度，横位于腹后壁。胰重 70～100 克，分头、体、尾三部。**胰头**膨大，被十二指肠所包绕；**胰体**占胰的大部；**胰尾**末端朝向左上方，与脾相触。（图 9-20）

2. 胰的组织结构　胰表面仅覆以薄层疏松结缔组织，不形成明显被膜。结缔组织伸入腺实质内，将腺分隔为许多小叶。

（1）**外分泌部**　为复管泡状腺，包括腺泡和导管。（图 9-21）

① **腺泡**　为纯浆液性腺泡。腺细胞呈锥体形，核圆形，位于基底部。顶部细胞质内含有许多嗜酸性颗粒，是酶的前身。基底部细胞质内含有 RNA，强嗜碱性，染色呈紫蓝色，是分泌物进行合成的部位。

② **导管**　胰的闰管很长，由单层扁平上皮构成。闰管的一端深入腺泡腔内形成泡心细胞。闰管的另一端直接汇合为小叶内导管，为单层立方上皮。小叶内导管出小叶后，在小叶间逐级汇

合成小叶间导管。胰有一条主导管贯穿胰全长，沿途收集许多小叶间导管。主导管与胆总管汇合共同开口于十二指肠大乳头。主导管为单层柱状上皮，其间有杯状细胞。

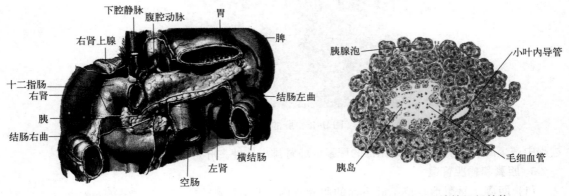

图 9-20 胰的位置与形态　　　　　　　　图 9-21 胰的组织结构

（2）内分泌部　胰岛是由内分泌细胞组成的球形细胞团，散布于腺泡之间，在 HE 染色中，胰岛细胞着色浅淡，极易鉴别。成人胰岛有 17 万～200 万个胰岛，约占胰腺总体积的 1.5%。胰岛在胰尾部较多，呈团索状分布，细胞间有丰富的有孔毛细血管，胰岛细胞分泌的激素借此可以直接入血。

（四）消化腺的分泌功能

消化腺是分泌消化液的器官，属外分泌腺。胃腺和肠腺存在于消化管壁内，为管内腺。唾液腺、肝和胰则移位于消化管之外，为管外腺，其分泌物均通过导管排入消化管腔内。此外，在大部分胃肠的黏膜表面，存在着相当多的杯状细胞，分泌黏液。人每天由各种消化腺分泌的消化液总量达 6～8L。消化液主要由消化酶、电解质和水组成。消化液的主要功能是：①改变消化腔内的 pH，适应消化酶活性的需要；②将食物中的大分子成分分解为结构简单、可被吸收的小分子物质；③稀释食物，有利于吸收；④通过分泌黏液、抗体和大量液体，保护消化道黏膜，防止物理性和化学性的损伤。

消化腺细胞分泌消化液的过程是主动活动过程，包括三个主要步骤：①腺细胞从其周围的血液中摄取原料；②在腺细胞内合成分泌物并贮存起来；③当腺细胞受到适宜刺激时，则将分泌物排出。

🖊 **边学边练**

　　消化系统的组成有哪些？各部分有什么解剖构造？小肠是消化和吸收的主要场所，利用显微镜观察小肠黏膜的组织结构有什么特点以适应其功能？请参见：实验十五　消化器官的观察。

第三节　各段消化管的消化

📖 **案例分析**

　　孙某，女，36 岁。上腹痛、黑便 2 天。患者 2 天前无明显诱因出现上腹部痛，呈持续性隐痛，无腰背部放射痛，并解黑便，呈柏油样、成形，伴乏力，无恶心、呕吐，无呕血、便血，无胸闷、气急、胸痛，今来我院就诊。行胃镜检查提示：胃溃疡（活动期）。患者精神可，胃纳差，睡眠较差，小便正常，大便如上述，体重无明显增减。

　　既往体健，无高血压、心脏病、糖尿病等疾病史，无肝炎、结核等传染病史，无重大外伤史，无手术史，无中毒、输血史；无明显的食物、药物过敏史。

　　诊断：胃溃疡。

　　请根据本节所学内容解释：

　　胃溃疡的产生机制。

　　生命体在生存活动过程中必须不断的从外界摄取食物，吸收各种营养物质，以供机体新陈代谢的需要，并将未被消化和吸收的食物残渣经肛门排出体外，见图9-22。食物中的营养物质包括蛋白质、脂肪、糖类、维生素、水和无机盐。食物在消化道内被分解成结构简单、可被吸收的小分子物质的过程，称为**消化**。按作用方式的不同，消化可分为物理性消化和化学性消化两类。前者主要通过消化道平滑肌的运动，磨碎、混合和推动食物后移，最后将食物残渣排出体外；后者主要指消化道中各种酶的作用。

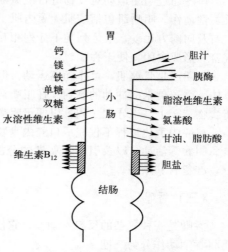

图 9-22　各种营养物质在消化管的消化和吸收部位

一、口腔内消化

　　消化过程是从口腔开始的。食物在口腔内停留的时间很短，一般是15～20s。食物在口腔内经咀嚼，被唾液湿润而便于吞咽。由于唾液的作用，食物中的某些成分还在口腔内发生化学变化。

（一）唾液分泌

　　人的口腔内有三对大的唾液腺，即腮腺、下颌下腺和舌下腺，还有无数散在的小唾液腺。唾液就是由这些唾液腺分泌的混合液。腮腺是由浆液细胞组成的；下颌下腺和舌下腺是混合腺，即腺泡由浆液细胞和黏液细胞组成。

　　1. 唾液的性质和成分　唾液无色无味，近于中性（pH 6.6～7.1）的低渗液体。唾液中约占99％的有机物主要为黏蛋白，还有球蛋白、氨基酸、尿素、尿酸、唾液淀粉酶和溶菌酶等。唾液中的无机物有钠、钾、钙、氯、氨等。此外，唾液中还有一定量的气体，如氧、氮和二氧化碳。

　　唾液中的黏蛋白几乎全由黏液细胞所分泌，它使唾液具有黏稠性质。浆细胞分泌稀薄的唾液，几乎不含黏蛋白，但浆液腺所分泌的唾液淀粉酶是黏液腺所分泌的4倍。

　　2. 唾液的作用　唾液可以湿润与溶解食物，从而引起味觉并易于吞咽；唾液还可以清洁和保护口腔，它可清除口腔中的残余食物，当有害物质进入口腔时，可以冲淡、中和这些物质，并将它们从口腔黏膜上洗掉，唾液中的溶菌酶还有杀菌作用；在人和少数哺乳动物如兔、鼠等的唾液中，含有唾液淀粉酶，它可使淀粉分解成为麦芽糖。唾液淀粉酶发挥作用的最适pH在中性范围内，唾液中的氯和硫氰酸盐对此酶有激活作用。食物进入胃后，唾液淀粉酶还可继续使用一段时间，直至胃内容物变为pH约为4.5的酸性反应为止。

　　3. 唾液分泌的调节　唾液分泌的调节完全是神经反射性的，包括非条件反射和条件反射两种。

引起非条件反射性唾液分泌的正常刺激是食物对口腔机械的、化学的和温度的刺激。在这些刺激的影响下，口腔黏膜和舌的神经末梢（感受器）产生兴奋，冲动沿传入神经纤维（在舌神经、鼓索神经支、舌咽神经和迷走神经中）到达中枢，再由传出神经到唾液腺，引起唾液分泌。唾液分泌的初级中枢在延髓，其高级中枢分布于下丘脑和大脑皮层等处。

人在进食时，食物的形状、颜色、气味，以及进食的环境，都能形成条件反射，引起唾液分泌。"望梅止渴"就是日常生活中条件反射性唾液分泌的一个例子。

（二）咀嚼

口腔通过咀嚼运动对食物进行机械性加工。咀嚼是由各咀嚼肌有顺序地收缩所形成的复杂的反射性动作。咀嚼肌包括咬肌、翼内肌、翼外肌和颞肌等，它们的收缩可使下颌向上、向下、向左右及向前方运动，上牙列与下牙列相互接触，产生压力以磨碎食物。咀嚼还使食物与唾液充分混合，形成食团，便于吞咽。

咀嚼肌是骨骼肌，可作随意运动，但在正常情况下，它的运动还受口腔感受器和咀嚼肌内的本体感受器传来的冲动的制约。在咀嚼运动中，颊肌和舌肌的收缩具有重要作用，它们的收缩可将食物置于上、下牙列之间，以便于咀嚼。

口腔内消化过程不仅完成口腔内食物的机械性和化学性加工，它还能反射性地引起胃、胰、肝、胆囊等活动，以及引起胰岛素的分泌等变化，为以后的消化过程及紧随消化过程的代谢过程，准备有利条件。

（三）吞咽

吞咽是一种复杂的反射性动作，它使食团从口腔进入胃。根据食团在吞咽时所经过的部位，可将吞咽动作分为三期。

第一期：由口腔到咽。这是在来自大脑皮层的冲动的影响下开始的。开始时舌尖上举至硬腭，然后由下颌舌骨肌的收缩，把食团推向软腭后方而至咽部。舌的运动对于这一期的吞咽动作是非常重要的。

第二期：由咽到食管上端。这是通过一系列反射动作而实现的。由于食团刺激了软腭部的感受器，引起一系列肌肉的反射性收缩，使软腭上升，咽后壁向前突出，封闭了鼻、口通路；声带内收，喉头升高并紧贴会厌，封闭了咽与气管的通路，呼吸暂时停止；由于喉头前移，食管上口张开，食团就从咽被挤入食管。这一期进行得极快，通常仅需约 0.1s。

第三期：沿食管下行至胃。这是由食管肌肉的顺序收缩而实现的。食管肌肉的顺序收缩又称蠕动，是一种向前推进的波形运动。在食团的下端为舒张波，上端为收缩波，进而使食团被推送前进。

食管的蠕动是一种反射动作。由于食团刺激了软腭、咽部和食管等处的感受器，发出传入冲动，抵达延髓中枢，再向食管发出传出冲动（图 9-23）。

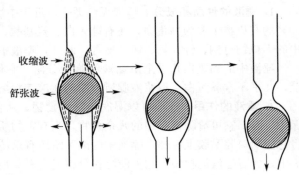

收缩波

舒张波

图 9-23　食管的蠕动

在食管和胃之间，虽然在解剖上并不存在括约肌，但在食管和胃贲门连接处以上，有一段长 4～6cm 的高压区，是正常情况下阻止胃内容物逆流入食管的屏障，起到了类似生理性括约肌作用，通常将这一食管称为食管-胃括约肌。当食物经过食管时，刺激食管壁上的机械感受器，可反射性地引起食管-胃括约肌舒张，食物便能进入胃内。食物入胃后引起的胃泌素释放，则可加强该括约肌的收缩，这对于防止胃内容物逆流入食管具有一定作用。

总之，吞咽是一种典型的反射动作，它有一连串的按顺序发生的环节，每一环节由一系列的活动过程组成，前一环节的活动又可引起后一环节的活动。从吞咽开始至食物到达贲门所需的时间，与食物的性状及人体的体位有关。液体食物需 3~4s，糊状食物约 5s，固体食物较慢，需 6~8s，一般不超过 15s。

二、胃内消化

胃是消化道中最膨大的部分。成人胃的容量一般为 1~2L，具有暂时贮存食物的功能。食物入胃后，受到胃液的化学性消化和胃壁肌肉运动的机械性消化。

(一) 胃的分泌功能

胃黏膜是一个复杂的分泌器官，含有三种外分泌腺和多种内分泌细胞。胃的外分泌腺有：①贲门腺分布在胃与食管连接处的宽 1~4cm 的环状区内，为黏液腺，分泌黏液。②胃底腺分布在占全胃膜约 2/3 的胃底和胃体部。胃底腺由壁细胞、主细胞和颈黏液细胞等组成，它们分别分泌盐酸、胃蛋白酶原和黏液。③幽门腺分布在幽门部，是分泌碱性黏液的腺体。胃液是由这三种腺体和胃黏膜上皮细胞的分泌物构成的。

胃黏膜内至少含有 6 种内分泌细胞，如分泌胃泌素的 G 细胞、分泌生长抑素的 D 细胞和分泌组胺的肥大细胞等。

1. 胃液的性质、成分和作用　纯净的胃液是一种无色而呈酸性的液体，pH 0.9~1.5。正常人每日分泌的胃液量为 1.5~2.5L。胃液的成分包括无机物如盐酸、钠和钾的氯化物等，以及有机物如黏蛋白、消化酶等。

(1) 盐酸　胃液中的盐酸也称胃酸，其含量通常以单位时间内分泌的盐酸（mmol/h）表示，称为盐酸排出量。正常人空腹时盐酸排出量（基础酸排出量）为 0~5mmol/h。在食物或药物的刺激下，盐酸排出量可进一步增加。正常人的盐酸最大排出量可达 20~25mmol/h。男性的盐酸分泌多于女性；盐酸的排出量反映胃的分泌能力，它主要取决于壁细胞的数量，也与壁细胞的功能状态有关。

胃液中 H^+ 的最大浓度可达 150mmol/L，比血液中 H^+ 的浓度高三、四百万倍，因此，壁细胞分泌 H^+ 是逆着巨大的浓度梯度进行的，需要消耗大量的能量，能量来源于氧代谢。

泌酸所需的 H^+ 来自壁细胞质内的水。水解离产生 H^+ 和 OH^-，凭借存在于壁细胞上分泌小管膜上的 H^+，K^+-ATP 酶的作用，H^+ 被主动地转运入小管腔内。

壁细胞分泌小管膜上的 H^+，K^+-ATP 酶，又称质子泵或称酸泵。H^+-K^+ 交换是壁细胞质子泵区别于体内任何其他细胞上的质子泵的显著特征。H^+，K^+-ATP 酶每催化一分子的 ATP 分解为 ADP 和磷酸所释放的能量，可驱动一个 H^+ 从壁细胞质进入分泌小管腔和一个 K^+ 从小管腔进入细胞质。H^+ 的分泌必须在分泌小管内存在足够浓度的 K^+ 的条件下才能进行。

壁细胞内含有丰富的碳酸酐酶，在它的催化下，细胞代谢产生的 CO_2 和由血浆中摄取的 CO_2 可迅速地水合而形成 H_2CO_3，H_2CO_3 随即又解离为 H^+ 和 HCO_3^-。这样，在 H^+ 分泌后，留在细胞内的 OH^- 便和由 H_2CO_3 解离的 H^+ 结合而被中和，壁细胞内则不会因 OH^- 的蓄积而使 pH 升高。由 H_2CO_3 产生的 HCO_3^- 则在壁细胞的底侧膜，与 Cl^- 交换而进入血液。因此，餐后与大量胃酸分泌的同时，血和尿的 pH 往往升高而出现"餐后碱潮"。与 HCO_3^- 交换而进入壁细胞内的 Cl^- 则通过分泌小管膜上特异性的 Cl^- 通道进入小管腔，与 H^+ 形成 HCl。

胃内的盐酸有许多作用，它可杀死随食物进入胃内的细菌，因而对维持胃和小肠内的无菌状态具有重要意义。盐酸还能激活胃蛋白酶原，使之转变为有活性的胃蛋白酶，盐酸并为胃蛋白酶作用提供了必要的酸性环境。盐酸进入小肠后，可以引起促胰液素的释放，从而促进胰液、胆汁和小肠液的分泌。盐酸所造成的酸性环境，还有助于小肠对铁和钙的吸收。但若盐酸分泌过多，也会对人体产生不利影响。一般认为，过高的胃酸对胃和十二指肠黏膜有侵蚀作用，因而是溃疡病发病的重要原因之一。

（2）胃蛋白酶原　胃蛋白酶原是由主细胞合成的，并以不具有活性的酶原颗粒形式贮存细胞内。分泌入胃腔内的胃蛋白酶原在胃酸的作用下，从分子中分离出一个小分子的多肽，转变为具有活性的胃蛋白酶。已激活的胃蛋白酶对胃蛋白酶原也有激活作用。

胃蛋白酶能水解食物中的蛋白质，它主要作用于蛋白质及多肽分子中含苯丙氨酸或酪氨酸的肽键上，主要分解产物是䏡，产生多肽或氨基酸较少。胃蛋白酶只有在酸性较强的环境中才能发挥作用，最适宜 pH 为 2。随着 pH 的升高，胃蛋白酶的活性即降低，当 pH 升至 6 以上时，此酶即发生不可逆的变性。

（3）黏液和碳酸氢盐　胃的黏液是由胃底腺、贲门腺和幽门腺共同分泌的，其主要成分为糖蛋白。糖蛋白是由 4 个亚单位通过二硫键连接形成的。由于糖蛋白的结构特点，黏液具有较高的黏滞性和形成凝胶的特性。正常人，黏液覆盖在胃黏膜的表面，形成凝胶层，具有润滑作用，可减少粗糙的食物对胃黏膜的机械性损伤。

胃内 HCO_3^- 主要是由胃黏膜的非泌酸细胞分泌的，仅有少量的 HCO_3^- 是从组织间液渗入胃内的。基础状态下，胃 HCO_3^- 分泌的速率仅为 H^+ 分泌速率的 5%。进食时其分泌速率的增加通常是与 H^+ 分泌速率的变化平行的。由于 H^+ 和 HCO_3^- 在分泌速率和浓度上的巨大差距，分泌的 HCO_3^- 对胃内 pH 显然不会有多大影响。

胃黏液的黏稠度为水的 30～260 倍，H^+ 和 HCO_3^- 等离子在黏液层内的扩散速度明显减慢，因此，在胃腔内的 H^+ 向黏液凝胶深层弥散过程中，不断与从黏液层下面的上皮细胞分泌并向表面扩散的 HCO_3^- 遭遇，两种离子在黏液层内发生中和。用 pH 测量电极测得，在胃黏液层存在一个 pH 梯度，黏液层靠近胃腔面的一侧呈酸性，pH 约为 2.0；而近黏膜细胞侧呈中性，pH 为 7 左右。因此，由黏液和碳酸氢盐共同构筑的黏液-碳酸氢盐屏障，能有效地阻挡 H^+ 的逆向弥散，保护了胃黏液免受 H^+ 的侵蚀；黏液深层的中性 pH 环境还使胃蛋白酶丧失了分解蛋白质的作用。

正常情况下，胃黏液凝胶层临近胃腔一侧的糖蛋白容易受到胃蛋白酶的作用而水解为 4 个亚单位，黏液便从凝胶状态变为溶胶状态而进入胃腔。一般来讲，水解的速度与黏膜上皮细胞分泌液的速度相等，这种黏液分泌与降解为动态平衡，保持了黏液屏障功能的完整性和连续性。

（4）内因子　胃底腺的壁细胞除分泌盐酸外，还分泌一种分子量在 50000～60000 之间的糖蛋白，称为内因子。内因子可与进入胃内的维生素 B_{12} 结合而促进其吸收。

2. 胃液分泌的调节　胃液分泌受许多因素的影响，有的起兴奋性作用，有的起抑制性作用。进食是胃液分泌的自然刺激物，它通过神经和体液因素调节胃液的分泌。

（1）刺激胃酸分泌的内源性物质

① 乙酰胆碱　大部分支配胃的副交感神经节后纤维末梢释放乙酰胆碱。乙酰胆碱直接作用于壁细胞膜上的胆碱受体，引起盐酸分泌增加。乙酰胆碱的作用可被胆碱受体阻断剂（如阿托品）阻断。

② 胃泌素　胃泌素主要由胃窦黏膜内的 G 细胞分泌。十二指肠和空肠上段黏膜内也有少量 G 细胞。胃泌素释放后主要通过血液循环作用于壁细胞，刺激其分泌盐酸。

胃泌素以多种分子形式存在于体内，其主要的分子形式有两种：大胃泌素（G-34）和小胃泌素（G-17）。胃窦黏膜内的胃泌素主要是 G-17，十二指肠黏膜中有 G-17 和 G-34 约各占一半。从生物效应来看，G-17 刺激胃分泌的作用要比 G-34 强 5～6 倍，但 G-34 在体内被清除的速度很慢，它半衰期约为 50min，而 G-17 通常只有 6min。

③ 组胺　胃的泌酸区黏膜内含有大量的组胺。产生组胺的细胞是存在于固有膜中的肥大细

胞。正常情况下，胃黏膜恒定地释放少量组胺，通过局部弥散到达邻近的壁细胞，刺激其分泌。壁细胞上的组胺受体为Ⅱ型受体，用甲氰咪胍及其相类似的药物可以阻断组胺与壁细胞的结合，从而减少胃酸分泌。

以上三种内源性分泌物，一方面可通过各自壁细胞上的特异性受体，独立地发挥刺激胃酸分泌的作用；另一方面，三者又相互影响，表现为当以上三个因素中的两个因素同时作用时，胃酸的分泌反应往往比这两个因素单独作用的总和要大，这种现象在生理学上称为加强作用。

(2) 消化期的胃液分泌 进食后胃液分泌的机制，一般按接受食物刺激的部位，分成三个时期来分析，即头期、胃期和肠期。但必须注意，三个时期的划分是人为的，只是为了便于叙述，实际上，这三个时期几乎是同时开始、同时进行的。

① **头期** 胃液分泌是由进食动作引起的，因其传入冲动均来自头部感受器（眼、耳、口腔、咽、食管等），因而称为头期。

由进食动作所引起的胃液分泌，包括条件反射性和非条件反射性两种分泌。前者是由和食物有关的形象、气味、声音等刺激了视、嗅、听等感受器而引起的；后者则当咀嚼和吞咽食物时，刺激了口腔和咽喉等外的化学和机械感受器而引起的。这些反射的传入途径和由进食引起的唾液分泌的传入途径相同，反射中枢包括延髓、下丘脑、边缘叶和大脑皮层等。迷走神经是这些反射共同的传出神经。

迷走神经兴奋后，除了通过其末梢释放乙酰胆碱，直接引起腺体细胞分泌外，迷走神经冲动还可引起胃窦黏膜内的 G 细胞释放胃泌素，后者经过血液循环刺激胃腺迸发。由此可见，头期的胃液分泌并不是纯神经反射性的，而是一种神经-体液性的调节。

引起胃泌素释放的迷走神经纤维被认为是非胆碱能的，因为阿托品不仅不能阻断，反而使假饲引起的胃泌素释放反应增加。目前对这一现象的解释是，迷走神经中既存在兴奋胃泌素释放的纤维，也存在抑制胃泌素释放的纤维，前者的中介物可能是一种肽类物质，而抑制性纤维则是通过乙酰胆碱能起作用的。阿托品由于阻断了抑制性纤维的作用，因而使胃泌素的释放有所增加。

头期胃液分泌的量和酸度都很高，而胃蛋白酶的含量则尤其高。在人体观察的资料表明，头期胃液分泌的多少与食欲有很大的关系。

② **胃期** 食物入胃后，对胃产生机械性和化学性刺激，继续引起胃液分泌，其主要途径为：a. 扩张刺激胃底、胃体部的感受器，通过迷走-迷走神经长反射和壁内神经丛的短反射，引起胃腺分泌；b. 扩张刺激胃幽门部，通过壁内神经丛作用于 G 细胞，引起胃泌素的释放；c. 食物的化学成分直接作用于 G 细胞，引起胃泌素的释放。

刺激 G 细胞释放胃泌素的主要食物化学成分是蛋白质的消化产物，其中包括肽类和氨基酸。G 细胞为开放型胃肠内分泌细胞，顶端有绒毛样突起伸入胃腔，可以直接感受胃腔内化学物质的作用。用放射免疫方法测定血浆中胃泌素浓度，正常人空腹时为 30～120pg/mL，在进食蛋白质食物后，血浆胃泌素可升高到 50～200pg/mL，在进食后 2～3h 逐渐恢复至进食前水平。糖类和脂肪类食物不是胃泌素释放的强刺激物。

③ **肠期** 将食糜内的提取液、蛋白胨液由瘘管直接注入十二指肠内，也可引起胃液分泌的轻度增加，说明当食物离开胃进入小肠后，还有继续刺激胃液分泌的作用。机械扩张游离的空肠袢，胃液分泌也增加。

在切断支配胃的外来神经后，食物对小肠的作用仍可引起胃液分泌，提示肠期胃液分泌的机制中，神经反射的作用不大，它主要通过体液调节机制，即当食物与小肠黏膜接触时，有一种或几种激素从小肠黏膜释放出来，通过血液循环作用于胃。已知人的十二指肠黏膜中含有较多的胃泌素；用放射免疫方法测得，在切除了胃窦的患者，进食后血浆胃泌素的浓度仍有升高，说明进食后可引起十二指肠释放胃泌素，它可能是肠期胃泌分泌的体液因素之一。有人认为，在食糜作用下，小肠黏膜还可能释放肠泌酸素的激素，刺激胃酸分泌。此外，由小肠吸收的氨基酸也可能参与肠期的胃液分泌，因为静脉注射混合氨基酸也可引起胃酸分泌。

肠期胃液分泌的量不大，大约占进食后胃液分泌总量的 1/10，这可能与食物在小肠内同时还产生许多对胃液起抑制性作用的调节有关。

(3) 胃液分泌的抑制性调节　在进食过程中兴奋胃液分泌的机制已做解释，而正常消化期的胃液分泌还受到各种抑制性因素的调节，实际表现的胃液分泌正是兴奋性和抑制性因素共同作用的结果。在消化期内，抑制胃液分泌的因素除精神、情绪因素外，主要还有盐酸、脂肪等。

盐酸是胃腺活动的产物，但它对胃腺的活动又具有抑制性作用，因此是胃酸分泌的一种负反馈的调节机制。

当胃窦的 pH 降到 1.2～1.5 时，便可能对胃液的分泌产生抑制作用。这种抑制作用的机制可能是盐酸直接抑制了胃窦黏膜中的 G 细胞，减少胃泌素释放的结果。恶性贫血的患者胃酸分泌很低，他们血浆中胃泌素的浓度却比正常人高 20～30 倍，如向这类患者胃内注以盐酸，使胃内酸化，血浆胃泌素的浓度即下降。这进一步说明，胃内容物的酸度对胃泌素的释放，以及进而影响胃液分泌具有重要作用。

当十二指肠内的 pH 降到 2.5 以下时，对胃酸分泌也有抑制作用，但其作用机制目前尚未完全阐明。已知酸作用于小肠黏膜可引起促胰液素释放，后者对胃泌素引起的酸分泌具有明显的抑制作用，因此，促胰液素很可能是十二指肠酸化抑制胃分泌的一种抑制物。此外，十二指肠球部在盐酸刺激下，也可能释放出一种抑制胃分泌的肽类激素——球抑胃素。

脂肪是抑制胃液分泌的一个重要因素。脂肪及其消化产物抑制胃分泌的作用发生在脂肪进入十二指肠后，而不是在胃中。小肠黏膜中存在的抑胃肽、神经降压素等多种激素，都具有类似肠抑素的特性。

在胃的黏膜和肌层中，存在大量的前列腺素。迷走神经兴奋和胃泌素都可引起前列腺素释放的增加。前列腺素对进食、组胺和胃泌素等引起的胃液分泌有明显的抑制作用。它可能是胃液分泌的负反馈抑制物。前列腺素还能减少胃黏膜血流，但它抑制胃分泌的作用并非继发于血流的改变。

（二）胃的运动

胃既有贮存食物的功能，又具有泵的功能。胃底和胃体的前部运动较弱，其主要功能是贮存食物；胃体的远端和胃窦则有较明显的运动，其主要功能是磨碎食物，使食物与胃液充分混合，以形成食糜，并将食糜排至十二指肠。

1. 胃的容受性舒张　当咀嚼和吞咽时，食物对口、食管等外感受器的刺激，可通过迷走神经反射性地引起胃底和胃体平滑肌的舒张。胃壁肌肉的这种活动，被称为胃的容受性舒张。容受性舒张使胃腔容量由空腹时的 50mL，增加到进食后的 1.5L，它适应于大量食物的涌入，而胃内压力变化并不大，从而使胃更好地完成容受和贮存食物的功能。

胃的容受性舒张是通过迷走神经的传入和传出通路反射而实现的，切断人和动物的双侧迷走神经，容受性舒张即不再出现。

2. 胃的蠕动　食物进入胃后约 5min，蠕动即开始。蠕动是从胃的中部开始，有节律地向幽门方向进行。胃蠕动波的频率约每分钟 3 次，并需 1min 左右到达幽门。

蠕动波在初起时比较小，在向幽门传播过程中，波的深度和速度都逐步增加，当接近幽门时，明显加强，可将一部分食糜排入十二指肠。并不是每一个蠕动波都到达幽门，有些蠕动波到胃窦后即行消失。一旦收缩波超越胃内容物，并到达胃窦终末时，由于胃窦终末部的有力收缩，胃内容物部分将被反向地推回到近侧胃窦和胃体部。食糜的这种后退，有利于食物和消化液的混合，还可机械地磨碎块状固体食物。总之，蠕动主要的生理意义有两点：一是将食物与胃液充分混合，以利于胃液发挥消化作用；二是搅拌和粉碎食物，并推进胃内容物向十二指肠移动。

胃的蠕动是受胃平滑肌的基本电节律控制的。胃的基本电节律起源于胃大弯上部，沿纵行肌向幽门方向传播，每分钟约 3 次。胃肌的收缩通常出现在基本电节律波后 6～9s，动作电位后 1～2s。神经和体液因素可通过影响胃的基本电节律和动作电位而影响胃的蠕动；迷走神经冲动、胃泌素可使胃的基本电节律和动作电位出现的频率增加，使胃的收缩频率和强度增加；交感神经兴奋、促胰液素和抑胃肽则作用相反。

3. 胃的排空及其控制　食物由胃排入十二指肠的过程，称为胃排空。一般在食物入胃后 5min 即有部分食糜被排入十二指肠。不同食物的排空速度不同，这和食物的物理性状和化学组成都有关。流体食物比固体食物排空快；切碎的、颗粒小的食物比大块的食物排空快。在三种主要食物中，糖类的排空时间较蛋白质为短，脂肪类食物排空最慢。对于混合食物，由胃完全排空通常需要 4～6h。

胃的排空率受胃和十二指肠两方面因素的控制：

(1) 胃内因素促进排空

① **胃内食物量对排空率的影响**　胃的内容物作为扩张胃的机械刺激，通过壁内神经反射或迷走-迷走神经反射，引起胃运动的加强。一般，食物由胃排空的速率和留在胃内食物量的平方根成正比。

② **胃泌素对胃排空的影响**　扩张刺激以及食物的某些成分，主要是蛋白质消化产物，可引起胃窦黏膜释放胃泌素。胃泌素除了胃酸分泌外，对胃的运动也有中等程度的刺激作用。

(2) 十二指肠因素抑制排空

① **肠-胃反射对胃运动的抑制**　在十二指肠壁上存在多种感受器，酸、脂肪、渗透压及机械扩张，都可刺激这些感受器，反射性地抑制胃运动，引起胃排空减慢。这个反射称为肠-胃反射，其传出冲动可通过迷走神经、壁内神经、交感神经等几条途径传到胃。肠-胃反射对酸的刺激特别敏感，当 pH 降到 3.5～4.0 时，反射即可引起，抑制幽门泵的活动，从而阻止酸性食糜进入十二指肠。

② **十二指肠产生的激素对胃排空的抑制**　当过量的食糜，特别是酸或脂肪由胃进入十二指肠后，可引起黏膜释放几种不同的激素，抑制胃的运动，延缓胃的排空。促胰液素、抑胃肽等都具有这种作用，统称为肠抑胃素。

抑制胃运动的各项因素随着盐酸在肠内被中和，食物消化产物的被吸收，它们对胃的抑制性影响便渐渐消失，胃运动又逐渐增强，因而又推送另一部分食糜进入十二指肠。如此重复，使胃内容物的排空较好地适应十二指肠内消化吸收速度。

4. 呕吐

呕吐是将胃及肠内容物从口腔强力驱出的动作。机械刺激和化学刺激作用于舌根、咽部、胃、大小肠、胆总管、泌尿生殖器官等处的感受器，都可以引起呕吐。视觉和内耳庭的位置感觉发生改变时，也可引起呕吐。

呕吐前常出现恶习、流涎、呼吸急迫和心跳快而不规则等自主神经兴奋的症状。呕吐开始时，胃和食管下端舒张，膈肌和腹肌猛烈收缩，压挤胃的内容物通过食管而进入口腔。十二指肠和空肠上段蠕动增快，并可转为痉挛。由于胃舒张而十二指肠收缩，压力差倒转，使十二指肠内容物倒流入胃，因此，呕吐物中常混有胆汁和小肠液。

在呕吐动作中，所有的这些活动都是反射性的。传入冲动的是迷走神经和交感神经的感觉纤维、舌咽神经及其他神经，传入至延髓内的呕吐中枢。由中枢发出的冲动则沿迷走神经、交感神经、膈神经和脊神经等传到胃、小肠、膈肌和腹壁肌等处。呕吐中枢的位置在延髓外侧网状结构的背外侧缘。颅内压增高（脑水肿、肿瘤等情况）可直接刺激该中枢而引起呕吐。

呕吐是一种具有保护意义的防御反射，它可把胃内有害的物质排出。但长期剧烈的呕吐会影响进食和正常消化活动，并且使大量的消化液丢失，造成体内水电解质和酸碱平衡的紊乱。

三、小肠内消化

食糜由胃进入十二指肠后，就开始了小肠内的消化。小肠内消化是整个消化过程中最重要的阶段。在这里，食糜受到胰液、胆汁和小肠液的化学性消化以及小肠运动的机械性消化。许多营养物质也都在这一部位被吸收。因此，食物通过小肠，消化过程基本完成。未被消化的食物残渣，从小肠进入大肠。

食物在小肠内停留的时间，随食物性质的不同而有所差异，一般为3～8h。

（一）胰液的分泌

胰腺是兼有外分泌和内分泌功能的腺体。胰腺的内分泌功能主要与糖代谢的调节有关，不在本章节讨论。胰腺的外分泌部分泌的胰液，是由胰腺的腺泡细胞和小的导管管壁细胞所分泌的，具有很强的消化能力。

1. 胰液的成分和作用 胰液是无色无臭的碱性液体，pH为7.8～8.4，渗透压约与血浆相等。人每日分泌的胰液量为1～2L。

胰液中含有无机物和有机物。在无机成分中，碳酸氢盐的含量很高，它是由胰腺内的小的导管细胞分泌的。导管细胞内含有较高浓度的碳酸酐酶，在它的催化下，二氧化碳可水化而产生碳酸，后者经过解离而产生碳酸氢根（HCO_3^-），人胰液中的HCO_3^-的最高浓度为140mmol/L，其浓度随分泌速度的增加而增加。HCO_3^-的主要作用是中和进入十二指肠的胃酸，使肠黏膜免受强酸的侵蚀；同时也提供了小肠内多种消化酶活动的最适宜的pH环境（pH 7～8）。除HCO_3^-外，占第二位的主要负离子是Cl^-。Cl^-的浓度随HCO_3^-的浓度的变化而有变化，当HCO_3^-浓度升高时，Cl^-的浓度就下降。胰液中的正离子有Na^+、K^+、Ca^{2+}等，它们在胰液中的浓度与血浆中的浓度非常接近，不依赖于分泌的速度。

胰液中的有机物主要是蛋白质，含量由0.1%～10%不等，随分泌的速度不同而有不同。胰液中的蛋白质主要由多种消化酶组成，它们是由腺泡细胞分泌的。胰液中的消化酶主要有：

(1) 胰淀粉酶 是一种α-淀粉酶，它对生的或熟的淀粉的水解效率都很高，消化产物为糊精、麦芽糖。胰淀粉酶作用的最佳pH为6.7～7.0。

(2) 胰脂肪酶 可分解甘油三酯为脂肪酸、甘油一酯和甘油。它的最适pH为7.5～8.5。

目前认为，胰脂肪酶只有在胰腺分泌的另一种小分子蛋白质——辅脂酶存在条件下，才能发挥作用。胰脂肪酶与辅脂酶在甘油三酯的表面形成一种高亲和度的复合物，牢固地附着在脂肪颗粒表面，防止胆盐把脂肪酶从脂肪表面置换下来。

胰液中还含有一定量的胆固醇和磷脂酶A2，它们分别水解胆固醇酯和卵磷脂。

(3) 胰蛋白酶和糜蛋白酶 这两种酶是以不具有活性的酶原形式存在于胰液中的。肠液中的肠致活酶可以激活蛋白酶原，使之变为具有活性的胰蛋白酶。此外，酸、胰蛋白酶本身以及组织液也能使胰蛋白酶原活化。糜蛋白酶原是在胰蛋白酶作用下转化为有活性的糜蛋白酶的。

胰蛋白酶和糜蛋白酶的作用极相似，都能分解蛋白质为胨，当两者一同作用于蛋白质时，则可消化蛋白质为小分子的多肽和氨基酸。

正常胰液中还含有羧基肽酶、核糖核酸酶、脱氧核糖核酸酶等水解酶。羧基肽酶可作用于多肽末端的肽键，释放出具有自由羧基的氨基酸；后两种酶则可使相应的核酸部分水解为单核苷酸。

由于胰液中含有水解三种主要食物的消化酶，因而在所有消化液中胰液最为重要。临床和实验均证明，当胰液分泌障碍时，即使其他消化腺的分泌都正常，食物中的脂肪和蛋白质仍不能完全消化，从而也影响吸收，但糖的消化和吸收一般不受影响。

2. 胰液分泌的调节　在非消化期，胰液几乎是不分泌或很少分泌的。进食开始后，胰液分泌即开始。所以，食物是兴奋胰腺的自然因素。进食时胰液受神经和体液双重控制，但以体液调节为主。

(1) 神经调节　食物的形象、气味，食物对口腔、食管、胃和小肠的刺激，都可通过神经反射（包括条件反射和非条件反射）引起胰液分泌。反射的传出神经主要是迷走神经。切断迷走神经或通过注射阿托品阻断迷走神经的作用，都可显著减少胰液的分泌。迷走神经可通过末梢释放乙酰胆碱直接作用于胰腺，也可通过引起胃泌素的释放，间接地引起胰腺分泌。迷走神经主要作用于胰腺的腺泡细胞，对导管细胞的作用较弱。因此，迷走神经兴奋引起胰液分泌的特点是水分和碳酸氢盐含量很少，而酶的含量很丰富。

内脏大神经对胰液分泌的影响不明显。内脏大神经中的胆碱能纤维可增加胰液分泌，但其肾上腺素能纤维则因使胰腺血管收缩，对胰液分泌产生抑制作用。

(2) 体液调节　调节胰液分泌的体液因素主要有促胰液素和胆囊收缩素（也称促胰酶素）两种。

① **促胰液素**　当酸性食糜进入小肠后，可刺激小肠黏膜释放促胰液素。小肠上段黏膜含促胰液素较多，距幽门越远，含量越小。产生促胰液素的细胞为 S 细胞。引起促胰液素释放的因素，盐酸是最强制刺激因素，其次为蛋白质分解产物和脂酸钠，糖类几乎无没有作用。

促胰液素主要作用于胰腺小导管的上皮细胞，使其分泌大量的水分和碳酸氢盐，因而使胰液的分泌量大为增加，酶的含量却很低。

② **胆囊收缩素**　是小肠黏膜中 I 细胞释放的一种肽类激素。引起胆囊收缩素释放的因素（由强至弱）为：蛋白质分解产物、脂酸钠、盐酸、脂肪。糖类没有作用。

促进胰液中各种酶的分泌是胆囊收缩素的一个重要作用，因而也称促胰酶素；它的另一重要作用是促进胆囊强烈收缩，排出胆汁。胆囊收缩素对胰腺组织还有营养作用，它促进胰组织蛋白质和核糖核酸的合成。

影响胰液分泌的体液因素还有胃窦分泌的胃泌素、小肠分泌的血管活性肠肽等，它们的作用分别与胆囊的收缩素和促胰液素相似。

近年来的资料表明，促胰液素和胆囊收缩素对胰液分泌的作用是通过不同机制实现的，前者以 cAMP 为第二信使，后者则通过磷脂酰醇系统，在 Ca^{2+} 介导下起作用的。

促胰液素和胆囊收缩素之间具有协同作用，即一个激素可加强另一个激素的作用。此外，迷走神经对促胰液素的作用也有加强作用，例如，阻断迷走神经后，促胰液素引起的胰液分泌量将大大减少。激素之间及激素与神经之间的相互加强作用，对进餐时胰液的大量分泌具有重要意义。

(二) 胆汁的分泌与排出

胆汁是由肝细胞不断生成的，生成后经肝管流出，经胆总管而至十二指肠，或由肝管转入胆囊而存储于胆囊，当消化时再由胆囊排出至十二指肠。胆汁和胰液、肠液一起，对小肠内的食糜进行化学性消化。

1. 胆汁的性质和成分　成年人每日分泌胆汁 800~1000mL。胆汁的生成量和蛋白质的摄入量有关，高蛋白食物可生成较多的胆汁。

胆汁是一种较浓的具有苦味的有色液汁。由肝直接分泌的胆汁呈金黄色或橘棕色；而胆囊胆汁（在胆囊中贮存过的胆汁）则因浓缩而颜色变深。肝胆汁呈弱碱性（pH 为 7.4），胆囊胆汁则因碳酸氢盐在胆囊中被吸收而呈弱酸性（pH 为 6.8）。

胆汁的成分很复杂，除水分和钠、钾、钙、碳酸氢盐等无机成分外，还有机成分胆盐、胆色素、脂肪酸、胆固醇、卵磷脂和黏蛋白等。胆汁中没有消化酶。

胆盐是肝细胞分泌的胆汁酸与甘氨酸或牛磺酸结合形成的钠盐或钾盐，它是胆汁参与消化和吸收的主要成分。胆汁中的胆色素是血红蛋白的分解产物。肝能合成胆固醇，其中约一半转化成胆汁酸，另一半则随胆汁进入胆囊或排入小肠。

在正常情况下，胆汁中的胆盐（或胆汁酸）、胆固醇和卵磷脂的适当比例是维持胆固醇呈溶解状态的必要条件。当胆固醇分泌过多或胆盐、卵磷脂合成减少时，胆固醇就容易沉积下来，这是形成胆石的一种原因。

2. 胆汁的作用　胆汁对于脂肪的消化和吸收具有重要意义。

（1）胆汁中的胆盐、胆固醇和卵磷脂等都可作为乳化剂，降低脂肪的表面张力，使脂肪乳化成微滴，分散在肠腔内，这样便增加了胰脂肪酶的作用面积，使其分解脂肪的作用增强。

（2）胆盐因其分子结构的特点，当达到一定浓度后，可聚合而形成微胶粒。肠腔中脂肪的分解产物，如脂肪酸、甘油一酯等均可掺入到微胶中，形成水溶性复合物（混合微胶粒）。因此，胆盐便成了不溶于水的脂肪水解产物到达肠黏膜表面所必需的运载工具，对于脂肪消化产物的吸收具有重要意义。

（3）胆汁通过促进脂肪分解产物的吸收，对脂溶性维生素（维生素 A、维生素 D、维生素 E、维生素 K）的吸收也有促进作用。

此外，胆汁在十二指肠中还可以中和一部分胃酸；胆盐在小肠内吸收后还是促进胆汁自身分泌的一个体液因素。

3. 胆汁分泌和排出的调节　肝细胞是不断分泌胆汁的，但在非消化期间，肝胆汁都流入胆囊内贮存。胆囊可以吸收胆汁中的水分和无机盐，使肝胆汁浓缩 4～10 倍，从而增加了贮存的效能。在消化期，胆汁可直接由肝以及由胆囊大量排出至十二指肠。因此，食物在消化道内是引起胆汁分泌和排出的自然刺激物。高蛋白食物（蛋白、肉、肝）引起胆汁流出最多，高脂肪或混合食物的作用次之，而糖类食物的作用最小。在胆汁排出过程中，胆囊和奥狄氏括约肌的活动通常表现出协调的关系，即胆囊收缩时，奥狄氏括约肌舒张；胆囊舒张时，奥狄氏括约肌则收缩。

（1）神经因素　神经对胆汁分泌和胆囊收缩的作用均较弱。进食动作或食物对胃、小肠的刺激可通过神经反射引起肝胆汁分泌的少量增加，胆囊收缩也轻度加强。反射的传出途径是迷走神经，切断两侧迷走神经或应用胆碱受体阻断剂，均可阻断这种反应。

迷走神经除了直接作用于肝细胞和胆囊外，它还可通过引起胃泌素释放而间接引起肝胆汁的分泌和胆囊收缩。

（2）体液因素　有多种体液因素参与调节胆汁的分泌和排出。

① **胃泌素**　其对肝胆汁的分泌及胆囊平滑肌的收缩均有一定的刺激作用，它可通过血液循环作用于肝细胞和胆囊；也可先引起胃酸分泌，后者再作用于十二指肠黏膜，引起促胰液素释放而促进肝胆汁分泌。

② **促胰液素**　促胰液素主要作用于胆管系统而非作用于肝细胞，它引起的胆汁分泌主要是量和 HCO_3^- 含量的增加，胆盐的分泌并不增加。

③ **胆囊收缩素**　在蛋白质分解产物、盐酸和脂肪等物质作用下，小肠上部黏膜内的 I 细胞可释放胆囊收缩素，它通过血液循环兴奋胆囊平滑肌，引起胆囊的强烈收缩。胆囊收缩素对奥狄氏括约肌有降低其紧张性的作用，因此可促使胆汁的大量排放。胆囊收缩素也能刺激胆管上皮细胞，使胆汁流量和 HCO_3^- 的分泌增加，但其作用较弱。

④ **胆盐**　胆汁中的胆盐或胆汁酸当排入小肠后，绝大部分（约 90％以上）仍可由小肠（主要为回肠末端）黏膜吸收入血，通过门静脉回到肝，再组成胆汁再分泌入肠，这一过程称为胆盐的肠肝循环。胆盐每循环一次约损失 5％，每次进餐后有 6～8g 胆盐排出。每次进餐后可进行 2～3 次肠肝循环。返回到肝的胆盐有刺激肝胆汁分泌的作用。

总之，由进食开始，到食物进入小肠内，在神经和体液因素调节下，可引起胆汁的分泌和排出活动，尤以食物进入小肠后的作用最为明显。在这一时期中，不仅肝胆汁的分泌明显增加，而且由于胆囊的强烈收缩，使贮存在胆囊中的胆汁也大量排出。

（三）小肠液的分泌

小肠内有两种腺体，即十二指肠腺和肠腺。十二指肠腺分布在十二指肠的黏膜下层，分泌碱性液体，内含黏蛋白，因而黏稠度很高。这种分泌物的主要功能是保护十二指肠的上皮不被胃酸侵蚀。肠腺分布于全部小肠的黏膜层内，其分泌液构成了小肠液的主要部分。

1. 小肠液的性质、成分和作用　小肠液是一种弱碱性液体，pH 约为 7.6，渗透压与血浆相等。小肠液的分泌量变化范围很大，成年人每日分泌量为 1～3L。大量的小肠液可以稀释消化产物，使其渗透压下降，有利于吸收。小肠分泌后又很快地被微绒毛重吸收。

由小肠腺分泌的酶只有肠致活酶一种，它能激活胰液中的胰蛋白酶原，使之变成有活性的胰蛋白酶，从而有利于蛋白质的消化。小肠本身对食物的消化是以一种特殊的方式进行的，即在小肠上皮细胞的纹状缘和上皮细胞内进行的。在肠上皮细胞内含有多种消化酶，如分解多肽的肽酶、分解双糖的蔗糖酶和麦芽糖酶等。

2. 小肠液分泌的调节　小肠液的分泌是经常性的，但在不同条件下，分泌量的变化可以很大。食糜对黏膜的局部机械刺激和化学刺激都可引起小肠液的分泌。小肠黏膜对扩张刺激最为敏感，小肠内食糜的量越多，小肠液分泌也越多。在胃肠激素中，胃泌素、促胰液素、胆囊收缩素和血管活性肠肽都有刺激小肠分泌的作用。

（四）小肠的运动

小肠的运动功能是靠肠壁的两层平滑肌完成的。肠壁的外层是纵行肌，内层是环行肌。

1. 小肠的运动形式　小肠的运动形式包括紧张性收缩、分节运动和蠕动三种。

(1) 紧张性收缩　小肠平滑肌紧张性收缩是其他运动形式有效进行的基础。当小肠紧张性降低时，肠腔易于扩张，肠内容物的混合和转运减慢；当小肠紧张性升高时，食糜在小肠内的混合和运转过程就加快。

(2) 分节运动　这是一种以环行肌为主的节律性收缩和舒张运动（图 9-24）。在食糜所在的一段肠管上，环行肌在许多点同时收缩，把食糜分割成许多节段；随后，原来收缩处舒张，而原来舒张处收缩，使原来的节段分为两半，而相邻的两半则合拢形成一个新的节段；如此反复进行，食糜得以不断地分开，又不断地混合。分节运动的推进作用很小，它的作用在于使食糜与消化液充分混合，便于进行化学性消化。它还使食糜与肠壁紧密接触，为吸收创造了良好的条件。分节运动还能挤压肠壁，有助于血液和淋巴的回流。

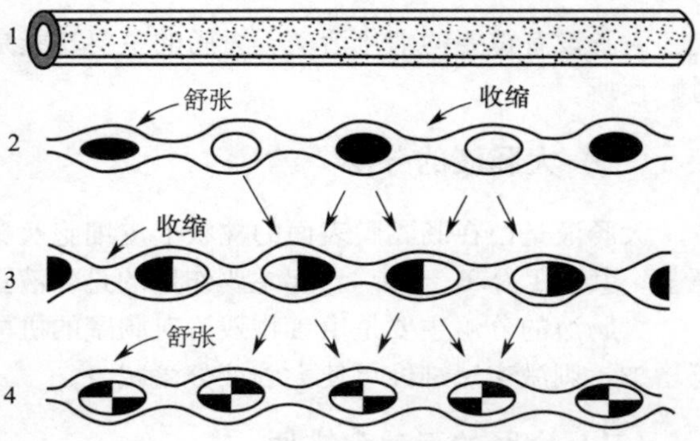

图 9-24　食管的蠕动

分节运动在空腹时几乎不存在，进食后才逐渐变强起来。小肠各段分节运动的频率不同，小肠上部频率较高，下部较低。十二指肠分节运动的频率约为每分钟 11 次，回肠末端约为每分钟 8 次。这种活动梯度对于食糜从小肠的上部向下部推进具有一定意义。

(3) 蠕动　小肠的蠕动可发生在小肠的任何部位，其速率为 0.5～2.0cm/s，近端小肠的蠕动速度大于远端。小肠蠕动波很弱，通常只进行一段短距离（约数厘米）后即消失。蠕动的意义在于使经过分节运动作用的食糜向前推进一步，到达一个新肠段，再开始分节运动。食糜在小肠内实际的推进速度只有 1cm/min，也就是说，食糜从幽门部到回盲瓣，需要历时 3～5h。

在小肠还常可见到一种进行速度很快（2～25cm/s）、传播较远的蠕动，称为**蠕动冲**。蠕动冲可把食糜从小肠始端一直推送到大肠。蠕动冲可能是由于进食时吞咽动作或食糜进入十二指肠而引起的。

2. 小肠运动的调节

（1）内在神经丛的作用　位于纵行肌和环行肌之间的肌间神经丛对小肠运动起主要调节作用。当机械和化学刺激作用于肠壁感受器时，通过局部反射可引起平滑肌的蠕动运动。

（2）外来神经的作用　一般来说，副交感神经的兴奋能加强肠运动，而交感神经兴奋则产生抑制作用。但上述效果还依肠肌当时的状态而定。如肠肌的紧张性高，则无论副交感神经或交感神经兴奋，都使之抑制；如肠肌的紧张性低，则这两种神经兴奋都有增强其活动的作用。

（3）体液因素的作用　小肠壁内的神经丛和平滑肌对各种化学物质具有广泛的敏感性。除两种重要的神经递质乙酰胆碱和去甲肾上腺素外，还有一些肽类激素和胺，如 P 物质、脑啡肽和 5-羟色胺，都有兴奋肠运动的作用。

3. 回盲括约肌的功能　回肠末端与盲肠交界处的环行肌显著加厚，起着括约肌的作用，称为回盲括约肌。回盲括约肌在平时保持轻度收缩状态，其内压力约比结肠内压力高 20mmHg（2.67kPa）。

对盲肠黏膜的机械刺激，可通过肠肌局部反射，引起括约肌收缩，从而阻止回肠内容物向盲肠排放。进食时，当食物进入胃时，可通过胃-回肠反射引起回肠蠕动，在蠕动波到达回肠末端最后数厘米时，括约肌便舒张。当蠕动波到达时，大约有 4mL 食糜由回肠被驱入结肠。此外，胃幽门部中释放的胃泌素也能引起括约肌内的压力下降。

回盲括约肌的主要功能是防止回肠内容物过快地进入大肠，延长食糜在小肠内停留的时间，因此有利于小肠内容物的完全消化和吸收。此外，回盲括约肌还具有活瓣样作用，它可阻止大肠内容物向回肠倒流。

四、大肠内消化

大肠没有重要的消化活动。大肠的主要功能是吸收水分，大肠还为消化后的残余物质提供暂时贮存所。

（一）大肠液的分泌

大肠液是由在肠黏膜表面的柱状上皮细胞及杯状细胞分泌的。大肠的分泌液富含黏液和碳酸氢盐，其 pH 为 8.3～8.4，起主要作用的是黏液蛋白，它能保护肠黏膜和润滑粪便。

大肠液的分泌主要是由食物残渣对肠壁的机械性刺激引起的。刺激副交感神经可使大肠液分泌增加，刺激交感神经可使大肠液分泌减少。

（二）大肠的运动和排便

大肠的运动少而慢，对刺激的反应也较为迟缓，这些特点与大肠作为粪便的暂时贮存功能相适应。

1. 大肠运动的形式

（1）袋状往返运动　空腹时最多见，由环行肌无规律地收缩所引起，它使结肠袋中的内容物向两个方向作短距离的位移，但并不向前推进。

（2）分节或多袋推进运动　一个结肠袋或一段结肠收缩，内容物被推移到下一段。

（3）蠕动　是由一些稳定向前的收缩波组成。收缩波前方的肌肉舒张，往往充有气体；收缩波的后面则保持在收缩状态，使这段肠管闭合并排空。

大肠还有一种进行很快，前进很远的蠕动，称为**集团蠕动**。通常开始于横结肠，可将一部分大肠物推送至降结肠或乙状结肠。集团蠕动常见于进食后，最常发生在早餐后 60min 之内，可能是胃内食物进入十二指肠，由十二指肠-结肠反射所引起。这一反射主要是通过内在神经丛的传递实现的。

2. 排便　食物残渣在大肠内停留的时间较长，一般在十小时以上，一部分水分被大肠黏膜吸收，经过大肠同细菌的发酵和腐败作用，形成粪便。粪便中除食物残渣外，还包括脱落的肠上皮细胞和大量的细菌。此外，机体代谢后的废物，包括由肝排出的胆色素衍生物，以及由血液通过肠壁排至肠腔中的某些金属，如钙、镁、汞等盐类，也随粪便排出体外。

正常的直肠通常是空的，没有粪便在内。当肠的蠕动将粪便推入直肠时，刺激直肠壁内的感受器，冲动经盆神经和腹下神经传至脊髓腰骶段的初级排便中枢，同时上传到大脑皮层，引起便意和排便反射。这时，通过盆神经的传出冲动，使降结肠、乙状结肠、直肠收缩，肛门内括约肌舒张。与此同时，阴部神经的冲动减少，肛门外括约肌舒张，使粪便排出体外。此外，由于支配腹肌和膈肌的神经兴奋，腹肌和膈肌也发生收缩，腹内压增加，从而促进粪便的排出。正常人的直肠对粪便的压力刺激具有一定的阈值，当达到此阈值时即可引起便意。

意识可以加强或抑制排便。人们对便意经常予以制止，就使直肠渐渐地对粪便压力刺激失去正常的敏感性；另外，粪便在大肠内停留过久，水分吸收过多而变得干硬，引起排便困难，这是产生便秘的最常见的原因之一。

3. 大肠内细菌的活动　细菌主要来自食物和空气，由口腔入胃，最后到达大肠。大肠内的酸碱度和温度对一般细菌的繁殖极为适宜，细菌便在这里大量繁殖。细菌中含有能分解食物残渣的酶，这些酶对糖及脂肪的分解称为**发酵**，其产物有乳酸、醋酸、二氧化碳、脂肪酸、甘油、胆碱等；这些酶对蛋白质的分解称为**腐败**，其产物有胨、氨基酸、氨、硫化氢、组胺、吲哚等。

大肠内的细菌能利用肠内较为简单的物质合成维生素 B 复合物和维生素 K，被大肠黏膜吸收。粪便中死的和活的细菌约占粪便固体重量的 20%～30%。

4. 食物中纤维素对肠功能的影响　适当增加纤维素的摄取有增进健康，预防便秘、痔疮、结肠癌等疾病的作用。食物中纤维素对肠功能的影响主要有以下三个方面：①大部分多糖纤维能与水结合形成凝胶，从而限制水的吸收；②纤维素能刺激肠运动，缩短粪便在肠内的停留时间；③纤维素可降低食物中热量的比例，减少含高能量物质的摄取，从而有助于纠正不正常的肥胖。

第四节　吸　收

一、吸收的部位

吸收是指食物的成分或其消化后的产物，通过上皮细胞进入血液和淋巴的过程。消化过程是吸收的重要前提。

消化管不同部位的吸收能力和吸收速度是不同的，这主要取决于各段消化管的组织结构，以及食物在各部位被消化的程度和停留的时间。在口腔和食管内，食物实际上是不被吸收的。在胃内，食物的吸收也很少，胃可吸收酒精和少量的水。小肠是吸收的主要部位，一般认为，糖类、蛋白质和脂肪的消化产物大部分是在十二指肠和空肠吸收的。回肠有其独特的功能，即主动吸收胆盐和维生素 B_{12}。对于大部分营养成分，当它到达回肠时，通常已吸收完毕，因此回肠主要是吸收功能的储备部分。小肠内容物进入大肠时已经不含多少可被吸收的营养物质。大肠主要吸收水分和盐类，一般认为，结肠可吸收进入其内容物的 80% 的水和 90% 的 Na^+ 和 Cl^-。

二、小肠内主要营养物质的吸收

正常成人的小肠长约 4m，它的黏膜具有环形皱襞，并拥有大量的绒毛，绒毛是小肠黏膜的微小突出构造，其长度为 0.5~1.5mm。每一条绒毛的外表面是一层柱状上皮细胞。在显微镜下观察，可见柱状上皮细胞顶端细胞膜突出，形成明显的纵纹，称为**微绒毛**。每一柱状上皮细胞的顶端约有 1700 条微绒毛。由于环状皱襞、绒毛和微绒毛的存在，最终使小肠的吸收面积比同样长短的简单圆筒的面积增加约 600 倍，达到 200m^2 左右。小肠除了具有巨大的吸收面积外，食物在小肠内停留的时间较长（3~8h），以及食物在小肠内已被消化到适于吸收的小分子物质，这些都是小肠在吸收中发挥作用的有利条件。

小肠绒毛内部有毛细血管、毛细淋巴管、平滑肌纤维和神经纤维网等结构。进食活动可引起小肠绒毛产生节律性的伸缩和摆动，从而加速小肠绒毛内血液和淋巴的流动，有助于吸收。小肠绒毛运动受神经控制，刺激内脏神经可加强绒毛运动，还受小肠黏膜中释放的一种胃肠激素——缩肠绒毛素的调节。

营养物质和水可以两条途径进入血液或淋巴：一是跨细胞途径，即通过绒毛柱状上皮细胞的腔面膜进入细胞，再通过细胞底-侧面膜进入血液或淋巴；二是旁细胞途径，即通过细胞间的紧密连接，进入细胞间隙，然后再转入血液或淋巴。

在小肠中被吸收的物质不仅是由口腔摄入的物质，由各种消化腺分泌入消化管内的水分、无机盐和某些有机成分，大部分也会在小肠中被重吸收。例如，每日分泌入消化管内的各种消化液可达 6~7L，每日从口腔摄入 1L 多的水分，而每日由粪便中丢失的水分只有 150mL 左右。因此，每日重吸收回体内的液体量约 8L。如果不被重吸收，会严重影响内环境的相对稳定而危及生命，如急性呕吐和腹泻时。

在正常情况下，小肠每日还吸收一定的糖、脂肪、氨基酸、离子等。

（一）水分的吸收

每日由胃肠吸收回体内的液体量约有 8L。水分的吸收都是被动的，特别是 NaCl 的主动吸收所产生的渗透压梯度是水分吸收的主要动力。

（二）无机盐的吸收

一般来说，单价碱性盐类如钠盐、钾盐、铵盐的吸收很快，多价碱性盐类则吸收很慢。凡能与钙结合而形成沉淀的盐，如硫酸盐、磷酸盐、草酸盐等，则不能被吸收。

1. 钠的吸收　钠可顺电化学梯度通过扩散作用进入细胞内，细胞内的钠能通过细胞膜上钠泵的活动逆电化学梯度外流到细胞外。钠泵是一种 Na^+-K^+ 依赖性 ATP 酶，它可使 ATP 分解产生能量，以维持钠和钾逆浓度的转运。钠的泵出和钾的泵入是耦联的。

2. 铁的吸收　人每日吸收的铁约为 1mg，仅为每日膳食中含铁量的 1/10。铁的吸收与机体对铁的需要有关，当服用相同剂量的铁后，缺铁的患者可比正常人的铁吸收量大 1~4 倍。食物中的铁绝大部分是三价的高铁形式，但有机铁和高铁都不易被吸收，须还原为亚铁后，才能被吸收。亚铁吸收的速度比相同量的高铁要快 2~5 倍。维生素 C 能将高铁还原为亚铁而促进铁的吸收。铁在酸性环境中易溶解而便于被吸收，故胃液中的盐酸有促进铁吸收的作用，胃大部切除的患者，常常会伴以缺铁性贫血。

3. 钙的吸收　食物中的钙仅有一小部分被吸收，大部分随粪便排出。主要影响钙吸收的因素是维生素 D 和机体对钙的需要量。维生素 D 有促进小肠对钙吸收的作用。儿童和乳母对钙的吸收增加。此外，钙盐只有在水溶液状态（如氯化钙、葡萄糖酸钙溶液），而且在不被肠腔中任何其他物质沉淀的情况下，才能被吸收。肠内容物的酸度对钙的吸收有重要影响，在 pH 约为 3 时，钙呈离子化状态，吸收最好。肠内容中磷酸过多，会形成不溶解的磷酸钙，使钙不能被吸收。此外，脂肪食物对钙的吸收有促进作用，脂肪分解释放的脂肪酸，可与钙结合形成钙皂，后者可和胆汁酸结合，形成水溶性复合物而被吸收。

钙的吸收主要是通过主动转运完成的（图 9-25）。肠黏膜细胞的微绒毛上有一种与钙有高度亲和性的钙结合蛋白，参与钙的转运而促进钙吸收。

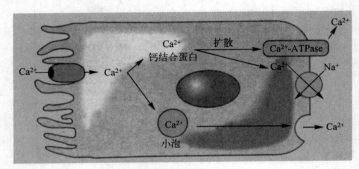

图 9-25 钙的吸收

4. 负离子的吸收 在小肠内吸收的负离子主要是 Cl^-、HCO_3^-。由钠泵产生的电位差可促进肠腔负离子向细胞内移动。也有证据认为，负离子也可以独立地移动。

（三）糖的吸收

糖类只有分解为单糖时才能被小肠上皮细胞所吸收。各种单糖的吸收速率有很大差别，己糖的吸收很快，而戊糖则很慢。在己糖中，又以半乳糖和葡萄糖的吸收为最快，果糖次之，甘露糖最慢。

单糖的吸收是消耗能量的主动过程，它可逆浓度差进行，能量来自钠泵，属于继发性主动转运。在肠黏膜上皮细胞的刷状缘上存在着一种转运体蛋白，它能选择性地把葡萄糖和半乳糖从纹状的肠腔面运入细胞内，然后再扩散入血。各种单糖与转运体蛋白的亲和力不同，从而导致吸收的速率也不同。转运体蛋白在转运单糖的同时，需要钠的参与。一般认为，一个转运体蛋白可与两个 Na^+ 和一个葡萄糖分子结合。

（四）蛋白质的吸收

无论是外源性蛋白质，还是内源性蛋白质，经消化分解为氨基酸后，几乎全部被小肠吸收。经加热的蛋白质因变性而易于消化，在十二指肠和近端空肠就被迅速吸收，未经加热的蛋白质和内源性蛋白质较难消化，需进入回肠后才基本被吸收。

氨基酸的吸收是主动性的。目前在小肠壁上已确定出 3 种主要的转运氨基酸的特殊运载系统，它们分别转运中性、酸性和碱性氨基酸。中性氨基酸的转运比酸性或碱性氨基酸速度快。与单糖的吸收相似，氨基酸的吸收也是通过与钠吸收耦联的，钠泵的活动被阻断后，氨基酸的转运便不能进行。氨基酸吸收的路径几乎完全是经血液的，当小肠吸收蛋白质后，门静脉血液中的氨基酸含量随即增加。

（五）脂肪的吸收

在小肠内，脂类的分解产物脂肪酸、甘油一酯、胆固醇等，能与胆汁中的胆盐形成混合微胶粒。由于胆盐有亲水性，它能携带脂肪消化产物通过覆盖在小肠绒毛表面的非流动水层到达微绒毛上。此时，甘油一酯、脂肪酸和胆固醇等逐渐地从混合胶粒中释出，透过微绒毛的脂蛋白膜而进入黏膜细胞，胆盐被遗留于肠腔内（图 9-26）。

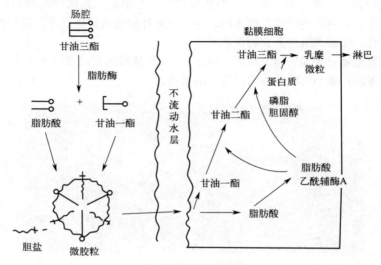

图 9-26　脂肪的吸收

长链脂肪酸及甘油酯被吸收后，在肠上皮细胞的内质网中大部分重新合成为甘油三酯，并与细胞中生成的载脂蛋白合成乳糜微粒。乳糜微粒一旦形成便进入高尔基体中，乳糜微粒被包裹在一个囊泡内。囊泡移行到细胞底-侧膜时，便与细胞膜融合，释出乳糜微粒进入细胞间隙，再扩散入淋巴。

中、短链甘油三酯水解产生的脂肪酸和甘油一酯，在小肠上皮细胞中不再变化，它们是水溶性的，可以直接进入门脉系统而不入淋巴循环。由于膳食的动、植物油中含有 15 个以上碳原子的长链脂肪酸很多，所以脂肪的吸收途径仍以淋巴循环为主。

（六）胆固醇的吸收

胆固醇的吸收受多种因素影响。食物中胆固醇含量越高，吸收也就越多，但两者不呈直线关系。食物中的脂肪和脂肪酸可促进胆固醇的吸收，而各种植物固醇则抑制胆固醇的吸收。胆盐可与胆固醇形成混合微胶粒而有助于胆固醇的吸收；食物中不能被利用的纤维素、果胶、琼脂等容易和胆盐结合形成复合物，妨碍微胶粒的形成，能降低胆固醇的吸收。

第五节　消化器官活动的调节

消化器官的活动受神经和体液的双重调节。

一、神经调节

消化器官的活动受内在神经系统和外来神经系统的双重支配，二者相互协调，共同调节胃肠的生理功能活动。

1. 内在神经系统　又称肠神经系统，走行于食管中段至肛门的胃肠壁内，亦称壁内神经丛。

包括位于消化道管壁黏膜下层的黏膜下神经丛，以及位于环行肌与纵行肌之间的肌间神经丛。由无数神经元和大量的神经纤维组成，每一神经丛内以及两个神经丛之间都有神经纤维互相联络，共同组成一个完整的神经系统。

壁内神经丛内有两种神经元，一种神经元的轴突与平滑肌和腺细胞发生联系，调节局部运动和分泌；另一种神经元与胃肠壁感受器联系，传导机械或化学刺激所引起的冲动，这两类神经元发生突触联系，完成局部反射活动。

2. 外来神经系统 消化器官的外来神经包括交感神经和副交感神经。

(1) 交感神经 交感神经起源于脊髓胸腰段，节前纤维在腹腔神经节和肠系膜神经节交换神经元，节后纤维随血管分布到各段胃肠道，进入壁内神经丛。交感神经兴奋使消化液分泌减少，胃肠运动减弱，使回盲括约肌和肛门内括约肌收缩。

(2) 副交感神经 支配消化器官的副交感神经主要是迷走神经和盆神经。迷走神经纤维分布于横结肠以前的消化道，盆神经纤维分布于降结肠以后的消化道。副交感神经的节前纤维在壁内神经丛交换神经元，发出节后纤维支配胃肠平滑肌、血管平滑肌和腺细胞。副交感神经兴奋促进消化液分泌增加，使胃肠运动加强。

二、体液调节

消化器官是体内最大、最复杂的内分泌器官，其中，胃肠黏膜内存有 40 余种内分泌细胞。消化道黏膜内的内分泌细胞的总数远超过体内其他内分泌细胞的总和。散布于黏膜层的非内分泌细胞之间，分泌的生物活性物质，称为**胃肠激素**。

胃肠激素的化学结构均为肽类，又称为胃肠肽。部分胃肠肽也存在于脑内，一部分脑内的神经肽也分布在消化器官内。这些双重分布的肽类被统称为脑-肠肽。已知的脑-肠肽有胆囊收缩素、生长抑素、促胃液素、P 物质等 20 多种。

胃肠激素对消化器官的作用：一是调节消化器官的运动和消化腺的分泌；二是调节其他激素的释放；三是调节消化器官组织细胞的代谢和生长，此功能又称为营养作用。

第六节 腹 膜

一、腹膜和腹膜腔

(一) 腹膜

腹膜由间皮及少量结缔组织构成，是覆盖于腹壁、盆壁的内面和腹腔、盆腔各脏器表面的浆膜，薄而光滑，半透明。腹膜衬于腹壁和盆壁内面的部分，称**壁腹膜**；覆盖于腹腔和盆腔脏器表面的部分，称**脏腹膜**。

(二) 腹膜腔

壁腹膜和脏腹膜相互移行，共同围成的不规则潜在腔隙，称**腹膜腔**。男性腹膜腔完全密闭；而女性则经输卵管腹腔口、输卵管腔、子宫腔和阴道与外界间接相通。

(三) 腹膜的功能

腹膜可产生少量滑液，湿润和减少脏器间摩擦。腹膜还具有吸收、防御、修复和再生功能。

腹膜所形成的韧带、系膜等结构还有固定和支持脏器的作用。

二、腹膜与腹腔、盆腔脏器的关系

（一）腹膜内位器官

器官的各面均被腹膜所包裹，如胃、十二指肠上部、空肠、回肠、盲肠、阑尾、横结肠、乙状结肠、脾、卵巢和输卵管等。

（二）腹膜间位器官

器官的三面或大部分由腹膜包被，如肝、胆囊、升结肠、降结肠、直肠上段、子宫和充盈的膀胱等。

（三）腹膜外位器官

器官仅一面被腹膜覆盖，如十二指肠降部和水平部、直肠中下部、胰、肾、肾上腺、输尿管和空虚的膀胱等。

三、腹膜形成的结构

（一）网膜

网膜是指与胃相连的双层腹膜结构，薄而透明，两层腹膜间夹有血管、神经、淋巴管及结缔组织等，包括小网膜和大网膜。

1. 小网膜　是自肝门向下移行至胃小弯和十二指肠上部的双层腹膜结构。其左侧部从肝门至胃小弯，称**肝胃韧带**。小网膜的右侧连接肝门与十二指肠上部，称**肝十二指肠韧带**。小网膜游离缘后方有网膜孔，通过网膜孔可进入胃后方的网膜囊。

2. 大网膜　是连于胃大弯与横结肠之间的双层腹膜结构，呈围裙状下垂并覆盖于横结肠和大部分空、回肠的前面。胃前、后壁的脏腹膜自胃大弯和十二指肠上部向下延续构成了大网膜的前叶（双层腹膜），下垂至横结肠时，不完全地贴附于横结肠的前面。大网膜前叶继续垂至腹下部，即向上返折形成了大网膜的后叶，向后上包裹横结肠并续于横结肠系膜。

（二）系膜

1. 肠系膜　是将空、回肠连于腹后壁的双层腹膜结构，呈扇形。向后集中附于腹后壁的部分称肠系膜根，长约15cm，自第2腰椎左侧斜向右下方至右骶髂关节前方。

2. 阑尾系膜　是将阑尾连于肠系膜下端呈三角形的腹膜皱襞。

3. 横结肠系膜　是将横结肠连于腹后壁的横位腹膜结构。

4. 乙状结肠系膜　是将乙状结肠连于左髂窝和骨盆左后壁的双层腹膜结构。

（三）韧带

1. 肝的韧带

（1）镰状韧带　位于膈与肝之间呈矢状位的双层腹膜结构，其前部沿腹前壁上份向下连于脐。

（2）冠状韧带　呈冠状位，分前、后两层。由于此两层间相隔较远，其间的肝表面无腹膜覆盖的区域称肝裸区。

（3）左、右三角韧带　由冠状韧带前、后层在肝上面的左、右端处彼此连合而成。

2. 脾的韧带

(1) **胃脾韧带** 是连于胃底、胃大弯上份和脾门之间的双层腹膜结构。

(2) **脾肾韧带** 是自脾门连至左肾前面的双层腹膜结构。

(3) **膈脾韧带** 是脾肾韧带向上连于膈下面的结构，由膈与脾之间的腹膜构成。

四、腹膜的陷凹和皱襞、隐窝

（一）盆腔的陷凹

1. 直肠膀胱陷凹 为男性盆腔内膀胱与直肠之间的腹膜凹陷，凹底距肛门约 7.5cm，为站立位时腹膜腔的最低处。

2. 直肠子宫陷凹和膀胱子宫陷凹 为女性盆腔内子宫与直肠和膀胱之间的腹膜凹陷。直肠子宫陷凹较深，与阴道后穹间仅隔薄层的阴道壁，凹底距肛门约 3.5cm，为站立或半卧位时腹膜腔的最低处。如该陷凹有积液，可从阴道穹后部穿刺抽吸检查，以便诊断。

（二）腹前壁的皱襞和隐窝

1. 脐正中襞 位于脐与膀胱尖之间，内有脐尿管闭锁后形成的脐正中韧带。

2. 脐内侧襞 位于脐正中襞两侧，左右各一，自脐连至膀胱两侧，内有脐动脉闭锁后形成的脐内侧韧带。

3. 脐外侧襞 位于左、右脐内侧襞的外侧，左右各一，内有腹壁下动脉和静脉。

五、腹膜腔的分区和间隙

（一）结肠上区

结肠上区位于横结肠及其系膜与膈之间，又以肝为界分为肝上间隙和肝下间隙。

（二）结肠下区

结肠下区为横结肠及其系膜与盆底上面的区域。结肠下区以升结肠、降结肠和肠系膜根为界划分为 4 个间隙，包括位于升结肠外侧的升结肠旁沟、位于降结肠外侧的降结肠旁沟、位于肠系膜根右上方与升结肠之间的右肠系膜窦、位于肠系膜根左下方与降结肠之间的左肠系膜窦。

♡ 医者仁心

非甾体类抗炎药物的胃肠损伤

非甾体类抗炎药包括阿司匹林、对乙酰氨基酚、吲哚美辛、萘普生、萘普酮、双氯芬酸、布洛芬、尼美舒利、罗非昔布、塞来昔布等，具有抗炎、抗风湿、止痛、退热和抗凝血等作用，在临床上广泛用于骨关节炎、类风湿性关节炎、多种发热和各种疼痛症状的缓解，尤其阿司匹林还被用于心脑血管类疾病的预防。但是此类药物可直接刺激消化道黏膜，破坏胃黏膜的疏水保护屏障，对胃黏膜产生直接刺激；也可以抑制胃黏膜的 COX-1 及 COX-2 的活性，从而使得前列腺素生成减少，降低前列腺素对胃黏膜的保护作用，加速胃黏膜的损伤。因此，临床医师、药师及相关药品类从业人员要辨证认识药物的利弊，指导患者合理用药。

本章小结

1. 消化系统的主要功能是消化食物，吸收营养，供给人体生长、发育、组织更新修复所需要的材料以及人体生命活动所需的能量。消化系统在人体生命活动中占有重要的地位，本章重点介绍了消化系统的组成，消化管和消化腺的位置形态和结构，详细讨论了消化吸收的过程和机理，以及消化吸收活动的调节。

2. 消化系统由消化管和消化腺组成。消化管由口腔、咽、食管、胃、小肠和大肠组成，完成机体消化吸收、运送食物及排出残渣的整个过程。消化腺分为小消化腺和大消化腺。小消化腺位于消化管管壁内，如胃腺、肠腺等，直接开口于消化管腔内。大消化腺是独立存在的器官，有唾液腺、肝和胰，通过导管与消化管相通。消化腺分泌的消化液对食物进行化学性消化，以利于物质的吸收。

3. 消化系统的各节段形态结构各异，与其消化、吸收功能相适应。如小肠内表面突起的环状襞、小肠绒毛、微绒毛等结构，扩大了小肠吸收的表面积；小肠的肌层有内环、外纵两层平滑肌，是小肠分节运动和蠕动的基础；胃的内斜、中环、外纵三层平滑肌的协调运动，将食团与胃液充分混合形成食糜，利于小肠对物质的进一步消化和吸收；十二指肠乳头开口处肝胰壶腹括约肌的收缩与舒张，控制胆汁和胰液的排放。

4. 消化管不同的部位消化吸收的能力和速度不同。三大物质的消化产物主要是在十二指肠和空肠吸收的。三大物质吸收的形式不同，糖类主要以单糖通过主动转运吸收；蛋白质以氨基酸通过主动转运吸收；脂肪以脂肪酸和甘油一酯在胆盐的协助下透过细胞膜进入上皮细胞内，并以胞吐的方式释出细胞外，经细胞间隙进入中央乳糜管。

5. 消化和吸收是密切配合、互相联系的生理过程。消化器官在神经和体液的调节下，消化管各段之间、消化腺之间、消化管和消化腺之间相互影响，相互制约，彼此协作，共同完成消化和吸收的生理功能。

目标测试

一、单项选择题

1. 下颌下腺的导管开口于

A. 舌下襞　　　　B. 舌下阜　　　　C. 舌系带　　　　D. 舌扁桃体　　　　E. 平第二磨牙

2. 没有结肠带的肠管是

A. 横结肠　　　　B. 直肠　　　　C. 盲肠　　　　D. 乙状结肠　　　　E. 阑尾

3. 不属于出入肝门的结构是

A. 肝门静脉　　　B. 肝固有动脉　　C. 左右肝管　　　D. 胆总管　　　　E. 腹主动脉

4. 胆总管

A. 由左、右肝管汇合而成　　　　　　B. 由肝总管和胆囊管合成

C. 在肝十二指肠韧带后方下降　　　　D. 直接开口于十二指肠上部

E. 开口于空肠

5. 关于咽的说法，错误的是

A. 上起颅底　　　　　　　B. 与鼓室相通　　　C. 下至第 6 颈椎下缘

D. 喉咽部下方接喉　　　　E. 与气管相通

6. 关于食管的说法，错误的是

A. 分颈、胸、腹三段　　　　B. 具有三个狭窄

C. 全程均被有腹膜   D. 主要受植物神经支配

E. 以蠕动方式推动食物进入到胃

7. 对消化道平滑肌生理特性的叙述，错误的是

A. 富有伸展性   B. 具有像心脏一样规则的自律性

C. 具有紧张性收缩   D. 兴奋性低

E. 对机械牵张刺激敏感

8. 人的唾液中含有的酶是

A. 脂肪酶   B. 肽酶   C. 蛋白酶   D. 淀粉酶和溶菌酶   E. 淀粉酶

9. 胃的排空速度，正确的是

A. 糖最快，蛋白质次之，脂肪最慢   B. 蛋白质最快，糖次之，脂肪最慢

C. 糖最快，脂肪次之，蛋白质最慢   D. 脂肪最快，蛋白质次之，糖最慢

10. 营养物质的消化、吸收主要发生在

A. 大肠   B. 小肠   C. 口腔   D. 胃   E. 食管

11. 小肠的特有运动形式是

A. 紧张性收缩   B. 容受性舒张环球

C. 分节运动   D. 蠕动

E. 集团蠕动

12. 胃黏膜处于高酸和胃蛋白酶环境中，却并不被消化，是由于存在自我保护机制，称为

A. 黏液屏障   B. 碳酸氢盐屏障

C. 黏液-碳酸氢盐屏障   D. 黏液细胞保护

E. 黏液凝胶层保护

13. 最大的消化腺是

A. 腮腺   B. 胃腺   C. 肝   D. 胰   E. 胆囊

14. 下列哪项不属于下消化道

A. 十二指肠   B. 空肠   C. 回肠   D. 直肠   E. 结肠

15. 消化功能最强的消化液是

A. 胆汁   B. 胰液   C. 胃液   D. 小肠液   E. 口腔

二、多项选择题

1. 属于消化腺的是

A. 肝   B. 脾   C. 胰   D. 舌   E. 肾上腺

2. 属于唾液腺的是

A. 腮腺   B. 胰   C. 下颌下腺   D. 肝   E. 舌下腺

3. 进出肝门的结构有

A. 肝固有动脉   B. 肝静脉   C. 肝门静脉   D. 肝管   E. 神经

4. 胆囊

A. 位于肝下面的胆囊窝内   B. 属腹膜间位器官   C. 分泌胆汁

D. 胆囊管和胰管合成肝胰壶腹   E. 分为底、体、颈、管四部

5. 回肠

A. 上接十二指肠   B. 比空肠壁薄

C. 占据腹腔右下部   D. 有集合淋巴滤泡

E. 比空肠细

（吴正国）

第十章 泌尿系统

知识目标 >>>>>

1. 掌握肾的位置、形态、结构和主要毗邻；输尿管的分部和狭窄；膀胱的位置、形态和分部；肾血流量的自身调节；尿生成的过程和调节。

2. 熟悉泌尿系统的基本组成和功能；肾门的体表投影和肾的被膜组成；膀胱三角的概念；女性尿道的形态特点；尿量、尿液的理化性质及其排放。

3. 了解肾的微细结构、滤过屏障的概念；球旁器的主要组成和功能；尿的浓缩和稀释；血浆清除率。

能力目标 >>>>>

能够分析肾小球肾炎、肾盂肾炎、尿毒症等临床表现的解剖生理学基础；糖尿病患者尿糖、多尿等临床表现的生理学基础。

素质目标 >>>>>

能够对泌尿系统的疾病进行健康宣教。

泌尿系统由肾、输尿管、膀胱和尿道组成（图10-1）。肾是产生尿液的器官，尿液产生后由输尿管输送至膀胱贮存，当膀胱内的尿液达到一定量时，会反射性地引起排尿，将贮存在膀胱内的尿液经尿道排出体外。

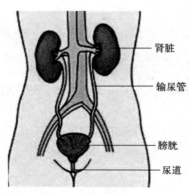

肾脏

输尿管

膀胱

尿道

图 10-1　泌尿系统全貌（女）

第一节 肾的形态结构和血液循环

案例分析

患者，男，13 岁。该患者于 3 日前出现晨起双眼睑水肿，尿呈洗肉水样红色。3 日以来，尿量减少，水肿加重，故来我院就诊。

查体：体温 36.5℃，脉搏 104 次/min，呼吸 16 次/min，血压 130/90mmHg。神志清楚，轻度贫血貌，面部水肿，其余无异常。

血常规示 RBC：$3.85×10^{12}$/L。尿常规示蛋白：＋＋，红细胞：＋＋，红细胞管型。24 小时尿量 600mL。

诊断：急性肾小球肾炎。

请根据本节所学内容解释：

患者出现蛋白尿、血尿和少尿的生理学原因是什么？

机体将代谢产物、过剩的物质及异物经血液循环，由排泄器官（肾、皮肤、呼吸道、消化道）排出体外的过程，称为**排泄**。肾是机体最重要的排泄器官。肾通过尿的生成和排出，调节体内的水、电解质和酸碱平衡，从而维持机体内环境的稳态。肾还具有内分泌功能，可分泌肾素、促红细胞生成素等，参与机体的体液调节。

一、肾的位置和形态

（一）肾的位置

肾是实质性器官，位于脊柱两侧，紧贴腹后壁上部，肾的前面被腹膜覆盖，属于腹膜外位器官（图 10-2）。左、右肾的位置受腹腔器官的影响有所差异，右肾受肝脏的影响位置一般比左肾低半个椎体。左肾上端约平对第 11 胸椎下缘，下端约平对第 2 腰椎下缘，后方有第 12 肋斜过其后中部；右肾上端约平对第 12 胸椎上缘，下端约平对第 3 腰椎上缘，后方有 12 肋斜过其后上部。**肾门**约平对第 1 腰椎的高度，肾门在腰背部的体表投影，称为**肾区**，位于竖脊肌外侧缘与第 12 肋的夹角处。某些肾疾病患者，此处可出现触痛和叩击痛，有助于临床上诊断肾的病变。

（二）肾的形态

新鲜的肾呈红褐色，质地柔软，表面光滑。肾的外形似蚕豆，可分为上、下两端，前、后两面和内、外侧两缘（图 10-3）。一般肾的上端宽而薄，有肾上腺附着；下端窄而厚。肾的前面比较隆凸，后面平坦紧贴腹后壁。肾的外侧缘向外隆凸；内侧缘中央凹陷，称**肾门**，是肾静脉、肾动脉、肾盂、淋巴管和神经等结构出入的部位。进出肾门的结构被结缔组织包被，称**肾蒂**，其内部的结构自前向后分别为肾静脉、肾动脉和肾盂；自上向下分别为肾动脉、肾静脉和肾盂。由于下腔静脉靠近右肾，故右肾的肾蒂较左侧短。肾门向肾实质内凹陷形成的腔隙，称**肾窦**，内有肾小盏、肾大盏、肾静脉及其属支、肾动脉及其分支、神经、淋巴管和脂肪组织等结构。

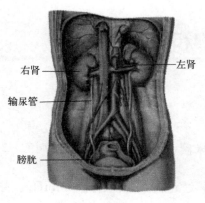

图 10-2　肾的位置

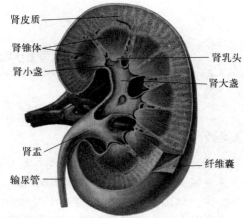

图 10-3　肾的剖面图（额状位切面）

二、肾的结构

（一）肾的一般结构

肾的冠状位切面上，可见**肾实质**和**肾髓质**两部分，浅层称为肾皮质，深层称为肾髓质（图10-3）。肾皮质主要位于肾实质的浅层，富含血管，新鲜时呈红褐色，主要由肾小体构成。肾皮质深入肾髓质之间的部分，称**肾柱**。肾髓质位于肾实质的深层，新鲜时呈淡红色，主要由15～20 个**肾锥体**构成，肾锥体底部朝向肾皮质，尖端钝圆，突入肾小盏内呈乳头状，称**肾乳头**。

每个肾乳头顶端有许多乳头孔，是乳头管向**肾小盏**的开口。每侧肾的肾窦内含有7～8 个肾小盏，相邻 2～3 个肾小盏合成一个肾大盏。每侧肾窦内有 2～3 个**肾大盏**，肾大盏汇合成扁漏斗状的**肾盂**。肾盂出肾门后逐渐缩窄变细，移行为输尿管。

（二）肾的组织结构

肾实质由大量的**肾单位**和**集合管**构成（图10-4），其间有少量的结缔组织、血管、神经等构成肾间质。

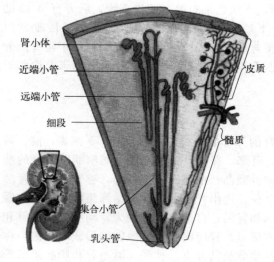

图 10-4　肾单位和集合管的模式图

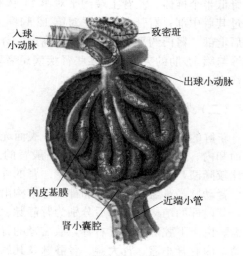

图 10-5　肾小体的结构模式图

1. 肾单位 是尿液形成的基本结构和功能单位，可分为**肾小体**和**肾小管**两部分，每侧肾约150万个肾单位。

（1）肾小体 位于肾皮质，呈球形，由**血管球**和**肾小囊**组成（图10-5）。每个肾小体有两极，微动脉出入的一端称**血管极**，与肾小管相连的一端称**尿极**。

① **血管球** 位于肾小囊内，是连接入球微动脉和出球微动脉之间的一团盘曲的毛细血管。入球微动脉经血管极进入肾小体后，分出若干细小分支，盘曲成团，最后汇合成一条出球微动脉从血管极离开肾小囊。入球微动脉较出球微动脉粗，故毛细血管内的血压较高。在电镜下观察，球内毛细血管由有孔内皮和基膜组成。

② **肾小囊** 是肾小管起始部膨大凹陷而成的双层杯形囊，包绕着血管球。肾小囊分脏、壁两层，两层之间的腔隙称肾小囊腔，与近端小管相通。**壁层**为单层扁平上皮，在血管极移行为脏层。**脏层**紧贴血管球的毛细血管基膜的外面，由单层**足细胞**构成。电镜下可见足细胞体积较大，从胞体伸出几个较大的初级突起，每个初级突起又发出许多次级突起。相邻足细胞的次级突起相互交错，突起之间有微小的裂隙，称**裂孔**，裂孔上覆盖一层薄膜，称为**裂孔膜**（图10-6、图10-7）。裂孔膜、肾小球毛细血管内皮以及基膜构成的三层结构，称为**滤过屏障**。当血液经过肾小球时，血浆中除了血细胞和蛋白质之外的成分可经过此滤过屏障，过滤至肾小囊内的成分为原尿。病理情况下，滤过膜受损伤，则血液中蛋白质甚至血细胞都可能滤至肾小囊腔内，形成蛋白尿或血尿。

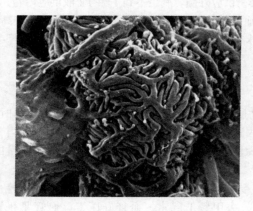

图 10-6　足细胞与毛细血管超微结构模式图

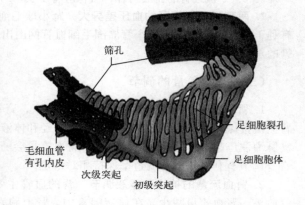

图 10-7　滤过膜模式图

（2）肾小管 与肾小囊壁层相接，具有重吸收、分泌和排泄功能。肾小管分为**近端小管、细段**和**远端小管**三部分。

① **近端小管** 是与肾小囊壁层相连的一条细长而弯曲的管道，可分为**近端小管曲部**（近曲小管）和**近端小管直部**（近直小管）两部分。近端小管曲部位于皮质迷路和肾柱内，其管壁细胞为单层立方上皮，细胞界限不清。上皮细胞游离面有微绒毛形成的刷状缘，扩大细胞表面积，有利于物质的吸收。近端小管直部与细端相连，位于髓放线和肾锥体内，结构与曲部相似，但上皮细胞较矮，刷状缘不发达。

② **细段** 为肾小管中最细的一段，连在近端小管直部和远端小管直部之间，三者构成肾单位髓袢。细段管壁薄，为单层扁平上皮，胞质弱嗜酸性，无刷状缘。细段壁较薄，有利于水和离子通过。

③ **远端小管** 由细段反折上行增粗构成，可分为**远端小管直部**和**远端小管曲部**两部分。远端小管直部位于髓质内，并经髓放线返回皮质，移行为远端小管曲部。光镜下，管壁的上皮为单层立方上皮，腔面无刷状缘，可重吸收水、钠等成分，浓缩尿液。远端小管曲部，位于皮质迷路内，其末端汇入弓形集合小管。其管壁结构与直部相似，是离子交换的重要部位。

2. 集合管 集合管由远端小管末端汇合而成，分为弓形集合管、直集合小管、乳头管三段。

弓形集合小管与远曲小管相连，呈弓形走行于皮质；直集合小管与弓形集合小管相连，从髓放线直行下降至肾锥体乳头，改称**乳头管**。集合管管壁上皮为单层柱状上皮，细胞界限清楚。集合管主要的功能是重吸收水和交换离子，使原尿进一步浓缩。

3. 球旁复合体 又称**球旁器**，主要由**球旁细胞**、**致密斑**和**球外系膜细胞**组成，位于肾小球血管极处，大致呈三角形。

（1）球旁细胞 是由入球微动脉接近血管极处的血管壁中平滑肌细胞特化成的上皮样细胞，内含丰富的分泌颗粒，能分泌**肾素**。肾素能引起小动脉收缩，使血压升高。

（2）致密斑 是远端小管曲部靠近血管极一侧的管壁细胞增高变窄特化形成的椭圆形斑，能感受远端小管内小管液 Na^+ 浓度的变化。当原尿中 Na^+ 浓度降低时，促进球旁细胞分泌肾素。

（3）球外系膜细胞 位于入球微动脉、出球微动脉和致密斑围成的三角形区域内，起吞噬和传递信息的作用。

三、肾的血液循环

（一）肾血液循环的特点

1. 肾血流量大 成年人在安静状态下，两肾的血流量约为 1200mL/min，相当于心输出量的 20%～25%。流经肾的血液约有 94% 供应肾皮质，约 5% 供应外髓，剩余不到 1% 的血液供应内髓。

2. 两套毛细血管网的血压差异大 肾小球毛细血管网由入球小动脉的分支形成，血压较高，有利于肾小球的滤过。肾小管周围毛细血管网由出球小动脉的分支形成，血压较低，有利于肾小管的重吸收。

（二）肾血流量的调节

1. 肾血流量的自身调节 在安静状态下，肾动脉灌注压在 80～180mmHg 范围内变动时，肾血流量保持相对稳定，这一现象不受神经和体液因素的影响，称为肾血流量的自身调节。当肾动脉灌注压超过自身调节的范围时，肾血流量会随灌注压的变化而出现相应的改变。肾血流量的自身调节有利于肾小球滤过率保持相对稳定。

2. 肾血流量的神经和体液调节 肾的血管主要受交感神经支配。当交感神经兴奋时，肾血管收缩，肾血流量减少。在体液因素中，肾上腺素、去甲肾上腺素、血管升压素、血管紧张素Ⅱ、内皮素等，均可引起血管收缩，肾血流量减少。而前列腺素、NO、缓激肽等均可使血管舒张，肾血流量增多。

一般情况下，肾的自身调节可使肾血流量保持相对稳定，以保证正常的泌尿功能。而当紧急情况如失血、休克、强烈的伤害性刺激等，或人体功能状态发生变化如剧烈运动时，机体可通过神经和体液调节使全身血液重新分配，减少肾的血流量，以保证重要器官和运动器官的供血。

第二节　肾的泌尿功能

案例分析

患者李某，女，28 岁，产后大出血，出现少尿、无尿。

患者张某，男，37 岁，肾结石坠入输尿管，出现无尿。

请根据本节所学内容解释：
1. 李某出现少尿、无尿的原因是什么？
2. 张某出现无尿的原因是什么？

一、尿的生成过程

尿的生成包括肾小球的滤过、肾小管和集合管的重吸收、肾小管和集合管的分泌三个基本过程。肾小球滤过形成原尿，经过肾小管和集合管的重吸收及分泌形成终尿。

肾的滤过屏障

（一）肾小球的滤过功能

当血液流经肾小球毛细血管网时，血浆中除蛋白质外的成分均可通过肾小球滤过进入肾小囊腔，形成原尿，这一过程称为肾小球的滤过。用微穿刺法获取原尿进行分析，发现原尿中除了蛋白质外，其余成分与血浆非常接近，表明原尿就是血浆的超滤液。

单位时间内（每分钟）两肾生成的原尿量，称为**肾小球滤过率**（glomerular filtration rate，GFR）。据测定，一个体表面积为 $1.73m^2$ 的正常成人，其 GFR 约为 125mL/min。据此计算，两肾每昼夜可生成原尿 180L。

肾小球滤过率与肾血浆流量的比值，称为**滤过分数**（filtration fraction，FF）。据测定，肾血浆流量约为 660mL/min，因此 FF＝125/660×100％≈19％，即血浆中约有 1/5 形成了原尿。肾小球滤过率和滤过分数是衡量肾功能的重要指标。

1. 滤过膜及其通透性　肾小球滤过膜由内、中、外三层构成，是滤过功能的结构基础（图 10-7）。内层为毛细血管内皮细胞，其上有许多 70～90nm 的小孔，称为**窗孔**，可以阻止血细胞通过；中层为基膜，膜上有 2～8nm 的多角形网孔，可允许水和部分溶质通过；外层是肾小囊上皮细胞，也称足细胞。足细胞的足突相互交错，形成裂隙，裂隙上有一层裂隙膜，裂隙膜上有 4～11nm 的小孔，可限制蛋白质通过。以上三层结构形成了滤过膜的**机械屏障**。除了机械屏障外，在滤过膜的各层表面还覆盖有一层带负电荷的物质，形成滤过膜的**电荷屏障**。

由于有机械屏障和电荷屏障的存在，滤过膜对物质的通透性取决于物质分子的大小和所带的电荷。一般情况下，有效半径小于 2.0nm 的呈电中性或带正电荷的物质可自由通过滤过膜，如水、Na^+、葡萄糖等；有效半径大于 4.2nm 的物质不能滤过；而有效半径在 2.0～

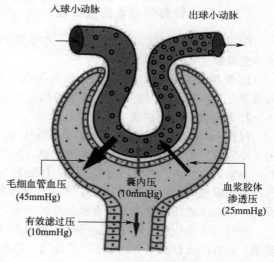

图 10-8　有效滤过压示意图

（图中标注）入球小动脉　出球小动脉　毛细血管血压（45mmHg）　囊内压（10mmHg）　血浆胶体渗透压（25mmHg）　有效滤过压（10mmHg）

4.2nm 的物质，其滤过量随有效半径的增大而减小。但有效半径为 3.6nm 的血浆白蛋白（分子量 69000），由于其带负电荷，则很难通过滤过膜，故原尿中几乎无蛋白质。

2. 有效滤过压　指促进滤过的动力与对抗滤过的阻力的代数和（图 10-8）。计算公式如下：

有效滤过压＝肾小球毛细血管血压－（血浆胶体渗透压＋肾小囊内压）

通过微穿刺技术测定肾小球入球小动脉和出球小动脉的血压平均值约为 45mmHg，肾小囊内压约为 10mmHg，入球小动脉处的血浆胶体渗透压约为 25mmHg。经过计算入球小动脉端的有效滤过压为 10mmHg，故形成滤过。而随着水分和血浆晶体物质的不断滤出，血浆蛋白的浓度逐渐增加，血浆胶体渗透压逐渐升高，有效滤过压不断下降。当血浆胶体渗透压达到 35mmHg，有效滤过压为 0，达到滤过平衡，滤过停止。

3. 影响肾小球滤过的因素　血浆通过肾小球滤过的过程受多种因素的影响，如有效滤过压、滤过膜的通透性和面积、肾血浆流量等。

(1) 有效滤过压　凡是能影响肾小球毛细血管血压、血浆胶体渗透压和肾小囊内压的因素，都可以影响有效滤过压，从而影响肾小球滤过率。

肾小球毛细血管血压受机体动脉血压的影响。当机体处于大失血的状况，肾小球毛细血管血压降低，有效滤过压减小，导致肾小球滤过率减少，尿量减少。

血浆胶体渗透压由血浆蛋白形成。当大量输入生理盐水或病理情况下（肝、肾功能受损）使血浆蛋白的浓度降低时，血浆胶体渗透压下降，有效滤过压升高，导致肾小球滤过率增加，尿量增多。

生理情况下，肾小囊内压比较稳定。若由于肾盂或输尿管结石、肿瘤压迫或其他原因导致尿路梗阻时，肾小囊内压升高，使有效滤过压和肾小球滤过率降低，尿量减少。

(2) 滤过膜的面积和通透性　正常人两肾的肾小球滤过面积达 $1.5m^2$ 左右，面积大且相对稳定，有利于血浆的滤过。急性肾小球肾炎发生时，肾小球毛细血管腔变窄或阻塞，导致肾小球有效滤过面积减少，肾小球滤过率下降，出现少尿甚至无尿。

滤过膜的通透性影响尿液的成分。如某些肾脏疾病可导致滤过膜的机械屏障或电荷屏障受损，使滤过膜的通透性增大，导致血细胞与蛋白质通过滤过膜，形成血尿和蛋白尿。

(3) 肾血浆流量　当肾血浆流量增加时如大量静脉输液，滤过平衡点向出球小动脉移动，使有效滤过长度增加，导致肾小球滤过率增加，尿量增加；另外，当交感神经兴奋时（如剧烈运动、失血等），肾血流量和肾血浆流量将明显减少，肾小球滤过率显著下降，出现少尿或无尿。

(二) 肾小管和集合管的重吸收

原尿进入肾小管后，称为小管液。小管液中的成分被小管上皮细胞重新转运至血液的过程，称为**重吸收**。

1. 重吸收的部位和方式　肾小管的各段和集合管都具有重吸收能力，但近端小管重吸收能力最强，为重吸收的主要部位。重吸收的方式有**主动重吸收**和**被动重吸收**两种。

2. 几种重要物质的重吸收

(1) Na^+、Cl^- 和水的重吸收　小管液中 65％～70％的 Na^+、Cl^- 和水在近端小管被重吸收。由于小管液中的 Na^+ 浓度比上皮细胞内高，Na^+ 可顺浓度梯度进入细胞，随即被细胞基底侧膜上的钠泵泵入组织液，最终被吸收入血。伴随着 Na^+ 的重吸收，小管液内呈负电位，Cl^- 顺电-化学梯度被重吸收入血（图 10-9）。Na^+ 和 Cl^- 被重吸收后，小管液的渗透压降低，组织液的渗透压升高，水在渗透压的作用下被重吸收至组织液，最终扩散入血。

髓袢可重吸收约 20％的 Na^+ 和 Cl^- 以及约 15％的水。髓袢各段对这三种物质的重吸收较为复杂。髓袢降支细段对 Na^+ 和 Cl^- 不通透，对水的通透性高，使水不断地重吸收，导致小管液渗透压逐渐升高。髓袢升支细段对水不通透，但对 Na^+ 和 Cl^- 易通透，使小管液渗透压不断降低。髓袢升支粗段对 Na^+ 和 Cl^- 的重吸收依赖 Na^+-K^+-$2Cl^-$ 同向转运体，该转运体可将 1 个 Na^+、1 个 K^+ 和 2 个 Cl^- 协同转运至上皮细胞内。由于髓袢升支粗段对水几乎不通透，故小管液在升支粗段流动时，渗透压逐渐下降，而组织液渗透压逐渐升高。这种对水盐重吸收相分离的现象，是尿液浓缩和稀释的基础。呋塞米（速尿）能抑制 Na^+-K^+-$2Cl^-$ 同向转运体，从而抑制 Na^+ 和 Cl^- 的重吸收，导致水的重吸收减少，起到利尿的作用。

约 12％的 Na^+ 和 Cl^- 以及不等量的水在远曲小管和集合管被重吸收。该段对水、盐的重吸收属于调节性重吸收。Na^+ 重吸收主要受醛固酮的调节，水的重吸收主要受抗利尿激素的调节。当

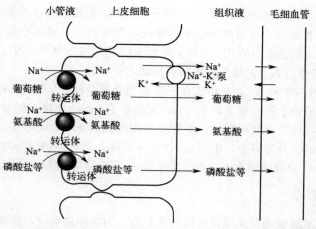

图 10-9　近端小管对钠离子、葡萄糖、氨基酸和磷酸盐等的重吸收示意图

机体缺水或缺盐时，远曲小管和集合管对 Na^+、Cl^- 和水的重吸收增加。

（2）HCO_3^- 的重吸收　HCO_3^- 是机体重要的碱储备，经肾小球滤过的 HCO_3^- 约有 80％ 在近端小管重吸收，小管液中的 HCO_3^- 可与近端小管分泌的 H^+ 结合形成 H_2CO_3，随即解离成 CO_2 和水，故 HCO_3^- 的重吸收是以 CO_2 的形式进行重吸收。

（3）K^+ 的重吸收　小管液中的 K^+ 有 65％～70％ 在近端小管重吸收，重吸收的方式是主动转运。尿中的 K^+ 绝大部分是由远曲小管和集合管分泌的。

（4）葡萄糖的重吸收　小管液中的葡萄糖全部在近端小管被重吸收，重吸收方式为继发性主动转运（图 10-9）。近端小管对葡萄糖的重吸收是有限的，当血糖浓度达 180mg/100mL 时，终尿中开始出现葡萄糖。尿中刚开始出现葡萄糖的最低的血糖浓度，称为**肾糖阈**。正常人两肾的葡萄糖重吸收极限量为男性平均 375mg/min，女性平均 300mg/min。

（三）肾小管和集合管的分泌

肾小管和集合管的分泌是指肾小管和集合管的上皮细胞将自身的代谢产物和血液中的某些物质转运至小管液的过程。

1. H^+ 的分泌　H^+ 主要由近端小管分泌。近端小管上皮细胞通过 H^+-Na^+ 交换分泌 H^+ 至小管液中（图 10-10）。在 H^+ 分泌的同时，伴随 1 个 Na^+ 和 1 个 HCO_3^- 重吸收入血，这个过程可以发挥排酸保碱的作用，以维持机体的酸碱平衡。

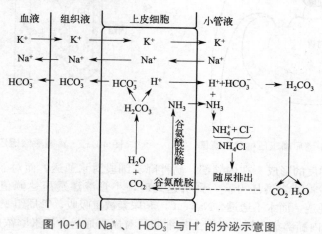

图 10-10　Na^+、HCO_3^- 与 H^+ 的分泌示意图

2. NH₃ 的分泌 NH₃ 是由近端小管、髓袢升支粗段、远端小管上皮细胞内的谷氨酰胺脱氨形成的。NH₃ 是脂溶性物质，可自由通过细胞膜进入小管液中。进入小管液中的 NH₃ 与 H⁺ 结合生成 NH₄⁺，NH₄⁺ 与小管液中的 Cl⁻ 结合生成 NH₄Cl 随尿排出体外。NH₃ 的分泌可促进 H⁺ 的分泌，故 NH₃ 的分泌也是调节机体酸碱平衡的机制之一。

3. K⁺ 的分泌 终尿中的 K⁺ 主要由远曲小管和集合管分泌，K⁺ 的分泌通过 K⁺-Na⁺ 交换实现。在远曲小管和集合管上同时存在着 K⁺-Na⁺ 交换和 H⁺-Na⁺ 交换，均对 Na⁺ 有依赖性，故存在**竞争性抑制**。如当机体出现酸中毒时，小管上皮细胞内的 H⁺ 生成增多，H⁺-Na⁺ 交换增强而 K⁺-Na⁺ 交换受抑制，K⁺ 分泌减少，出现血 K⁺ 浓度升高；当机体碱中毒时，小管上皮细胞内的 H⁺ 生成减少，H⁺-Na⁺ 交换减弱而 K⁺-Na⁺ 交换增强，K⁺ 分泌减少，导致血 K⁺ 浓度降低。

二、尿的浓缩与稀释

肾是通过对尿的浓缩和稀释来维持机体的水平衡。当机体缺水时，尿液被浓缩，尿的渗透压高于血浆渗透压，称为**高渗尿**；当机体水过剩时，尿液被稀释，尿的渗透压低于血浆渗透压，称为**低渗尿**。

（一）尿的浓缩

尿的浓缩是由于小管液中的水被重吸收而溶质留在小管液内造成的。水重吸收的动力来自肾小管和集合管内、外髓质的渗透浓度梯度，即水重吸收需要小管周围组织液是高渗的。肾小管各段和集合管对不同物质的通透性不同，这是形成渗透浓度梯度的基础（图 10-10）。

1. 外髓部高渗梯度的形成 外髓部的高渗梯度是由 Na⁺ 和 Cl⁻ 的主动重吸收形成的（图 10-11）。在髓袢升支粗段，Na⁺ 和 Cl⁻ 被主动重吸收，而水几乎不通透，导致小管液中渗透压降低而管周组织液的渗透压升高，形成外髓部的渗透梯度。

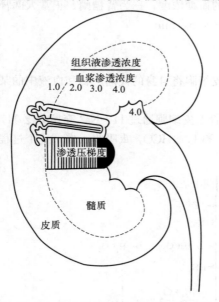

图 10-11 肾皮质-髓质渗透压梯度示意图

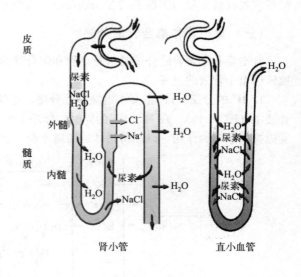

图 10-12 肾髓质渗透压梯度形成和维持

2. 内髓部高渗梯度的形成 在内髓部，髓袢降支细段对水通透，而对 Na⁺、Cl⁻ 和尿素不通透，水被重吸收，小管液渗透压升高。到折返处时，小管液渗透压达峰值。在髓袢升支细段，Na⁺、Cl⁻ 和尿素易通透，而水不通透，Na⁺、Cl⁻ 和尿素被重吸收，管周组织液渗透压升高，形成内髓部高渗梯度。在内髓部集合管，小管上皮细胞只对尿素通透，尿素顺浓度梯度进入内髓部组织液，使内髓部渗透压进一步升高。因此，内髓部的高渗梯度是由 Na^+、Cl^- 和尿素共同形成的（图 10-12）。由于髓袢升支细段对尿素中等通透，内髓部组织液中的尿素可扩散进髓袢升支细段，再流经髓袢升支粗段、远曲小管、皮质部和外髓部的集合管，最后到达内髓部集合管，再扩散到内髓部组织液，形成**尿素再循环**（图 10-12）。尿素再循环对内髓部的高渗梯度的形成有重要的意义。

（二）尿的稀释

尿的稀释发生在髓袢升支粗段。由于髓袢升支粗段对 Na^+、Cl^- 通透而对水不通透，导致髓袢升支粗段的小管液为低渗液。当低渗液流经远曲小管和集合管时，由于管外组织液高渗，小管液中的水被重吸收，但重吸收的量取决于远曲小管和集合管对水的通透性。当机体水过剩时，抗利尿激素的分泌受抑制，远曲小管和集合管上皮细胞对水的重吸收减少，使小管液的渗透压进一步下降，形成稀释尿。

三、尿生成的调节

（一）自身调节

1. 小管液中溶质的浓度　当小管液中溶质的浓度增加时，小管液渗透压升高，水的重吸收减少，致使小管液中 Na^+ 的浓度降低，小管液和上皮细胞间的渗透梯度减小，从而使 Na^+、Cl^- 和水的重吸收减少，最终导致尿量和NaCl的排出量增多。这种由于小管液溶质的含量增多，渗透压升高，使水的重吸收减少而出现尿量增加的现象，称为**渗透性利尿**。

由于糖尿病患者血中葡萄糖的含量超过了肾糖阈，进入小管液中的葡萄糖不能被近端小管全部重吸收，从而使小管液溶质的浓度增加，水和NaCl的重吸收减少，导致尿量增多。

临床上常使用山梨醇、甘露醇等利尿剂达到利尿、消肿的目的。山梨醇、甘露醇等可被肾小球自由滤过，但不被肾小管重吸收，因此可以发挥渗透性利尿的效果。

2. 球-管平衡　正常情况下，近端小管对溶质（特别是 Na^+）和水的重吸收率始终占肾小球滤过率的 $65\% \sim 70\%$，这种定比重吸收的现象，称为**球-管平衡**。球-管平衡的生理意义在于无论肾小球滤过率增加还是减少，尿量和尿钠始终保持相对稳定。

（二）神经调节

尿的生成受肾交感神经的调节。肾交感神经除了支配肾血管外，还可支配肾小管上皮细胞和球旁细胞。当肾交感神经兴奋时，可通过以下方式影响尿的生成：①使肾血管收缩，减少肾血流量，从而导致肾小球滤过率降低，尿量减少；②刺激球旁细胞分泌肾素，使血管紧张素Ⅱ和醛固酮的分泌增加，肾小管对水和NaCl的重吸收增加，尿量减少；③直接促进肾小管对 Na^+、Cl^- 和水的重吸收，使尿量减少。

（三）体液调节

1. 抗利尿激素　血管升压素也称**抗利尿激素**（ADH），是一种九肽激素，由下丘脑视上核和视旁核的神经内分泌细胞合成和分泌，经下丘脑-垂体束运输至神经垂体贮存，并由此释放入血。ADH 可与远曲小管和集合管上皮细胞管周膜上的受体结合，使管周膜上的水通道增多，水的重吸收增加，尿量减少，以发挥抗利尿的作用。

ADH 的释放受血浆晶体渗透压、循环血量、血压等多种因素的影响。

（1）血浆晶体渗透压　在生理情况下，血浆晶体渗透压是调节 ADH 释放最重要的因素。血浆晶体渗透压变化时，刺激下丘脑的渗透压感受器，反射性地引起 ADH 释放量的改变。例如，大量出汗、严重呕吐和腹泻后，机体失水，导致血浆晶体渗透压升高，下丘脑的渗透压感受器受到刺激，使 ADH 释放增多，水的重吸收增加，尿量减少。而在饮用大量清水后，血浆晶体渗透压下降，ADH 释放减少，使水的重吸收减少，尿量增加。例如一次性饮用 1000mL 清水后，约 30min 尿量开始增加，1h 末尿量可达最高峰，2～3h 后尿量恢复到原水平。若饮 1000mL 生理盐水，则排尿量不会出现饮清水后那样的变化（图 10-13）。我们把饮用大量清水导致血浆晶渗压下降尿量增多的现象，称为**水利尿**。

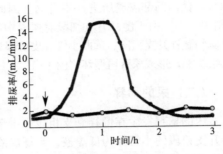

图 10-13　水利尿示意图

（2）**循环血量**　当循环血量减少时，静脉回心血量减少，对心肺容量感受器刺激减弱，经迷走神经传入下丘脑的冲动减少，反射性地引起 ADH 释放增多，从而导致水的重吸收增加，尿量减少，以恢复血容量。循环血量增多时，静脉回心血量增加，刺激心肺感受器，抑制 ADH 的释放。

（3）**其他因素**　恶心、疼痛、应激刺激、低血糖、某些药物如吗啡等，均可刺激 ADH 的释放；而乙醇可抑制 ADH 的释放，故饮酒可导致尿量增加。

2. **醛固酮**　肾上腺皮质球状带合成和分泌醛固酮。醛固酮的作用是促进远曲小管和集合管上皮细胞对 Na^+ 和水的重吸收，同时增加 K^+ 的分泌，即保钠排钾。醛固酮的分泌主要受肾素-血管紧张素-醛固酮系统（renin-angiotensin-aldosterone system，RAAS）和血 Na^+、血 K^+ 浓度的调节。

3. **心房钠尿肽**　心房钠尿肽（atrial natriuretic peptide，ANP）由心房肌细胞合成和释放，其主要作用为使血管平滑肌舒张和促进肾脏排钠排水。

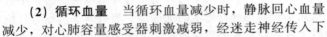　**边学边练**

　　尿的生成主要受哪些体液因素的调节？静脉注射生理盐水、葡萄糖、去甲肾上腺素、呋塞米和血管升压素分别对尿量有何影响？请参见：实验十七　影响尿生成的因素。

四、血浆清除率

（一）血浆清除率的概念和计算

　　血浆清除率是指单位时间内（一般是 1min）两肾能将多少毫升血浆中的某种物质完全清除出去。若要计算某物质的血浆清除率 C（mL/min），需要测定尿中该物质的浓度 U（mg/100mL）、每分钟的尿量 V（mL/min）和血浆中该物质的浓度 P（mg/100mL）。计算公式如下：

$$C = \frac{UV}{P}$$

　　血浆清除率能反应肾对不同物质的排泄能力，是评价肾功能的良好指标。

（二）测定血浆清除率的意义

　　1. **测定肾小球滤过率**　如果某种物质可经肾小球自由滤过，又不被肾小管、集合管重吸收和分泌，而由尿全部排出，则这种物质的血浆清除率即为肾小球滤过率。菊粉就属于这类物质，因此菊粉的血浆清除率可以表示肾小球滤过率。

　　2. **测定肾血浆流量**　如果某种物质流经肾脏后，在肾静脉的浓度几乎为零，说明此物质在肾循环一周后从血浆中全部被清除出去了，因此可用该物质的血浆清除率推测肾血浆流量。

　　3. **推测肾小管的功能**　正常情况下，能自由通过肾小球的物质，如葡萄糖和尿素，其血浆清除率葡萄糖为 0mL/min，尿素为 70mL/min，氨基马尿酸盐为 680mL/min，这说明肾对人体所需要的营养物质不予清除，只是清除代谢产物或外来物质。

第三节　尿的输送、贮存与排放

案例分析

患者，男，36 岁。突发右腰间绞痛，疼痛呈持续性，阵发性加重，向右侧会阴区放射，坐立不安，伴有大汗、恶心，排尿时可见尿呈粉红色。B 超检查：右侧肾盂和近端输尿管扩张，距肾门 4cm 处可见一强回声团，大小约 7mm，远端输尿管显示不清。

诊断：右侧输尿管结石，右肾积水。

请根据本节所学内容解释：

输尿管结石容易嵌顿在哪些部位？

一、输尿管、膀胱和尿道的形态结构

（一）输尿管

1. 输尿管的行程与分段　输尿管是一对细长的肌性管道，起自肾盂，止于膀胱，全长 20～30cm。输尿管按其行程可分为三部分：腹部、盆部和壁内部（图 10-14）。**输尿管腹部**起自肾盂；**输尿管盆部**是小骨盆上口至膀胱底的一段，男性输尿管在膀胱底与输精管后方交叉，女性输尿管在子宫颈外侧约 2.5cm 处，从子宫动脉后下方绕过；**输尿管壁内部**是输尿管斜穿膀胱壁的部分，开口于膀胱底内面的输尿管口处，长约 1.5cm，当膀胱充盈时可压迫壁内部使管腔闭合，阻止尿液逆流入输尿管。

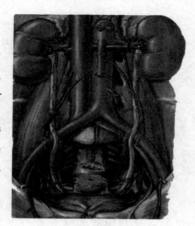

图 10-14　输尿管的走行

2. 输尿管的生理狭窄　输尿管形态并非笔直，其全长共有三个生理狭窄。第一个狭窄位于输尿管起始处，即与**肾盂移行处**；第二个生理狭窄位于小骨盆上口处，即**跨过髂血管处**；第三个狭窄位于斜**穿膀胱壁处**。这些狭窄是输尿管结石容易滞留的部位。

（二）膀胱

膀胱（图 10-15）是贮存尿液的肌性器官，其形态、大小、位置和壁的厚度随膀胱充盈程度而变化。正常成年人膀胱容量为 300～500mL，最大可达 800mL。新生儿膀胱容量约 50mL，女性的容量略小于男性。

膀胱空虚时呈三棱锥体形，可分为**尖、体、底、颈**四部分。**膀胱尖**朝前上方，位于耻骨联合后面，**膀胱底**朝后下方，呈三角形；膀胱尖与膀胱体之间为**膀胱体**；膀胱最下方称**膀胱颈**，其下端有尿道内口，与尿道相接。膀胱充盈时呈卵圆形。

膀胱壁自内向外由黏膜、肌层和外膜三层构成。膀胱内面被覆黏膜，黏膜在膀胱收缩时聚集成皱襞，称**膀胱襞**。在膀胱底内面，位于两侧输尿管口和尿道内口之间有一呈三角形的区域，称**膀胱三角**（图 10-15）。此区域由于缺少黏膜下层，黏膜与肌层紧密连接，无论膀胱充盈或皱缩，始终平滑无皱襞。膀胱三角是肿瘤、结核和炎症的好发部位，膀胱镜检查时应注意。

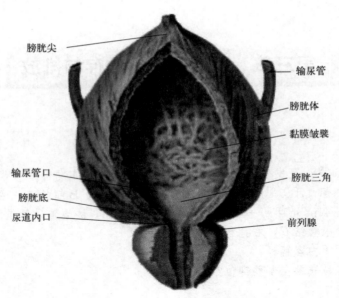

图 10-15 女性膀胱和尿道

膀胱镜下，两个输尿管口之间为一苍白带状皱襞，称**输尿管间襞**，是临床上寻找输尿管口的标志。

边学边练

左、右肾的位置有何不同？肾门内有哪些主要结构通过？输尿管的三个生理狭窄处于什么位置？空虚膀胱有何形态和结构特点？什么是膀胱三角？请参见：实验十六　泌尿器官的观察。

知识链接

泌尿系统结石

泌尿系统结石是泌尿外科常见病之一，结石可见于肾、输尿管、膀胱、尿道的任何部位，以肾和输尿管结石最为常见。肾和输尿管结石的常见典型症状是肾绞痛和血尿，在结石引发绞痛前患者往往没有任何感觉，在某种诱因下，如剧烈劳动、久坐等，突然出现一侧腰部剧烈绞痛，并向下腹及会阴部放射，伴有腹胀、恶心、呕吐、不同程度的血尿。膀胱结石主要引起排尿困难和排尿疼痛。

（三）尿道

尿道是膀胱通往体外的肌性管道，起自膀胱颈的**尿道内口**，止于**尿道外口**。女性尿道仅有排尿功能，男性尿道有排尿和排精作用（见第十三章　内分泌系统）。

女性尿道长 3～5cm，直径约 0.6cm，易于扩张。女性尿道位于耻骨联合后下方与阴道前壁之间，上端起自膀胱的尿道内口，经阴道前方向前下，穿过**尿生殖膈**，下端以尿道外口开口于阴道前庭。女性尿道穿尿生殖膈处，周围有尿道括约肌环绕，有控制排尿和紧缩阴道的作用。因女性尿道具有**宽、短、直**的特征，故易引起逆行性尿路感染。

二、尿液及其排放

（一）尿液

尿是机体重要的排泄物之一，其性质和量可以反映肾的结构和功能状态，以及机体其他方面的变化。因此，尿的性质和量常作为临床的一项常用检查指标。

1. 尿量 正常成人的尿量为1000~2000mL/24h。若成人尿量大于2500mL/24h，称为**多尿**；尿量在100~500mL/24h，称为**少尿**；尿量少于100mL/24h，称为**无尿**。多尿会导致机体脱水；而少尿或无尿则会使代谢产物在体内堆积，甚至导致尿毒症。正常人每天产生的代谢产物，至少需要500mL尿液将其溶解并排出体外。

2. 尿的理化性质 尿的成分中95%~97%是水，其余为可溶于水的固体物质，主要是电解质和非蛋白含氮化合物。正常人的尿常规检测发现糖或蛋白质，则为异常。

正常新鲜的尿为透明的淡黄色液体，久置后会变得色深且浑浊。正常尿的pH在5.0~7.0之间，最大变动范围为5.0~8.0。尿的酸碱度与食物的成分有关，荤素杂食者尿呈酸性，而素食者尿则偏碱性。正常尿比重为1.015~1.025，若尿比重长期在1.010以下，则表示肾功能不全，不能形成浓缩尿。

（二）尿的排放

肾连续不断地产生尿，尿通过输尿管运输到膀胱贮存，当膀胱充盈到一定程度时，引起排尿反射。

1. 膀胱和尿道的神经支配 膀胱逼尿肌和尿道内括约肌受交感神经和副交感神经的双重支配。由2~4骶髓发出的副交感神经，其节前纤维走行于盆神经中，节后纤维分布于膀胱逼尿肌和尿道内括约肌。当副交感神经兴奋时，能使膀胱逼尿肌收缩，尿道内括约肌舒张，引起排尿。交感神经自腰髓发出，经腹下神经到达膀胱。交感神经兴奋时，可使膀胱逼尿肌松弛，尿道内括约肌收缩，阻止排尿。

尿道外括约肌由骶髓发出的阴部神经支配。当阴部神经兴奋时，尿道外括约肌收缩。反之，则尿道外括约肌舒张。尿道外括约肌的活动可受大脑意识控制。

盆神经、腹下神经和阴部神经中均含有感觉传入纤维。盆神经中含有传导膀胱充盈感觉的传入纤维；传导膀胱痛觉的传入纤维在腹下神经中；而阴部神经中有传导尿道感觉的传入纤维。

2. 排尿反射 排尿反射的初级中枢在骶髓，但受脑等高位中枢的控制。当膀胱内尿量达到400~500mL时，膀胱壁上的牵张感受器受到刺激而兴奋，冲动沿盆神经传至脊髓初级中枢，同时冲动也传到脑干和大脑皮质的排尿反射高位中枢，产生尿意。若环境允许，排尿反射高位中枢发出冲动加强初级中枢的兴奋，经盆神经传出冲动增加，使膀胱逼尿肌收缩，尿道外括约肌舒张，尿液进入后尿道。同时，后尿道感受器受到刺激而兴奋，冲动沿阴部神经传入排尿反射初级中枢，进一步加强其活动，使尿道外括约肌松弛，尿液在膀胱内压的作用下排出体外。排尿是一个正反馈过程，尿液可通过刺激尿道增强排尿中枢的活动，使排尿反射进一步加强，直至尿液排尽。若环境不允许，则排尿反射高位中枢对初级中枢产生抑制作用，腹下神经和阴部神经传出冲动增多，阻止排尿。小儿因大脑皮质发育不成熟，对排尿反射初级中枢的控制能力较弱，故排尿次数较多且易出现遗尿。

♥ 医者仁心

药物性肾损伤

药物性肾损伤是指由药物导致的各种肾功能损害的一类疾病。肾脏是药物代谢和排泄的重要器官，应用肾毒性药物或者滥用药物可损害肾脏，主要表现为肾毒性反应、过敏反应、肾血流动力学改变和尿路机械性阻塞。研究表明，20%~35%的急性肾衰竭与应用肾毒性药物有关，尤其在老年人群中发生率极高。因此，临床医师、药师及相关药品类从业人员要提高药物毒性作用的认识，指导患者合理用药，一旦发现药物性肾损伤应及时停药。

本章小结

1. 泌尿系统主要有肾、输尿管、膀胱和尿道组成。肾是成对的实质性器官，位于腹膜后脊柱两侧。肾实质分为浅层的肾皮质和深层的肾髓质，主要有肾单位和集合管构成。肾单位是肾的基本结构和功能单位，由肾小体和肾小管组成。

2. 尿液的生成包括肾小球滤过作用、肾小管和集合管的重吸收和分泌三个环节。肾小球滤过主要受有效滤过压、滤过膜的面积和通透性及肾血浆流量的影响。重吸收主要是在近端小管完成的。肾小管和集合管主要分泌 H^+、K^+ 和 NH_3。

3. 根据机体的需要，远曲小管和集合管对小管液进行调节性的重吸收，参与尿的浓缩或稀释作用。尿的生成受肾自身因素、神经因素和体液因素的调节。抗利尿激素（ADH）调节远曲小管和集合管对水的重吸收，控制尿液的浓缩和稀释。醛固酮调节远曲小管和集合管对 Na^+ 和水的重吸收以及 K^+ 分泌。

4. 输尿管是一对输送尿液的肌性管道，全长有三处生理狭窄。膀胱三角是双侧输尿管管口和尿道内口之间的区域，是结核、肿瘤和炎症好发部位。女性尿道形态特点为宽、短、直，易引起逆行性尿路感染。排尿反射的中枢在骶髓。尿液排出后，其性质和量常作为临床检查指标，以反映肾的功能和机体内环境的变化。

目标测试

一、单项选择题

1. 肾门位于
A. 肾前面　　　　B. 肾后面　　　　C. 肾外侧缘　　　　D. 肾内侧缘　　　　E. 肾下缘

2. 紧贴在肾表面的被膜是
A. 壁腹膜　　　　B. 脏腹膜　　　　C. 纤维囊　　　　D. 脂肪囊　　　　E. 肾筋膜

3. 关于膀胱三角正确的是
A. 是膀胱肿瘤好发的部位　　　　　　B. 黏膜可以形成许多皱襞
C. 位于膀胱尖和输尿管口之间　　　　D. 位于尿道外口和输尿管口之间
E. 位于膀胱底和输尿管口之间

4. 下列不属于肾单位的结构是
A. 近曲小管　　　B. 髓袢　　　　C. 远曲小管　　　D. 集合管　　　　E. 肾小球

5. 人体最重要的排泄器官是
A. 消化道　　　　B. 肾脏　　　　C. 皮肤　　　　　D. 肺　　　　　　E. 呼吸道

6. 肾小管重吸收能力最强的部位在
A. 集合管　　　　B. 远端小管　　　C. 髓袢　　　　D. 近端小管　　　E. 肾小球

7. 糖尿病患者尿量增多的主要原因是
A. 小管液晶体渗透压升高　　　　　　B. 肾小囊内压升高
C. 血浆晶体渗透压升高　　　　　　　D. 血浆胶体渗透压升高
E. 肾小球毛细血管血压升高

8. 正常成人安静时的肾小球滤过率约为
A. 100mL/min　　B. 125mL/min　　C. 180mL/min　　D. 225mL/min　　E. 300mL/min

二、多项选择题

1. 泌尿系统的组成
A. 肾　　　　　　B. 输尿管　　　　C. 膀胱　　　　D. 尿道　　　　　E. 球旁器

2. 肾的被膜

A. 紧贴肾实质的为肾筋膜　　　　B. 最内层为纤维囊　　　　C. 中间是脂肪囊

D. 肾筋膜分前后两层，包绕肾和肾上腺　　E. 肾筋膜在肾的上下两端前后愈合

3. 下列哪些因素使尿量增多

A. 大量喝清水　　　B. 静脉输液　　　　C. 糖尿病　　　D. 饮酒　　　　E. 甘露醇

4. 关于膀胱三角的说法，正确的是

A. 位于两个输尿管口和尿道内口之间　　　B. 膀胱空虚时黏膜可形成皱襞

C. 位于膀胱尖和输尿管口之间　　　　　　D. 黏膜永不形成皱襞

E. 是膀胱肿瘤好发处

5. 女性尿道的说法正确的是

A. 长 3～5cm　　　　　　B. 短、窄、直，不易扩张　　　C. 有两个弯曲

D. 短、宽、直，易于扩张　　E. 易造成逆行感染

（李丛丛）

第十一章　感觉器官

知识目标 >>>>>

1. 掌握眼的折光成像和感光换能作用。
2. 熟悉眼球的结构；中耳和内耳的结构和功能。
3. 了解感受器的概念及其一般生理特性；眼副器、外耳、皮肤的结构。

能力目标 >>>>>

1. 识别感觉器官眼和耳标本、模型的主要结构。
2. 学会人体视力和视野的测量方法。

素质目标 >>>>>

感觉器官能认识丰富多彩的世界，用眼看祖国日新月异的变化，用耳聆听催人奋进的中国故事，汲取信仰力量。

第一节　概　述

案例分析

俗话说"入芝兰之室，久而不闻其香"，是指即使进入满是香草的房间，闻久了也不能闻出香味。

请根据本节所学内容解释：

1. 感受器的一般生理特征有哪些？
2. "入芝兰之室，久而不闻其香"是指感受器的哪个生理特性？

感觉是对客观现实个别特性（声音、颜色、气味等）的反映。感觉的产生过程，首先是感受器或感觉器官接受刺激，再将各种刺激转变为相应的神经冲动，沿一定神经传导通路到达大脑皮质的相应部位，经过脑的整合，产生相应的感觉。

一、感受器和感觉器官的概念

感受器是指机体专门感受内、外环境各种不同刺激的结构。感受器广泛分布于人体各部，其结构和功能各不相同。

根据分布的部位，感受器可分为内感受器和外感受器。**内感受器**感受机体内环境变化，多分布于身体内部的器官或组织中，如肺牵张感受器，其特点是冲动传入中枢后，往往不能引起清晰的感觉，在维持内环境的相对稳定和机体功能的协调统一中起重要作用。**外感受器**感受外界环境变化，多分布于体表，如声、光、电等感受器，其特点是冲动传入中枢后，能产生清晰的主观感觉。

根据所感受刺激的性质，感受器又可分为机械感受器、化学感受器、光感受器和温度感受器等。

为更好完成感觉功能，有些特殊的感受器还需有一些附属结构，这些特殊感受器连同附属结构构成的特殊感受装置，称感觉器官。人体最重要的感觉器官有眼（视觉器官）、耳（位听器官）等。

二、感受器的一般生理特性

感受器的种类很多，功能也各不相同，但都具有以下一些共同的生理特征：①**适宜刺激**，即一种感受器通常只对某种特定形式的刺激最敏感、最容易接受。②**换能作用**，即感受器能把各种不同形式的刺激能量转换为相应传入神经的动作电位。③**编码作用**，即感受器能把刺激所包含的各种信息转移到传入神经动作电位的序列之中，表现为传入神经产生的神经冲动频率不同以及兴奋的神经纤维数目不同。④**适应现象**，即当某一刺激持续作用于同一感受器时，其传入神经纤维上的动作电位频率有逐渐下降的现象。

第二节　眼

眼的结构和成像原理

📖 案例分析

患者，女，16 岁。经常长时间使用手机和电脑，双眼视力下降 2 个月，看近处清楚，看远处模糊，并有眼胀不适，视物疲劳，眼内干涩。

经检查诊断为屈光不正，为近视眼。

请根据本节所学内容解释：

1. 眼的结构和功能有哪些？

2. 何为屈光不正，近视眼主要原因和预防方法有哪些？

眼大部分位于眼眶内，由眼球和眼副器构成。眼的功能是接受光线的刺激，并将刺激转化为神经冲动，经视觉传导通路传到大脑皮质的视觉中枢，产生视觉。

一、眼球

眼球近似球形，由眼球壁和眼球内容物构成，向后借视神经连于脑（图 11-1）。

（一）眼球壁

眼球壁由外向内依次分为外膜、中膜和内膜三层（图 11-1）。

1. 外膜　又称纤维膜，由致密结缔组织构成，厚而坚韧，对眼球起支持和保护作用。自前向后分为角膜和巩膜两部分。

（1）角膜　占纤维膜的前 1/6，无色透明，角膜外凸内凹，曲度较大。富有弹性，没有血管，但感觉神经末梢非常丰富，感觉灵敏，病变时疼痛剧烈。

（2）巩膜　占纤维膜的后 5/6，呈乳白色，厚而坚韧，有维持眼球形态和保护眼球内容物的作用。巩膜后方有视神经穿过。在巩膜与角膜交界处有一环形小管，称**巩膜静脉窦**。

2. 中膜　又称眼球血管膜，富含血管和色素细胞，呈棕黑色。由前向后分为虹膜、睫状体和脉络膜三部分。

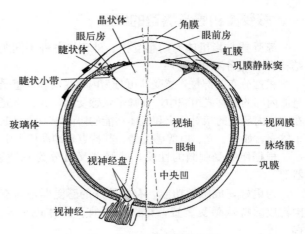

图 11-1　右眼球水平切面

（1）虹膜　位于角膜后方，为圆盘状薄膜。虹膜的颜色取决于色素的多少，有种族差异。中央有圆形的瞳孔，为光线入眼的通路。虹膜内有两种平滑肌，一种呈环状排列，称**瞳孔括约肌**，收缩时可缩小瞳孔；另一种呈放射状排列，称**瞳孔开大肌**，收缩时可开大瞳孔。

（2）睫状体　位于虹膜后方的肥厚部分。其前部有许多辐射状的突起，称**睫状突**。由睫状突发出许多睫状小带，与晶状体相连。睫状体内的平滑肌，称**睫状肌**。睫状体舒缩具有调节晶状体曲度和产生房水的作用。

（3）脉络膜　位于血管膜的后 2/3，为一层富含血管和色素的棕色薄膜，柔软光滑，具有营养眼球和吸收眼内散射光线的功能。

3. 内膜　又称**视网膜**，由前向后可分为视网膜盲部和视网膜视部两部分。**视网膜盲部**为视网膜贴附于睫状体和虹膜内面的部分，无感光作用；**视网膜视部**为视网膜贴附于脉络膜内面的部分，有感光作用。通常说的视网膜是指视网膜视部。

在视网膜后部称眼底，有一白色的圆形隆起，是视神经穿出的部位，称**视神经盘**，此处无感光细胞，不能感光，称生理性盲点（图 11-2）。在视神经盘的颞侧的稍下方约 3.5mm 处，有一黄色小区，称**黄斑**；其中央凹陷，称中央凹，是视觉最敏锐的部位（图 11-2）。

视网膜视部的微细结构分内、外两层。外层为色素部，由单层色素上皮细胞构成；内层为神经部，由 3 层神经细胞组成（图 11-3），由外向内依次为感光细胞、双极细胞和神经节细胞。

感光细胞包括视杆细胞和视锥细胞两种。**视杆细胞**主要分布于视网膜的周边部，能感受弱光，无辨色能力，主要在弱光下发挥作用；**视锥细胞**主要分布于视网膜中央部，具有感受强光、辨色能力，主要在强光下发挥作用。双极细胞在感光细胞和神经节细胞之间起联络作用。神经节细胞的轴突向视神经盘处汇集，穿过脉络膜和巩膜后构成视神经。

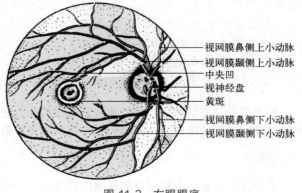

图 11-2　右眼眼底

（二）眼球内容物

眼球内容物包括房水、晶状体和玻璃体（图 11-1）。

1. 房水 为充满于眼房内的无色透明液体。**眼房**是角膜和晶状体之间的空隙，被虹膜分隔成为前房和后房，借瞳孔相通。房水由睫状体产生，充填于眼后房，经瞳孔到眼前房，再经虹膜角膜角进入巩膜静脉窦，最后汇入眼上、下静脉，此过程称**房水循环**。房水的作用是营养角膜和晶状体，维持正常的眼内压，并具有折光功能。

2. 晶状体 位于虹膜和玻璃体之间，无色透明，呈双凸透镜状，富有弹性，不含血管和神经。晶状体外的弹性膜称**晶状体囊**。在眼的折光系统中，晶状体是唯一可调节的折光装置。

3. 玻璃体 为填充于晶状体和视网膜之间的无色透明的胶状物质。玻璃体除具有折光作用外，还有支撑视网膜的作用。若支撑作用减弱，可导致视网膜剥离。

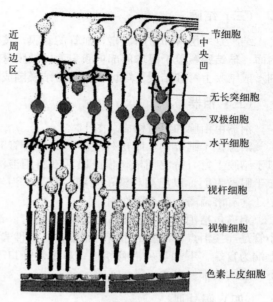

图 11-3 视网膜神经细胞示意图

标注（从上到下）：节细胞、中央凹、近周边区、无长突细胞、双极细胞、水平细胞、视杆细胞、视锥细胞、色素上皮细胞

🌱 **知识链接**

青光眼与白内障

青光眼是一种以眼内压病理性增高，并伴有视神经损伤和视功能障碍的常见眼病。其发病原因较多，如虹膜角膜角狭窄或虹膜与晶状体粘连等，造成房水循环障碍而引起眼内压增高，压迫视网膜，导致视力减退或失明。患者表现为剧烈眼痛，同侧头痛，虹视及视蒙，常伴有恶心、呕吐等症状。

凡各种原因如老化、遗传、局部营养障碍、免疫与代谢异常、外伤、中毒、辐射等引起晶状体代谢紊乱，导致晶状体蛋白质变性而发生混浊，称白内障。由于光线被混浊晶状体阻扰无法投射到视网膜上，从而影响视力。

青光眼和白内障是在全球致盲性眼病中占据第一、第二的位置，应积极予药物或手术治疗。

二、眼副器

眼副器包括眼睑、结膜、泪器和眼外肌等，对眼球有支持、保护功能和使眼球运动的功能。

（一）眼睑

眼睑分为上睑和下睑，位于眼球的前方，对眼球起保护作用。上、下睑之间的裂隙，称为睑裂。睑裂两端成锐角，分别称内眦和外眦。眼睑的游离缘，称睑缘，其上生有睫毛。在上、下睑缘近内侧端各有一个针尖样小孔，分别称上泪点、下泪点，是泪小管的开口。

眼睑自外向内由皮肤、皮下组织、肌层、睑板和结膜构成，其中皮下组织较疏松，容易发生水肿。

（二）结膜

结膜是一层薄而透明、富含血管的黏膜。按所在部位可分为 3 部分。**睑结膜**衬覆于上、下睑内面；**球结膜**覆盖于眼球前部巩膜表面；结膜穹隆位于睑结膜与球结膜相互移行处，其反折处分别形成结膜上穹和结膜下穹。当闭眼时结膜围成囊状，称为**结膜囊**。

（三）泪器

泪器由泪腺和泪道构成（图 11-4）。

泪腺位于眶腔内，眼球外上方，其排泄管开口于结膜上穹，分泌泪液，借眨眼活动将泪液涂布于眼球表面，以湿润和清洁角膜。此外，泪液中还含有溶菌酶，有杀菌作用。

泪道包括泪点、泪小管、泪囊和鼻泪管。泪小管是连接泪点与泪囊的小管；泪囊是一膜性囊，上端为盲端，下端与鼻泪管相连；鼻泪管开口于下鼻道的前部。

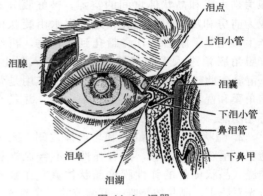

图 11-4　泪器

（四）眼外肌

眼外肌是指位于眼球周围的骨骼肌，共 7 块，包括上直肌、下直肌、内直肌、外直肌，上斜肌、下斜肌和 1 块上睑提肌（图 11-5）。上睑提肌收缩可上提上睑，开大睑裂；其余 6 块眼外肌协同收缩时能使眼球向不同方向转动。

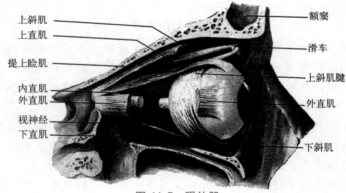

图 11-5　眼外肌

🖉 边学边练

眼的组成、位置、结构有哪些？耳的组成、位置、结构有哪些？请参见：实验十八感觉器官的观察。

三、眼的功能

研究表明，在人脑所获得的外界信息中，有 90% 以上来自于视觉。人眼的适宜刺激是波长 380～760nm 的电磁波。眼与视觉功能直接有关的结构包括折光系统和感光系统，它们的作用分别是折光成像和感光换能。

（一）眼的折光功能

1. 眼的折光系统与成像　眼的折光系统包括角膜、房水、晶状体和玻璃体。光线进入眼后要经过多次折射，由于晶状体的折光率较大，而且其曲度的大小可以调节，因此，它在成像过程中起着重要作用。

眼成像的原理与凸透镜成像的原理相似，但要复杂得多。因为眼折光系统的 4 种折光体的折光系数各不相同，为了实际应用上的方便，通常用简化眼模型来描述眼折光系统的功能。简化眼是一种假想的人工模型，其光学参数与正常人眼折光系统总光学参数等值，故可用来分析成像的情况。简化眼假定眼球的前后径为 20mm，内容物的折光率为 1.33，外界光线入眼时，只在角膜表面发生折射。角膜的曲率半径为 5mm，即节点 n 到前表面的距离为 5mm，后主焦点在节点后方 15mm 处，正相当于视网膜的位置。这个模型和正常静息时的人眼一样，正好能使平行光线聚焦在视网膜上，形成一个清晰的倒立的缩小的物像（图 11-6）。根据这些数据，可以计算出不同距离物体在视网膜上成像的大小，计算公式为：

$$\frac{物体大小（AB）}{物体到节点的距离（Bn）}=\frac{物像大小（ab）}{物像到节点的距离（bn）}$$

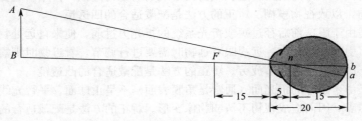

图 11-6　简化眼及其成像情况

2. 眼的调节　实测证明，当眼看远处物体（6m 以外）时，物体发出的光线近乎平行，眼无需做任何调节，就能成像在视网膜上。当眼看近处物体（6m 以内）时，物体发出的光线为辐散的，经眼折射后，聚焦成像在视网膜之后，因此物像是模糊的。但正常眼在视近物时也十分清晰，这是由于眼在视近物时进行了调节。眼的调节主要靠改变晶状体的折光力来实现。此外，瞳孔的调节和眼球会聚也在此过程中起着重要的作用。

（1）晶状体的调节　晶状体的调节是通过反射活动改变晶状体的形状来实现的。看近物的过程是一个反射活动，当模糊的视觉形象出现在视觉中枢时，反射性引起动眼神经中副交感神经纤维兴奋，使睫状肌收缩，睫状体向前内方移动，睫状小带松弛，晶状体靠自身弹性回位变凸，折光力增强，使物像前移到视网膜上，形成清晰物像（图 11-7）。

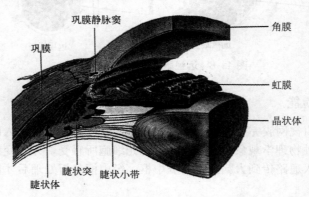

图 11-7　眼睫状体位置和晶状体形状

晶状体的调节能力是有限度的，而且随着年龄的增加，晶状体的弹性会逐渐减低。老年人由于晶状体弹性减弱，使眼的调节能力减弱而出现视近物时视物不清的现象，称老视，俗称老花眼。矫正的办法是，看近物时配戴适当的凸透镜。

（2）瞳孔的调节　正常人眼瞳孔的直径可变动于1.5～8.0mm。在生理状态下，引起瞳孔调节的情况有两种。一是看近物时，可反射性地引起瞳孔缩小，称为**瞳孔近反射**，它可使视网膜成像更为清晰。二是当眼受到强光照射时，可反射性地引起瞳孔缩小，称为**瞳孔对光反射**，它可使视网膜不致因光线过强而受到损害，或因光线过弱而影响视觉。由于瞳孔对光反射的中枢在中脑，因此临床上常用来了解视网膜、视神经和中枢功能是否正常，并作为判断全身麻醉的深度和病情危重程度的重要指标。

（3）双眼球会聚　当双眼凝视前方移近的物体时，两眼球同时向鼻侧聚拢的现象，称为双眼球会聚。其意义在于看近物时可使物像落在两眼视网膜的对称点上，避免产生复视。

3. 眼的折光异常　由于眼的折光能力异常或眼球的形态异常使平行光线不能聚焦在视网膜上，称**折光异常**（也称屈光不正），包括近视、远视和散光（图11-8）。

（1）近视　是由于眼球的前后径过长或折光系统的折光力过强，使来自远处物体的平行光线聚焦在视网膜之前，以致视物模糊。矫正的方法是配戴适合的凹透镜。

（2）远视　是由于眼球前后径过短或折光系统的折光力过弱，使来自远处物体的平行光线聚焦在视网膜之后，引起视物模糊。远视眼看远物时需要进行调节，看近物时则需作更大程度的调节才能看清物体，故易发生眼调节疲劳。矫正的方法是配戴适合的凸透镜。

（3）散光　是由于眼球的折光面（通常是角膜表面）不呈正球面，平行光线进入眼后，不能在视网膜上形成焦点，因而造成视物不清或物像变形。矫正的方法是配戴适合的圆柱形透镜。

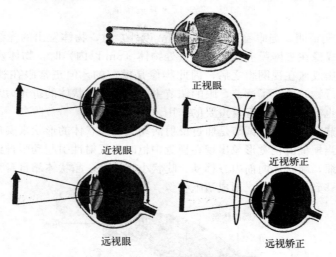

图11-8　远视眼、近视眼及其矫正

（二）眼的感光功能

眼的感光功能是由视网膜完成的。外界物体的光线通过折光系统进入眼内，并在视网膜上形成物像，这只是一种物理学现象。光线只有被感光细胞所感受，并转变成传入神经纤维上的动作电位，经视觉传入通路传到大脑皮质视觉中枢，经中枢分析处理后才能形成主观意识上的视觉。

1. 眼的感光系统　眼的感光系统包括视锥系统和视杆系统。

（1）视锥系统　由视锥细胞和与其相联系的双极细胞以及神经节细胞等组成，也称为昼光觉或明视觉系统。视锥系统的特点是能感受强光，有分辨颜色的能力，对物体表面细微结构有较高的分辨能力。

（2）视杆系统　由视杆细胞和与其相联系的双极细胞以及神经节细胞等组成，也称为晚光觉或暗光觉系统。视杆系统的特点是能感受弱光刺激而引起暗视觉，但无分辨颜色的能力，对物体表面细微结构分辨能力较差。

2. 视网膜的光化学反应　视网膜感光细胞的作用是感光换能。感光细胞受到光刺激时，细胞内的感光色素即发生光化学反应，把光能转换成生物电信号。

（1）视杆细胞的光化学反应　视杆细胞内的感光色素是**视紫红质**，它是一种由视蛋白与视黄醛组成的结合蛋白质。在暗处，视蛋白与视黄醛结合成视紫红质，能感受弱光；当光照时，视紫红质迅速分解为视蛋白与视黄醛，使视杆细胞失去感光能力，此时人的视觉依靠视锥系统来完成。

其中视黄醛由维生素 A 在酶的作用下氧化而成，如果维生素 A 摄入不足，使视紫红质合成减少，可导致视杆细胞功能障碍而影响暗视觉，引起夜盲症。

（2）视锥细胞的光化学反应　视网膜上有 3 种不同的视锥细胞，分别含有对红、绿、蓝 3 种颜色敏感的感光色素，分别感受红、绿、蓝 3 种基本色。根据"三原色学说"认为不同的色觉是这 3 种视锥细胞接受刺激后，发生不同程度的兴奋，按不同比例关系传至视觉中枢，产生各种颜色的视觉。例如，红、绿、蓝三种视锥细胞兴奋程度的比例为 4∶1∶0 时，产生红色的感觉；三者比例为 2∶8∶1 时，产生绿色的感觉。

若对全部颜色或某些颜色缺乏分辨能力，称为**色盲**，临床上常见的有红绿色盲，不能分辨红色和绿色，色盲绝大多数与遗传有关。若对某种颜色的分辨能力较差，称为**色弱**，常由后天因素引起。

（三）几种重要的视觉现象

1. 视力　又称视敏度，是指眼对物体表面细微结构的分辨能力，即眼分辨物体上两点间最小距离的能力。通常以视角的大小作为衡量视力的标准。视角是指物体上的两个点发出的光线入眼后，在节点上相交所形成的夹角。视角与视敏度的关系为：

$$视敏度＝1/视角$$

当视角为 1 分角（1/60 度）时，按国际标准视力表表示为 1.0，按对数视力表表示为 5.0。正常视力为到 1.0～1.5。

2. 视野　单眼固定注视正前方一点时，该眼所能看到的空间范围，称为视野。在同一光照条件下，白色视野最大，其次为黄色、蓝色，再次为红色，绿色视野最小。另外，鼻侧与上方视野较小，颞侧与下方视野较大。临床上检查视野可帮助诊断视网膜和视觉传导通路的某些病变。

3. 暗适应与明适应

（1）暗适应　当人从明亮的地方突然进入暗处，起初看不清任何物体，经过一定时间后，才能逐渐看清暗处的物体，这种现象称为暗适应。其机制是视杆细胞中的视紫红质在亮处时大量分解而存量很小，到暗处后不足以引起对暗光的感受，所以进入暗环境的开始阶段什么也看不清。经一定时间后，由于视紫红质在暗处合成增加，使暗视力逐渐恢复。

（2）明适应　当人从暗处突然来到亮处，最初只感到耀眼的光亮，看不清物体，需经一段时间后才能恢复视觉，这种现象称为明适应。其机制是视杆细胞在暗处蓄积的大量视紫红质，到亮处遇强光时迅速分解，因而产生耀眼的光感。待视紫红质大量分解后，视锥细胞才能在亮光下感光而恢复明视觉。

🔵 **边学边练**

　　视力测定方法及其测定原理是什么？利用视野的测定方法，测出正常人的各色视野有哪些特点？请参见：实验十九　视力的测定；实验二十　视野的测定。

第三节　耳

案例分析

　　患者，男，3岁。感冒流涕、打喷嚏多日，继而高烧哭闹喊耳朵疼，并出现耳朵有液体流出。耳镜检查显示：鼓膜穿孔，耳道流脓。

　　诊断：小儿中耳炎。

　　请根据本节所学内容解释：

　　1. 耳的主要结构有哪些？

　　2. 为什么小儿感冒要警惕中耳炎？

　　耳可分为外耳、中耳和内耳3部分（图11-9）。外耳和中耳是收集和传导声波的装置；内耳是听觉感受器（听器）和位觉感受器（平衡器）所在的部位。

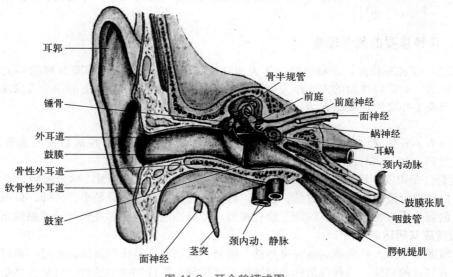

图 11-9　耳全貌模式图

一、外耳

　　外耳包括耳郭、外耳道和鼓膜3部分。

（一）耳郭

　　耳郭位于头部两侧，由弹性软骨和结缔组织构成，外覆皮肤，皮下组织很少，有收集声波的作用。耳郭下1/3为耳垂，其内没有软骨，含脂肪组织，有丰富的神经和血管。

（二）外耳道

　　外耳道为一长2.0～2.5cm的弯曲管道，外口称外耳门，底由鼓膜封闭，是声波传导的通道。外耳道皮肤内有耵聍腺，可分泌耵聍，有保护外耳道和黏附异物的作用。外耳道皮肤与软骨膜、骨膜结合紧密，内含丰富的感觉神经末梢，炎症时疼痛剧烈。

（三）鼓膜

鼓膜位于外耳道与鼓室之间，为椭圆形半透明薄膜，其向前下外方倾斜约 45°角。鼓膜（图11-10）上 1/4 薄而松弛，称为**松弛部**；下 3/4 坚实紧张，称为**紧张部**。鼓膜的中心向内凹陷，称**鼓膜脐**。从鼓膜脐向前下方有一三角形反光区，称**光锥**。中耳疾患时光锥可改变或消失。鼓膜能随声波同步振动，将声波不失真地传向中耳。

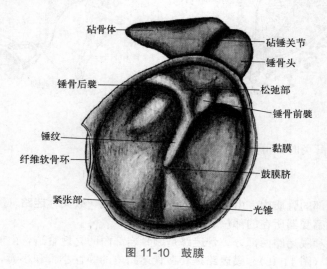

图 11-10　鼓膜

二、中耳

中耳包括鼓室、咽鼓管、乳突小房等结构。

（一）鼓室

鼓室位于外耳道和内耳之间，是颞骨岩部内的一个不规则含气小腔。鼓室有 6 个不规则的壁。其中外侧壁主要由鼓膜构成。内侧壁是内耳的外侧壁，其后上方有一卵圆形小孔，称前庭窗；后下方有一圆形小孔，称蜗窗，有薄膜封闭。前壁有咽鼓管通咽。

鼓室内有 3 块听小骨，由外侧向内侧依次为**锤骨**、**砧骨**和**镫骨**（图 11-11）。锤骨借柄连于鼓膜内面，镫骨借底封闭前庭窗。3 块听小骨以关节和韧带连接，构成听骨链，将声波的振动从鼓膜传递到前庭窗。

（二）咽鼓管

咽鼓管是连通鼻咽部与鼓室之间的管道（图 11-9），其作用是调节鼓室内的气压，使其与外界大气压保持平衡，维持鼓膜的正常位置和振动性能。咽鼓管通常处于关闭状态，当吞咽或打哈欠时可暂时开放。

小儿咽鼓管宽而短，接近水平位，所以咽部感染可经咽鼓管侵入鼓室，引起中耳炎。

（三）乳突小房

乳突小房位于颞骨乳突内的许多含气小腔，向前与鼓室相通。乳突小房内衬以黏膜，并与鼓

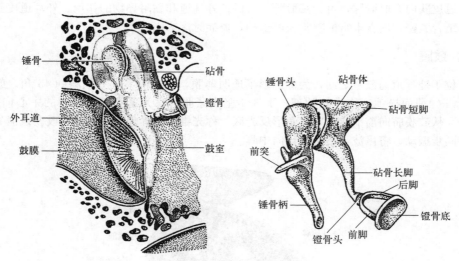

图 11-11　听小骨

室的黏膜相续，故中耳炎时，可并发乳突炎。

三、内耳

内耳位于颞骨岩部的骨质内，由一系列复杂的管道组成，故又称**迷路**（图 11-12～图 11-14），为听觉感受器和位觉感受器所在的部位。

迷路分为骨迷路和膜迷路两部分。**骨迷路**是颞骨岩部内的骨性管道，由前内向后外依次为耳蜗、前庭和骨半规管（图 11-12）。**膜迷路**是套在骨迷路内的膜性小管和小囊，由前内向后外依次为蜗管、椭圆囊、球囊和膜半规管（图 11-13）。膜迷路内充满内淋巴，膜迷路和骨迷路之间充满外淋巴，内、外淋巴互不相通。

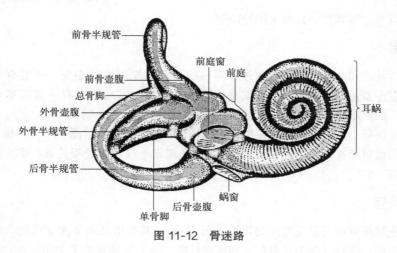

图 11-12　骨迷路

（一）耳蜗和蜗管

1. 耳蜗和蜗管的结构　耳蜗形如蜗牛壳，由骨质的蜗螺旋管围绕骨质的锥形蜗轴旋转两圈半构成。蜗轴向蜗螺旋管伸出骨螺旋板，骨螺旋板外缘连接三棱形的蜗管，其上壁称蜗管前庭壁（前庭膜），下壁称蜗管鼓壁（螺旋膜，也称基底膜）。骨螺旋板和蜗管将耳蜗分为上方的前庭阶

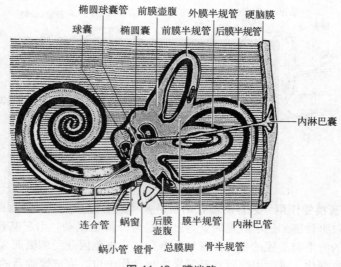

图 11-13　膜迷路

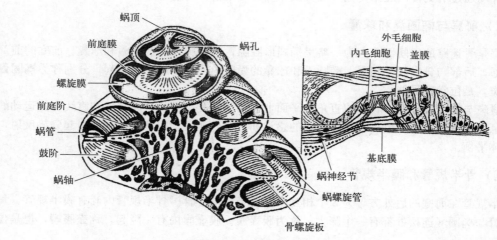

图 11-14　耳蜗及蜗管示意图

和下方的鼓阶（图 11-14）。前庭阶和鼓阶内充满外淋巴，并在耳蜗顶部借蜗孔相通。在耳蜗底部，前庭阶终于前庭窗，鼓阶终于蜗窗。蜗管内充满内淋巴。

在基底膜上有听觉感受器，称**螺旋器**。螺旋器由毛细胞及支持细胞等组成，其上覆以盖膜。毛细胞为声音感受细胞，顶部有纤毛（听毛），并与蜗管内淋巴接触；底部则与外淋巴接触，并有丰富的听神经末梢分布。

2. 声波传入内耳的途径　声波通过空气传导与骨传导两条途径传入内耳。

（1）空气传导　是指声波经外耳道传到鼓膜，引起鼓膜振动，再通过听骨链经前庭窗传入内耳的过程（图 11-15）。空气传导是正常情况下声音传导的重要途径。

当鼓膜或听骨链受损时，声波也可引起鼓室内空气的振动，再经蜗窗传入内耳，但这时的听力大为降低。

（2）骨传导　是指声波经颅骨（骨迷路）直接传入内耳的过程。声波的振动可直接引起颅骨（骨迷路）的振动，再引起蜗管内淋巴的振动，将声波的振动传入内耳。骨传导在正常听觉中的作用甚微。

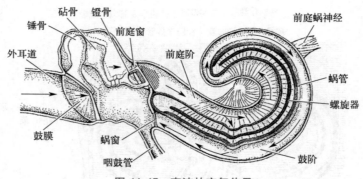

图 11-15　声波的空气传导

3. 螺旋器的感音换能作用　人耳的适宜刺激是振动频率为 16～20000 Hz 的声波。

当声波振动通过听骨链到达前庭窗时，通过前庭阶外淋巴振动，引起基底膜上螺旋器振动，使螺旋器毛细胞上的听毛与盖膜的相对位置发生变化，毛细胞因此受刺激而兴奋，将声波振动的机械能转变为生物电变化，进而引起听神经纤维发生动作电位，完成螺旋器的换能作用。听神经的神经冲动通过听觉传入通路传到大脑皮质颞叶听觉中枢，引起听觉。

（二）前庭与椭圆囊和球囊

前庭是骨迷路的中间部分，为一略呈椭圆形腔隙，内有膜性的椭圆囊和球囊。前庭的前部与耳蜗相通，后部与骨半规管相通。椭圆囊和球囊的囊壁内面有一斑块状隆起，分别称为**椭圆囊斑**和**球囊斑**，是位觉感受器。

球囊斑与椭圆囊斑位于相互成直角的平面上，均能感受头部的空间位置和直线变速运动的刺激，信息传入中枢后可产生头部空间位置的感觉和直线变速运动的感觉，同时引起姿势反射，以维持身体平衡。

（三）骨半规管和膜半规管

骨半规管在前庭的后外方，为 3 个相互垂直的半环形小管。骨半规管内套有膜半规管，每个膜半规管与椭圆囊连接处都有一个膨大，称为膜壶腹。膜壶腹内有一隆起，称**壶腹嵴**，也是位觉感受器。

壶腹嵴能感受头部空间位置和旋转变速运动的刺激。当身体围绕不同方向的轴做旋转运动时，相应膜壶腹中的毛细胞因管腔内淋巴的惯性运动受到冲击而兴奋，这些信息经前庭神经传入中枢，引起眼震颤和躯体、四肢骨骼肌紧张性的改变，以调整姿势，保持平衡；同时冲动上传到大脑皮质，引起旋转的感觉。

第四节　皮　肤

皮肤覆盖全身体表，柔软而有弹性，是人体最大的器官，总面积达 $1.2\sim2.0\,m^2$，身体各处皮肤厚薄不一。皮肤借皮下组织与深部组织相连，具有保护、吸收、分泌、排泄、感觉、调节体温及参与物质代谢等作用。

一、皮肤的基本结构

皮肤由表皮和真皮构成（图 11-16）。

（一）表皮

表皮为皮肤的浅层，由角化的复层扁平上皮构成，无血管分布。在手掌和足底最厚。表皮的最深层为基底层，是一层低柱状或立方形细胞，具有较强的分裂增殖能力，新生的细胞不断向皮肤浅层移动，最终转化为其余各层的细胞并角化，成为皮屑而脱落。基底层细胞之间有色素细胞，色素细胞的多少与肤色有关。

（二）真皮

真皮为皮肤的深层，由致密结缔组织构成，具有很强的韧性和弹性。真皮内含有丰富的血管、淋巴管、游离神经末梢和触、压觉感受器以及皮肤附属器等。

真皮的深面是由疏松结缔组织和脂肪组织构成的皮下组织，即浅筋膜。浅筋膜将皮肤与深部组织连接起来，内有丰富的血管、淋巴管、浅淋巴结等。临床上皮下注射时，即将药物注入此层，而皮内注射则是将药物注入真皮内。

二、皮肤的附属结构

皮肤的附属结构包括毛发、皮脂腺、汗腺、指（趾）甲，均由表皮衍生而来（图 11-16）。

皮脂腺分泌皮脂，对毛发和皮肤有润泽作用。**汗腺**分小汗腺和大汗腺两种。小汗腺遍及全身，分泌汗液，有湿润皮肤、调节体温的作用；大汗腺主要分布于腋窝、会阴等处，其分泌物黏稠，经细菌分解后产生臭味，称狐臭。

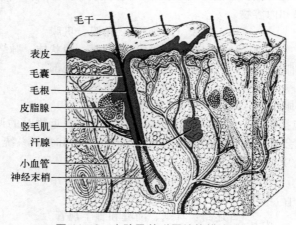

图 11-16　皮肤及其附属结构模式图

三、皮肤的感觉功能

一般认为皮肤感觉包括由机械刺激引起的触觉、压觉，由温度刺激引起的温度觉（冷觉和热觉），以及由伤害性刺激引起的痛觉。

1. 触觉和压觉　触-压觉感受器的适宜刺激是机械刺激。触觉是轻微的机械刺激作用于皮肤引起的，压觉是较强的机械刺激作用于皮肤引起的，二者在性质上类似，称为触-压觉。触-压觉感受器可以是游离神经末梢、毛囊感受器或环层小体等。鼻、唇、指尖等处触-压觉感受器密度最高，故触-压觉最为敏感。

2. 温度觉 冷觉和热觉合称温度觉，分别由冷感受器和热感受器兴奋而引起。一般皮肤的冷感受器较热感受器多，热感受器和冷感受器都是游离神经末梢。

3. 痛觉 痛觉由各种不同性质的伤害性刺激引起。皮肤的痛觉感受器都是游离神经末梢，当伤害性刺激作用于皮肤时，可出现两种类型的痛觉：先快痛和后慢痛。快痛是一种定位明确、感觉清晰的尖锐"刺痛"，发生快，消失也快，一般不伴有明显的情绪变化。慢痛是一种定位不精确、感觉较模糊的烧灼痛，疼痛的发生和消退都比较缓慢，往往出现心率加快、血压升高、瞳孔扩大和汗腺分泌等表现，并伴有明显的情绪反应。

💗 医者仁心

药物中毒性耳聋

药物中毒性耳聋是指使用某些药物治病或人体接触某些化学制剂所引起的位听神经系统中毒性损害而产生的听力下降、眩晕甚至全聋。现已发现耳毒性药物已达百余种，主要包括氨基甙类抗生素、治疟疾药、止痛剂、利尿剂、麻醉剂、抗惊厥药、抗炎药、抗癌药、抗结核药、心血管药、避孕药砷、汞等制品。据报道，中国 1000 万的聋哑人，有 60%～80% 是跟药物毒害有关。

因此，给患者用药时应注意药物毒性作用。耳药物中毒重在预防，应严格掌握各种耳中毒药物的适应证，防止滥用。

本章小结

1. 感受器的一般生理特性：①适宜刺激；②换能作用；③编码作用；④适应现象。
2. 眼球包括眼球壁和内容物。

眼　眼球　眼球壁　外膜（纤维膜）：角膜、巩膜
　　　　　　　　　中膜（血管膜）：虹膜、睫状体、脉络膜
　　　　　　　　　内膜（视网膜）：盲部、视部
　　　　内容物：房水、晶状体、玻璃体
　　眼副器：眼睑、结膜、泪器、眼外肌

3. 眼的折光系统包括角膜、房水、晶状体和玻璃体。眼视近物时的调节主要通过晶状体调节、瞳孔的调节和眼球会聚完成。眼的感光系统包括视锥系统和视杆系统。

4. 耳可分为外耳、中耳和内耳 3 部分。

耳　外耳：耳郭、外耳道和鼓膜
　　中耳：鼓室、咽鼓管和乳突小房
　　内耳　骨迷路：耳蜗、前庭和骨半规管
　　　　　膜迷路：蜗管、椭圆囊、球囊和膜半规管

5. 基底膜上螺旋器为听觉感受器，壶腹嵴、椭圆囊斑和球囊斑为位觉感受器。

目标测试

一、单项选择题

1. 视网膜感光最敏锐的部位在

A. 视神经盘的周围　B. 中央凹　　C. 脉络膜　　D. 生理性盲点　　E. 视网膜中心

2. 与改变晶状体的曲度有关的肌是

A. 瞳孔括约肌　　　B. 瞳孔开大肌　　　C. 睫状肌　　　D. 眼轮匝肌　　　E. 眼外肌

3. 视觉器官中可调节眼折光力的是

A. 角膜　　　B. 房水　　　C. 晶状体　　　D. 玻璃体　　　E. 瞳孔

4. 视杆细胞中的感光色素是

A. 视蛋白　　　B. 视黄醛　　　C. 视紫红质　　　D. 视紫蓝质　　　E. 视色素

5. 发生老视的主要原因是

A. 角膜曲率变小　　　　　　　B. 角膜透明度减小

C. 房水循环受阻　　　　　　　D. 晶状体弹性减弱

E. 晶状体厚度增加

6. 眼的换能装置位于

A. 虹膜　　　B. 巩膜　　　C. 角膜　　　D. 晶状体　　　E. 视网膜

7. 瞳孔对光反射中枢位于

A. 延髓　　　B. 脑桥　　　C. 中脑　　　D. 下丘脑　　　E. 脊髓

8. 与鼓室相通的结构是

A. 颅中窝　　　B. 内耳　　　C. 外耳道　　　D. 咽鼓管　　　E. 耳郭

9. 内耳的作用是

A. 集音　　　B. 传音　　　C. 扩音　　　D. 减音　　　E. 感音

10. 临床上进行皮内注射的部位是

A. 表皮　　　B. 真皮　　　C. 皮下组织　　　D. 基底层　　　E. 眼外肌

二、多项选择题

1. 具有感光作用的细胞是

A. 色素上皮细胞　　　B. 视锥细胞　　　C. 双极细胞　　　D. 视杆细胞　　　E. 神经节细胞

2. 用肉眼观察活体眼球，可见到

A. 视网膜　　　B. 角膜　　　C. 虹膜　　　D. 巩膜　　　E. 睫状体

3. 眼的折光系统包括

A. 角膜　　　B. 虹膜　　　C. 晶状体　　　D. 房水　　　E. 玻璃体

（张晓丽）

第十二章　神经系统

第一节　概　述

📖 案例分析

患者，男，60 岁，清晨锻炼时突然感觉头痛、恶心，左侧肢体麻木、无力，不能站立，左手不能持物，既往有高血压病史。发病 6 小时后到医院急诊就医，经查体：患者嗜睡，腱反射亢进，左侧肢体痛温觉减退。脑 CT 检查结果显示：右侧内囊区有出血点。

请根据本章所学内容解释：

1. 什么是腱反射？

2. 什么是内囊？内囊部位出血时，为什么出现对侧半身感觉和运动障碍？

神经系统是人体结构和功能最复杂的调节系统，在体内起主导作用。神经系统的主要功能是接受内、外环境的各种刺激并做出适宜反应。一方面，调节和控制体内各系统器官的功能联系，使人体成为一个有机整体，维持内环境的稳定；另一方面，通过各种感受器接受外界刺激，使机体做出适应外界环境变化的一系列反应。此外，在人类进化过程中，由于生产劳动、社会活动、语言文字的出现和发展，人类神经系统出现了语言分析、思维意识等相关中枢，使人类不仅能被动适应世界，还能主动认识和改造世界。

一、神经系统的区分

神经系统分为**中枢神经系统**（中枢部）和**周围神经系统**（周围部）两部分（图 12-1）。中枢神经系统包括位于颅腔内的脑和位于椎管内的**脊髓**。周围神经系统遍布全身，按其连接部位分为**脑神经**和**脊神经**，分别连于脑和脊髓。按其分布部位分为**躯体神经**和**内脏神经**，躯体神经分布于体表、骨、关节和骨骼肌；内脏神经分布于内脏、心血管和腺体。按其功能分为**感觉神经**和**运动神经**，前者将神经冲动自感受器传至中枢部，又称**传入神经**；后者将神经冲动自中枢部传至效应器，又称**传出神经**。躯体神经和内脏神经均含有感觉纤维和运动纤维，因此，躯体神经又分为**躯体感觉神经**和**躯体运动神经**，内脏神经又分为**内脏感觉神经**和**内脏运动神经**。内脏运动神经又称自主神经或植物神经，包括**交感神经**和**副交感神经**，主要控制内脏、心血管等的运动及腺体的分泌。

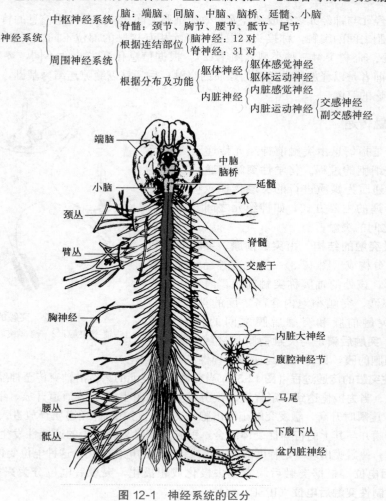

图 12-1　神经系统的区分

二、神经系统的常用术语

1. 灰质与皮质　在中枢神经系统，神经元胞体及其树突聚集的部位，在新鲜标本中色泽灰暗，称**灰质**。在大脑和小脑表面的灰质，称**皮质**。

2. 白质与髓质　在中枢神经系统，神经纤维聚集的部位，因含髓鞘，在新鲜标本中色泽白亮，称**白质**。位于大脑和小脑深部的白质，称**髓质**。

3. 神经核与神经节　在中枢神经系统，形态和功能相似的神经元胞体聚集成团或柱，称**神经核**。在周围神经系统，神经元胞体聚集形成的结构，称**神经节**。

4. 纤维束和神经　在中枢神经系统，起止、行程和功能基本相同的神经纤维集合成束，称**纤维束**。在周围神经系统，神经纤维聚集成粗细不等的条索状结构并被结缔组织被膜包裹，称**神经**。

5. 网状结构　在中枢神经系统，神经纤维交织成网状，其间散在一些大小不等的神经元或灰质团块，形成灰质与白质混杂的结构，称**网状结构**。

三、突触与突触传递

（一）突触的概念和分类

突触是神经元与神经元之间或神经元与效应细胞之间相接触并传递信息的特化结构。传出神经元与效应细胞之间的突触，称接头。根据神经元相互接触的部位不同，突触主要分为轴-体突触、轴-轴突触、轴-树突触三种类型（图12-2）。根据信息传递方式的不同，突触分为**化学性突触**和电突触，前者是以释放化学递质为媒质的突触；后者是以缝隙连结为基础，以电位扩布的方式进行信息传递的突触。

（二）突触传递

突触传递是指信息由突触前神经元传递至突触后神经元或效应细胞的过程。**化学性突触传递**是以神经元释放的神经递质为媒质进行的突触传递，它是神经系统内信息传递的主要方式，如神经元之间、骨骼肌神经-肌接头之间的突触。

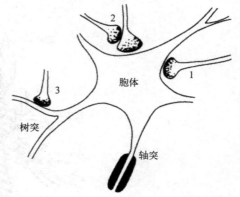

图 12-2　突触的类型
1—轴-体突触；2—轴-轴突触；3—轴-树突触

1. 化学性突触的结构　由**突触前膜**、**突触间隙**和**突触后膜** 3 部分构成（图12-3）。突触前神经元轴突末梢膨大呈球形，该处的轴膜称**突触前膜**，内含大量线粒体和突触小泡，突触小泡内含高浓度的神经递质。**突触间隙**是突触前膜和突触后膜之间的狭窄间隙（20～40nm）。**突触后膜**是与突触前膜相接触的另一神经元或效应细胞的膜，具有与神经递质特异性结合的受体。

2. 化学性突触的传递过程（**图12-3**）　当突触前神经元的兴奋沿轴突传至神经末梢时，突触前膜发生去极化。当去极化达到一定程度时，引起突触前膜上的 Ca^{2+} 通道开放，细胞外 Ca^{2+} 内流，轴浆内 Ca^{2+} 浓度瞬时升高，触发突触小泡出胞。突触小泡中的神经递质释放进入突触间隙，经扩散到达突触后膜并与其上的特异性受体结合，引起后膜对某些离子的通透性发生改变。由于带电离子进出后膜，使后膜出现一定程度的去极化或超极化的电位变化，这种电位变化称**突触后电位**。

3. 突触后电位　根据突触后膜发生去极化或超极化，突触后电位分为**兴奋性突触后电位**（EPSP）和**抑制性突触后电位**（IPSP）两种。

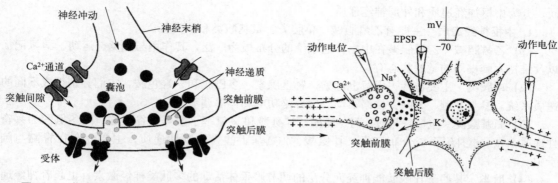

图 12-3　化学性突触结构及传递过程示意图　　　　图 12-4　兴奋性突触后电位产生示意图

（1）兴奋性突触后电位（图 12-4）　突触后膜在神经递质作用下发生的去极化电位，称**兴奋性突触后电位**。其产生机制是突触前膜释放兴奋性神经递质作用于突触后膜上的特异性受体，后膜对 Na^+ 和 K^+ 的通透性增加，由于 Na^+ 内流大于 K^+ 外流，引起突触后膜发生去极化，突触后神经元兴奋性升高。

（2）抑制性突触后电位（图 12-5）　突触后膜在神经递质作用下发生的超极化电位，称**抑制性突触后电位**。其产生机制是突触前膜释放的抑制性神经递质作用于突触后膜上的特异性受体，后膜对 Cl^- 或 K^+ 的通透性增加，由于 Cl^- 内流或 K^+ 外流，引起突触后膜发生超极化，突触后神经元兴奋性下降。

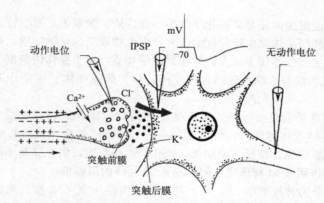

图 12-5　抑制性突触后电位产生示意图

（3）突触后神经元的兴奋与抑制　一个突触后神经元常与多个突触前神经末梢形成突触，产生的突触后电位既有 EPSP 也有 IPSP。产生的 EPSP 和 IPSP 的代数和决定了突触后神经元兴奋性高低。当代数和为去极化时，突触后神经元兴奋性提高；当代数和为超极化时，突触后神经元兴奋性被抑制。

四、递质和受体

化学性突触传递需要通过神经递质作为信息传递的媒介物，而神经递质需要作用于相应的受体才能完成信息传递。因此，神经递质和受体在化学性突触传递信息的过程中是最重要的物质基础。

（一）神经递质

神经递质简称递质，是指由突触前神经元合成并在末梢处释放，能特异性地作用于突触后神经元或效应器细胞上的受体，从而完成信息传递的化学物质。神经递质可根据其存在部位的不同，分为中枢神经递质和外周神经递质。

1. 中枢神经递质　主要有乙酰胆碱、单胺类、氨基酸类和肽类等。

（1）乙酰胆碱　乙酰胆碱在中枢神经系统的分布极为广泛，其作用与感觉、运动、学习记忆以及维持大脑皮质的觉醒状态有关。

（2）单胺类　主要包括去甲肾上腺素、肾上腺素、多巴胺和5-羟色胺，它们分别组成不同的递质系统，参与觉醒、睡眠、情绪活动、内分泌功能和体温调节等。

（3）氨基酸类　包括谷氨酸、门冬氨酸、甘氨酸和γ-氨基丁酸等。谷氨酸、门冬氨酸为兴奋性递质，在中枢神经系统分布广泛；甘氨酸、γ-氨基丁酸为抑制性递质，主要分布在脊髓与脑干中。

（4）肽类　某些下丘脑肽能神经元分泌的调节腺垂体活动的多肽类神经激素，也起着神经递质的作用。

2. 外周神经递质　主要包括乙酰胆碱和去甲肾上腺素。

（1）乙酰胆碱（ACh）　是重要的外周神经递质。凡是能释放乙酰胆碱作为递质的神经纤维，称为**胆碱能纤维**。如交感和副交感节前纤维、大多数副交感节后纤维、少数交感节后纤维（支配汗腺的交感神经和支配骨骼肌血管的交感舒血管纤维）和躯体运动神经纤维。

（2）去甲肾上腺素（NE或NA）　是外周神经末梢释放的重要神经递质。凡是能释放去甲肾上腺素作为递质的神经纤维，称为**肾上腺素能纤维**。如大部分交感神经节后纤维（支配汗腺和骨骼肌舒血管纤维除外）。

（二）受体

受体是指细胞膜或细胞内能与某些化学物质（如递质、激素等）发生特异性结合并引起生物效应的特殊蛋白质。能与受体发生特异性结合并产生生物效应的化学物质，称为**受体激动剂**。能与受体发生特异性结合而使递质无法发挥作用的化学物质，称为**受体阻断剂**（或称受体拮抗剂）。

1. 胆碱受体　凡是能与乙酰胆碱结合的受体，称为**胆碱受体**。主要分为毒蕈碱型受体（M受体）和烟碱型受体（N受体）两类。

（1）M受体　存在于副交感神经节后纤维支配的效应细胞，以及交感神经支配的小汗腺、骨骼肌血管壁上。当M受体激活后，可产生一系列自主神经效应，包括心脏活动受抑制，支气管平滑肌、膀胱逼尿肌收缩，胃肠运动加强，瞳孔括约肌收缩，消化腺及小汗腺分泌增加等。这些作用称为**毒蕈碱样作用**或**M样作用**。阿托品是M受体的阻断剂。

（2）N受体　可分为神经节型（N_1型）和神经肌肉接头型（N_2型）两种亚型。前者存在于交感神经、副交感神经节的突触后膜，乙酰胆碱与之作用后引起节后神经元兴奋；后者存在于神经肌肉接头的后膜（终板膜），乙酰胆碱与之作用后引起骨骼肌收缩。小剂量的乙酰胆碱能兴奋自主神经节后神经元，引起骨骼肌收缩，而大剂量乙酰胆碱可阻断自主神经节的突触传递。这些作用称为**烟碱样作用**或**N样作用**。筒箭毒是N受体阻断剂，六烃季胺可特异性阻断N_1受体，十烃季胺可特异性阻断N_2受体。

知识链接

有机磷农药中毒

　　有机磷农药是国内外农林业广泛使用的广谱杀虫药。很多类有机磷农药对人和动物具有极强或很强的毒性，当其经胃肠道、呼吸道、黏膜和皮肤吸收进入机体，引起急性中毒。

　　有机磷农药可与胆碱酯酶结合，使其丧失水解乙酰胆碱的能力。乙酰胆碱在发挥作用后不能被及时清除而蓄积，会引起所支配的效应器官功能持续亢进，出现相应的临床中毒症状。如恶心、呕吐、腹痛、多汗、流泪、流涕、流涎、腹泻、尿频、大小便失禁、心跳减慢和瞳孔缩小等 M 样作用，同时可能伴有支气管痉挛、分泌物增加，从而导致咳嗽、气急，严重者出现肺水肿。也可表现为骨骼肌发生纤维颤动等 N 样作用，甚至强直性痉挛、肌力减退和瘫痪；当呼吸肌麻痹时可引起周围性呼吸衰竭。除此以外，交感神经节后纤维兴奋，可导致心跳加快、心律失常、使血管收缩、血压增高；中枢神经系统受乙酰胆碱影响则可能出现头晕、头痛、疲乏、共济失调、烦躁不安、谵妄、抽搐和昏迷等症状。

有机磷中毒患者的抢救除迅速去除毒源和加强排泄等措施外，常使用阿托品缓解 M 样症状和对抗呼吸中枢抑制，使用碘解磷定和氯解磷定等胆碱酯酶复活剂恢复胆碱酯酶的活力。

2. 肾上腺素受体　凡是能与去甲肾上腺素结合的受体称为**肾上腺素受体**。可分为 α 受体和 β 受体两类。

(1) α受体　α 受体可分为 α_1 受体和 α_2 受体两类。α_1 受体主要分布在皮肤、黏膜和内脏血管，以及瞳孔开大肌，当其激活时，可使血管平滑肌、瞳孔开大肌等兴奋，发生收缩。α_2 受体主要存在于去甲肾上腺素能神经突触前膜，当其激活时，可使小肠平滑肌抑制，发生舒张。酚妥拉明是 α 受体的阻断剂。

(2) β受体　β 受体可分为 β_1 受体、β_2 受体和 β_3 受体三类。β_1 受体主要分布于心脏，其激活时，可增加心肌收缩性、自律性和传导功能；β_2 受体主要分布于骨骼肌血管和冠状血管、支气管平滑肌等，其激活时，可使支气管平滑肌松弛、血管扩张等；β_3 受体主要分布于脂肪组织，其激活时，调节能量代谢，也介导心脏负性肌力及血管平滑肌舒张作用。普萘洛尔（又称心得安）是 β 受体的阻断剂，阿替洛尔可阻断 β_1 受体，丁氧胺可阻断 β_2 受体。

五、反射活动的规律

（一）反射、反射弧及反射中枢的概念

反射是神经调节的基本形式，是机体对内、外环境的各种刺激做出的反应。反射的结构基础是**反射弧**，由感受器、传入神经、中枢、传出神经和效应器 5 部分组成。构成反射弧的神经元包括传入神经元、中间神经元和传出神经元。传入神经元又称感觉神经元，将内、外环境的各种刺激传向中枢部；传出神经元又称运动神经元，将中枢部的神经冲动传向效应器，支配骨骼肌、心肌、平滑肌和腺体的活动；中间神经元又称联络神经元，位于中枢部，在感觉神经元和运动神经元之间，数量最多，占神经元总数的99%。

在中枢神经系统内调节某一反射活动的神经细胞群构成**反射中枢**。不同反射的中枢范围相差很大，一般情况下，简单反射的神经中枢范围小，如膝跳反射中枢位于脊髓；复杂反射的神经中枢范围大，如呼吸中枢位于脊髓、延髓、脑桥、间脑和大脑皮层等。

（二）中枢神经元的联系方式

中枢神经元之间连接成网，联系方式复杂多样，主要包括以下几种（图12-6）。

1. 单线式　是指一个突触前神经元仅与一个突触后神经

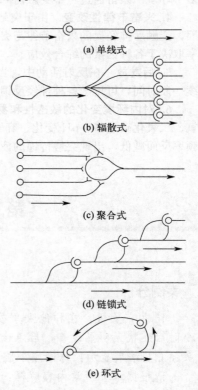

(a) 单线式

(b) 辐散式

(c) 聚合式

(d) 链锁式

(e) 环式

图 12-6　中枢神经元的
联系方式模式图

元形成突触联系。这种联系方式可产生高分辨力的传递效果，如视网膜视锥细胞与双极细胞、双极细胞与节细胞之间的联系方式。

2. 辐散式　是指一个神经元的轴突分支与多个神经元形成突触联系，这种联系方式使多个神经元同时兴奋或抑制，扩大了信息传播范围。

3. 聚合式　是指一个神经元接受来自多个神经元的轴突末梢的投射而建立突触联系，将来源不同的神经元兴奋或抑制信息整合于同一神经元。

4. 链锁式和环式　在中间神经元之间，辐散式与聚合式联系同时存在则可形成链锁式联系或环式联系。通过链锁式联系，可扩大神经冲动的空间作用范围；通过环式联系，可因负反馈使兴奋及时终止，也可因正反馈使兴奋增强和延续。

（三）中枢兴奋传递的特征

兴奋在反射中枢传递时，通常经过多次突触接替，且以化学性突触传递为主，具有以下几个特征。

1. 单向性传递　由于神经递质由突触前膜释放后作用于突触后膜特定受体，这一特性决定了兴奋经化学性突触传递只能由突触前神经元传递给突触后神经元。

2. 兴奋总和　通常情况下，单个神经末梢的一次冲动不能引起突触后神经元兴奋，但若干传入纤维的神经冲动同时传递至中枢的同一神经元，或者单根纤维上有连续快速的神经冲动传入中枢同一神经元，均可引起突触后神经元兴奋。当突触后电位总和达到阈电位水平，可使突触后神经元发生动作电位。

3. 中枢延搁　兴奋在中枢通过化学性突触传递时往往耗时较长，这一现象称中枢延搁。这是因为兴奋传递时需经历神经递质的释放、递质在突触间隙内扩散以及递质对突触后膜的作用等多个环节。兴奋通过一个突触需 $0.3 \sim 0.5ms$，通过的突触越多，中枢延搁的时间越长。

4. 兴奋节律性改变　由于突触后神经元常同时接受多个突触传递，加上自身功能状态等原因，突触后神经元的兴奋节律与突触前神经元发放冲动的频率往往不同，突触后神经元的冲动频率取决于各种因素的综合效应。

5. 后发放　在反射活动中，当传入刺激停止后，传出神经仍继续发放冲动，使反射活动持续一段时间，可见于各种神经反馈活动和环式联系的反射通路。

6. 对内环境变化的敏感性和易疲劳性　突触传递易受内环境中各种理化因素的影响，如缺氧、二氧化碳过多、pH 变化、麻醉剂等。此外，反复刺激突触前神经元，突触后神经元的放电频率反而减低，出现突触传递的疲劳现象，这可能与递质的耗竭有关。

第二节　中枢神经系统

📖 案例分析

45 岁，女性，在和他人争吵时突发剧烈头痛，伴恶心、呕吐，呕吐物为胃内容物。5 小时后症状无明显改善，后急诊入院。入院时无肢体麻木、活动障碍，无抽搐，神志清醒。头颅 CT 结果显示：蛛网膜下腔出血。

请根据本节所学内容解释：

1. 脑的 3 层被膜分别是什么？
2. 蛛网膜下隙的概念以及临床应用？

一、脊髓

（一）脊髓的位置和外形

脊髓位于椎管内，上端在枕骨大孔处与延髓相连，成人脊髓下端约平对第 1 腰椎体下缘，新生儿约平对第 3 腰椎下缘。脊髓呈前后略扁的圆柱体、全长粗细不等，长 42～45cm，有两处膨大，即**颈膨大**和**腰骶膨大**，与四肢的出现有关。脊髓下端变细，呈圆锥状，称**脊髓圆锥**。自脊髓圆锥向下延续出结缔组织细丝，称**终丝**，止于尾骨背面，起固定脊髓的作用（图 12-7）。

脊髓表面有 6 条纵行的沟裂。前面正中的深沟称**前正中裂**，后面正中的浅沟称**后正中沟**。前外侧面有 2 条**前外侧沟**，后外侧面有 2 条**后外侧沟**，沟内分别有脊神经前根和后根的根丝附着。脊神经前根与后根合成 1 条脊神经，共 31 对，从相应的椎间孔穿出，后根上有一膨大的神经节，称脊神经节（图 12-8）。

在外形上脊髓没有明显的节段性，通常将每一对脊神经前、后根的根丝所连的一段脊髓称一**个脊髓节段**。脊神经有 31 对，故脊髓共 31 个节段，包括 8 节颈髓（C）、12 节胸髓（T）、5 节腰髓（L）、5 节骶髓（S）、1 节尾髓（Co）。

（二）脊髓的内部结构

在横断面上，脊髓由中央的灰质和周围的白质构成（图 12-9）。

1. 灰质　纵贯脊髓全长，在横断面上呈"H"形，中央有一小管，称中央管。每侧灰质向前短而宽的突起称**前角**，向后细而长的突起称**后角**，在第 1 胸髓（T_1）至第 3 腰髓（L_3）的前、后角之间还有向外侧突出的**侧角**（图 12-9）。

脊髓前角有成群排列的运动神经元胞体，其轴突组成脊神经前根，支配骨骼肌的随意运动。后角聚集着中间神经元胞体，接受脊神经后根传入的感觉冲动。在 T_1～L_3 脊髓节段的侧角内含

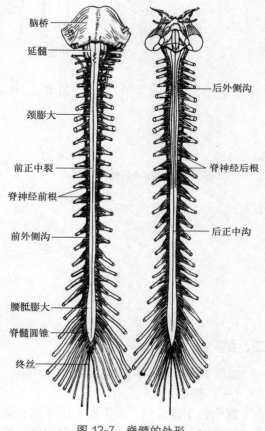

图 12-7　脊髓的外形

交感神经元胞体，是交感神经的低级中枢。在 S_2～S_4 脊髓节段，相当于侧角的位置，含副交感神经元胞体，称骶副交感核，是副交感神经在脊髓的低级中枢。

2. 白质　借脊髓表面的沟裂分为 3 个纵行的索，前正中裂和前外侧沟之间为**前索**，前外侧沟和后外侧沟之间为**外侧索**，后外侧沟和后正中沟之间为**后索**。

白质由上行（感觉）纤维束和下行（运动）纤维束构成。其中，上行纤维束主要有位于后索的**薄束和楔束**，传导躯干、四肢的本体感觉（肌、腱、关节的位置觉、运动觉及振动觉）和精细触觉（如辨别物体纹理粗细、两点之间距离）；位于外侧索前部和前索的**脊髓丘脑束**，传导躯干、四肢的浅感觉（痛觉、温度觉、粗触觉）。下行纤维束主要有位于前正中裂两侧的**皮质脊髓前束**和位于外侧索后半的**皮质脊髓侧束**，控制四肢肌、躯干肌的随意运动（图 12-9）。

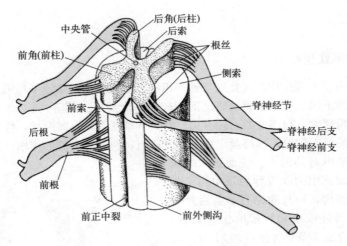

图 12-8 脊髓立体结构模式图

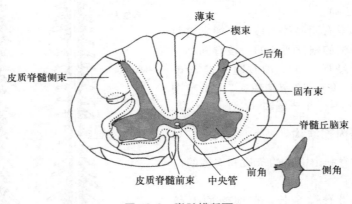

图 12-9 脊髓横断面

二、脑

脑位于颅腔内，分为端脑、间脑、中脑、脑桥、延髓和小脑6部分（图12-10）。

（一）脑干

脑干位于颅后窝，自下而上由延髓、脑桥和中脑3部分组成（图12-10）。上续间脑，向下在枕骨大孔处与脊髓相接。延髓和脑桥的背面与小脑相连，它们之间为**第四脑室**，向下通脊髓中央管，向上通中脑导水管，并借3个孔与蛛网膜下隙相通。

1. 脑干的外形

（1）腹侧面（图12-11） 延髓和脑桥之间以横行的浅沟**延髓脑桥沟**分界，脑桥和中脑之间以脑桥上缘为界，中脑和间脑之间以视束为界。

延髓位于脑干最下部，呈倒置锥体形，上接脑桥，下连脊髓。腹侧面上有前正中裂和前外侧沟，与脊髓表面的沟裂相延续。在前正中裂两侧各有一纵行的隆起，称**锥体**，内有皮质脊髓束通过。锥体下端，皮质脊髓束的大部分纤维左右交叉呈发辫状，称**锥体交叉**。锥体的外侧有卵圆形的隆起，称**橄榄**。橄榄和锥体之间的前外侧沟内有**舌下神经**根；橄榄后外侧，自上而下有**舌咽神经**、**迷走神经**和**副神经**根。

脑桥位于脑干的中部，腹侧面宽阔膨隆，称**脑桥基底部**，正中的纵行浅沟称基底沟，容纳基底动脉。基底部向外后侧逐渐变窄形成**小脑中脚**（脑桥臂），与小脑相连。基底部和小

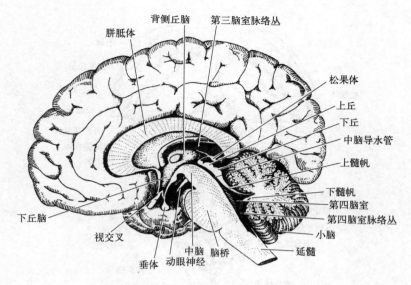

图 12-10　脑的正中矢状切面

图中标注（自上而下、自左而右）：

胼胝体　背侧丘脑　第三脑室脉络丛

松果体　上丘　下丘　中脑导水管　上髓帆　下髓帆　第四脑室　第四脑室脉络丛　小脑　延髓

下丘脑　视交叉　垂体　动眼神经　中脑　脑桥

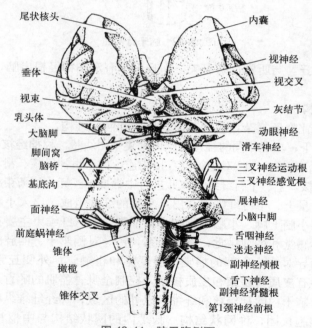

图 12-11　脑干腹侧面

图中标注：

尾状核头　内囊

垂体　视神经　视交叉

视束　灰结节

乳头体　动眼神经

大脑脚　滑车神经

脚间窝　三叉神经运动根

脑桥　三叉神经感觉根

基底沟　展神经

面神经　小脑中脚

前庭蜗神经　舌咽神经

锥体　迷走神经

橄榄　副神经颅根

舌下神经

副神经脊髓根

锥体交叉　第1颈神经前根

脑中脚移行处有粗大的**三叉神经根**。延髓脑桥沟内，自内侧向外侧依次连有**展神经、面神经、前庭蜗神经根**。

中脑位于脑干上部，上接间脑，下连脑桥，腹侧面有 1 对粗大的柱状隆起，称**大脑脚**，由来自大脑皮质的下行纤维束组成。两脚之间的凹陷称**脚间窝，动眼神经**从脚间窝出脑。

（2）背侧面（图 12-12）　在脑干背面，延髓、脑桥、中脑之间无明显分界标志。

延髓背面下部形似脊髓，在后正中沟两侧各有 2 个膨大，内侧的膨大称**薄束结节**，外侧的膨大称**楔束结节**，其深面分别有薄束核和楔束核。楔束结节外上方的隆起，称小脑下脚（绳状体）。在延髓背面上部与脑桥背面由于中央管敞开形成**菱形窝**，又称第四脑室底。菱形窝外上界为小脑上脚。中脑的背侧面有上、下 2 对圆形隆起，上方一对称**上丘**，与视觉反射

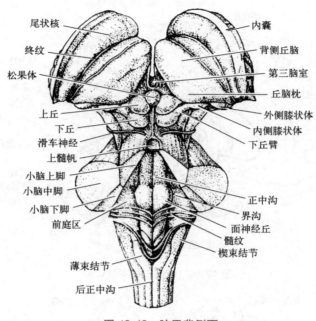

图 12-12　脑干背侧面

（图中标注）
尾状核　终纹　松果体　上丘　下丘　滑车神经　上髓帆　小脑上脚　小脑中脚　小脑下脚　前庭区　薄束结节　后正中沟

内囊　背侧丘脑　第三脑室　丘脑枕　外侧膝状体　内侧膝状体　下丘臂　正中沟　界沟　面神经丘　髓纹　楔束结节

有关；下方一对称**下丘**，与听觉反射有关。下丘下方有**滑车神经**根出脑，它是唯一一对与脑干背面相连的脑神经。

2. 脑干的内部结构

脑干的内部结构比脊髓复杂，包括灰质、白质和网状结构。

（1）灰质　在脑干，功能相同的神经元胞体聚集呈团块状，称**神经核**。脑干的神经核分两种，一种是**脑神经核**，与第3～12对脑神经直接相连，如动眼神经核、滑车神经核等；另一种是**非脑神经核**或**中继核**，上、下行纤维束在此进行中继换神经元，如薄束核、楔束核等。

（2）白质　由大量上、下行纤维束和出入小脑的纤维组成。出入小脑的纤维在脑干背面形成三对小脑脚，即小脑上脚、小脑中脚和小脑下脚。上行纤维束主要有**内侧丘系**，传导对侧躯干、四肢的本体感觉和精细触觉；**脊髓丘系**，传导对侧躯干、四肢的痛觉、温度觉和粗触觉；**三叉丘系**，传导对侧头面部的痛觉、温度觉和粗触觉；**外侧丘系**，传导双侧耳的听觉。下行纤维束主要有**皮质脊髓束**和**皮质核束**，控制全身骨骼肌的随意运动。

（3）网状结构　脑干内除神经核和纤维束以外的区域，神经纤维纵横交织成网，其间散在大小不等的神经细胞核团，称**网状结构**。脑干内的网状结构与中枢神经各部有着广泛联系，是构成非特异性投射系统的结构基础。

（二）小脑

小脑位于颅后窝，借上、中、下3对小脑脚连于脑干背面。上方借大脑横裂和小脑幕与端脑分隔（图12-10）。

1. 小脑的外形　（图12-13）　小脑两侧膨隆，称**小脑半球**；中间狭窄，称**小脑蚓**。上面较平坦，前1/3与后2/3交界处的"V"形深沟，称**原裂**。下面近枕骨大孔处较膨出，称**小脑扁桃体**，当颅内压增高时，小脑扁桃体可嵌入枕骨大孔，形成小脑扁桃体疝（枕骨大孔疝），向前压迫延髓，导致呼吸、循环功能障碍，危及生命。小脑蚓下面凹陷，从前向后有小结、蚓垂、蚓锥体。小结向两侧借绒球脚与绒球相连。在绒球和小结的后方有一深沟，称**后外侧裂**。

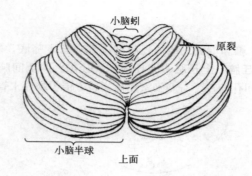

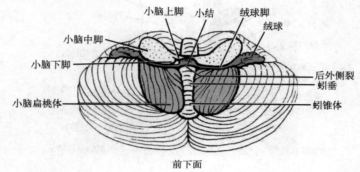

图 12-13　小脑的外形

2. 小脑的分叶　原裂和后外侧裂在小脑表面形成一环，此环前上部为**前叶**，后下部为**后叶**，占据后外侧裂的为**绒球小结叶**。根据小脑皮质内梨状神经元和小脑核之间的投射规律，小脑由内侧向外侧还可分为 3 个纵区，依次为**蚓部、中间部、外侧部**（图 12-14）。

3. 小脑的分区　原小脑又称**前庭小脑**，即绒球小结叶，主要与前庭神经核和前庭神经相联系，维持身体平衡；旧小脑又称**脊髓小脑**，即蚓部和中间部，主要接受来自于脊髓的信息，调节肌张力；**新小脑**又称**大脑小脑**，主要为外侧部，接受大脑皮质经中继后的信息，调节骨骼肌的随意运动。

4. 小脑的内部结构　小脑的内部结构包括表面的薄层灰质称小脑皮质，深部的白质称小脑髓质。髓质内的灰质团块为**小脑核**。小脑核有 4 对，即顶核、球状核、栓状核、齿状核。（图 12-15）。

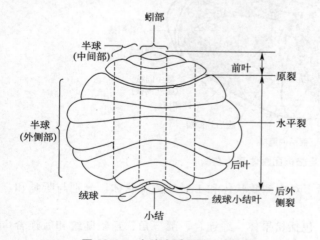

图 12-14　小脑皮质平面示意图

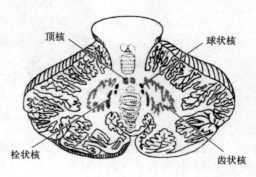

图 12-15　小脑的内部结构（水平切面）

（三）间脑

间脑（图 12-16）位于中脑和端脑之间，仅腹面小部分露于脑底，两侧和背面被大脑半球掩盖。间脑包括**背侧丘脑**、**后丘脑**、**上丘脑**、**下丘脑**和底丘脑。两侧间脑之间有一矢状位的窄腔，称**第三脑室**，前部借两个室间孔与左、右侧脑室相通，后方借中脑导水管通第四脑室（图 12-10）。

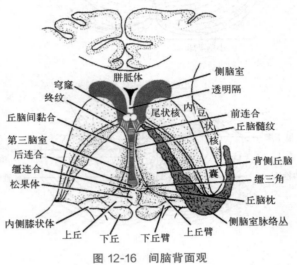

图 12-16　间脑背面观

1. 背侧丘脑　又称丘脑，是 1 对卵圆形的灰质团块，被第三脑室分隔，借内侧面中央的丘脑间黏合相连。内部被"Y"字形的白质即内髓板分隔为 3 个核群：分别是前核群、内侧核群和外侧核群。外侧核群又分为腹、背两层，背层从前向后为背外侧核、后外侧核、枕；腹层由前向后为腹前核、腹中间核（腹外侧核）、腹后核，腹后核又分为腹后内侧核和腹后外侧核，前者主要传导面部的感觉冲动，后者传导躯干和四肢的感觉冲动（图 12-17）。

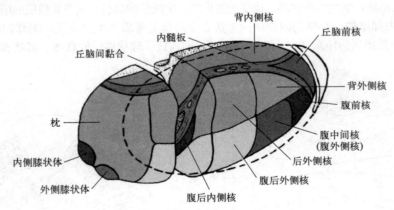

图 12-17　背侧丘脑核团立体观（右侧）

2. 后丘脑　位于背侧丘脑后下方，包括 1 对内侧膝状体和 1 对外侧膝状体，分别与听觉和视觉冲动的传导有关（图 12-16）。

3. 上丘脑　位于第三脑室顶部的周围，包括松果体、缰连合、缰三角、丘脑髓纹和后连合（图 12-12、图 12-16）。松果体为内分泌腺，16 岁以后逐渐钙化。

4. 下丘脑　位于背侧丘脑前下方，由前向后包括视交叉、灰结节和乳头体等。视交叉前连视神经，向后延续为视束。灰结节向下移行为漏斗，漏斗下端连有垂体（图 12-10、图 12-11）。下丘脑的结构较复杂，内有多个核团，主要有视上核和室旁核，分泌催产素和加压素（见第十三章第二节）。

5. 底丘脑 又称腹侧丘脑，位于间脑和中脑被盖的过渡地区，内含丘脑底核及部分黑质、红核，与纹状体有密切联系，系锥体外系的重要结构。

（四）端脑

端脑

端脑由左、右两侧**大脑半球**借胼胝体连接而成，是脑的最发达部分。胼胝体为连接左、右大脑半球的白质纤维束板。两侧大脑半球之间的裂隙称**大脑纵裂**，大脑半球与小脑之间的裂隙称**大脑横裂**。大脑半球内的腔隙为侧脑室，左右各一，经室间孔与第三脑室相通。

1. 端脑的外形和分叶 大脑半球表面凹凸不平，凹陷处称**大脑沟**，沟之间的隆起称**大脑回**。每侧大脑半球有 3 个面，即宽阔隆凸的上外侧面、两侧大脑半球相对的内侧面和凹凸不平的下面。上外侧面与内侧面交界处为上缘，上外侧面与下面交界处为下缘。

大脑半球有 3 条恒定的沟，分别是：①**外侧沟**，起自大脑半球下面，转向上外侧面，自前下方斜向后上方；②**中央沟**，起自大脑半球上缘中点稍后方，斜向前下方，行于大脑半球上外侧面；③**顶枕沟**，位于大脑半球内侧面后部，自前下方斜向后上方，并转向上外侧面。

以 3 条恒定的沟为界，大脑半球分为 5 个叶，分别是：**额叶**，外侧沟之上、中央沟之前的部分；**顶叶**，外侧沟之上、中央沟与顶枕沟之间的部分；**颞叶**，外侧沟以下的部分；**枕叶**，顶枕沟后方的部分；**岛叶**，藏于外侧沟的深部，被额、顶、颞叶掩盖（图 12-18）。

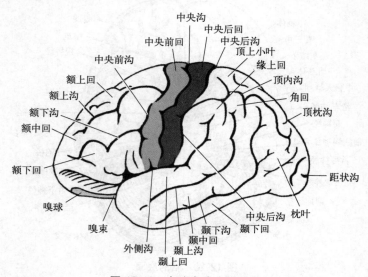

图 12-18 大脑半球上外侧面

2. 大脑半球的重要沟回

（1）上外侧面 在额叶，中央沟前方有与之平行的**中央前沟**，两沟之间的脑回，称**中央前回**。自中央前沟有 2 条水平向前的沟为**额上沟**和**额下沟**，两沟将额叶上外侧面分为**额上回**、**额中回**和**额下回**。在顶叶，中央沟后方有与之平行的**中央后沟**，两沟之间的脑回称**中央后回**。在颞叶，外侧沟的下方有与之平行的**颞上沟**和**颞下沟**，两沟将颞叶上外侧面分为**颞上回**、**颞中回**和**颞下回**。外侧沟下壁有 2 条斜向前外的短回，称**颞横回**。包绕外侧沟末端的脑回，称**缘上回**。围绕颞上沟末端的脑回，称**角回**（图 12-18）。

（2）内侧面（图 12-19） 中央前回和中央后回延伸至内侧面的部分，称**中央旁小叶**。内侧面中部有前后方向略呈弓形的**胼胝体**，围绕胼胝体上方有弓状的**扣带回**。自顶枕沟中部弓形向后至枕叶后端的沟，称**距状沟**。

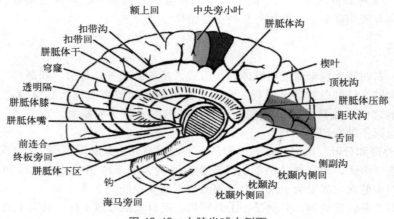

图 12-19　大脑半球内侧面

　　（3）底面（图 12-20）　　额叶下面有纵向白质带，称嗅束，其前端膨大为**嗅球**。枕叶和颞叶下面内侧有**海马旁回**，其内上方有锯齿状的窄条皮质，称**齿状回**。齿状回的外侧，侧脑室下角底壁上有一弓形隆起，称**海马**，海马和齿状回构成**海马结构**（图 12-21）。

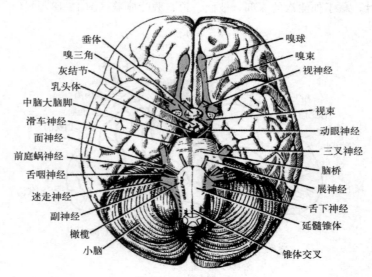

图 12-20　脑的底面

　　3. 端脑的内部结构　　大脑半球表层的灰质称大脑皮质，其深方的白质称大脑髓质。在髓质内，靠近大脑半球底部的灰质团块，称**基底核**。端脑的内腔为左、右**侧脑室**。

　　（1）大脑皮质　　是感觉、运动的最高级中枢，是语言、意识、思维等高级神经活动的物质基础。

　　（2）基底核　　包括**尾状核、豆状核、屏状核**和**杏仁体**（图 12-22、图 12-23）。尾状核位于背侧丘脑的上外侧，从前向后呈弯曲的圆柱体，分头、体、尾三部分。豆状核位于背侧丘脑的外侧，切面呈三角形，被白质板分隔成外侧部的**壳**和内侧部的**苍白球**。尾状核和豆状核合称**纹状体**，尾状核和壳合称**新纹状体**，苍白球称**旧纹状体**。

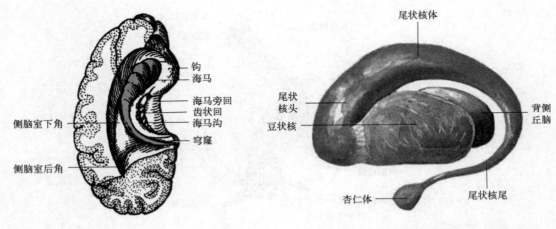

图 12-21 海马结构

图 12-22 基底核及背侧丘脑立体模式图

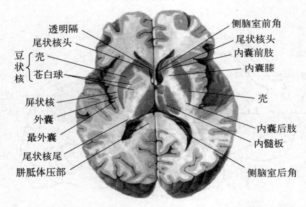

图 12-23 脑的水平切面（显示基底核、背侧丘脑、内囊）

(3) 大脑髓质 由大量神经纤维组成，包括联系同侧大脑半球内各部分皮质的联络纤维；联系左、右大脑半球皮质的连合纤维，如胼胝体；联系大脑皮质和皮质下各中枢的上、下行纤维，称投射纤维，这些纤维绝大部分经过内囊。

内囊是位于丘脑、尾状核和豆状核之间的白质板，在水平切面上呈向外开放的"＞＜"形（图 12-23、图 12-24）。位于豆状核和尾状核之间，伸向前外的部分称**内囊前肢**，有丘脑前辐射通过。位于豆状核和丘脑之间，伸向后外的部分称**内囊后肢**，有丘脑中央辐射、皮质脊髓束、听辐射和视辐射通过。内囊前肢和内囊后肢相交处称**内囊膝**，有皮质核束通过。内囊广泛损伤会引起机体严重的功能障碍，患者出现对侧偏身感觉障碍（丘脑中央辐射受损）、对侧偏身随运动障碍（皮质脊髓束、皮质核束受损）、双眼对侧视野偏盲（视辐射受损），临床上称"三偏综合征"。

4. 大脑皮质的功能定位 在大脑皮质有不同的功能定位区对不同性质的感觉、运动、语言等信息进行处理。如：①**第Ⅰ躯体运动区**，位于中央前回和中央旁小叶前部，管理骨骼肌的运动；②**第Ⅰ躯体感觉区**，位于中央后回和中央旁小叶的后部，管理对侧半身的痛、温、触、压觉以及位置觉、运动觉；③**视觉区**，位于枕叶内侧面距状沟上、下的皮质，管理视觉；④**听觉区**，位于颞横回，管理听觉；⑤**语言区**，包括听觉性语言中枢、运动性语言中枢、视觉性语言中枢、书写中枢，分别管理听、说、（阅）读、写的语言功能（图 12-25）。（见本章第四节、第五节）

人类进化过程中，左、右大脑半球的发育情况不完全相同，具有不对称性。左侧大脑半球主

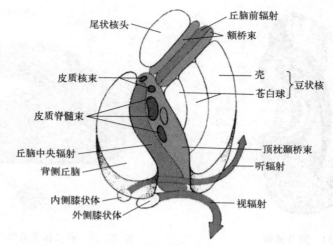

图 12-24　内囊模式图（右侧）

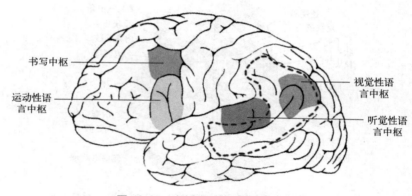

图 12-25　左侧大脑半球的语言中枢

要与语言、文字、符号、意识等密切相关；右侧大脑半球主要与图形、音乐、空间感觉等密切相关。

5. 边缘系统　边缘系统由边缘叶及与其密切联系的皮质下结构组成。边缘叶是指位于胼胝体周围和侧脑室下角底壁的结构，包括隔区、扣带回、海马旁回、海马和齿状回等。

 知识链接

帕金森病

帕金森病，又称**震颤麻痹**，是一种常见的老年人中枢神经退行性疾病，此病的发生与中枢神经系统的黑质纹状体通路中多巴胺含量降低有关。平均发病年龄约 60 岁，男性发病率稍高于女性。患者常以静止性震颤为首发症状，表现为静止性、搓丸样震颤，伴有面部表情呆板、肌强直、动作迟缓等症状。中晚期出现姿势平衡障碍，表现为前冲步态或慌张步态。此外，患者还可出现便秘、嗅觉减退、睡眠障碍、焦虑、抑郁、认知障碍、痴呆等症状。目前，帕金森病病因不明，尚不能根治，多采用综合治疗方案，其中，以药物治疗为首选，推荐药物有单胺氧化酶抑制剂。此外，还有手术治疗、心理治疗、康复训练等治疗手段。帕金森病一旦确诊即应开始治疗，以延缓疾病进展，提高患者的生活质量。

三、脑和脊髓的被膜、脑的血管、脑脊液及脑屏障

（一）脑和脊髓的被膜

脑和脊髓的表面包有3层被膜，由外向内依次为硬膜、蛛网膜和软膜，有支持、保护脑和脊髓的作用。因此，脑的被膜由外向内为硬脑膜、蛛网膜和软脑膜（图12-26）；脊髓的被膜由外向内为硬脊膜、脊髓蛛网膜和软脊膜（图12-27）。

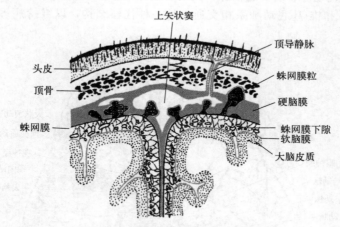

图 12-26　脑的被膜（冠状切）

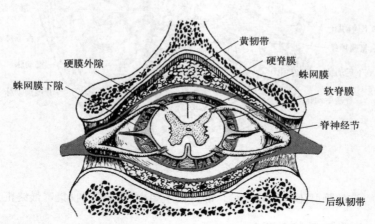

图 12-27　脊髓的被膜（水平切）

1. 硬膜　厚而坚韧。硬脊膜与椎管内面骨膜之间的狭窄间隙，称**硬膜外隙**，是临床进行硬膜外麻醉的部位。硬脑膜有内、外两层，内层可折叠形成板状结构，深入各脑部之间，如大脑镰、小脑幕。在某些部位硬脑膜的两层分开，形成**硬脑膜窦**，收集脑的静脉血，如海绵窦、上矢状窦、乙状窦等。

2. 蛛网膜　为半透明的薄膜。蛛网膜和软膜之间较宽阔的间隙为**蛛网膜下隙**，其内充满脑脊液，临床上常在第3、4或第4、5腰椎间进行穿刺，以抽取脑脊液或注入麻醉药物（腰麻）而不伤及脊髓。脑蛛网膜在颅顶部形成颗粒状突起，突入硬脑膜窦内，称**蛛网膜粒**。脑脊液经蛛网膜粒回流到硬脑膜窦，进入血液循环。

3. 软膜　紧贴脑和脊髓的表面并深入沟裂之中，富有血管和神经。软脊膜在脊髓下端移行为终丝。在脑室内软脑膜及其反复分支成丛的血管，连同室管膜上皮一起突入室腔，形成**脉络**

丛，脉络丛是产生脑脊液的主要结构。

（二）脑的血管

1. 脑的动脉（图 12-28）　脑的动脉来自**颈内动脉和椎动脉**，左、右椎动脉入颅后合成 1 条**基底动脉**，故可将脑的动脉分为颈内动脉系和椎-基底动脉系。颈内动脉供应大脑半球前 2/3 和部分间脑；椎-基底动脉供应大脑半球后 1/3、部分间脑、小脑和脑干。在大脑底面，前交通动脉、大脑前动脉、颈内动脉、后交通动脉、大脑后动脉吻合形成**大脑动脉环（Willis 环）**，此环使两侧的颈内动脉系和椎-基底动脉系相交通，是一种代偿结构，以维持病理状态下脑的血液供应。

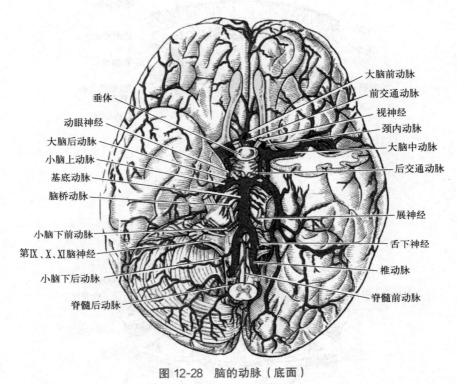

图 12-28　脑的动脉（底面）

2. 脑的静脉　脑的静脉不与动脉伴行，静脉血主要由硬脑膜窦收集，最终汇入颈内静脉。

（三）脑室、脑脊液及其循环

1. 脑室　是脑内的腔隙，充满脑脊液，包括侧脑室、第三脑室和第四脑室（图 12-29）。

侧脑室位于大脑半球内，左右各一。**第三脑室**位于两侧丘脑之间。**第四脑室**位于脑干背面与小脑之间。侧脑室经室间孔通第三脑室，第三脑室经中脑导水管通第四脑室，第四脑室经正中孔和外侧孔通蛛网膜下隙。

2. 脑脊液及其循环　脑脊液（CSF）是充满脑室系统、蛛网膜下隙和脊髓中央管的无色透明液体，具有保护、营养、运输、缓冲及调节颅内压等作用。脑脊液由脑室脉络丛产生，依次经侧脑室、室间孔、第三脑室、中脑导水管和第四脑室流入蛛网膜下隙，经蛛网膜粒渗入硬脑膜窦，回流入静脉。成人脑脊液总量约 150mL，处于不断产生、循环和回流的相对平衡状态（图 12-29）。

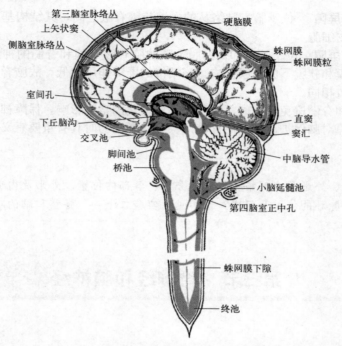

图 12-29　脑室及脑脊液循环模式图

第三脑室脉络丛
上矢状窦
侧脑室脉络丛
室间孔
下丘脑沟
交叉池
脚间池
桥池

硬脑膜
蛛网膜
蛛网膜粒
直窦
窦汇
中脑导水管
小脑延髓池
第四脑室正中孔

蛛网膜下隙

终池

（四）脑屏障

中枢神经系统内毛细血管或脑脊液与脑组织之间存在一些结构，这些结构有选择性地限制或选择某些物质进入脑组织，称**脑屏障**（图12-30）。脑屏障具有维持中枢神经系统微环境稳定，防止有害物质进入脑组织的作用。脑屏障由3部分组成。

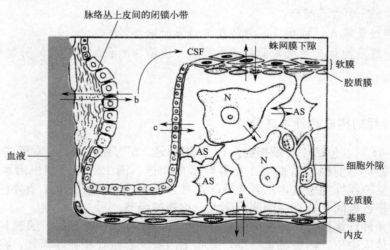

脉络丛上皮间的闭锁小带
CSF
蛛网膜下隙
软膜
胶质膜
N
AS
血液
AS
AS
N
细胞外隙
胶质膜
基膜
内皮
b
c
a

图 12-30　脑屏障的结构和位置关系
a—血-脑屏障；b—血-脑脊液屏障；c—脑脊液-脑屏障
N—神经元；CSF—脑脊液；AS—星形胶质细胞

1. 血-脑屏障　位于血液与脑、脊髓的神经细胞之间，由毛细血管内皮细胞及细胞间紧密连接、连续的毛细血管基膜、星形胶质细胞形成的胶质膜构成。

2. 血-脑脊液屏障　位于脑室脉络丛的血液与脑脊液之间，其结构基础主要是闭锁小带相连的脉络丛上皮细胞。

3. 脑脊液-脑屏障　位于脑室和蛛网膜下隙的脑脊液与脑和脊髓的神经细胞之间，由室管膜上皮、软脑膜和软膜下胶质膜构成。该结构的屏障作用较低，故脑脊液的化学成分与脑组织液的成分大致相同。

脑屏障使脑和脊髓避免受到内、外环境各种理化因素的影响，保障神经细胞的功能正常进行。认识脑屏障对脑保护以及在治疗脑部疾病选择用药时具有重要意义。

 边学边练

> 脊髓的位置、外形及内部结构？脑的分部、各部的位置、外形及内部结构？脑和脊髓的被膜、大脑动脉环的位置及组成？请参见：实验二十一　脊髓和脑的观察。

第三节　脊神经和脑神经

案例分析

52 岁女性，5 年前不明原因出现右侧面部剧烈疼痛，呈刀割样，每年发病 2～3 次，每天发作 1～2 次，每次持续 15～30s。洗脸、进食、刷牙均可引起疼痛发作，间歇期无任何症状。近 1 周疼痛加重，每日发作数十次，每次持续 1min。医生轻触患者口角处，患者自诉疼痛难忍，并出现面肌抽搐、流涎等症状。

初步诊断：三叉神经痛。

请根据本节所学内容解释：

1. 三叉神经是第几对脑神经，它是什么性质的脑神经？
2. 三叉神经痛为什么表现为面部剧烈疼痛？洗脸、进食、刷牙为何引起疼痛发作？

一、脊神经

（一）脊神经的构成和纤维成分

脊神经共 31 对，包括 8 对**颈神经**、12 对**胸神经**、5 对**腰神经**、5 对**骶神经**和 1 对**尾神经**。每对脊神经均借前根和后根与 1 个脊髓节段相连（图 12-31）。前根由运动神经纤维组成，后根由感觉神经纤维组成，二者在椎间孔处合为 1 条脊神经。每 1 条脊神经都是混合性的。脊神经后根近椎间孔处有一椭圆形膨大，称**脊神经节**。

脊神经含 4 种纤维成分，即躯体感觉纤维，分布于皮肤、骨骼肌、肌腱和关节等处，将躯体感觉信号传入中枢；内脏感觉纤维，分布于内脏、心血管和腺体等处，将内脏感觉信号传入中枢；躯体运动纤维，分布于骨骼肌，支配骨骼肌的随意运动；内脏运动纤维，分布于内脏、心血管和腺体，支配平滑肌、心肌的收缩以及控制腺体的分泌。

（二）脊神经的分支及分布

脊神经经椎间孔后，立即分为前支、后支、脊膜支和交通支（图 12-31）。前支最粗大，主要分布到颈部、躯干前部及外侧部、四肢的皮肤和肌肉；后支分布于项、背、骶部的皮肤和深层肌；脊膜支分布于脊髓被膜、椎间盘、血管壁和骨膜等；交通支连于脊神经和交感干之间，分为白交通支和灰交通支。

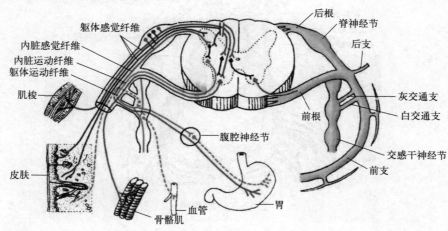

图 12-31　脊神经的组成和分布模式图

脊神经前支，除 12 对胸神经具有明显的节段性走行和分布特点外，其余前支相互交织形成 4 个神经丛，包括位于胸锁乳突肌深面的**颈丛**、自斜角肌间隙穿出的**臂丛**、位于腰大肌深面的**腰丛**和位于盆腔内、骶骨和梨状肌前面的**骶丛**。由各神经丛发出分支分布到身体的效应器和感受器（表 12-1，图 12-32～图 12-34）。

表 12-1　各脊神经丛的组成、主要分支及分布

神经丛	组成	主要分支	分布	损伤表现举例
颈丛	第 1～4 颈神经前支	膈神经	运动纤维:膈肌 感觉纤维:胸膜、心包、部分腹膜	膈肌瘫痪
臂丛	第 5～8 颈神经前支、第 1 胸神经前支的大部分	腋神经	肌支:三角肌 皮支:肩、臂外侧上部皮肤	方肩
		肌皮神经	肌支:臂前群肌 皮支:前臂外侧皮肤	屈肘障碍
		正中神经	肌支:前臂前群桡侧屈肌、手掌外侧肌群 皮支:手掌掌心、鱼际、桡侧三个半指皮肤	猿手
		尺神经	肌支:前臂前群尺侧屈肌、手掌内侧和中间肌群 皮支:手掌尺侧及尺侧一个半指、手背尺侧半及尺侧两个半指皮肤	爪形手
		桡神经	肌支:上肢的伸肌 皮支:上肢背面、手背桡侧半及桡侧两个半指皮肤	垂腕征
腰丛	第 12 胸神经前支一部分、第 1～3 腰神经前支及第 4 腰神经前支一部分	股神经	肌支:缝匠肌、股四头肌、髂肌、耻骨肌 皮支:大腿前面、小腿内侧、足内侧缘皮肤	屈髋无力,坐时不能伸膝行走困难膝跳反射消失
骶丛	第 4 腰神经前支一部分和第 5 腰神经前支合成腰骶干、所有骶神经和尾神经前支	坐骨神经	皮支:大腿后群肌	
			分支:胫神经:小腿后群肌和足底肌	钩状足
			腓总神经:小腿外侧群肌、前群肌、足背肌	马蹄内翻足

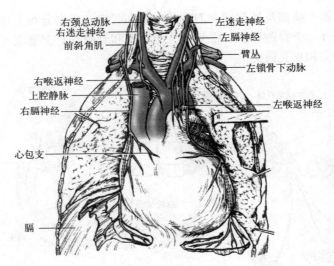

图 12-32 膈神经

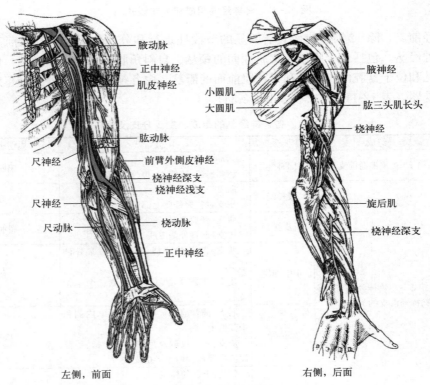

左侧，前面 　　　　　右侧，后面

图 12-33 上肢的神经

二、脑神经

脑神经与脑相连的周围神经，共 12 对，主要分布于头颈部，部分脑神经分布至胸、腹部器官。根据脑神经与脑的连结部位的先后顺序，用罗马数字命名：Ⅰ嗅神经、Ⅱ视神经、Ⅲ动眼神经、Ⅳ滑车神经、Ⅴ三叉神经、Ⅵ展神经、Ⅶ面神经、Ⅷ前庭蜗神经、Ⅸ舌咽神经、Ⅹ迷走神经、Ⅺ副神经、Ⅻ舌下神经。

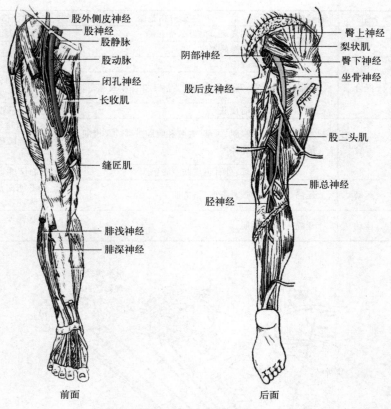

股外侧皮神经
股神经
股静脉
股动脉
闭孔神经
长收肌

缝匠肌

腓浅神经
腓深神经

前面

臀上神经
阴部神经
梨状肌
臀下神经
坐骨神经
股后皮神经

股二头肌

腓总神经
胫神经

后面

图 12-34　下肢的神经

脑神经含 4 种纤维成分，即**躯体感觉纤维**，分布于头部的皮肤、肌、腱、口鼻大部分黏膜、视器和前庭蜗器；**内脏感觉纤维**，分布于头、颈、胸、腹的器官以及味蕾和嗅器；**躯体运动纤维**，支配头颈部骨骼肌；**内脏运动纤维**，支配心肌、平滑肌的运动，控制腺体的分泌。根据每对脑神经所含的纤维成分不同，12 对脑神经可分为**感觉性脑神经**（Ⅰ、Ⅱ、Ⅷ）、**运动性脑神经**（Ⅲ、Ⅳ、Ⅵ、Ⅺ、Ⅻ）和**混合性脑神经**（Ⅴ、Ⅶ、Ⅸ、Ⅹ）3 类（图 12-35、表 12-2）。

表 12-2　脑神经的名称、性质、连脑部位及主要分布范围

序号及名称	性质	连脑部位	主要分布范围	损伤后的表现
Ⅰ嗅神经	感觉	端脑	鼻腔嗅黏膜	嗅觉障碍
Ⅱ视神经	感觉	间脑	眼球视网膜	视觉障碍
Ⅲ动眼神经	运动	中脑	上、下、内直肌，下斜肌，上睑提肌	眼外斜视、上睑下垂
			瞳孔括约肌、睫状肌	对光反射消失
Ⅳ滑车神经	运动	中脑	上斜肌	眼不能外下斜视
Ⅴ三叉神经	混合	脑桥	头面部皮肤、口及鼻腔黏膜、舌前 2/3 黏膜、牙和牙龈、眼球、硬脑膜	头面部感觉障碍
			咀嚼肌	咀嚼肌瘫痪
Ⅵ展神经	运动	脑桥	外直肌	眼内斜视
Ⅶ面神经	混合	脑桥	耳部皮肤	分布区感觉障碍
			表情肌、颈阔肌	额纹消失、眼不能闭合、口角歪向健侧
			泪腺、下颌下腺、舌下腺	腺体分泌障碍
			舌前 2/3 味蕾	舌前 2/3 味觉障碍

序号及名称	性质	连脑部位	主要分布范围	损伤后的表现
Ⅷ前庭蜗神经	感觉	脑桥	椭圆囊斑、球囊斑、壶腹嵴	眩晕、眼球震颤
			内耳螺旋器	听力障碍
Ⅸ舌咽神经	混合	延髓	腮腺	分泌障碍
			咽、咽鼓管、鼓室、舌后 1/3 黏膜及味蕾	咽反射消失、舌后 1/3 一般感觉及味觉障碍
			耳后皮肤	分布区感觉障碍
Ⅹ迷走神经	混合	延髓	咽喉肌、颈部、胸腔和腹腔脏器的平滑肌、心肌和腺体	发音困难、声嘶，吞咽困难、内脏感觉障碍，内脏运动、腺体分泌障碍
			耳郭、外耳道皮肤及硬脑膜	分布区感觉障碍
Ⅺ副神经	运动	延髓	胸锁乳突肌、斜方肌	头不能向患侧屈，面不能转向健侧，不能上提患侧肩胛骨
Ⅻ舌下神经	运动	延髓	舌肌	舌肌瘫痪，伸舌时舌尖偏向患侧

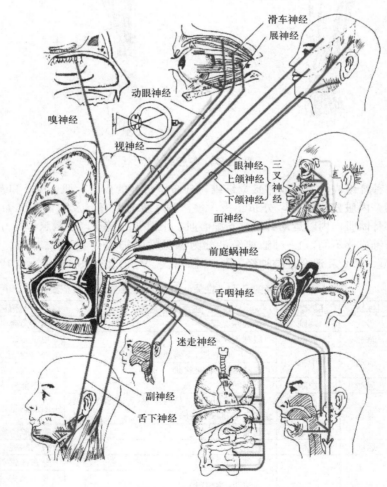

图 12-35　脑神经概况

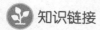

边学边练

　　31 对脊神经的组成，每一条脊神经的构成？颈丛、臂丛、腰丛和骶丛的位置？12 对脑神经的序号、名称及位置？请参见：实验二十二　脊神经和脑神经的观察。

第四节　神经系统的感觉功能

案例分析

　　巴比妥类药物的主要作用是抑制中枢神经系统，因此经常被用于术前麻醉或镇静、催眠及抗癫痫等治疗过程中。

　　请根据本节所学内容解释：

　　1. 丘脑的感觉投射系统有什么功能特点？

　　2. 使用巴比妥类药物进行麻醉或催眠时，该药物主要作用于哪个感觉投射系统？

　　体内、外的各种刺激需要经过感受器转换为神经冲动后，沿特定的神经传导通路传到特定的中枢加以分析后，才会产生相应的感觉。因此，各种感觉都是由感受器、特定的传导通路以及相应的神经中枢共同活动后产生的。

一、脊髓与脑干的感觉传导功能

　　各种躯体感觉以及内脏感觉的传入路径都是由脊髓后根神经节和脑神经节发出传入纤维进入脊髓和脑干，并经多次换元接替后投射至大脑皮质。躯体感觉的传入通路一般由三级神经元接替，可分为浅感觉传导通路和深感觉传导通路。

（一）浅感觉传导通路

　　浅感觉（痛觉、温度觉和粗略触压觉）的传入纤维从同侧脊髓后根外侧部进入脊髓，在同侧后角更换神经元，再发出纤维经中央管前方交叉到对侧，然后上行形成脊髓丘脑侧束（痛觉和温度觉）和脊髓丘脑前束（粗略触压觉）至丘脑（图 12-36）。

（二）深感觉传导通路

深感觉（肌肉本体感觉和精细触压觉）传入纤维由后根的内侧部进入脊髓后，经同侧薄束和楔束上行抵达延髓下部的薄束核和楔束核，更换神经元，再发出纤维交叉至对侧，形成内侧丘系，抵达丘脑（图12-36）。

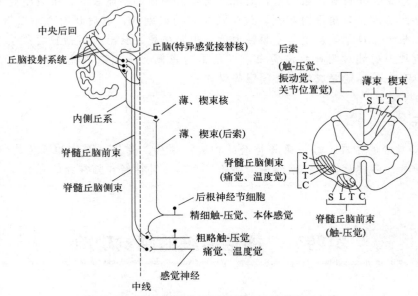

图 12-36　躯体感觉传导通路及脊髓横断面示意图

由于浅感觉路径是先交叉再上行，而深感觉路径是先上行再交叉，所以脊髓半离断后，浅感障碍发生在离断的对侧，而深感障碍则发生在离断的同侧。

二、丘脑及感觉投射系统

丘脑由三类神经元核团或细胞群组成，能对感觉进行粗略的分析与综合，是各种感觉（除嗅觉外）传入的中继站。

（一）丘脑的核团

丘脑的核团或细胞群可分为特异感觉接替核、联络核、非特异投射核三大类。

1. 特异感觉接替核　包括后腹核、外侧膝状体和内侧膝状体等，这类细胞群接受脑干和脊髓上行的特异感觉纤维（嗅觉除外）。

2. 联络核　包括丘脑前核、丘脑外侧核和丘脑枕核等，这类细胞群接受来自丘脑特异感觉接替核和其他皮层下中枢的纤维。

3. 非特异投射核　主要是髓板内核群，包括中央中核、束旁核和中央外侧核等。

（二）感觉投射系统

根据投射途径和特征的不同，丘脑的感觉投射系统可分为特异投射系统和非特异投射系统。

1. 特异投射系统　指丘脑特异感觉接替核、联络核及其投射至大脑皮层的神经传导通路。除嗅觉以外的人体各种感觉传入冲动，经脊髓、脑干上行到丘脑，更换神经元后，发出特异性投射纤维，将冲动投射到大脑皮质的特定感觉区（图12-37）。每种感觉的投射路径都是专一的，即刺激作用部位与大脑皮质感觉区之间具有点对点的投射关系。该系统的功能是引起特定的感觉，并激发大脑皮质发放、传出冲动。

2. 非特异投射系统　指丘脑非特异投射核及其投射至大脑皮质的神经传导通路。各种感觉纤维经过脑干时，发出许多侧支与脑干网状结构的神经元发生突触联系，经多次换元后上行至丘脑的髓板内核群，并由此发出纤维，弥散地投射到大脑皮质广泛区域（图 12-37）。其主要功能是维持和改变大脑皮质的兴奋状态。

动物实验观察到，脑干网状结构内存在具有上行唤醒作用的功能系统，称为**网状结构上行激动系统**。该系统主要通过丘脑非特异投射系统发挥唤醒作用，由于该传递系统是经过多次突触接替而成，所以易受药物的影响。一些催眠药和麻醉药正是通过阻断上行激动系统的活动而发挥作用。

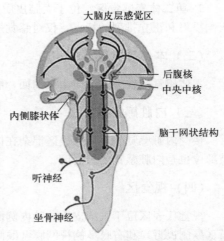

图 12-37　丘脑的感觉投射系统示意图

三、大脑皮质的感觉分析功能

大脑皮质是感觉产生的最高级中枢，它接受身体各部分传来的冲动，进行精细的分析与综合后产生感觉，并发生相应的反应。不同的感觉在大脑皮质内有不同的代表区。

（一）体表感觉区

大脑皮质有第一和第二两个体表感觉区，第一体表感觉区是主要的体表感觉代表区。

1. 第一体表感觉区　大脑皮质中央后回是全身体表感觉的主要投射区，称为**第一体表感觉区**。其投射特征有：①**交叉性投射**，即躯体一侧的感觉传入冲动向对侧皮层投射，但头面部感觉的投射是双侧的；②**定位精确，呈倒置安排**，即下肢的感觉区在皮层的顶部，上肢感觉区在中间，头面部感觉区在底部，总体安排是倒置的，但头面部内部安排是正立的（图 12-38）；③**投射区大小与不同体表部位的感觉分辨精细程度有关**，即分辨越精细的部位，代表区越大。

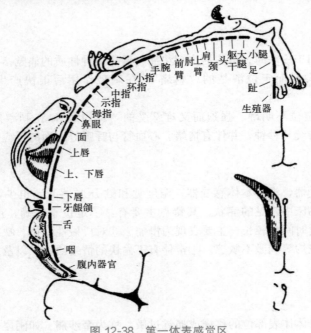

图 12-38　第一体表感觉区

2. 第二体表感觉区 位于大脑皮质中央前回与岛叶之间，面积较小。其投射有定位不精确、双侧投射和正立排列的特点，仅对感觉进行粗糙分析，并与痛觉的关系较为密切。

（二）本体感觉区

本体感觉区在大脑皮质中央前回，能分析肌肉、关节的运动觉、位置觉等本体感觉。

（三）内脏感觉区

接受内脏感觉的皮质代表区混杂在体表感觉代表区之中。此外，运动辅助区和边缘系统的皮质部位也是内脏感觉的投射区。

（四）视觉区

视觉代表区位于大脑皮质枕叶内侧面的距状裂上、下缘。大脑左半球视区接受左眼颞侧视网膜（鼻侧视野）和右眼鼻侧视网膜（颞侧视野）的视觉投射；大脑右半球视区接受右眼颞侧视网膜（鼻侧视野）和左眼鼻侧视网膜（颞侧视野）的视觉投射。

（五）听觉代表区

听觉代表区位于颞叶皮层的颞横回和颞上回，为双侧性投射。

（六）嗅觉代表区和味觉代表区

嗅觉的皮层投射区位于边缘叶前底部，包括梨状区的前部、杏仁核的一部分等处的嗅皮层。味觉区投射在中央后回头面部感觉投射区的下方。

四、痛觉

痛觉是有机体受到伤害性刺激所产生的感觉，常伴有不愉快的情绪反应或防御反应。痛觉感受器是分布于皮肤、肌肉和血管壁上的游离神经末梢。任何过强的刺激达到对组织产生伤害时，都能引起痛觉。

（一）皮肤痛觉

当伤害性刺激作用于皮肤时，可先后出现快痛与慢痛两种性质的痛觉。

1. 快痛 是一种尖锐而定位清楚的"刺痛"，在刺激作用后很快产生，刺激撤除后很快消失。

2. 慢痛 是一种定位不明确、强烈而又难忍受的"烧灼痛"，在刺激作用后 $0.5 \sim 1.0s$ 产生，刺激撤除后还会持续几秒钟，并伴有情绪、心血管与呼吸等方面的反应。

（二）内脏痛

内脏中有痛觉感受器，没有本体感受器，温度觉和触-压觉感受器也少，所以痛觉是主要的内脏感觉。内脏痛是临床中常见的症状，其特点主要有：①定位不精确，这是内脏痛的主要特点。②发生缓慢，持续时间比较长，主要表现为慢痛。③对机械性牵拉、缺血、痉挛、炎症等刺激敏感，而对切割、烧灼等刺激不敏感。④常伴有不愉快的情绪活动，以及恶心、呕吐、心血管和呼吸活动改变等。

（三）牵涉痛

因内脏疾病引起身体体表部位的疼痛或痛觉过敏，称为**牵涉痛**。如阑尾炎早期，疼痛常发生在上腹部或脐周围；心肌缺血或梗死常感到心前区、左肩、左臂尺侧或左颈部体表疼痛；胃溃疡和胰腺炎出现左上腹和肩胛间疼痛等。

第五节 神经系统对躯体运动的调节

案例分析

患者，男，29岁。近半年来疲乏无力，站立时左右摇晃不稳，走路时步态蹒跚，说话不流利。查体：四肢肌张力明显下降、腱反射低下，指鼻试验阳性（即指鼻不准，接近鼻尖时动作变慢，不能正确调整距离，辨距不良）；其他病理反射及体征均为阴性。

请根据本节所学内容解释：

1. 该患者的病变部位在何处？

2. 该部位对躯体运动有何调节作用？

一、脊髓对躯体运动的调节

脊髓是调节躯体运动的最基本中枢。直接支配躯干和四肢骨骼肌的神经元细胞体位于脊髓，同时脊髓本身可以完成一些简单的躯体运动反射活动。

（一）脊髓前角运动神经元和运动单位

在脊髓灰质的前角中存在大量支配骨骼肌的运动神经元，分为 α、γ、β 三类，它们的轴突经前根离开脊髓后直达所支配的骨骼肌。

1. α 运动神经元 支配梭外肌，能够接受来自皮肤、肌肉和关节等外周传入的信息，也接受从脑干到大脑皮层等主位中枢传递的信息，并产生一定的反射传出冲动。因此，α 运动神经元是躯干骨骼肌运动反射的最后公路。

2. γ 运动神经元 胞体分散在 α 运动神经元之间，支配梭内肌，可调节肌梭对牵拉刺激的敏感性。

3. β 运动神经元 支配梭内肌和梭外肌，但其功能尚不十分清楚。

4. 运动单位 α 运动神经元的轴突末梢在其所支配的肌肉中分成若干小支，每一小支支配一根骨骼肌纤维。由一个 α 运动神经元及其所支配的全部肌纤维所组成的功能单位，称为**运动单位**。运动单位的大小可有很大差别。一般来说，一个运动单位中，肌纤维数量少则灵活，但力量小；肌纤维数量多则力量大，但不灵活。

（二）牵张反射

有神经支配的骨骼肌受到外力牵拉时，可引起该受牵拉肌肉反射性的收缩，这种反射称**牵张反射**。牵张反射发生时，受牵拉和收缩的部分属于同一块肌肉。牵张反射可分为两种类型，即腱反射和肌紧张。

1. 腱反射 指快速牵拉肌腱时引起的牵张反射，表现为受牵拉肌肉迅速明显地缩短，如膝跳反射、跟腱反射等。腱反射主要是快肌纤维收缩，为单突触反射。临床上可通过测定腱反射活动反映神经系统的功能状态：若腱反射减弱或消失，常提示反射弧的损伤；若腱反射亢进，则提示高位中枢有病变。

2. 肌紧张　指肌肉受到缓慢而持久牵拉时引起的牵张反射，表现为受牵拉肌肉产生紧张性收缩，张力增加但肌肉无明显缩短。肌紧张主要是慢肌纤维收缩，为多突触反射。肌紧张是维持躯体姿势最基本的反射活动，是姿势反射的基础。

（三）屈肌反射和对侧伸肌反射

1. 屈肌反射　当肢体皮肤受到伤害性刺激时（如针刺、热烫等），该肢体的屈肌强烈收缩，伸肌舒张，使该肢体出现屈曲反应，以使该肢体脱离伤害性刺激，此种反应称为**屈肌反射**（图 12-39）。屈肌反射具有躲避伤害的保护意义。

2. 对侧伸肌反射　如肢体皮肤受到的刺激强度很大，则可以在同侧肢体发生屈肌反射的基础上出现对侧肢体伸直的反射活动，称为**对侧伸肌反射**。对侧伸肌反射是一种姿势反射，在保持身体平衡中具有重要意义。

（四）脊休克

脊休克指脊髓与高位中枢离断的动物（脊动物）在手术后脊髓的反射功能暂时消失的现象。其主要表现为：横断面以下的脊髓所支配的躯体与内脏反射均减退以至消失，如骨

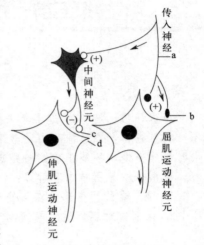

图 12-39　屈肌反射示意图

骼肌紧张降低甚至消失，外周血管扩张，血压下降，发汗反射消失，粪、尿潴留等。脊休克为一种暂时现象，其后一些以脊髓为基本中枢的反射活动可以逐渐恢复，但离断面水平位以下的感觉和随意运动将永久丧失。

脊休克产生的原因是离断面以下的脊髓突然失去高位中枢的调控，兴奋性极度低下。脊休克产生与恢复说明脊髓具有完成某些简单反射的能力，但这些反射平时受高位中枢的控制而不易表现出来。脊休克恢复后，伸肌反射往往减弱而屈肌反射往往增强，说明高位中枢对脊髓的调控既有易化作用，又有抑制作用。

二、脑干对躯体运动的调节

低位脑干在肌紧张的调节中发挥重要作用。在脑干网状结构下行系统中存在着调节肌紧张和肌运动的区域，分别称为易化区和抑制区（图 12-40）。

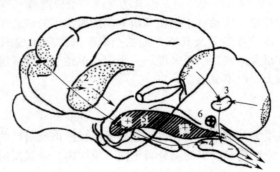

图 12-40　脑干网状结构易化区与抑制区

1—大脑皮层；2—尾状核；3—小脑；4—网状结构抑制区；

5—网状结构易化区；6—前庭核

＋表示易化区　－表示抑制区

易化区包括延髓网状结构的背外侧部分、脑桥的被盖、中脑的中央灰质及被盖，以及下丘脑和丘脑中线核群等部位，主要功能是增强肌紧张和肌运动。**抑制区**位于延髓网状结构的腹内侧部分，主要功能是抑制肌紧张和肌运动。正常情况下，易化区的活动比较强，而抑制区的活动比较弱，二者保持协调平衡，维持了适宜的肌紧张。

三、小脑对躯体运动的调节

小脑对于维持姿势、调节肌紧张、协调随意运动均有重要的作用。根据小脑的传入、传出纤维的联系，可以将小脑分为前庭小脑、脊髓小脑和皮层小脑三个功能部分（图12-41）。

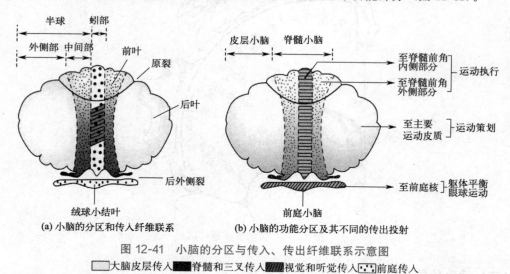

图12-41 小脑的分区与传入、传出纤维联系示意图

☐大脑皮层传入 ■脊髓和三叉传入 ▨视觉和听觉传入 ⠿前庭传入

（一）前庭小脑

前庭小脑由绒球小结叶构成，能够接受同侧的前庭神经核和前庭神经节发出的纤维，调节躯干肌和眼球外肌运动神经元的功能，以此参与维持身体平衡、体态姿势和协调眼球运动。前庭小脑损伤时，可出现身体平衡失调、运动障碍、位置性眼震颤等表现。

（二）脊髓小脑

脊髓小脑包括蚓部和半球中间部，能够接受脊髓小脑前束和脊髓小脑后束的神经纤维，获取运动过程中身体内、外各种变化的信息，以协调随意运动，并调节躯干和四肢肌张力。当脊髓小脑受损时，将出现意向性震颤、小脑性共济失调、肌张力下降等表现。

（三）皮层小脑

皮层小脑指后叶外侧部，它不接受外周感觉的传入，而是与大脑皮层感觉区、运动区和联络区形成大脑-小脑回路，影响大脑对肢体精细运动的调节，参与形成运动计划和编写运动程序。当皮层小脑损伤时，将影响精巧运动的完成。

四、大脑皮层对躯体运动的调节

大脑皮层对运动的发起具有重要作用，是调节躯体运动的最高级中枢。

（一）大脑皮层的运动区

大脑皮质中与运动有密切关系的区域称为**大脑皮质运动区**，主要位于大脑皮质的中央前回。大脑皮质运动区具有以下功能特征：①**交叉支配**，即一侧中央前回支配对侧躯体骨骼肌的运动，但头面部的支配多为双侧性；②**定位精确，呈倒置排列**（图12-42），即下肢代表区在中央前回内侧面顶部，上肢代表区在中间部，头面部代表区在底部，但头面部的安排是正立的；③**功能代表区的大小与运动精细、复杂程度有关**，即运动愈精细、复杂的肌肉，其代表区愈大。

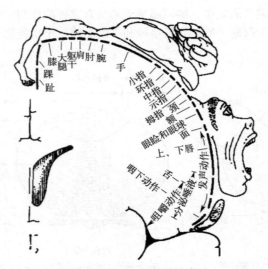

图 12-42　大脑皮质运动区

（二）运动传导系统及其功能

1. 皮质脊髓束　由皮质发出，经内囊、脑干下行到达脊髓前角运动神经元的传导束，称为**皮质脊髓束**。其中，皮质脊髓侧束能够控制四肢远端肌肉的活动，调节肌肉的精细、技巧性运动；而**皮质脊髓前束**能够支配躯干和四肢近端的肌肉，姿势和粗略运动的调节。

2. 皮质脑干束　由皮质发出，经内囊到达脑干内各脑神经运动神经元的传导束，称为皮质脑干束。

第六节 神经系统对内脏活动的调节

📖 案例分析

患者，女，38岁。因家庭纠纷和工作压力长期处于焦虑、紧张的状态。近三月来因反复出现胸闷、心悸、腰酸、背痛、食欲不振、胃胀、便秘、多汗、头晕、失眠、多梦、月经不调等症状，多次就诊检查均未发现器质性病变。

请根据本节所学内容解释：

1. 患者出现上述症状的机制是什么？
2. 自主神经系统对内脏活动的调节具有哪些特点？

一、自主神经及其功能

自主神经
系统的功能

自主神经系统也称内脏神经系统或植物神经系统，指中枢及其支配内脏器官的传出神经，主要包括交感神经系统和副交感神经系统两个部分。它们均受中枢神经系统的控制，主要功能是调节内脏活动。

（一）自主神经系统的结构特征

交感神经起源于脊髓胸1至腰3段（$T_1 \sim L_3$）的灰质侧角；副交感神经起源于脑干的副交感神经核和脊髓骶段（$S_2 \sim S_4$）灰质（相当于侧角部位）。

从中枢发出的自主神经在抵达效应器官前必须先进入外周的自主神经节，并在神经节内更换神经元再到达所支配的效应器官。由中枢发出的神经纤维称为**节前纤维**，由节内神经元发出的神经纤维称为**节后纤维**。除肾上腺髓质由交感神经节前纤维直接支配外，绝大多数内脏器官都是受自主神经的节后纤维支配。交感神经节距离效应器官较远，因此节前纤维短而节后纤维长；副交感神经节距离效应器官较近，有的神经节就在效应器官壁内，因此节前纤维长而节后纤维短。

交感神经几乎分布在人体所有的内脏器官，副交感神经则分布比较局限。少数内脏器官只接受交感神经的单一支配，如皮肤和肌肉的血管、竖毛肌、汗腺、肾上腺髓质和肾等。

（二）自主神经系统的功能

自主神经系统通过不同的递质和受体系统调节心肌、平滑肌和腺体（消化腺、汗腺、部分内分泌腺）的活动。交感神经和副交感神经的主要递质和受体是去甲肾上腺素和乙酰胆碱及其相应受体。表12-3总结了自主神经系统肾上腺素能和胆碱能受体的分布及其生理功能。

表 12-3　自主神经系统胆碱能和肾上腺素能受体的分布及其生理功能

效应器	肾上腺素能系统		胆碱能系统	
	受体	激动效应	受体	激动效应
自主神经节			N_1	节前-节后兴奋传递
骨骼肌			N_2	骨骼肌收缩
眼				
瞳孔括约肌			M	收缩（缩瞳）

效应器	肾上腺素能系统		胆碱能系统	
	受体	激动效应	受体	激动效应
瞳孔开大肌	α_1	收缩（扩瞳）		
睫状肌	β_2	舒张（视远物）	M	收缩（视近物）
心				
窦房结	β_1	心率加快	M	心率减慢
房室传导系统	β_1	传导加快	M	传导减慢
心肌	β_1	收缩力增强	M	收缩力减弱
血管			M	
冠状血管	α_1	收缩	M	舒张
	β_2	舒张（主要）		
皮肤黏膜血管	α_1	收缩	M	舒张
骨骼肌血管	α_1	收缩	M	舒张[①]
	β_2	舒张（主要）		
脑血管	α_1	收缩	M	舒张
唾液腺血管	α_1	收缩	M	舒张
腹腔内脏血管	α_1	收缩（主要）		
	β_2	舒张		
支气管				
平滑肌	β_2	舒张	M	收缩
腺体	α_1	抑制分泌	M	促进分泌
	β_2	促进分泌		
胃肠				
胃平滑肌	β_2	舒张	M	收缩
括约肌	α_1	收缩	M	舒张
腺体	α_2	抑制分泌	M	促进分泌
小肠平滑肌	α_2	舒张[②]	M	收缩
	β_2	舒张		
胆囊和胆道	β_2	舒张	M	收缩
盆腔				
膀胱逼尿肌	β_2	舒张	M	收缩
三角区和括约肌	α_1	收缩	M	舒张
输尿管平滑肌	α_1	收缩	M	收缩
子宫平滑肌	α_1	收缩（有孕）	M	可变[③]
	β_2	舒张（无孕）		
皮肤				
汗腺	α_1	促进精神性发汗	M	促进温热性发汗[①]
竖毛肌	α_1	收缩		
代谢				
糖酵解	β_2	加强		
脂肪分解	β_3	加强		
唾液腺	α_1	分泌少量黏稠唾液	M	分泌大量稀薄唾液

① 为交感节后胆碱能纤维支配。

② 可能是胆碱能纤维的突触前受体调制乙酰胆碱的释放所致。

③ 因月经周期、循环中雌孕激素水平、妊娠以及其他因素而发生变动。

（三）自主神经系统的功能特征

1. 紧张性作用　在安静状态下，自主神经持续发放一定频率的冲动，使所支配的器官处于一定程度的活动状态，称为**自主神经的紧张性作用**。如切断心迷走神经（属于副交感神经部分）

后心率加快，说明心迷走神经通过紧张性传出冲动，对心脏具有持久的抑制作用；而切断心交感神经，则心率减慢，说明心交感神经有兴奋心脏的紧张性传出冲动。自主神经的紧张性来源于其中枢的紧张性活动，而中枢紧张性来源于神经反射和体液因素等多种原因。

2. 双重神经支配　除皮肤和肌肉的血管、一般的汗腺、竖毛肌、肾上腺髓质和肾只受交感神经支配外，其他大多数内脏器官都受交感神经和副交感神经的双重支配。两者之间既有拮抗作用，也有协同作用。如心迷走神经抑制心脏活动，而心交感神经则兴奋心脏；交感和副交感神经都有促进唾液腺分泌的作用，前者促使少量黏稠唾液分泌，后者则引起大量稀薄唾液的分泌。

3. 受效应器所处功能状态的影响　自主神经的活动与效应器本身的功能状态有关。如刺激交感神经可抑制未孕子宫平滑肌，但可兴奋有孕子宫平滑肌。

（四）自主神经系统对整体生理功能调节的意义

交感神经系统的活动一般比较广泛。当机体处于肌肉剧烈运动、窒息、失血或寒冷等情况时，交感神经系统的活动会增强，可通过**应急反应**（即机体突然受到强烈的有害刺激时，交感神经-肾上腺髓质系统的适应性活动）动员机体许多器官的潜在力量，促使机体适应环境的急剧变化。

副交感神经系统的活动相对比较局限，其意义主要在于保护机体、休整恢复、促进消化、积蓄能量以及加强排泄和生殖功能等。

二、内脏活动的中枢调节

（一）脊髓对内脏活动的调节

交感神经和部分副交感神经由脊髓发出，脊髓是内脏反射的初级中枢。它可完成基本的血管张力反射、出汗反射、排尿反射、排便反射及勃起反射等，但其调节功能受高位中枢的影响。

（二）低位脑干对内脏活动的调节

脑干具有许多内脏活动中枢。延髓既是心血管活动的基本中枢，也是呼吸节律产生的基本中枢，故又将延髓称为"**生命中枢**"。除此以外，延髓还有与消化功能有关的中枢等。脑桥有呼吸调整中枢和角膜反射中枢；中脑有瞳孔对光反射中枢。

（三）下丘脑对内脏活动的调节

下丘脑是较高级的调节内脏活动的中枢，常与其他生理活动联系起来，调节着体温、摄食行为、水平衡、内分泌、情绪反应、生物节律等重要生理过程。

1. 体温调节　调节体温的中枢位于下丘脑。下丘脑前部存在大量对温度变化敏感的神经元，当体温超过或低于一定水平时，即可通过调节产热和散热活动使体温保持相对稳定。

2. 水平衡的调节　损毁下丘脑可导致动物烦渴、多尿，说明下丘脑能调节水的摄入与排出，从而维持机体的水平衡。下丘脑内存在渗透压感受器，它能通过血液的渗透压变化来调节抗利尿激素的分泌，从而影响机体排水的功能。

3. 对腺垂体和神经垂体激素分泌的调节　下丘脑促垂体区可合成和分泌多种调节腺垂体激素的肽类物质，通过下丘脑-腺垂体-靶腺轴的活动影响腺垂体激素的分泌。此外，下丘脑视上核、室旁核的神经内分泌细胞能合成抗利尿激素和催产素，这两种激素将运输至神经垂体贮存，下丘脑可控制其分泌。

4. 生物节律控制　机体内的各种活动常按一定的时间顺序发生变化，这种变化的节律称为**生物节律**。下丘脑的视交叉上核可能是生物节律的重要中枢和控制中心，视交叉上核可通过视网膜-视交叉上核束与视觉感受装置发生联系，因此外环境的昼夜光照变化可影响视交叉上核的活动，从而使体内日周期节律与外环境的昼夜节律同步。

5. 其他功能 下丘脑能产生某些行为欲望，如食欲、渴觉、性欲等，并能调节摄食行为、饮水行为和性行为等本能行为。此外，下丘脑还参与睡眠、情绪及情绪生理反应等。

🌱 知识链接

本能行为与情绪

本能行为是动物在进化过程中形成并经遗传固定下来的对个体和种属生存具有重要意义的行为。例如，丘脑外侧区内存在摄食中枢，腹内侧核内存在饱中枢，二者通过交互抑制，共同影响机体的摄食行为。

情绪指人类和动物对客观环境刺激所表达的一种特殊的心理体验和某种固定形式的躯体行为表现，包括恐惧、焦虑、发怒、平静、愉快、痛苦、悲哀和惊讶等多种表现形式。下丘脑内近中线的腹内侧存在防御反应区。此外，电刺激下丘脑外侧区可引起动物出现攻击行为，电刺激下丘脑背侧区则出现逃避行为。人类下丘脑发生疾病时也往往伴随出现不正常的情绪活动。

在情绪活动中伴随发生的一系列生理变化，称为情绪生理反应，主要包括自主神经系统和内分泌系统功能活动的改变。如发动防御反应时，出现瞳孔扩大、出汗、心率加快、血压升高、骨骼肌血管舒张、皮肤和内脏血管收缩等交感活动的改变；情绪波动时，出现性激素分泌紊乱，性欲亢进或冷淡，并引起育龄期女性月经失调和性周期紊乱等。

人类的本能行为和情绪受后天学习和社会因素的影响巨大。

（四）大脑皮质对内脏活动的调节

1. 边缘系统 边缘系统由边缘叶和大脑皮质的岛叶、颞极、眶回以及皮质下的杏仁核、隔区、下丘脑、背侧丘脑前核等结构组成。它对内脏活动的调节作用复杂，不同核团、不同区域具有不同的调节作用。可调节呼吸、胃肠、瞳孔、膀胱等的活动，还与情绪、食欲、性欲、生殖和防御等活动，以及学习和记忆功能有密切关系。

2. 新皮层 指哺乳动物大脑皮层中除古皮层和旧皮层外的广大区域，人类的新皮层约占皮层的96％，是调控内脏活动的高级中枢，调控具有区域分布特征。切除动物新皮层，除感觉和躯体运动功能丧失外，很多自主性功能如血压、排尿、体温等调节均发生异常。

❤ 医者仁心

阿尔茨海默病

阿尔茨海默病（AD）是发生在老年期和老年前期的一种中枢神经系统退行性病变，是老年期最常见的痴呆类型之一，女性患病率高于男性，随着年龄增长患病率逐渐上升。85岁以后，每5位老人中就有1人患此病。AD患者的脑体积缩小、重量减轻，脑沟加深变宽，脑回萎缩变平，海马区萎缩。典型病理学改变为脑组织内淀粉样蛋白沉积和神经纤维缠结，但发病机制尚未明确。AD患者主要表现为进行性记忆障碍、失语、失用、失认、视空间障碍及其他精神行为症状。轻度AD患者易出现疲乏、焦虑、消极情绪；中度AD患者多出现性格异常，如内向性格变得言语增多、易激惹或外向性格变得沉默寡言、对任何事提不起兴趣；重度AD患者还出现喜怒无常、情感淡漠等表现。目前尚无特效药能治愈或有效控制此病进展，患者多联合服用改善认知功能和控制精神症状的药物。加强综合治疗和护理可提高AD患者的生活质量。同时，倡导全社会开展相关疾病知识科普，倡导群众多关注、关心、关爱身边的AD患者。

本章小结

1. 神经系统分中枢神经系统和周围神经系统。中枢神经系统包括脑和脊髓，周围神经系统根据连接部位不同分为脊神经和脑神经。脑分 6 部分，即端脑、间脑、中脑、脑桥、延髓、小脑。其中，中脑、脑桥和延髓 3 部分合称脑干。大脑、小脑表面是一层皮质，深部是髓质，在髓质中散在一些神经核。脊神经共 31 对，每条脊神经由运动性前根和感觉性后根构成，连于脊髓的前外侧沟和后外侧沟，脊髓借 31 对脊神经根分为 31 个脊髓节段。脑神经共 12 对，分为感觉性、运动性以及混合性三类，其中第Ⅲ～Ⅻ对脑神经连于脑干。

2. 神经递质分为中枢神经递质和外周神经递质（乙酰胆碱、去甲肾上腺素）。受体分为胆碱受体（M 受体、N 受体）和肾上腺素受体（α 受体、β 受体）。

3. 丘脑的感觉投射系统分为特异投射系统和非特异投射系统。第一体表感觉区位于大脑皮质中央后回。皮肤痛觉分为快痛和慢痛。内脏痛具有定位不精确、发生缓慢持久，对机械性牵拉、缺血、痉挛、炎症等刺激敏感，伴有不愉快的情绪活动，以及恶心、呕吐、心血管和呼吸活动改变等特征。

4. 脊髓是躯体运动调节的初级中枢。牵张反射包括腱反射和肌紧张。在脑干网状结构下行系统中存在易化区和抑制区。小脑分为前庭小脑、脊髓小脑和皮层小脑。大脑皮层的主要运动区在中央前回。

5. 自主神经系统分为交感神经系统和副交感神经系统，通过调节内脏活动影响整体生理功能。

目标测试

一、单项选择题

1. 成人脊髓下端平对

A. 第 1 腰椎下缘　B. 第 2 腰椎下缘　C. 第 3 腰椎下缘　D. 第 1 胸椎下缘　E. 第 3 胸椎下缘

2. 锥体交叉位于

A. 脊髓　　　　　B. 延髓　　　　　C. 脑桥　　　　　D. 中脑　　　　　E. 端脑

3. 和脑干背面相连的脑神经是

A. 动眼神经　　　B. 滑车神经　　　C. 三叉神经　　　D. 展神经　　　　E. 面神经

4. 属于原小脑的是

A. 前叶　　　　　B. 后叶　　　　　C. 绒球小结叶　　D. 小脑半球　　　E. 小脑扁桃体

5. **不**属于间脑的结构是

A. 丘脑　　　　　B. 下丘脑　　　　C. 上丘脑　　　　D. 后丘脑　　　　E. 上丘

6. 分隔顶叶和额叶之间的沟是

A. 顶枕沟　　　　B. 外侧沟　　　　C. 中央沟　　　　D. 距状沟　　　　E. 中央前沟

7. 在大脑半球表面看**不**到的脑叶是

A. 额叶　　　　　B. 颞叶　　　　　C. 岛叶　　　　　D. 枕叶　　　　　E. 顶叶

8. **不**属于端脑基底核的是

A. 尾状核　　　　B. 豆状核　　　　C. 杏仁体　　　　D. 齿状核　　　　E. 屏状核

9. 内囊位于

A. 背侧丘脑与尾状核之间　　　　　B. 豆状核、屏状核与尾状核之间

C. 豆状核与背侧丘脑之间　　　　　D. 下丘脑、尾状核与豆状核之间

E. 尾状核、背侧丘脑与豆状核之间

10. 脊髓的被膜由内向外依次为
A. 软脊膜、蛛网膜、硬脊膜　　　　　　B. 硬脊膜、软脊膜、蛛网膜
C. 硬脊膜、蛛网膜、软脊膜　　　　　　D. 蛛网膜、软脊膜、硬脊膜
E. 蛛网膜、硬脊膜、软脊膜

11. 脑脊液产生于
A. 软脑膜　　　B. 蛛网膜　　　C. 脉络丛　　　D. 蛛网膜颗粒　　　E. 室管膜上皮

12. 尺神经发自
A. 颈丛　　　B. 臂丛　　　C. 腰丛　　　D. 骶丛　　　E. 胸神经

13. 属于混合性脑神经的是
A. 动眼神经　　　B. 滑车神经　　　C. 舌下神经　　　D. 舌咽神经　　　E. 前庭蜗神经

14. 交感神经节后纤维释放的递质是
A. 乙酰胆碱　　　B. 去甲肾上腺素　　C. 多巴胺　　　D. 5-羟色胺
E. 去甲肾上腺素或乙酰胆碱

15. 非特异性投射系统的主要功能是
A. 引起特定感觉　　　　　　　　B. 维持睡眠状态　　　　　　　　C. 协调肌紧张
D. 调节内脏功能　　　　　　　　E. 维持和改变大脑皮质的兴奋状态

16. 以下哪种感觉不经过特异性投射系统传入
A. 视觉　　　B. 听觉　　　C. 嗅觉　　　D. 味觉　　　E. 本体感觉

17. 躯体感觉的皮质代表区主要位于
A. 中央前回　　　B. 中央后回　　　C. 岛叶皮质　　　D. 颞叶皮质　　　E. 边缘系统皮质

18. 内脏痛的主要特点是
A. 刺痛　　　B. 快痛　　　C. 定位不精确　　　D. 对牵拉不敏感　　E. 对切割敏感

19. 牵涉痛是指
A. 内脏痛引起体表特定部位的疼痛或痛觉过敏　　　B. 伤害性刺激作用于皮肤痛觉感受器
C. 伤害性刺激作用于内脏痛觉感受器　　　　　　　D. 肌肉和肌腱受牵拉时所产生的痛觉
E. 内脏及腹膜受牵拉时产生的感觉

20. 躯体运动最基本的中枢是
A. 大脑　　　B. 小脑　　　C. 脊髓　　　D. 延髓　　　E. 脑干

21. 脊休克时，反射消失的原因是
A. 离断的脊髓突然失去了高位中枢的调节　　　B. 脊髓中的反射中枢被破坏
C. 切断损伤的刺激对脊髓的抑制作用　　　　　D. 缺血导致脊髓功能减退
E. 失去了脑干网状结构易化区的始动作用

22. 维持躯体姿势的最基本的反射是
A. 屈肌反射　　　B. 腱反射　　　C. 肌紧张　　　D. 牵张反射　　　E. 对侧伸肌反射

二、多项选择题

1. 下列关于脊髓的描述正确的是
A. 分 31 个节段，由颈、胸、腰、骶 4 部分组成　　　B. 与 31 对脊神经的前、后根相连
C. 全长粗细不等，有颈膨大和腰骶膨大　　　　　　　D. 新生儿脊髓下端平对第 3 腰椎下缘
E. 横断面上可见灰质呈"H"形，位于中央，白质位于灰质周围

2. 参与脑干组成的是
A. 延髓　　　B. 间脑　　　C. 小脑　　　D. 中脑　　　E. 脑桥

3. 位于延髓脑桥沟里的脑神经是
A. 三叉神经　　　B. 展神经　　　C. 面神经　　　D. 前庭蜗神经　　　E. 舌咽神经

4. 运动性脑神经是

A. 嗅神经   B. 视神经   C. 动眼神经   D. 滑车神经   E. 展神经

5. 分布于手的神经

A. 肌皮神经   B. 尺神经   C. 桡神经   D. 腋神经   E. 正中神经

6. 对小脑调节运动功能的叙述，正确的是

A. 前庭小脑主要参与维持身体平衡   B. 脊髓小脑主要参与调节肌紧张

C. 皮质小脑主要与协调随意运动有关

D. 脊髓小脑损伤出现的共济失调，可表现为意向性肌肉震颤

E. 以上都不对

7. 副交感神经系统兴奋时，引起

A. 心率减慢   B. 胃肠运动加快   C. 瞳孔开大肌收缩

D. 糖原分解增加   E. 支气管平滑肌舒张

8. 交感神经兴奋时可引起

A. 瞳孔缩小   B. 逼尿肌收缩   C. 消化道括约肌收缩

D. 竖毛肌收缩   E. 支气管平滑肌舒张

（孔祥照　李雁楠）

第十三章　内分泌系统

知识目标 >>>>

　　1. 掌握甲状腺、肾上腺及垂体的位置及形态；激素的概念；甲状腺激素、生长素、催乳素、肾上腺糖皮质激素和胰岛素的生物学作用。

　　2. 熟悉内分泌系统的组成；下丘脑与垂体的关系。

　　3. 了解甲状旁腺、降钙素、盐皮质激素的分泌部位及生物学作用。

能力目标 >>>>

　　1. 识别各内分泌腺的位置和形态。

　　2. 学会在自己身上确认甲状腺的位置。

素质目标 >>>>

　　锻炼学生局部联系全身的综合思维能力。

第一节　概　述

案例分析

　　不知从何时开始，很多人一听说药里有激素就完全不敢用，这很有可能是由于大量关于激素副作用的报道，诸如产生依赖性、导致肥胖、影响发育等负面信息导致的。

　　请根据本节所学内容解释：

　　1. 什么是激素？

　　2. 如何正确看待激素类药物？

一、内分泌系统的组成与功能

（一）内分泌系统的组成

　　内分泌系统由内分泌器官、内分泌组织和内分泌细胞组成。内分泌器官又称内分泌腺（图

13-1），包括垂体、甲状腺、甲状旁腺、肾上腺、胸腺和松果体等；内分泌组织分散于相关的器官内，是由内分泌细胞聚集而成的细胞团，如胰岛、黄体等；内分泌细胞散在于其他组织器官内，如胃肠壁、泌尿生殖管道黏膜的内分泌细胞等。

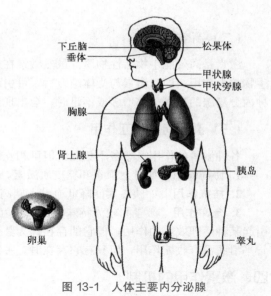

下丘脑
垂体
松果体
甲状腺
甲状旁腺
胸腺
肾上腺
胰岛
卵巢
睾丸

图 13-1　人体主要内分泌腺

（二）内分泌系统的功能

内分泌细胞的分泌物，称为**激素**。通过血液和淋巴循环，将激素运送到全身各处，作用于远处的特定细胞；激素也可直接作用于邻近的细胞，称为**旁分泌**。内分泌系统通过分泌的激素与神经系统协作，共同调节机体的新陈代谢、生长发育和生殖功能，是机体重要的调节系统。

📱 边学边练

人体有哪些内分泌腺？各内分泌腺的位置和形态如何？请参见：实验二十三　内分泌器官的观察。

二、激素的分类及信息传递方式

（一）激素的分类

激素按其化学本质可分为**含氮激素**和**类固醇激素**。前者包括蛋白质类、肽类及胺类，人体多数内分泌腺分泌的激素属于此类，这类激素易被消化酶破坏，故不宜口服。后者主要包括肾上腺皮质激素和性激素，该类激素不易被消化酶破坏，可口服。

（二）激素的信息传递方式

激素的主要传递方式有以下四种：

1. 远距分泌　激素释放后直接进入毛细血管，经血液循环运送到远距离的靶器官或靶细胞。例如，肾上腺髓质释放的儿茶酚胺经血液对心脏发挥作用。

2. 旁分泌　激素释放后进入细胞外液，通过扩散作用于邻近的靶细胞。例如，胰岛 B 细胞分泌的胰岛素抑制胰岛 A 细胞分泌胰高血糖素。

3. 神经分泌　神经细胞合成的激素沿轴浆流动运送到所连接的组织，或从神经末梢释放入毛细血管发挥作用。例如，下丘脑神经元分泌的调节肽通过垂体门脉系统作用于腺垂体。

4. 自分泌　激素作用于分泌激素的细胞自身。例如，下丘脑生长激素释放激素对其自身释放的负反馈调节。

三、激素作用的一般特征

（一）特异性

特异性是指激素具有选择性地作用于某一器官、腺体或细胞的特性。被激素作用的器官、腺体及细胞分别称该激素的靶器官、靶腺及靶细胞。这种特异性作用的产生，在于靶细胞膜或细胞内存在着能与激素相结合的特异性受体的缘故。

（二）高效性

激素是高效能生物活性物质。虽然激素在血液中含量极微，但其作用却非常之大。激素具有生物放大作用，即当激素与受体结合后，可引起细胞内一系列逐级放大的酶促反应。因此，当某种内分泌腺的激素分泌增多或不足时，会出现该内分泌腺功能的亢进或减退病症。

（三）激素间的相互作用

各种激素的作用虽然各不相同，但可相互影响，具体表现为：

1. 协同作用　如肾上腺素和糖皮质激素，均可升高血糖。

2. 拮抗作用　如胰岛素能降低血糖，胰高血糖素则升高血糖。

3. 允许作用　激素间较为特殊的一种相互作用，是指有的激素对某些器官或细胞并不直接引起某种生理效应的作用，但它的存在却为其他激素发挥作用创造条件。例如，糖皮质激素对血管平滑肌没有收缩作用，但只有它存在时，去甲肾上腺素才能发挥缩血管作用。

四、激素作用的机制

激素如何将调节信息传递给靶细胞，这是一个十分复杂的问题。目前已知，激素的化学性质不同，其作用机制也不同。

（一）含氮激素的作用机制——第二信使学说

含氮激素首先与靶细胞膜上的特异性受体结合，激素作为携带调节信息的第一信使，从而激活细胞膜上的腺苷酸环化酶（AC），在 Mg^{2+} 的参与下，腺苷酸环化酶可催化 ATP 转化为环磷酸腺苷（cAMP），cAMP 作为第二信使，激活胞质中无活性的蛋白激酶系统，并进一步引起细胞内特有的生理效应，实现激素的调节作用（图 13-2）。故此作用机制也称第二信使学说。此外，环磷酸鸟苷（cGMP）、三磷酸肌醇（IP）、二酰甘油（DG）和 Ca^{2+} 等也可作为第二信使。

（二）类固醇激素的作用机制——基因表达学说

类固醇激素分子量小，脂溶性高，可透过细胞膜与胞质内特异性受体结合成激素-胞质受体复合物，使受体发生变构，同时获得穿过核膜的能力而进入细胞核内，与核内受体结合，形成激素-核受体复合物，再与染色质的非组蛋白的特异位点结合，从而启动或抑制该部位的 DNA 的转录，促进或抑制 mRNA 的形成，诱导或减少某种蛋白质酶的合成，产生相应的生理效应（图 13-3）。

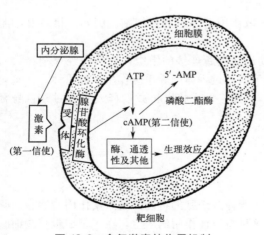

图 13-2　含氮激素的作用机制

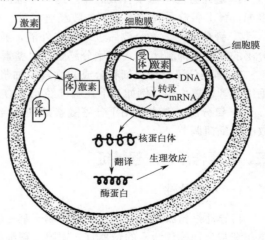

图 13-3　类固醇激素的作用机制

第二节　下丘脑与垂体

案例分析

患者，女，8岁。身材矮小，生长发育迟缓，食欲低下，腹部脂肪堆积。磁共振检查示：垂体偏小。

请根据本节所学内容解释：

1. 该患者极有可能缺乏何种激素？
2. 该激素有些什么生理作用？

垂体位于颅中窝的垂体窝内，上端借漏斗与下丘脑相连。垂体为灰红色椭圆形小体，成年人重约0.5g，分为**腺垂体**和**神经垂体**两部分（图13-4）。腺垂体包括远侧部、结节部和中间部；神经垂体包括神经部和漏斗（包括漏斗柄和正中隆起）。垂体是机体内重要的内分泌腺，通过分泌多种激素调节其他内分泌腺，并借神经和血管与下丘脑相联系，在神经系统和内分泌系统的关系中居枢纽地位。

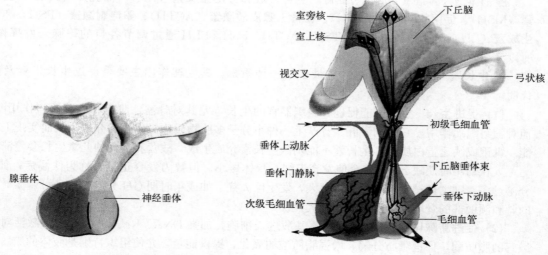

图13-4　垂体的分部　　　　　　　　　　　图13-5　下丘脑-腺垂体系统

下丘脑位于丘脑的前下方，紧贴颅底中部，前以视交叉为界，下借漏斗与垂体相连。下丘脑的内部结构比较复杂，内有两组重要的神经内分泌细胞。一组是视上核和室旁核，其神经纤维下行至神经垂体，构成下丘脑-垂体束。由视上核和室旁核所合成的血管升压素和催产素沿下丘脑垂体束的轴质运输至神经垂体贮存，组成下丘脑-神经垂体系统。另一组集中在下丘脑内侧基底部，构成下丘脑促垂体区，其分泌的下丘脑调节肽，经垂体门脉系统运送到腺垂体，调节腺垂体功能，形成下丘脑-腺垂体系统（图13-5）。

一、下丘脑的内分泌功能

腺垂体激素的分泌，受下丘脑调节。下丘脑促垂体区肽能神经元分泌的肽类激素，统称为**下丘脑调节肽**，迄今为止共发现九种下丘脑调节肽，它们能促进或抑制腺垂体激素分泌，具有促进腺垂体激素分泌作用的称为释放激素（因子），具有抑制腺垂体激素分泌作用的称为释放抑制激素（因子），其化学性质及主要作用见表13-1。

表 13-1　下丘脑调节肽的化学性质及主要作用

种类	化学本质	主要作用
促甲状腺激素释放激素(TRH)	3 肽	促进促甲状腺激素的分泌
促性腺激素释放激素(GnRH)	10 肽	促进黄体生成素、卵泡刺激素的分泌
促肾上腺皮质激素释放激素(CRH)	41 肽	促进肾上腺皮质激素的分泌
生长素释放激素(GHRH)	44 肽	促进生长素的分泌
生长素释放抑制激素(GHRIH)	14 肽	抑制生长素的分泌
催乳素释放因子(PRF)	未定	促进催乳素的分泌
催乳素释放抑制因子(PIF)	未定	抑制催乳素的分泌
促黑激素释放因子(MRF)	未定	促进促黑激素的分泌
促黑激素释放抑制因子(MIF)	未定	抑制促黑激素的分泌

二、垂体

（一）腺垂体的激素及生理作用

腺垂体是人体最重要的内分泌腺，它可合成和分泌**生长素**（GH）、**催乳素**（PRL）、**促黑激素**（MSH）、**促甲状腺激素**（TSH）、**促肾上腺皮质激素**（ACTH）、**卵泡刺激素**（FSH）和**黄体生成素**（LH）7 种激素。其中，TSH、ACTH、FSH 和 LH 通过调节各自的靶腺来发挥作用，所以又称为促激素。

1. 生长素　生长素是体内含量最多的一种激素。其生理作用主要是促进生长发育及新陈代谢。

（1）促进生长　生长素能促进各组织器官的生长，尤其对骨骼、肌肉和内脏器官作用明显，但对脑组织无作用。它能刺激肝、肾产生一种小分子多肽物质称为生长素介质，从而实现上述功能。饥饿或缺乏蛋白质时，生长素不能刺激生长素介质生成，故营养不良的儿童生长会停滞。

人在幼年时期缺乏 GH，会使发育迟缓、身体矮小，但智力发育正常，称为侏儒症；如 GH 分泌过多，则生长过度、身材异常高大，发生巨人症。如成年时期 GH 分泌过多，可刺激肢端部的骨和颌面部的骨增长，发生肢端肥大症。

（2）促进新陈代谢　GH 可促进氨基酸进入细胞，加强 DNA、RNA 的合成；可激活对激素敏感的脂肪酶，促进脂肪分解，增强脂肪酸的氧化，提供能量，并使组织特别是肢体的脂肪量减少；还可抑制外周组织摄取和利用葡萄糖，减少葡萄糖的消耗，升高血糖水平。GH 分泌过多时，可因血糖升高而引起糖尿，称为"垂体性糖尿"。

2. 催乳素　以女性分泌较多，尤其是在妊娠期和哺乳期。PRL 作用广泛，主要生理作用为：促进乳腺的发育生长，引起和维持分娩后泌乳；刺激黄体分泌孕激素，促进排卵和黄体生长。在男性则促进前列腺和精囊的生长，加强黄体生成素促进睾丸合成睾酮的作用。

3. 促黑激素　主要促进皮肤黑色素细胞合成黑色素，使皮肤颜色变深。

4. 促激素

（1）促甲状腺激素　促进甲状腺增生和甲状腺激素的合成与分泌。

（2）促肾上腺皮质激素　促进肾上腺皮质增生和糖皮质激素的合成与分泌。

（3）**促性腺激素**　对于女性是指卵泡刺激素（FSH）和黄体生成素（LH）。前者能促进卵泡的发育；后者能促进卵泡排卵、黄体生成和分泌。两者协同作用时，可使卵泡分泌雌激素。对于男性，FSH 称精子生成素，LH 称间质细胞刺激素，两种激素都是睾丸生精过程所必需的。间质细胞刺激素的作用是通过刺激雄激素分泌实现的。

腺垂体激素的分泌，主要受下丘脑调节肽的调节和血液中靶腺激素对下丘脑和腺垂体的反馈调节，从而形成下丘脑-腺垂体-靶腺轴，如下丘脑-腺垂体-甲状腺轴、下丘脑-腺垂体-肾上腺皮质轴等。

（二）神经垂体的激素及生理作用

神经垂体本身不能合成激素，而是起仓库的作用，当人体需要时所贮存激素就释放到血液中。神经垂体释放的**抗利尿激素**（ADH），又称血管升压素（VP），由室上核分泌；**催产素**（OXT）又称缩宫素，由室旁核分泌。

1. 抗利尿激素　主要作用是促进肾远曲小管和集合管对水的重吸收，使尿量减少，不参与血压调节；只有当机体大失血时，血中 ADH 浓度升高，使小动脉平滑肌收缩，血压升高，对维持血压相对稳定有一定作用。

2. 缩宫素　具有刺激乳腺及子宫的双重作用。它能使分娩后乳腺腺泡和导管周围的肌上皮细胞收缩，乳汁排出，并维持乳腺泌乳，防止其萎缩，哺乳时婴儿吸吮乳头刺激，也能反射性地引起缩宫素的释放；缩宫素还能使子宫（特别是妊娠子宫）强烈收缩，产科常用于引产或产后宫缩乏力出血的治疗。

第三节　甲状腺与甲状旁腺

案例分析

患者，女，45 岁。心慌、烦躁易怒、燥热多汗、饭量有所增加体重却有所下降。查体：神情激动、眼球突出；甲状腺轻度肿大。

请根据本节所学内容解释：

1. 该患者可能的病因是什么？

2. 为何患者饭量增加体重却下降？

一、甲状腺

甲状腺（图 13-6）是人体最大的内分泌腺，呈"H"形，分为左、右两侧叶和中间的甲状腺峡。甲状腺侧叶位于喉下部和气管上部的两侧及前面，其内面与咽、喉、气管、喉返神经和颈部血管相邻，故甲状腺肿大时，可压迫上述结构，出现呼吸困难、声音嘶哑、吞咽困难和面部水肿等症状。甲状腺质地柔软，血液供应丰富，呈棕红色。新生儿甲状腺重约 1.5g，成人重 15～40g，其体积随年龄增长而增大，老年人甲状腺逐渐萎缩。甲状腺借深筋膜固定于喉软骨上，故吞咽时甲状腺可随喉上、下移动。

甲状腺内含有许多大小不等的圆形或椭圆形滤泡（腺泡）（图 13-7）。滤泡上皮细胞是甲状腺激素合成与释放的部位，滤泡腔是激素的贮存库，其内充满胶质，胶质是滤泡上皮细胞的分泌物，主要成分是甲状腺球蛋白。**甲状腺激素**是调节人体新陈代谢和生长发育的重要激素。在甲状腺滤泡之间和滤泡上皮细胞之间有滤泡旁细胞，又称C细胞，其分泌**降钙素**，功能是调节钙、磷的代谢。

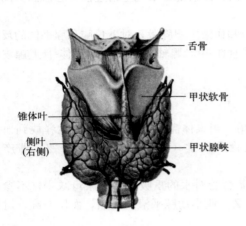

图 13-6　甲状腺的位置与形态

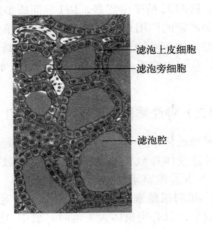

图 13-7　甲状腺组织结构

（一）甲状腺激素的合成

甲状腺激素主要有两种，一种是四碘甲腺原氨酸（T_4）又称甲状腺素，另一种是三碘甲腺原氨酸（T_3）。T_4 的含量约占总量的 90%，但 T_3 的生物活性强。合成甲状腺激素的主要原料是碘和甲状腺球蛋白（TG）。其合成过程包括 3 个步骤：

1. 甲状腺腺泡聚碘　由肠道吸收的碘以 I^- 的形式存在于血浆中，浓度约 $250\mu g/L$。甲状腺对碘的摄取是依赖上皮细胞膜上的碘泵活动完成的，属于主动转运过程。临床上常采用测定甲状腺摄取放射性碘的能力（I^{131} 摄取率）的方法来判断甲状腺的功能。甲状腺功能亢进时摄碘能力增强，功能减退时则摄碘能力减弱。

2. 碘的活化　由腺泡上皮细胞摄取的碘需在过氧化酶的氧化作用下转变为活化碘（I_2 或 I_0），这一过程称为碘的活化。

3. 酪氨酸的碘化与甲状腺激素的合成　碘化过程发生在甲状腺球蛋白（TG）结构中的酪氨酸残基上。由活化的碘取代酪氨酸残基苯环上的氢，生成一碘酪氨酸（MIT）和二碘酪氨酸（DIT）。然后一个分子 MIT 与一个分子 DIT 耦联生成 T_3，两个分子 DIT 耦联生成 T_4。

（二）甲状腺激素的生理作用

甲状腺激素的作用十分广泛，其主要的作用是促进物质代谢与能量代谢、促进生长发育。

1. 对代谢的作用

（1）对能量代谢的调节　甲状腺激素可提高绝大多数组织细胞的能量代谢水平，增加组织的耗氧量和产热量，使基础代谢率升高。故测定基础代谢率有助于了解甲状腺的功能。临床上甲状腺功能亢进时，患者基础代谢率将升高，患者因产热过多而表现为怕热多汗；甲状腺功能低下时则相反，患者基础代谢率会降低，患者因产热不足而怕冷。

（2）对物质代谢的调节　甲状腺激素对蛋白质、糖和脂肪代谢均有调节作用。

①**蛋白质代谢**。此作用的发生，可因甲状腺激素量的多少而不同。生理剂量的甲状腺激素可促进蛋白质的合成尤其是肌肉、肝及肾的蛋白质合成明显增加。大剂量的甲状腺激素则使蛋白质分解加速，特别是骨骼肌蛋白质的分解增强，故临床上甲状腺功能亢进症（简称"甲亢"）患者可出现消瘦乏力。甲状腺激素分泌不足时，蛋白质合成减少，肌肉萎缩无力，并可引起黏液性水肿。

② **糖代谢**。甲状腺激素可促进肠道对糖的吸收，增强糖原分解和异生，使血糖升高。故甲亢患者食糖稍多后血糖便可迅速升高，甚至出现糖尿。

③ **脂类代谢**。甲状腺激素可促进脂肪酸氧化。甲状腺激素既可促进胆固醇的合成，又可通过肝降解胆固醇，但后者作用较强。故甲亢患者血中胆固醇含量常低于正常；甲状腺功能减退症（简称"甲减"），患者血中胆固醇水平常高于正常。

2. 对生长发育的作用　甲状腺激素是维持正常生长发育不可缺少的激素，对婴儿脑和骨骼的发育尤为重要。另外，甲状腺激素对生长素有允许作用，缺少甲状腺激素生长素便不能很好地发挥作用。甲状腺功能减退的婴幼儿，不仅身材矮小，而且智力低下，称为呆小症。

🌸 **知识链接**

侏儒症与呆小症

侏儒症也叫矮小症，指在相似的生活环境下，儿童身高低于同龄、同性别正常儿童平均身高 2 个标准差，或身高每年增长低于 4～5cm。该病是临床常见的儿科疾病，病因复杂，主要分为正常生长变异和病理性身材矮小两类。前者主要与遗传有关，后者则以生长激素缺乏性矮小最为常见。

呆小症又称克汀病，是由甲状腺发育不全或功能低下造成的幼儿发育障碍。该病除身材矮小外，通常还伴有精神呆滞、智力低下、毛发稀少、面部浮肿等症状。

---

3. 其他作用

(1) 对神经系统的作用　甲状腺激素除了影响中枢神经系统的发育，还能提高中枢神经系统的兴奋性。甲亢患者常表现为情绪易激动，兴奋失眠，可出现手指震颤等；甲减患者则有记忆力减退、反应迟钝、表情淡漠、嗜睡等表现。

(2) 对心血管活动的作用　甲状腺激素可使心率加快，心肌收缩力增强，心输出量增多。故甲亢患者可表现为心动过速。

(3) 对生殖功能的影响　甲状腺功能亢进的妇女月经稀少，甚至闭经。甲状腺功能低下的妇女月经不规则，甚至闭经，不育，即使受孕也易流产。

(4) 对胃肠活动的影响　甲状腺激素可使胃肠蠕动增强，消化腺分泌增加。甲亢患者可出现食欲增强，胃肠蠕动加速，胃排空加快，肠道吸收减少，甚至出现顽固性吸收不良性腹泻；甲减患者可出现腹胀和便秘。

(三) 甲状腺功能的调节

甲状腺功能主要受下丘脑和腺垂体的调节，形成下丘脑-腺垂体-甲状腺轴。此外，甲状腺还有明显的自身调节。

1. 下丘脑-腺垂体-甲状腺轴的调节　下丘脑分泌的 TRH 通过垂体门脉系统作用于腺垂体，可促进腺垂体 TSH 的合成和释放。TSH 是调节甲状腺功能活动的主要激素。其作用包括两个方面：一是促进甲状腺激素的合成与释放，使血中 T_3、T_4 的浓度增高；另一方面是促进甲状腺细胞增生、腺体肥大。血中游离 T_3、T_4 的改变，对腺垂体 TSH 的分泌起反馈性调节作用。当血中 T_3、T_4 浓度增高时，可反馈性抑制 TRH 和 TSH 的分泌，从而使甲状腺激素的释放减少（图 13-8）。这种负反馈作用是体内甲状腺激素浓度维持生理水平的重要机制。

2. 甲状腺的自身调节　甲状腺可根据机体含碘量的多少，调整自身摄取碘的能力，称为甲状腺的自身调节。当食物供碘偏多时，甲状腺摄碘则减少，使甲状腺激素的合成不致过多；当碘供应不足时，甲状腺摄碘能力增强，甲状腺激素的合成增加，以满足机体之需。

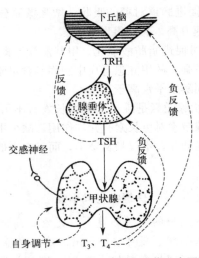

图 13-8　甲状腺激素分泌调节示意图

二、甲状旁腺

　　甲状旁腺位于甲状腺侧叶的后面，少数埋藏于甲状腺实质内，一般有上、下两对。呈棕黄色、扁椭圆形、黄豆大小的小体（图 13-9）。腺细胞分主细胞和嗜酸性细胞两种（图 13-10），主细胞分泌**甲状旁腺素**（PTH）；嗜酸性细胞胞质内含有密集的嗜酸性颗粒，功能目前尚不清楚。

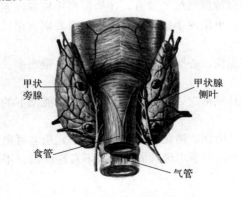

图 13-9　甲状旁腺的位置及形态

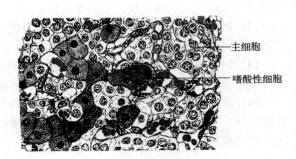

图 13-10　甲状旁腺组织结构

（一）甲状旁腺素

　　PTH 是甲状旁腺合成和分泌的多肽激素，它能作用于破骨细胞，使磷酸钙从骨质中释放入血，促进肾小管对钙的重吸收，抑制对磷的重吸收；加强小肠对钙的吸收。即通过加强溶骨过程和保钙排磷作用，使血钙升高，血磷降低。

　　PTH 的分泌主要受血钙浓度的调节。血钙浓度升高，PTH 分泌减少；血钙浓度降低，则PTH 分泌增多。此外，血磷升高可通过降低血钙刺激 PTH 分泌，降钙素大量释放也可促使PTH 分泌增多。

（二）降钙素

　　降钙素是甲状腺滤泡旁细胞（又称 C 细胞）分泌的多肽激素。现已实现人工合成，用于临床。其生理作用与甲状旁腺素基本相反，减弱破骨细胞的活动，能使磷酸钙释放入血减少，同时抑制肾小管对钙、磷、钠的重吸收和抑制小肠对钙的吸收，因而使血钙降低，血磷降低。

降钙素的分泌也受血钙浓度调节。血钙浓度升高时，则降钙素分泌增多；血钙浓度降低时，则降钙素分泌减少。PTH能使血钙升高，故可间接促进降钙素分泌。

第四节　肾上腺

案例分析

患者，男，32岁。满月脸、向心性肥胖、痤疮、高血压、糖尿病和骨质疏松。
临床诊断：库欣综合征。
请根据本节所学内容解释：
1. 该综合征与何种激素有关？
2. 为何该激素会造成"向心性肥胖"？

一、肾上腺的形态和位置

肾上腺位于肾上方腹膜后间隙内，左右各一。右肾上腺呈三角形，左侧呈半月形，略大于右侧（图13-11）。肾和肾上腺共同包于肾筋膜内，但有独立的纤维囊和脂肪囊，不会随肾下垂而下降。肾上腺在结构上包括周围部分的**皮质**和中央部分的**髓质**，两者在胚胎发生、组织结构和功能上均不相同，是两个独立的内分泌腺。

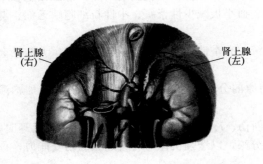

图 13-11　肾上腺的位置及形态

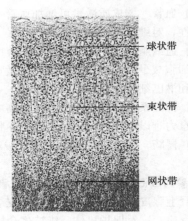

图 13-12　肾上腺的组织结构

二、肾上腺皮质

肾上腺皮质的组织结构自外向内为**球状带、束状带和网状带**（图13-12）。球状带分泌的激素以**醛固酮**为主，主要参与体内水盐代谢的调节，故称**盐皮质激素**。束状带分泌的激素以**皮质醇**为主，因为最早发现它具有生糖作用，故称**糖皮质激素**。网状带分泌少量的**性激素**，如脱氢异雄酮和雌二醇，在正常人体一般不表现其生理作用。

（一）肾上腺皮质激素的生理作用

盐皮质激素主要是醛固酮，其生理作用已于泌尿系统中介绍。因此，这里仅讨论糖皮质激素，其生理作用如下：

1. 调节物质代谢

（1）糖代谢 糖皮质激素能促进糖异生，增加糖原储备，抑制组织对糖的摄取和利用，使血糖升高。糖皮质激素分泌不足，出现糖原储备减少和血糖降低；分泌或使用糖皮质激素过多则血糖升高，甚至能引起"类固醇性糖尿"。因其具有升糖作用，糖尿病人应慎用。

（2）脂肪代谢 糖皮质激素能促进脂肪组织中的脂肪分解，使血中游离脂肪酸增加。另外，糖皮质激素还可影响体内脂肪分布。当患有肾上腺皮质功能亢进或长期大量使用糖皮质激素，会出现面部、躯干脂肪堆积，特别是腹部和背部脂肪明显增加，而四肢脂肪减少的特殊面容和体形，称为向心性肥胖。

🌱 知识链接

库欣综合征

库欣综合征又称皮质醇过多综合征，是一种因肾上腺皮质分泌过多糖皮质激素所引起的临床综合征。多发于 20～45 岁，女性多于男性。临床表现包括满月脸、向心性肥胖、紫纹、多血质外貌、高血压、骨质疏松和继发性糖尿病。此外，长期应用大剂量糖皮质激素或长期酗酒可引起类似库欣综合征的临床表现，称类库欣综合征。

（3）蛋白质代谢 糖皮质激素能促进蛋白质分解和抑制其合成，使血中氨基酸增多。当分泌或使用糖皮质激素过多时，常引起生长停滞、肌肉消瘦、骨质疏松易骨折、皮肤变薄、伤口不易愈合等现象。

2. 影响各器官系统功能

（1）血管 糖皮质激素可增加血管平滑肌对肾上腺素和去甲肾上腺素的敏感性，以维持血管的紧张性，对维持正常血压有重要意义。

（2）血细胞 糖皮质激素可使血液中红细胞、血小板、中性粒细胞数量增加，淋巴细胞和嗜酸性粒细胞减少，故临床上用糖皮质激素治疗贫血、血小板减少性紫癜、中性粒细胞缺乏症、淋巴肉瘤和淋巴细胞性白血病等。

（3）神经系统 糖皮质激素能提高中枢神经系统的兴奋性，小剂量可引起欣快感，大剂量会出现注意力难以集中、烦躁、失眠等症状。

（4）胃肠 糖皮质激素能促进胃酸和胃蛋白酶原的分泌，长期大剂量使用可诱发或加剧溃疡病。

3. 参与应激反应 当人体受到有害刺激，如创伤、冷冻、饥饿、疼痛、感染及缺氧等时，血中促肾上腺皮质激素急剧增加和糖皮质激素大量分泌，以增强机体对有害刺激的耐受能力，称为应激反应。这对保护机体，维持生命极为重要。

此外，大量的糖皮质激素还具有抗炎、抗毒、抗过敏和抗休克等药理作用。

（二）糖皮质激素分泌的调节

下丘脑分泌促肾上腺皮质激素释放激素，经垂体门脉系统运至腺垂体，促进其分泌促肾上腺皮质激素，后者经血液循环运至肾上腺皮质，促进其分泌糖皮质激素。同时，如果血中糖皮质激素水平升高，可通过负反馈作用抑制下丘脑和腺垂体分泌促肾上腺皮质激素释放激素和促肾上腺皮质激素，减少肾上腺皮质分泌糖皮质激素，从而使糖皮质激素在血中的浓度维持相对稳定（图

13-13）。

临床上长期大量使用糖皮质激素时，可对下丘脑及腺垂体产生负反馈作用，使促肾上腺皮质激素合成、分泌减少，出现肾上腺皮质萎缩。此时，如突然停药，会产生肾上腺皮质功能不足的表现。因此，如要停药，应逐渐减量。

三、肾上腺髓质

肾上腺髓质位于肾上腺的中央，占肾上腺的10％～20％。肾上腺髓质分泌肾上腺素和去甲肾上腺素，两者都属于儿茶酚胺类。

（一）肾上腺髓质激素的生理作用

肾上腺素和去甲肾上腺素能提高中枢神经系统兴奋性，提高机体警觉性，有助于适应环境；能促进肝糖原和肌糖原分解，使血糖升高；能使脂肪组织的脂肪分解增强，血中脂肪酸增多，以供给骨骼肌、心肌等所需能量。

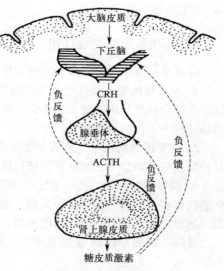

图 13-13　糖皮质激素分泌的调节

（二）肾上腺髓质激素分泌的调节

肾上腺髓质受交感神经节前纤维的支配，交感神经兴奋时，促进髓质激素分泌。交感神经与肾上腺髓质在结构和功能上的这种密切联系，构成交感-肾上腺髓质系统。当人体受到应激刺激时，该系统的活动增强，髓质激素分泌增多，引起心率加快，心肌收缩力增强，心输出量增多，血压上升；呼吸加快加深，肺通气量增大；肝糖原分解，血糖升高等应急反应（提高机体对环境突变的应变能力）。

第五节　胰　岛

📖 **案例分析**

患者，男，60岁。患糖尿病3年，多饮、多食、多尿、消瘦、贫血、乏力，空腹血糖16.8mmol/L，血黏度高。

请根据本节所学内容解释：

1. 该病与哪种激素有关？

2. 糖尿病患者饮食应注意什么？

胰岛是散在于胰腺腺泡之间的内分泌组织，胰岛至少有五类不同功能的细胞：A细胞约占20％，分泌**胰高血糖素**；B细胞约占75％，分泌**胰岛素**；D细胞约占5％，分泌生长抑素；D_1细胞可能分泌血管活性肠肽；PP细胞，分泌胰多肽。

一、胰岛素

（一）胰岛素的生理作用

胰岛素是体内唯一能降低血糖并促进人体合成代谢的激素。其生理作用如下：

1. 调节糖代谢　胰岛素能促进糖原的合成和组织对葡萄糖的摄取、氧化和利用，同时抑制糖原分解和糖的异生，使血糖降低。胰岛素分泌不足，会使血糖升高，超过肾糖阈时，大量葡萄糖随尿排出，称为糖尿病。

2. 调节蛋白质代谢　胰岛素能促进细胞摄取氨基酸并促进 DNA、RNA 以及蛋白质合成，同时抑制蛋白质的分解，因此可促进机体生长。

3. 调节脂肪代谢　胰岛素能促进脂肪的合成及储存，抑制脂肪的分解氧化使储脂增加，血中脂肪酸减少。胰岛素分泌不足时，血中脂肪酸增多，在肝中氧化生成大量酮体导致酮症酸中毒，甚至引起昏迷；同时，血脂升高，易引起动脉硬化。

此外，胰岛素还能促进 K^+ 进入细胞使血钾浓度降低。因此，临床使用胰岛素时应注意补钾。

（二）胰岛素分泌的调节

1. 血糖浓度　胰岛素分泌调节的最重要因素。血糖浓度升高，促使胰岛素分泌增加；血糖浓度降低，胰岛素分泌减少，以此维持血中胰岛素和血糖的正常水平。另外，血中脂肪酸、酮体和氨基酸含量增加时，也可促进胰岛素分泌。

2. 激素作用　胃肠激素、胰高血糖素、甲状腺激素、生长素和糖皮质激素等，能促进胰岛素分泌；肾上腺素则抑制胰岛素分泌。

3. 神经调节　迷走神经兴奋促进胰岛素分泌，交感神经兴奋则抑制其分泌。

二、胰高血糖素

（一）胰高血糖素的生理作用

胰高血糖素是促进分解代谢的激素。它促进肝糖原分解和糖异生，使血糖明显升高。胰高血糖素还能促进脂肪分解和脂肪酸氧化生成酮体，故胰高血糖素可使血中脂肪酸和酮体增加。

（二）胰高血糖素分泌的调节

血糖浓度是胰高血糖素分泌的最重要调节因素。血糖浓度升高，胰高血糖素分泌减少；血糖浓度降低，胰高血糖素分泌增加。胰岛素可直接作用于胰岛素 A 细胞，抑制胰高血糖素分泌。此外，交感神经兴奋可促进胰高血糖素分泌，迷走神经兴奋则抑制其分泌。

第六节　其他内分泌激素

一、前列腺素

前列腺素（PG）广泛存在于动物和人体，可分为 A、B、D、E、F、H、I 等型。PG 的生物学作用极为广泛而复杂，几乎对机体各个系统的功能活动均有影响。例如，由血小板产生的血栓烷 A，除能使血小板聚集外，还有收缩血管的作用。相反，由血管内膜产生的 PGH_2，能抑制血小板聚集，并有舒张血管的作用。PGE_2 有明显的抑制胃酸分泌的作用，还可增加肾血流量，促进排钠利尿。此外，PG 对体温调节、神经系统、内分泌及生殖均有影响。

二、褪黑素

褪黑素（MT）由松果体分泌。MT 对哺乳动物最明显的作用是抑制下丘脑-腺垂体-性腺轴，从而抑制性腺活动，防止儿童性早熟。松果体分泌 MT 呈明显的昼夜节律变化，白天分泌减少，而夜间分泌增加。近年来的研究表明，生理剂量的 MT 具有促进睡眠的作用，而且 MT 的昼夜分泌节律与睡眠的昼夜时相完全一致，因此认为 MT 参与昼夜睡眠节律的调控。

三、胸腺激素

胸腺激素一般指**胸腺肽**，是胸腺组织分泌的具有生理活性的一组多肽。其生理功能有：诱导 T 细胞分化、维持机体免疫平衡、增强 T 细胞对抗原的反应、提高机体抵抗疾病的能力等。临床用于治疗各种原发性或继发性 T 细胞缺陷病，及某些自身免疫性疾病及各种细胞免疫功能低下疾病和肿瘤的辅助治疗。

医者仁心

激素脸

激素脸即面部激素依赖性皮炎，是由于面部长期外用含糖皮质激素制剂引起的一种皮肤病。随着糖皮质激素外用制剂以及某些含该激素的化妆品的广泛使用，激素脸的发病率逐年升高，已成为皮肤科的常见病。

激素脸的治疗可外用功效性护肤品修复其受损的皮肤屏障，系统或局部用药抑制炎症反应。还可采用强脉冲光等进行物理治疗。此病可以治愈，但疗程较长，半年至 2 年。少数患者病情易反复，需坚持长期治疗。因此，医护人员应跟患者多沟通，减少患者的恐惧，增强其对治疗的信心。

--- **本章小结** ---

1. 内分泌系统由内分泌器官、内分泌组织和内分泌细胞组成。内分泌细胞的分泌物称为激素，激素按其化学本质可分为含氮激素和类固醇激素，其作用的一般特征包括特异性、高效性、激素间的相互作用。

2. 垂体分为腺垂体和神经垂体两部分，腺垂体可合成和分泌生长素、催乳素、促黑激素、促甲状腺激素、促肾上腺皮质激素、卵泡刺激素和黄体生成素 7 种激素；神经垂体本身不能合成激素，但可释放抗利尿激素和缩宫素。

3. 甲状腺是人体最大的内分泌腺。甲状腺激素是调节人体新陈代谢和生长发育的重要激素，其主要的作用是促进物质代谢与能量代谢，促进生长发育。甲状腺功能主要受下丘脑和腺垂体的调节。

4. 肾上腺位于肾上方腹膜后间隙内，左右各一，在结构上包括周围部分的皮质和中央部分的髓质。肾上腺皮质分泌盐皮质激素和糖皮质激素，还分泌少量性激素。肾上腺髓质分泌肾上腺素和去甲肾上腺素。

5. 胰岛是散在于胰腺腺泡之间的内分泌组织，主要分泌的激素为胰岛素和胰高血糖素。胰岛素是体内唯一能降低血糖并促进人体合成代谢的激素；胰高血糖素与胰岛素作用相反，是促进分解代谢的激素。

目标测试

一、单项选择题

1. 糖皮质激素对糖与蛋白质代谢的作用是
A. 促进葡萄糖的利用，促进肝外蛋白质的合成
B. 抑制葡萄糖的利用，抑制肝外蛋白质的合成
C. 促进葡萄糖的利用，抑制肝外蛋白质的合成
D. 抑制葡萄糖的利用，促进肝外蛋白质的合成
E. 以上都不对

2. 生长素对蛋白质代谢的作用是
A. 促进蛋白质的合成，抑制其分解
B. 促进蛋白质的分解，抑制其合成
C. 促进肝外组织蛋白质的分解
D. 只促进肌组织中蛋白质的合成
E. 以上都不对

3. 侏儒症是由于
A. 幼年时期缺乏生长素　　　　　B. 幼年时期缺乏甲状腺激素
C. 幼年时期缺乏糖皮质激素　　　D. 先天性大脑发育不全　　　E. 幼年时期生长素过多

4. 影响神经系统发育的最重要的激素是
A. 糖皮质激素　　B. 盐皮质激素　　C. 生长素　　　D. 甲状腺激素　　E. 去甲肾上腺素

5. 地方性甲状腺肿的主要发病原因是
A. 食物中长期缺少钙　　　　B. 食物中长期缺少钠　　　　　C. 食物中长期缺少碘
D. 食物中长期缺少维生素　　E. 食物中长期缺少铁

6. 胰岛素分泌调节的最重要因素是
A. 血中脂肪酸浓度　　　B. 胃肠激素　　　C. 肾上腺素
D. 血糖浓度　　　　　　E. 血中氨基酸浓度

7. 有关神经垂体的叙述，正确的是
A. 分泌血管升压素和催乳素　　　B. 释放血管升压素和催产素
C. 受腺垂体激素的制约　　　　　D. 下丘脑产生的激素都在此贮存　　　E. 分泌生长素

8. 促进肾小管保钠排钾的激素是
A. 血管升压素　　B. 甲状腺激素　　C. 胰岛素　　　D. 醛固酮　　E. 胰高血糖素

9. 甲状腺激素对生长发育有重要影响的器官是
A. 肌肉　　　B. 内脏　　　C. 骨骼和神经系统　　　D. 脑和内脏　　E. 肌肉和内脏

10. 促进葡萄糖氧化及糖原合成，抑制糖原分解，降低血糖的激素是
A. 生长素　　B. 糖皮质激素　　C. 胰岛素　　　D. 肾上腺素　　E. 胰高血糖素

11. 糖皮质激素与胰岛素的作用相比，叙述正确的是
A. 对糖异生的作用两者相同　　　B. 对血糖的作用两者相反
C. 组织对糖的利用两者相同　　　D. 对蛋白质的分解作用两者相同　　　E. 以上都不对

12. 关于降钙素的描述，错误的是
A. 促进骨中钙盐沉积　　　　B. 甲状腺滤泡细胞所分泌　　　　C. 使血钙浓度下降
D. 滤泡旁细胞所分泌　　　　E. 使血磷降低

13. 下列激素中不是腺垂体分泌的是

A. 生长素　　　　B. 催产素　　　　C. 催乳素　　　　D. 卵泡刺激素　　　E. 促黑激素

14. 下列关于胰岛素的生理作用中，错误的是

A. 降低血糖，促进糖原合成　　　　B. 促进脂肪的合成与贮存

C. 促进蛋白质的合成　　　　D. 抑制组织对葡萄糖的摄取和利用

E. 促进组织对葡萄糖的摄取和利用

15. 下列关于糖皮质激素的叙述，错误的是

A. 使血糖升高　　　　　　　　B. 使血中氨基酸增多

C. 使脂肪异常分布　　　　　　D. 长期使用可促进肾上腺皮质增生

E. 有较弱的保钠排钾作用

16. 合成甲状腺激素的原料是

A. 碘和铁　　　　B. 球蛋白和维生素 A　　　　C. 球蛋白和维生素 B

D. 碘和甲状腺球蛋白　　　　E. 甲状腺球蛋白和铁

17. 成年后生长激素分泌过多会患

A. 侏儒症　　　　B. 呆小症　　　　C. 巨人症　　　　D. 黏液性水肿　　　E. 肢端肥大症

二、多项选择题

1. 下列激素中属于类固醇激素的是

A. 盐皮质激素　　B. 雄激素　　　　C. 糖皮质激素　　　D. 胰岛素　　　　E. 甲状腺激素

2. 腺垂体分泌的促激素有

A. 促甲状腺激素　　B. 促肾上腺皮质激素　　C. 促黑激素　　D. 黄体生成素　　E. 卵泡刺激素

3. 能使血压升高的激素有

A. 甲状旁腺素　　B. 血管升压素　　　C. 胰岛素　　　　D. 盐皮质激素　　E. 去甲肾上腺素

4. 神经垂体激素包括

A. 催乳素　　　　B. 生长素　　　　C. 缩宫素　　　　D. ADH　　　　E. 黄体生成素

5. 下列可作为第二信使的是

A. cAMP　　　　B. 生长素　　　　C. cGMP　　　　D. DG　　　　E. 钙离子

（陈省平）

第十四章　生殖系统

第一节　概　述

📖 案例分析

  患者，女，28 岁。因突然出现下腹痛，伴恶心、呕吐、肛门下坠及阴道出血等不适，反复发作 2 小时就医。患者已婚，曾有两次流产史，本次停经 6 周。体格检查：患者面色苍白、出冷汗，四肢发冷，下腹有压痛，无反跳痛，阴道后穹饱满，穿刺见血液。

  诊断：宫外孕。

  请根据本章所学内容解释：

  1. 女性输卵管的分部以及各部的意义。

  2. 女性正常受精部位以及受精卵的着床部位在哪？

  生殖系统的主要功能是产生生殖细胞，繁衍后代；分泌性激素形成并维持第二性征。生殖系统包括男性生殖系统和女性生殖系统，两者都由内生殖器和外生殖器两部分组成。内生殖器包括生殖腺、生殖管道以及附属腺。外生殖器为性交接器官，显露于体表。

男性生殖系统（图 14-1）的内生殖器包括生殖腺（睾丸）、输精管道（附睾、输精管、射精管和男性尿道）以及附属腺（精囊、前列腺和尿道球腺）。外生殖器包括阴囊和阴茎。

女性生殖系统（图 14-2）的内生殖器包括生殖腺（卵巢）、输送管道（输卵管、子宫和阴道）以及附属腺（前庭大腺）。外生殖器即女阴。

男性和女性除了生殖器官不同外，从青春期开始会出现一系列与性别有关的特征，称为第二性征。男性表现为身躯高大，肌肉粗壮，喉结突出，声音低沉及长出胡须等；女性表现为皮肤细腻，乳房发育，骨盆宽大及音调尖细等。

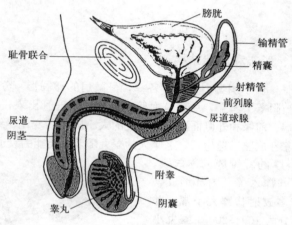

图 14-1　男性生殖系统概观

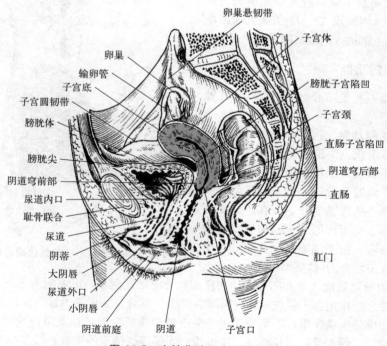

图 14-2　女性盆腔正中矢状切面

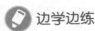
生殖系统与生命活动息息相关，男性生殖系统与女性生殖系统的组成是什么？生殖系统各器官的位置、形态及结构请参见：实验二十四　男、女生殖器的观察。

第二节　男性生殖系统

一、睾丸

（一）睾丸的位置、形态和内部结构

睾丸是男性的生殖腺，位于阴囊内，左右各一，呈微扁的卵圆形。分前、后缘，上、下端和内、外侧面。睾丸上端被附睾头遮盖，后缘有血管、神经和淋巴管出入，与附睾相连；内侧面与阴囊中隔相邻；睾丸下端、前缘和外侧面游离。睾丸的大小随年龄变化，新生儿的睾丸相对较大，性成熟前发育缓慢，随着性成熟迅速生长，老年人的睾丸随着性功能的衰退而逐渐萎缩变小。

睾丸表面有一层坚厚的纤维膜，称**白膜**。白膜在睾丸后缘增厚，并深入睾丸内部形成**睾丸纵隔**，从纵隔发出许多放射状**睾丸小隔**，并深入到睾丸实质内将其分为 100～200 个**睾丸小叶**。每个小叶内含有 2～4 条盘曲的**精曲小管**，精曲小管汇合成**精直小管**后进入睾丸纵隔内形成**睾丸网**。从睾丸网发出 12～15 条**睾丸输出小管**，出睾丸后缘上部进入附睾（图 14-3）。

（二）睾丸的功能

睾丸的功能主要受下丘脑-腺垂体-睾丸轴的调控。

1. 睾丸的生精功能　精曲小管管壁由生精细胞和支持细胞组成。生精细胞产生精子，支持细胞具有支持和营养生精细胞的作用。生精细胞为一系列不同发育阶段的细胞，从基层到管腔呈多层排列。从青春期开始，在垂体促性腺激素的作用下，经历精原细胞、初级精母细胞、次级精母细胞、精子细胞、分化中的精子等发育阶段，直至发育为成熟的精子。

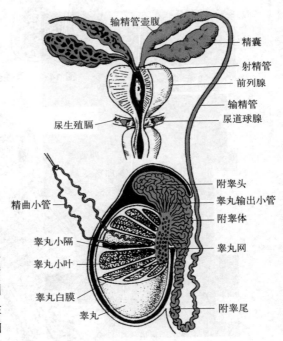

图 14-3　睾丸、附睾的结构与输精管道

2. 睾丸的内分泌功能　睾丸间质内的间质细胞分泌雄性激素，以睾酮为主。

睾酮的主要生理作用：①促进男性生殖器官的生长发育；②促进男性第二性征的出现并维持其正常状态；③维持生精作用；④影响代谢：促进蛋白质的合成，抑制蛋白质的降解，参与水、电解质代谢的调节，促进骨骼生长与钙、磷沉积；⑤促进红细胞的生成；⑥参与调控具有男性特征的行为活动。

隐睾症

隐睾症是指睾丸下降异常，使睾丸不能降至阴囊而停留在腹膜后、腹股沟管或阴囊入口处等。阴囊的温度低于体温 1.5～2℃，以维持正常生精功能，而隐睾症会受睾丸温度影响使精子发生障碍。1 岁内睾丸有自行下降的可能，若 1 岁以后睾丸仍未下降，可短期应用绒毛膜促性腺激素进行肌内注射治疗。若 2 岁以前睾丸仍未下降，则需采用睾丸固定术将其拉下。若双侧腹腔内睾丸均不能复位者，需采用显微外科技术做睾丸自体移植术。

二、输精管道

（一）附睾

附睾呈新月形，紧贴睾丸上端和后缘，分为上端膨大的**附睾头**、中部的**附睾体**和下端的**附睾尾**，附睾尾向后上弯曲移行为输精管（图 14-3）。附睾可贮存精子，其分泌液能营养精子并促进其成熟。附睾是结核的好发部位。

（二）输精管和射精管

输精管是附睾的直接延续，为一对肌性管道，壁厚腔小，活体触摸呈圆索状。

输精管的行程较长，可分为四部分：①睾丸部，起自睾丸尾，沿睾丸后缘上升至睾丸上端；②精索部，介于睾丸上端与腹股沟管浅环之间（此处输精管位置表浅，输精管结扎手术常在此进行）；③腹股沟管部，全程位于腹股沟管内；④盆部，自腹股沟管深环起，沿盆腔侧壁向后下行，走行至膀胱后面，两侧输精管逐渐靠近并膨大形成**输精管壶腹**，其下端逐渐变细与精囊的排泄管汇合形成**射精管**，向前下穿前列腺实质，开口于尿道前列腺部（图 14-3）。

精索为一对柔软的圆索状结构，主要由输精管、血管、淋巴管和神经等组成。

三、附属腺

（一）精囊

精囊为长椭圆形的囊状器官，表面凹凸不平，位于膀胱底的后方，输精管的外侧，左右各一。精囊的排泄管与输精管末端汇合成射精管（图 14-3、图 14-4）。

（二）前列腺

前列腺为单一的实质性器官，位于膀胱与尿生

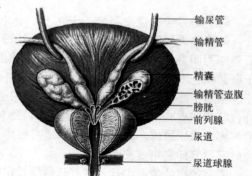

图 14-4　膀胱、前列腺、精囊
和尿道球腺（后面）

殖膈之间，呈栗子形。前方为耻骨联合，后方为直肠壶腹，其底与膀胱颈、精囊和输精管末端相邻。前列腺质地坚实，后面平坦，中间有一纵行的前列腺沟，活体直肠指诊时可触及。前列腺内有尿道穿过，当前列腺肥大时会压迫尿道，导致排尿困难。前列腺的排泄管开口于尿道前列腺部（图 14-3、图 14-4）。

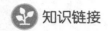

前列腺增生症

前列腺增生症是老年男性常见疾病之一，为前列腺的一种良性病变。主要表现为组织学上的前列腺间质和腺体成分的增生，解剖学上的前列腺增大以及尿动力学上的膀胱出口梗阻。临床表现为下尿道症状及相关并发症，主要包括尿频（夜间更为明显）、尿急、尿痛以及排尿困难等。

（三）尿道球腺

尿道球腺是一对豌豆大小的球形腺体，位于会阴深横肌内，其排泄管开口于尿道球部（图14-3、图14-4）。

精液由精子、输精管道及附属腺的分泌物组成，呈乳白色，弱碱性。正常成年男子一次射精为 2～5mL，含精子 3 亿～5 亿个。若每毫升精子总数少于 0.4 亿个，为少精症，可导致男性不育。

四、阴囊和阴茎

（一）阴囊

阴囊（图14-5）是位于阴茎后下方的皮肤囊袋，由皮肤和肉膜组成。阴囊被阴囊中隔分为左、右两个腔，容纳两侧的睾丸、附睾及精索等。阴囊的皮肤薄而柔软，皮肤深面为肉膜，内含平滑肌，平滑肌舒缩可调节阴囊内温度，使其适宜于精子的发育。

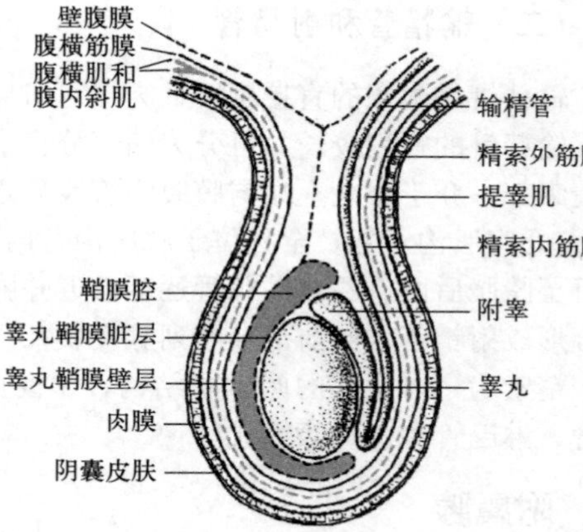

（二）阴茎

阴茎是男性的性交器官，分为头、体和根三部分。前端膨大部为阴茎头，其顶端有尿道外口，头后稍细为阴茎颈。中部为阴茎体，呈圆柱形，悬垂于耻骨联合下方。后端为阴茎根，固定于耻骨弓。

图 14-5　阴囊结构及其内容模式图

阴茎主要由两条阴茎海绵体和一条尿道海绵体外包筋膜和皮肤构成（图14-6）。尿道海绵体位于两条阴茎海绵体的腹侧，前端膨大称阴茎头，后端膨大为尿道球，尿道贯穿于尿道海绵体全长。海绵体内有许多与血管相通的腔隙，当腔隙充血时，阴茎即变粗变硬而勃起。

阴茎的皮肤薄而柔软，富有延展性，在阴茎颈向前形成双层游离的皮肤皱襞，包绕阴茎头，称阴茎包皮。

五、男性尿道

男性尿道具有排尿和排精的功能，起自膀胱的尿道内口，止于阴茎头的尿道外口，长 16～22cm。成年男性尿道分为前列腺部、膜部和海绵体部 3 部分（图14-7）。临床上将尿道前列腺部和膜部合称为后尿道，海绵体部称为前尿道。

1. 前列腺部　为尿道穿前列腺的部分，管径较宽，其内有射精管和前列腺排泄管的开口。

2. 膜部　为尿道穿尿生殖膈的部分，周围有尿道括约肌环绕，是尿道最短的一段。膜部位

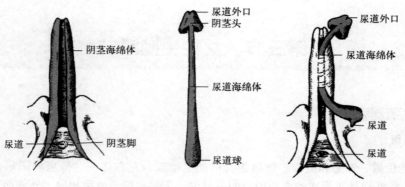

图 14-6　阴茎的海绵体

置固定，当骨盆骨折时易损伤此部。

3. 海绵体部　为尿道穿经尿道海绵体的部分，是尿道最长的一段。尿道球内的尿道最宽，称尿道球部，尿道球腺开口于此部。阴茎头内的尿道扩大，称尿道舟状窝。

男性尿道在行程中有三个狭窄、三个膨大和两个弯曲。尿道的三个狭窄分别是尿道内口、尿道膜部和尿道外口，尿道结石易嵌顿在这些狭窄部位。三个膨大分别是尿道前列腺部、尿道球部和尿道舟状窝。两个弯曲是凸向后下方的耻骨下弯和凸向前上方的耻骨前弯。其中，耻骨下弯是恒定的，耻骨前弯在阴茎上提时可变直而消失。临床上进行导尿或膀胱镜检查时应注意上述狭窄及弯曲。

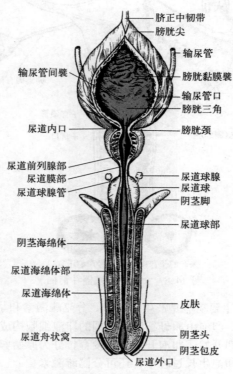

图 14-7　膀胱和男性尿道（前面）

第三节 女性生殖系统

一、女性生殖器官

（一）卵巢

1. 卵巢的位置、形态和结构 卵巢为女性的生殖腺，左右各一，呈扁卵圆形，位于盆腔侧壁髂内动脉和髂外动脉所形成的夹角内。卵巢分上、下端，前、后缘和内、外侧面。卵巢的上端与输卵管伞相接触，借卵巢悬韧带固定于盆壁。下端借卵巢固有韧带连于子宫。卵巢后缘游离，前缘中部有卵巢门，有血管、神经及淋巴管等出入（图14-8）。

卵巢的形态、大小随年龄而异。幼年时卵巢较小，表面光滑。性成熟期卵巢最大，由于多次排卵其表面凹凸不平。35～40岁卵巢开始缩小，50岁左右随月经停止而逐渐萎缩。

卵巢实质由浅层的皮质和深层的髓质构成。皮质占卵巢大部分，内有许多不同发育阶段的卵泡。髓质主要由疏松结缔组织、血管、淋巴管和神经等组成。

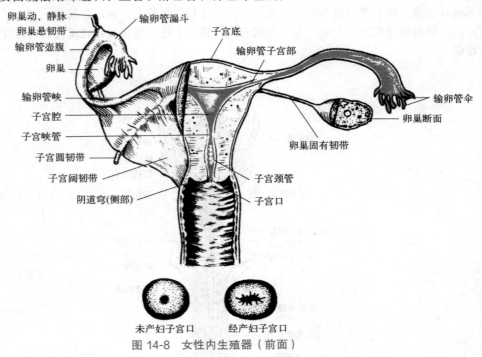

图 14-8 女性内生殖器（前面）

2. 卵巢的功能 卵巢的主要功能是产生卵细胞，分泌雌激素和孕激素。

（1）卵泡的发育与成熟 卵泡由卵母细胞和周围的卵泡细胞构成。在腺垂体周期性分泌的促性腺激素的影响下，自青春期开始，卵泡开始生长发育，分为原始卵泡、初级卵泡、次级卵泡和成熟卵泡四个阶段。另外，卵泡生长过程中，还可分泌雌激素。

成熟卵泡破裂，卵细胞、透明带及放射冠与卵泡液一起从卵巢排出的过程为排卵。生育期的女性，在一个月经周期内排一次卵，一般每次排一个。排卵后的卵泡残留结构逐渐形成一个具有内分泌功能的细胞团块，称为黄体，可分泌雌激素和孕激素。黄体的发育取决于女性是否妊娠，若未妊娠，黄体维持两周左右即退化，称月经黄体；若妊娠，黄体则继续发育为妊娠黄体，可维持4～6个月。

(2) 雌激素的生理作用 ①促进女性生殖器官的生长发育。如促进子宫发育，子宫内膜增生，子宫颈分泌大量清亮、稀薄黏液，利于精子穿行；促使输卵管上皮细胞增生，增强输卵管的分泌和运动，有利于受精卵运送至子宫；促进阴道上皮的增生和角化，使阴道分泌物呈酸性，增强阴道抵抗力。②刺激乳腺导管和腺泡生长发育。③促进女性第二性征的出现并维持其正常状态。④刺激成骨细胞的活动，促进骨中钙、磷的沉积。⑤促进蛋白质的合成，降低血胆固醇水平，促进肾对水、钠的重吸收等。

(3) 孕激素的生理作用 孕激素的作用大多是在雌激素作用的基础上才得以发挥。①对生殖器官的作用：使增生的子宫内膜进一步增厚，呈现分泌期的改变，有利于受精卵着床；降低子宫平滑肌的兴奋性，为胚胎提供"安静"环境；使宫颈黏液分泌减少并变稠，不利于精子通过；促进输卵管上皮的分泌，为着床前受精卵提供营养并促进其向子宫腔运动；抑制阴道上皮增生和角化。②促进乳腺腺泡发育。③促进机体产热，升高基础体温。

（二）输卵管

输卵管是一对长而弯曲呈喇叭状的肌性管道，连于子宫底两侧，长10～14cm，由内侧向外侧分为四部：**输卵管子宫部、输卵管峡、输卵管壶腹和输卵管漏斗**（图14-8）。①子宫部最细，以输卵管子宫口通子宫腔；②输卵管峡短而直，是输卵管结扎术常用部位；③输卵管壶腹粗而长，占输卵管全长的2/3，卵子通常在此受精；④输卵管漏斗为输卵管外侧端膨大的部分，呈漏斗状，末端中央有输卵管腹腔口通腹膜腔，口边缘有许多指状突起，称输卵管伞，有捕获卵子的功能，也是手术时识别输卵管的标志。

（三）子宫

1. 子宫的形态和分部 子宫为一壁厚腔小的肌性器官。子宫的位置、形态和大小受年龄、妊娠等因素影响。

成人子宫未孕时呈前后略扁的倒置梨形，分为底、体、颈三部分。子宫底为输卵管子宫口以上的圆凸部分。子宫颈为子宫下段呈圆柱状的部分，又分为子宫颈阴道上部和突入阴道的子宫颈阴道部，其中子宫颈阴道部是宫颈癌的好发部位。子宫底和子宫颈之间的部分为**子宫体**。子宫颈与子宫体交界处较狭细为**子宫峡**，未孕时长约1cm，妊娠末期可延长至7～11cm，为产科剖宫产取出胎儿的部位。

子宫内的腔隙较为狭窄，分为上部的**子宫腔**和下部的**子宫颈管**。子宫腔呈倒置的三角形，位于子宫体内，底朝上，两侧通输卵管；尖朝下，通子宫颈管。子宫颈管位于子宫颈内，呈梭形，上口通子宫腔；下口通阴道，称**子宫口**。未产妇子宫口为圆形，分娩后变成横裂状（图14-8）。

2. 子宫的位置 子宫位于盆腔中央，膀胱与直肠之间。两侧有输卵管和卵巢，下端接阴道。成年女性的子宫呈轻度的前倾前屈位。前倾即子宫长轴与阴道长轴之间形成一个向前开放的钝角；前屈指子宫体与子宫颈之间形成一个向前开放的钝角。子宫的正常位置主要依赖盆底肌的承托以及子宫周围韧带的固定。

3. 子宫壁的结构 子宫壁分为三层，包括内膜（黏膜）、肌层和外膜（浆膜）。黏膜层又称为子宫内膜，可分为浅层的功能层和深层的基底层，功能层受激素调节会出现周期性增生和脱落出血，脱落的内膜与血液一起经阴道流出形成月经。肌层由平滑肌组成，有血管贯穿其中，具有很大的伸展性。妊娠期肌纤维增大伸长，分娩时平滑肌呈节律性收缩，利于胎儿娩出和压迫止血。外膜最薄，是腹膜的脏层。

（四）阴道

阴道是连接子宫和外生殖器的肌性管道（图14-2），是女性的性交器官，也是胎儿娩出和月经流出的通道。阴道前邻膀胱和尿道，后邻直肠。阴道上端包绕子宫颈形成环形的凹陷，称为**阴道穹**，其后部最深，当腹膜腔积液时可经阴道后穹穿刺或引流。阴道下端为阴道口，开口于阴道前庭。处女阴道口周围附有黏膜皱襞称处女膜，处女膜破裂后会形成处女膜痕。

（五）前庭大腺

前庭大腺为一对位于阴道口两侧深面形似豌豆的腺体，开口于阴道前庭，分泌物有润滑阴道的作用。

（六）女性外生殖器

女性外生殖器（图14-9）又称女阴，包括阴阜、大阴唇、小阴唇、阴道前庭、阴蒂和前庭球等。阴阜为耻骨联合前的皮肤隆起，性成熟期生有阴毛。大阴唇为一对纵长隆起的皮肤皱襞，小阴唇位于大阴唇内侧的一对较薄的皮肤皱襞，表面光滑无毛。阴道前庭为位于两侧小阴唇之间的裂隙，其前部有尿道外口，后部有阴道口。阴蒂由两个阴蒂海绵体组成，其顶端有丰富的感觉神经末梢。

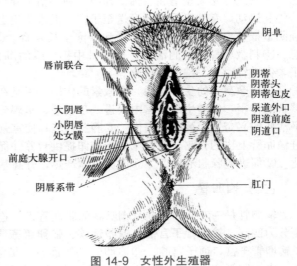

图 14-9　女性外生殖器

（图中标注：阴阜、唇前联合、阴蒂、阴蒂头、阴蒂包皮、大阴唇、小阴唇、处女膜、前庭大腺开口、阴唇系带、尿道外口、阴道前庭、阴道口、肛门）

 知识链接

乳房和会阴

一、乳房

成年女性乳房位于胸前壁，胸大肌的表面，呈半球形（图14-10、图14-11）。乳房中央的突起称**乳头**，其顶端有输乳管的开口。乳头周围的皮肤色素沉着区为**乳晕**，其深面含乳晕腺，可分泌脂状物润滑乳头。乳头和乳晕的皮肤较为薄弱，易受损伤发生感染。

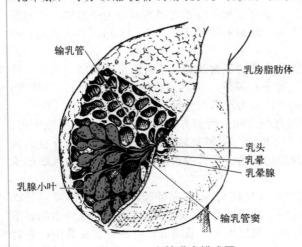

图 14-10　女性乳房模式图

（图中标注：输乳管、乳房脂肪体、乳头、乳晕、乳晕腺、乳腺小叶、输乳管窦）

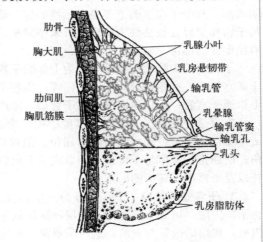

图 14-11　女性乳房矢状切面

（图中标注：肋骨、胸大肌、肋间肌、胸肌筋膜、乳腺小叶、乳房悬韧带、输乳管、乳晕腺、输乳管窦、输乳孔、乳头、乳房脂肪体）

乳房由皮肤、皮下脂肪、乳腺和结缔组织构成。结缔组织将乳腺分割成15～20个乳腺叶，每叶又分为若干乳腺小叶，每叶有一输乳管，在乳头附近输乳管膨大称输乳管窦，其末端变细开口于乳头。输乳管以乳头为中心呈放射状排列，故乳房脓肿切开术时切口应与输乳管平行。乳房皮肤与胸肌筋膜之间有许多纤维束，称**乳房悬韧带**，对乳房起支持和固定作用。当乳腺癌病及乳房悬韧带时，会使韧带缩短牵拉皮肤产生凹陷，称酒窝征。

二、会阴

会阴有狭义和广义之分。狭义会阴是指产科会阴，即肛门和外生殖器之间的软组织。女性分娩时此区承受的压力较大，要保护此区避免发生撕裂。广义会阴是指封闭小骨盆下口的所有软组织。通常以两侧坐骨结节的连线为界，将其分为两个三角形区域，前为**尿生殖三角**，男性有尿道通过，女性有尿道和阴道通过；后为**肛门三角**，有肛管通过（图14-12）。

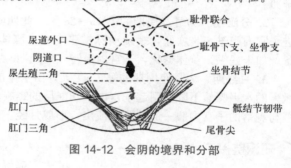

图 14-12　会阴的境界和分部

二、月经周期

（一）月经与月经周期的概念

女性自青春期开始，在卵巢分泌的激素作用下，女性在生育年龄内（除妊娠外），每月出现一次子宫内膜剥落、出血，经阴道流出的现象称为**月经**。月经形成的周期性过程为**月经周期**。月经周期的长短因人而异，平均约28天。女性在12~14岁出现第一次月经，称为初潮，是女性进入青春期的重要标志。40~50岁开始进入更年期，50岁左右月经停止，进入绝经期。

（二）月经周期的分期

在下丘脑-腺垂体-卵巢轴的作用下，依据子宫内膜的变化，月经周期分为增生期、分泌期和月经期三个时期（图14-13）。

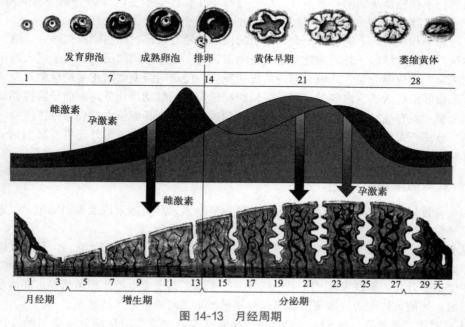

图 14-13　月经周期

1. 增生期　为月经周期的第 5~14 天，此时卵巢内的卵泡迅速生长发育，又称卵泡期。在雌激素的作用下，子宫内膜迅速增生变厚，腺体和血管也增生变长。此期末卵巢发育成熟并排卵。

2. 分泌期　为月经周期的第 15~28 天，此期卵巢内黄体形成，并分泌孕激素和雌激素，促进子宫内膜进一步增厚，螺旋动脉扩张充血，腺体增大并分泌黏液，为胚泡着床和发育做好准备。如未妊娠，黄体退化，子宫内膜转入月经期。

3. 月经期　为月经周期的第 1~4 天，由于排出的卵未受精，卵巢内黄体退化，孕激素和雌激素的水平骤然下降，引起子宫内膜功能层的螺旋动脉持续收缩，从而使功能层缺血性坏死，血液与剥落的子宫内膜一起从阴道流出，形成月经。

🌸 知识链接

痛经

痛经为最常见的妇科症状之一，指行经前后或月经期出现下腹部坠痛、坠胀，伴有腰酸或其他不适。痛经分原发性和继发性两类，原发性痛经是指无生殖器官器质性病变的痛经，主要与月经时子宫内膜前列腺素含量增高有关，也受精神、神经因素等影响，约占痛经 90% 以上；继发性痛经是指由盆腔器质性疾病引起的痛经，如子宫内膜异位症、子宫腺肌病及盆腔炎等疾病。

三、妊娠和分娩

妊娠是指母体内新的个体产生的过程，包括受精、着床、妊娠的维持和胎儿的生长发育。人类妊娠时间从末次月经第一天算起约 40 周。

（一）受精与着床

受精是指精子与卵子相互融合形成受精卵的过程。受精包括一系列复杂的生物学过程，卵子发育成熟和精子获能是受精的必要条件。精子与卵子在女性生殖道内保持受精能力的时间很短，精子为 1~2 天，卵子仅为 6~24 小时。

精子与卵子相遇后尚不能立即结合，精子的顶体外膜与头部的细胞膜首先融合，继而破裂并释放顶体酶，从而溶解卵子外周的放射冠及透明带，这一过程称顶体反应。精子进入卵子后，卵子迅速完成第二次成熟分裂，并触发卵内的皮质反应，使透明带变硬阻止多精受精。

着床是指胚泡植入子宫内膜的过程。受精卵在输卵管的蠕动作用下逐渐向子宫腔移动，不断进行细胞分裂并发育成胚泡，约在受精后第 3 天到达子宫腔。胚泡植入过程需母体激素（雌激素和孕激素）分泌正常，胚泡准时进入子宫腔，透明带及时溶解消失，另外还需要胚泡与子宫内膜同步发育并相互配合。

（二）妊娠的维持

胚胎发育过程中形成的胎盘会分泌大量的蛋白质激素、肽类激素以及类固醇激素，以适应妊娠的需要和促进胎儿的生长发育。下面介绍几种主要的胎盘激素。

1. 人绒毛膜促性腺激素（hCG）　hCG 是一种糖蛋白激素，受精后 8~10 天就出现在母体血液中，并通过尿液排出，故临床上可通过检测母体尿液或血液中的 hCG 来协助诊断早期妊娠。随后其浓度迅速升高，至妊娠 8~10 周达到峰值后下降。其主要生理作用包括促进胚泡的生长和胎盘的形成；促使黄体变为妊娠黄体，继续分泌孕激素和雌激素来维持妊娠。

2. 人绒毛膜生长激素（hCS）　又称人胎盘催乳素，主要作用是调节母体与胎儿的物质代谢，促进胎儿生长。

3. 孕激素和雌激素　胎盘与卵巢黄体一样，能分泌孕激素和雌激素。妊娠前2个月孕激素和雌激素由妊娠黄体产生，妊娠第8周后胎盘开始逐渐接替妊娠黄体成为合成母体孕激素和雌激素的主要来源，以维持正常妊娠；进一步促进母体子宫和乳腺的发育，使骨盆韧带、关节松弛，利于胎儿的娩出。在整个妊娠期，血中雌激素和孕激素都保持较高水平，对下丘脑-腺垂体系统起着负反馈作用，因此，卵巢内没有卵泡发育、成熟和排卵，故妊娠期不来月经。

（三）分娩

分娩指胎儿及其附属物从母体子宫经阴道排出体外的过程，一般发生在妊娠40周左右。分娩发动的机制尚不清楚，但妊娠末期胎盘雌激素分泌增加，胎儿下丘脑-腺垂体-肾上腺轴的作用，胎儿生长到一定程度对子宫的牵张刺激，子宫局部和胎膜释放的前列腺素以及垂体分泌的催产素都有可能参与了分娩过程的发动。

❀ 知识链接

异位妊娠

异位妊娠是指受精卵在子宫腔外着床发育的异常妊娠过程，也称宫外孕。按植入部位不同，可分为输卵管妊娠、卵巢妊娠、腹腔妊娠、子宫角妊娠以及子宫颈妊娠等，其中以输卵管妊娠最常见。常由于输卵管管腔或周围的炎症，引起管腔通畅不佳，阻碍受精卵正常运行，使之在输卵管内停留、着床并发育。由于输卵管不具备胚胎生长发育的条件，故在妊娠早期会导致输卵管破裂或流产。输卵管破裂后表现为急性剧烈腹痛，短期内可发生大量腹腔出血，甚至休克，是妇产科常见的急腹症之一，若不及时就医处理可危及生命。

♥ 医者仁心

宫颈癌和 HPV 疫苗

宫颈癌是女性最常见的妇科恶性肿瘤，高危型人乳头瘤病毒（HPV）持续感染是宫颈癌的主要危险因素。2006年HPV疫苗的上市及推广，对于预防宫颈癌的发生起了重要作用。

HPV疫苗的研发离不开德国科学家哈拉尔德·楚尔·豪森的辛勤付出。豪森教授曾花了十年的时间来寻找不同的人乳头瘤病毒类型，于1983年发现了可致癌的HPV 16型病毒，并成功克隆了HPV 16型和18型病毒，也因此获得2008年诺贝尔生理学或医学奖。

本章小结

1. 生殖系统包括男性生殖系统和女性生殖系统，两者都由内生殖器和外生殖器两部分组成。内生殖器包括生殖腺、生殖管道以及附属腺体。外生殖器为性交接器官，显露于体表。

2. 男性生殖系统的组成

男性生殖系统 {内生殖器：生殖腺（睾丸）、输精管道（附睾、输精管、射精管和男性尿道）及附属腺（精囊、前列腺和尿道球腺）
外生殖器：阴囊和阴茎

男性生殖功能包括生精和内分泌功能。

3. 女性生殖系统的组成

女性生殖系统 {
内生殖器：生殖腺（卵巢）、输送管道（输卵管、子宫和阴道）
及附属腺（前庭大腺）
外生殖器：女阴
}

女性生殖功能包括产卵和内分泌功能。女性还需经历月经周期、妊娠以及分娩等。

目标测试

一、单项选择题

1. 男性的生殖腺是

A. 前列腺　　　B. 精囊腺　　　C. 睾丸　　　D. 尿道球腺　　　E. 附睾

2. 关于睾丸的叙述正确的是

A. 位于阴囊内，属于外生殖器　　　B. 为不成对器官　　　C. 前缘有血管、神经和淋巴管出入

D. 精曲小管能产生精子和分泌雄性激素　　　E. 睾丸后缘与附睾相连

3. 关于雄激素作用的叙述**错误**的是

A. 维持生精作用　　　B. 促进男性第二性征的出现　　　C. 促进蛋白质的降解

D. 促进红细胞的生成　　　E. 促进男性生殖器官的生长发育

4. 关于前列腺的叙述正确的是

A. 为男性生殖腺　　　B. 与膀胱底相邻　　　C. 有尿道通过

D. 能分泌雄性激素　　　E. 左右各一

5. 关于男性尿道叙述，**错误**的是

A. 成人长 16～22cm　　　B. 有三处狭窄　　　C. 有两个弯曲

D. 分前、后尿道　　　E. 上提阴茎可使耻骨下弯变直

6. 输精管结扎常选的部位是

A. 前列腺部　　　B. 精索部　　　C. 睾丸部　　　D. 盆部　　　E. 腹股沟管部

7. 射精管开口于

A. 尿道内口　　　B. 尿道膜部　　　C. 尿道球部　　　D. 尿道前列腺部　　E. 尿道海绵体部

8. 精子和卵细胞结合受精的部位是

A. 子宫部　　　B. 输卵管峡　　　C. 输卵管壶腹　　　D. 输卵管漏斗　　　E. 输卵管伞

9. 卵巢

A. 上端借卵巢固有韧带连于子宫　　　B. 为女性生殖腺

C. 后缘中央有卵巢门　　　D. 后缘有血管出入　　　E. 位于子宫前面

10. 临床手术时识别输卵管的标志是

A. 子宫部　　　B. 输卵管峡　　　C. 输卵管壶腹　　　D. 输卵管伞　　　E. 输卵管漏斗

11. 输卵管结扎常选的部位是

A. 子宫部　　　B. 输卵管峡　　　C. 输卵管壶腹　　　D. 输卵管伞　　　E. 输卵管漏斗

12. 女性的生殖腺是

A. 卵巢　　　B. 子宫　　　C. 前庭大腺　　　D. 输卵管　　　E. 阴道

13. 以下关于子宫形态的叙述，正确的是

A. 子宫分头、体和尾 3 部分　　　B. 子宫与阴道相通，不与输卵管相通

C. 子宫颈全部被阴道包绕　　　D. 成年女性子宫正常姿势为前倾前屈位

E. 非妊娠期子宫峡正常长约 11cm

14. 关于雌激素作用的叙述，**错误**的是

A. 促进女性生殖器官的生长发育   B. 促使阴道上皮分解糖原

C. 促进乳腺导管的发育   D. 促进蛋白质的合成

E. 促进女性第二性征的出现

15. 黄体形成后分泌的主要激素是

A. 雌激素   B. 孕激素   C. 黄体生成素   D. 孕激素和雌激素

E. 孕激素、雌激素和黄体生成素

16. 妊娠 7 个月时，雌激素和孕激素主要来源于

A. 卵巢   B. 胎盘   C. 黄体   D. 腺垂体   E. 子宫

17. 排卵后子宫内膜呈现分泌期变化是由于

A. 高浓度雌激素作用   B. 高浓度孕激素作用   C. 黄体生成素浓度升高

D. 孕激素和雌激素共同作用   E. 孕激素和黄体生成素共同作用

二、多项选择题

1. 男性附属腺包括

A. 前列腺   B. 精囊腺   C. 睾丸   D. 尿道球腺   E. 附睾

2. 男性尿道三个狭窄位于

A. 尿道内口   B. 尿道膜部   C. 尿道球部   D. 尿道前列腺部 E. 尿道外口

3. 关于子宫的位置正确的是

A. 直肠与膀胱之间   B. 下端接阴道   C. 两侧有卵巢和输卵管

D. 轻度前倾前屈位   E. 位于盆腔底部

4. 卵巢的功能包括

A. 产生卵子   B. 分泌孕激素   C. 分泌黄体生成素 D. 分泌雌激素 E. 促进乳腺发育

5. 孕激素的作用有

A. 使子宫内膜进一步增生，腺体分泌   B. 减弱子宫平滑肌的活动

C. 刺激乳腺腺泡发育   D. 促进肾对水、钠的重吸收   E. 有利于受精卵着床

6. 后尿道包括

A. 前列腺部   B. 前列腺部和海绵体部   C. 膜部

D. 海绵体部   E. 膜部和海绵体部

（李　图）

实 验 篇

实验一 显微镜的构造和使用

【实验目的】

1. 熟悉普通光学显微镜的主要结构及功能。
2. 掌握低倍镜和高倍镜的使用方法。
3. 熟悉显微镜的保护方法。

【实验原理】

普通光学显微镜的成像原理类似凸透镜，光学显微镜的物镜和目镜都是凸透镜。物体通过物镜呈倒立、放大的实像，该实像又通过目镜呈正立、放大的虚像。由此，经显微镜到人眼的物体都呈倒立、放大的虚像。显微镜物体的放大率为目镜放大倍数和物镜放大倍数的乘积。

【实验用品】

普通光学显微镜、擦镜纸、二甲苯、香柏油、血涂片。

【实验步骤】

一、显微镜的结构（实验图 1）

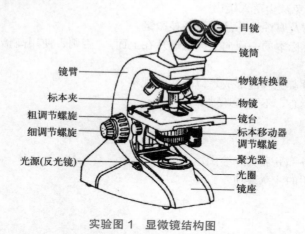

实验图 1　显微镜结构图

二、显微镜的使用方法

1. 低倍镜的使用方法

（1）取镜　右手握住镜臂，左手托镜座，保持镜体直立。

（2）安放　将显微镜放在自己身体左前方的桌上，以镜座后端距桌面边缘 4～6cm 的距离为宜。

（3）对光　打开电源开关，旋转粗调节螺旋，将镜筒升起，转动物镜转换器，使低倍镜正对镜台上通光孔中央，使视野内明亮。

（4）置片　将玻片标本平放于镜台上，用标本夹固定，使要观察部分正对通光孔的中央。

（5）调焦　双眼从目镜中观察，边观察边转动粗调节螺旋，使镜筒徐徐下降，直至出现物像，用细调节螺旋上下调节，使物像清晰。

（6）标本片与光圈的调节　用标本移动器调节螺旋左右移动，将要观察部分移至视野中央，以便于观察。移动标本片时，镜下所观察物像的移动方向与之相反。光圈的调节可通过推动光栏上的手柄，调节其开孔的大小，来找出最合适的光度。

2. 高倍镜的使用方法

（1）在低倍镜下找到物像后，将要观察的部分移至视野中央。

（2）从侧面注视，转动物镜转换器，将高倍镜对准通光孔。

（3）从目镜中观察，调节细调节螺旋，微微上升或下降，直至物像清晰为止。注意使用高倍镜时，所需光度比低倍镜要强，可通过调节光圈来改变视野亮度。

3. 油镜的使用方法

（1）把要用油镜观察的部位，在高倍镜下移动到视野中央。旋开高倍镜，在标本片上面加香柏油少许，再转动物镜转换器，使油镜对准标本，镜头浸入油中。将光圈完全打开。从目镜观察，转动细调节螺旋，使镜筒微微上升或下降，直到物像清晰为止。

（2）观察完毕，用粗调节螺旋将镜筒升起，用擦镜纸蘸少许二甲苯，将镜头和标本片上的香柏油擦净。观察临时制片时，因水分较多，应在玻片标本上加盖玻片，不能用油镜直接观察。

三、显微镜使用的注意事项

显微镜是精密贵重仪器，使用时应严格遵守操作规程，要注意以下几点：

1. 取用显微镜时，要用双手轻拿轻放，较长距离移动显微镜时，应一手紧握镜臂，一手托住镜座，切勿斜提和前后摆动。

2. 光学部分如有不洁，可用擦镜纸擦拭，切不可用手帕及其他纸等擦拭，以免损坏镜面。不要随便取下目镜，以免灰尘落入镜内。

3. 应防止水、酒精及腐蚀性药品等沾污显微镜。

4. 置片时，应将有标本的一面向上（盖玻片在上面），否则，使用高倍镜和油镜时将找不到物像。

5. 滴油时，要尽量避免气泡形成，以免影响观察。

6. 操作过程中应小心，不要压坏玻片。

【实验结果与分析】

1. 指出显微镜的各部分名称并绘图示之。

2. 写出显微镜使用的注意事项。

实验二　反射弧分析

【实验目的】

证明反射弧与反射活动的关系。

【实验原理】

某一反射的反射弧，是该反射的基本结构。组成反射弧的任何一个环节遭到破坏或暂时失去生理功能，都将导致有关反射消失。

【实验材料】

蟾蜍（或蛙）、蛙类解剖手术器械、肌夹、烧杯、铁支柱、滤纸片、0.5％和1％硫酸溶液等。

【实验步骤】

1. 制备脊蛙

取一蟾蜍（或蛙），将探针尖端自枕骨大孔垂直刺入，再探入颅腔并向左右拨动破坏脑，用肌夹夹住下颌将蟾蜍悬挂在铁支柱上。

2. 观察项目

（1）用镊子夹一浸过0.5％硫酸液的滤纸片，平放在蟾蜍侧后肢足趾上。待出现屈腿反射时，立即用清水洗净受刺激部位。以同样方式再刺激另一侧足趾。

（2）环绕右小腿切开皮肤，剥除切口以下皮肤。重复项目（1），观察有无屈腿反射；再刺激左足趾，观察有无屈腿反射。

（3）取下脊蛙，俯卧蛙板上，在左大腿背面剪开皮肤，用玻璃针分离出坐骨神经并剪断，再将蛙挂起。重复项目（1），观察有何反应。

（4）把浸有1％硫酸液的滤纸片平贴在动物腹部，观察动物的反应。

（5）将探针尽量探入椎管内，捣毁脊髓，再重复项目（4），观察有无反应。

【注意事项】

1. 用硫酸刺激蛙足趾时间只能几秒钟，以免损伤皮肤；每次浸入硫酸的面积应一致。

2. 每次用硫酸液刺激后，都要用清水立即洗净足趾，并用纱布拭干，以免硫酸被稀释。

3. 剥皮时，注意足趾的皮肤必须剥干净。

4. 必须在动物安静时给予刺激，这样所出现的结果才准确可靠。

【实验结果与分析】

1. 记录上述各项结果，并解释其产生原因。

2. 分析反射与反射弧的关系。

实验三　基本组织切片的观察

【实验目的】

1. 学习显微镜的使用。

2. 在显微镜下能够辨认单层扁平上皮、单层柱状上皮、单层立方上皮、假复层纤毛柱状上皮、复层扁平上皮、疏松结缔组织、骨骼肌、多极神经元和有髓神经纤维的结构。

【实验材料】

光学显微镜、单层扁平上皮（小肠切片 HE 染色）、单层立方上皮（甲状腺切片 HE 染色）、单层柱状上皮（小肠切片 HE 染色）、假复层纤毛柱状上皮（气管切片 HE 染色）、复层扁平上皮（食管切片 HE 染色）、疏松结缔组织铺片（肠系膜铺片 HE 染色）、骨骼肌（骨骼肌切片 HE 染色）、多极神经元（脊髓横切片）、有髓神经纤维（有髓神经纤维纵切）。

【实验步骤】

1. 学习光学显微镜的构造

（1）机械部分： 光学显微镜机械部分包括镜座、镜臂、镜筒、调节螺旋、旋转盘和载物台六部分。镜座为显微镜的底座，与桌面接触；镜臂为显微镜的支柱，呈弧形；镜筒为镜臂前上方的空心圆筒；调节螺旋分为粗、细两种，在镜臂下端的两侧，可使物镜与载物台之间距离接近或远离，用以调节焦距；旋转盘为安装在镜筒下端的圆盘，装有 3～4 个不同放大倍数的物镜，该盘可以转动；载物台位于镜臂下部的前方，是放置切片标本的地方，中央有一通过光线的长圆孔，载物台上有压片夹。

（2）光学部分： 光学显微镜光学部分包括目镜、物镜、聚光器和光源四部分。目镜装在镜筒的上端，标有"10×"等放大倍数。两个目镜间的距离可调节；物镜装在旋转盘的下面，一般有低倍镜、高倍镜和油镜三种；物镜上标有放大倍数，主要有 10×、40×、60×、100× 等；聚光器装在载物台的下方，可以聚集光线，聚光器的底部装有光圈，用以调节射入光线的强弱；光源位于聚光器的下方，发出的光线经聚光镜聚集后，穿透组织进入物镜。光源的亮度可通过位于底座一侧的旋钮调节。

2. 学习显微镜的使用步骤

（1）拿显微镜时应以右手握镜臂，左手托镜座，取镜和放镜时动作要轻。

（2）显微镜放在胸部的左前方，使用显微镜时要两眼自然睁开。

（3）使用低倍镜时，转动粗准焦螺旋，上升镜筒（有的显微镜是降低载物台），再转动旋转盘，将低倍镜对准载物台圆孔。

（4）从目镜中观察视野，适当调节聚光器光圈大小和光源亮度，使视野光度均匀适中。

（5）将组织片置于载物台上，有盖玻片的一面朝上，用压片夹固定组织片，把观察物移至聚光器的中央，从侧方观察物镜与组织片的距离，让物镜下降至与切片距离 2mm 左右，然后观察镜内视野，同时调节粗准焦螺旋，使镜筒缓慢上升，直至看到物像，再转动细准焦螺旋，使物像更为清晰。

（6）使用高倍镜时，在低倍镜看清物像后，把要进一步观察的结构移至视野中央，然后换用高倍镜，再转动细准焦螺旋，直至看清物像为止。

（7）显微镜使用完毕后，先将镜筒上移，然后取下组织片，转动螺旋盘，使物镜转成倒"八"字形，并将镜筒降至最低位置，用镜套将显微镜罩住，放回原处。

3. 观察单层扁平上皮（小肠切片 HE 染色）

（1）肉眼观察 标本为小肠的一部分，凹面为管腔面

（2）低倍镜观察 管腔面覆以内皮。

（3）高倍镜观察 内皮细胞的胞质部分极薄，染为粉红色，和下方粉红色的结缔组织连在一起，不易分辨；细胞核呈椭圆形，染成蓝紫色，向管腔突出。

4. 观察单层立方上皮（甲状腺切片 HE 染色）

（1）肉眼观察 标本为甲状腺的一部分，染成蓝紫色部分是甲状腺上皮。

（2）低倍镜观察 在组织切片上可以看到许多大小不等形态各异的泡状结构，称甲状腺滤泡。滤泡上皮是单层立方上皮，细胞排列紧密且整齐，呈现环形。

（3）高倍镜观察 细胞分界比较清楚，相邻细胞之间的红色线状结构为细胞间质，细胞质红染。细胞呈立方形排列，细胞核呈圆形，位于细胞中央，呈紫蓝色。

5. 观察单层柱状上皮（小肠切片 HE 染色）

（1）肉眼观察 标本为小肠纵切面的一部分，呈长条状，染成蓝紫色部分是小肠内面的

上皮。

（2）低倍镜观察 小肠壁内面凹凸不平，内面上皮是单层柱状上皮，细胞呈柱状排列紧密且整齐。

（3）高倍镜观察 细胞分界比较清楚，相邻细胞之间的红色线状结构为细胞间质，上皮与深面组织交界处称基膜。细胞质染成粉红色；细胞核呈椭圆形，位于细胞基底部呈蓝紫色。

6. 观察假复层纤毛柱状上皮 （气管切片 HE 染色）

（1）肉眼观察 标本中染为紫蓝色的一侧为腔面的黏膜。

（2）低倍镜观察 找到气管的管腔面，上皮细胞排列密集；上皮游离面与基底面较整齐，但核的高低不等，形似复层；可见夹杂的杯状细胞。上皮与深面组织之间的红色均质膜状结构为基膜。

（3）高倍镜观察 上皮由 4 种细胞组成：①柱状细胞，位于上皮浅层，数量最多；细胞核椭圆形，游离面有密集且规则排列的纤毛。②梭形细胞，夹杂于其他细胞之间，胞体呈梭形，细胞界限不清楚；细胞核窄椭圆形，位于细胞中央，排列在上皮中层。③锥形细胞，位于上皮的深部，胞体较小，呈锥体形，顶部嵌在其他细胞之间；核小而圆。④杯状细胞，顶端能够到达上皮表面，细胞底部狭窄，含深染的核，核呈三角形或半月形；顶部膨大充满黏原颗粒，染为蓝色或呈空泡状。

7. 观察复层扁平上皮 （食管切片 HE 染色）

（1）肉眼观察 切片呈环形，管腔面不规则，染成紫蓝色线状的结构为复层扁平上皮。

（2）低倍镜观察 上皮由多层细胞排列组成。

（3）高倍镜观察 ①表层细胞呈扁平状，细胞核扁平，较小。②中间层为数层多边形细胞，细胞核位于中央。③基底层由一层矮柱状细胞组成，细胞核圆形，细胞着色较深。

8. 观察疏松结缔组织铺片 （肠系膜铺片 HE 染色）

（1）肉眼观察 疏松结缔组织铺片，厚薄不均。

（2）低倍镜观察 视野内的纤维交织成网，细胞分散在纤维之间。

（3）高倍镜观察 可选择细胞和纤维较分散的部位进行观察。可见两种纤维：①胶原纤维，数量多且粗，有分支，交织成网，呈波浪状，染成淡红色。②弹性纤维，较细，染成红色，多为直行，断端卷曲。在纤维间主要观察 3 种细胞：①成纤维细胞，数量多，胞体大，有突起，细胞界限不分明；胞质较丰富，淡红色；核较大，紫蓝色，圆形或卵圆形，核仁明显。②巨噬细胞，外形不规则，胞质丰富，充满吞噬颗粒；细胞核比成纤维细胞小而圆，着色较深。③肥大细胞，胞体呈圆形或卵圆形，常成群聚集；核小呈圆形或卵圆形，居中，着色深；胞质中充满粗大的嗜碱性颗粒。肥大细胞常成群分布在小血管周围

9. 观察骨骼肌 （骨骼肌切片 HE 染色）

（1）肉眼观察 切片中肌组织位于复层扁平上皮与结缔组织组成的黏膜深面，为大片染成红色的部位。

（2）低倍镜观察 横切面上，肌肉外表为肌外膜。肌外膜结缔组织深入肌肉内，包绕一束肌纤维，称肌束膜，肌束大小不等。分布在每条肌纤维周围的少量结缔组织，为肌内膜。纵切面上，肌纤维呈长带状，平行排列。肌纤维间有少量结缔组织。

（3）高倍镜观察 ①横切面上，细胞胞核圆形，染成紫蓝色，位于周边；胞质中可见许多红色细点状结构的肌原纤维。②纵切面上，每条肌纤维有多个细胞核，扁圆形，位于肌膜下。把视野光线调暗，可见明暗相间的横纹。③进一步观察可以看到明带和暗带。

10. 观察多极神经元 （脊髓横切片）

（1）肉眼观察 脊髓标本呈椭圆形，中央深染的部分为灰质，周围颜色浅部分为白质。

(2) 低倍镜观察 灰质较宽处为前角，内可见多个突起的细胞，选1个突起较多又有细胞核的神经元，移至视野中央，调至高倍镜观察。

(3) 高倍镜观察 多极神经元的胞体不规则，呈星形或锥体形，可见自胞体发出突起的根部；细胞核位于中央，大而圆，染色淡；核仁呈棕黑色小点，较为明显。细胞周围有许多突起，突起根部有尼氏体的是树突，无尼氏体的是轴突。在白质内可见神经纤维束的横切面。

11. 观察有髓神经纤维（有髓神经纤维纵切）

(1) 低倍镜观察 标本两侧有染成粉红色的结缔组织，为神经外膜。向内观察可以看到有许多平行排列、粗细不等的红色线条状结构，即神经纤维束。神经纤维束内多为粗细不等的有髓神经纤维，观察单根神经纤维，首先找到郎飞结，相邻两个郎飞结之间的一段为结间体。

(2) 高倍镜观察 观察三种主要结构，分别是郎飞结、轴索和髓鞘。沿平行排列的神经纤维仔细寻找，可见粉色线条上的某些部位向内凹陷，即郎飞结。在神经纤维中央，有一条粉红色的线状结构为轴索。轴索两侧发亮的部分是髓鞘，这主要是由于制片过程中髓鞘中的磷脂被溶解所致。

【注意事项】

1. 观察任何标本时都需要先使用低倍镜寻找目标，因其视野范围大容易发现想要观察的组织结构。

2. 低倍镜观察时遵循从左到右，从上到下的顺序进行全面观察，找出需要辨认的组织结构。

3. 从低倍镜调整到高倍镜时只允许转动细准焦螺旋旋钮，切勿使用粗准焦螺旋，否则容易压碎盖玻片和摩擦损伤镜头。

4. 肉眼观察时初步了解组织切片的结构，颜色是否均匀，一定要分清正反，切片摆放正确。

5. 作为医学生要有严谨思维和爱护器材意识，在使用显微镜观察切片时一定严格按照操作步骤操作，不要损伤器材。

实验四　运动系统的观察

【实验目的】

1. 在标本上指出骨的形态和构造。

2. 在标本上指出全身各骨的名称和位置。

3. 在标本上指出颅的构成及各面的重要结构。

4. 在标本上指出骨连结的分类、关节的基本结构、人体各主要关节的组成。

5. 在标本上指出脊柱和胸廓的组成。

6. 在标本上指出肌的形态、构造及其辅助结构。

7. 在标本上指出全身各主要肌的名称及位置。

8. 在标本上指出全身主要的骨性和肌性标志。

【实验材料】

全身骨架和全身各骨标本，骨剖面标本，颅的水平切面和正中矢状切面标本，男、女性骨盆标本，打开关节囊的肩关节、肘关节、髋关节和膝关节标本，全身肌肉浅层标本或模型，全身肌肉深层标本或模型，腹前外侧壁和腹股沟区解剖标本，膈肌标本，上、下肢肌标本。

【实验步骤】

1. 利用全身骨架或各类骨标本，辨认骨的形态、构造和分类，列举长骨、短骨、扁骨及不规则骨的形态及分布。

2. 辨认全身各骨标本，并说出骨的分类、位置及形态。

3. 利用骨盆标本，观察骨盆的组成、分部。

4. 观察整颅及颅的矢状和水平切面的标本，指出脑颅和面颅的构成，说出颅底的主要孔裂名称及通过物，认识翼点、眶、乳突、颧弓、枕外隆凸等结构。

5. 利用全身骨架标本，观察脊柱和胸廓的构成、形态及连接。

6. 利用肩关节、肘关节、髋关节和膝关节的标本，观察各关节的组成和结构特点，并验证其运动。

7. 利用全身浅层肌的标本，观察肌的位置，了解其名称。

8. 利用全身深层肌的标本，观察肌的位置，了解其名称。

9. 利用膈肌标本观察膈的形态，说出膈上的裂孔名称、位置及通过的结构。

10. 利用上、下肢肌的标本，观察主要肌的名称及位置。

实验五　人体体温的测量

【实验目的】

掌握测定体温的方法。

【实验原理】

体温是指机体的平均温度，是机体进行新陈代谢和正常生命活动的必要条件，同时也是反映机体机能状态的客观指标之一。一般测定体温的部位有口腔、腋窝、直肠和皮肤，常用口腔温和腋窝温测定法。

【实验材料】

水银体温计（或电子数字式体温计）、酒精。

【实验步骤】

1. **了解体温计**　水银体温计由有刻度的真空玻璃毛细管和下端装有水银的玻璃球组成。其一端为盛有水银的储液槽，当水银受热后，水银沿着毛细管上升，其高度与受热程度成正比。体温计刻度为 35～42℃。

2. **腋窝温测定法测定体温**　将被试者的腋窝内汗液擦干，将体温计水银端置于腋窝深处，紧贴皮肤，屈臂于胸部加紧，10min 后取出。

3. **读数**。

【注意事项】

1. 使用前检查温度计是否有破损。

2. 测量腋窝温时，时间要足够，且不能有汗，否则将会造成误差。

3. 持体温计读数时，轻微转动体温计方可看清。

4. 每次测试前均需将水银柱甩至 36℃以下，甩水银柱时要小心，以免碰坏体温计。

实验六　血细胞形态的观察

【实验目的】

掌握血细胞的显微镜形态结构。

【实验材料】

人血液涂片。

【实验步骤】

血液涂片观察。

一、低倍镜观察

找涂片较薄的地方观察，血细胞体积较小。

二、高倍镜观察

1. **红细胞**　数目最多，呈圆盘形，无胞核，浅红色，中央染色浅，周边染色深。

2. **白细胞**

(1) **中性粒细胞**　2～5 个叶，杆状核较少，胞质浅粉色，胞质中有细小并淡染的中性颗粒，一般难以分辨。

(2) **嗜酸性粒细胞**　数目较少，胞体比中性粒细胞稍大，核紫蓝色，多为两叶，胞质中含许多粗大而均匀排列的橘红色颗粒。

(3) **嗜碱性粒细胞**　数目极少，通常在标本上找不到，胞质中含大小不等、分布不均的紫蓝色颗粒，胞核形状不规则，常被颗粒覆盖而不明显。

(4) **淋巴细胞**　数目较多，胞核大，圆形或椭圆形，染色质为粗块状，呈深紫蓝色，胞质少，呈天蓝色，有的可见少量细小的紫红色嗜天青颗粒。

3. **血小板**　最小，在血细胞之间常成群存在，形态不规则，其周围胞质透明，略呈淡蓝色，中央含有许多紫红色血小板颗粒。

实验七　影响血液凝固的因素

【实验目的】

通过测定不同条件下的血液凝固时间，了解血液凝固的基本过程及加速和延缓血液凝固的因素。

【实验原理】

血液由流体状态变为不能流动的胶冻状凝块的过程称为血液凝固。血液凝固是由许多凝血因子参与的一系列顺序发生的酶促反应过程，其最终结果是血浆中的纤维蛋白原变成纤维蛋白。血液凝固的基本过程分为三步：

（1）凝血酶原激活物的形成。

（2）凝血酶原被激活生成凝血酶。

（3）纤维蛋白原转变为纤维蛋白及其多聚体。

血液凝固分为内源性凝血和外源性凝血两条途径。内源性凝血是指参与凝血过程的全部因子都存在于血浆中，由凝血因子XII与异物接触后启动；而外源性凝血是指始动凝血的组织因子III来自组织，凝血时间较前者短。两者的主要区别在于凝血酶原激活物形成的过程不同。

【实验对象】

家兔。

【实验材料】

哺乳类手术器械 1 套，静脉插管、动脉夹、20mL 注射器 1 支，9 号注射针头 1 个、小试管刷 1 个、小试管、秒表、恒温水箱、1mL 吸管 6 支、冰块、棉花、石蜡油、肝素（8U/mL）、0.025mol/L $CaCl_2$ 溶液（取 2.8g $CaCl_2$ 溶于 1000mL 蒸馏水内，然后过滤制成）、20%氨基甲酸乙酯生理盐水等。

【实验步骤】

一、麻醉和固定

用 20%氨基甲酸乙酯按 4mL/kg 剂量从兔耳缘静脉缓慢注入，待家兔麻醉后，仰卧固定于兔手术台上。

二、手术

剪去颈部的毛，沿正中线切开颈部皮肤，分离皮下组织和肌肉，暴露气管，在支气管两侧的深部找到颈总动脉，分离出一侧颈总动脉，在其下穿过两条线。头端用线结扎阻断血流，另一线备用（固定动脉插管用）。近心端用动脉夹夹闭动脉，然后在靠近头端结扎处用眼科剪作一斜切口，向心方向插入动脉插管，用丝线固定，需放血时开启动脉夹即可。

三、观察项目

取干净的小试管 9 支（实验表 1）。由颈总动脉插管放血，各管加血 2mL，观察血液是否发生凝固，至血液成为凝胶状，试管倒立时血液不流出为止，记下所经历全程时间，即凝血时间。比较 3 管和 4 管，5 管和 6 管，1 管和 9 管的凝血时间，分析产生差别的原因。如果加入肝素和草酸钾管不出现血液凝固，两管各加 0.025mol/L $CaCl_2$ 溶液 2～3 滴，观察血液是否凝固。

【注意事项】

1. 手持试管的方法为拇指和中指分别捏住试管上端，食指堵住试管口。
2. 自血液流入试管内即开始计时。
3. 每一试管接血后将血液充分混匀。
4. 每隔 15s 倾斜试管 45°一次，如血液不随试管的倾斜而流动，则可判定为血液凝固。
5. 5 号试管接血前应放入温水中预热和 6 号试管接血前应放入冰水中预冷。

【实验结果与分析】

比较 3 管和 4 管、5 管和 6 管、7 管和 8 管的凝血时间，分析产生差别的原因。如果加入肝素和草酸钾管不出现血液凝固，两管各加 0.025mol/L CaCl₂ 溶液 2～3 滴，观察血液是否凝固。

实验表 1　内源性凝血与外源性凝血观察及理化因素对血液凝固的影响

试管编号	实验条件	凝血时间	结果分析
1	空管		
2	用木棒不停搅动		
3	放棉花少许		
4	石蜡油润滑内表面		
5	37℃水浴中		
6	置于有冰块的小烧杯中		
7	加肝素（8U/mL），加血后摇匀		
8	加组织液 1mL，加血后摇匀		
9	加草酸钾 1～2mg，加血后摇匀		
3	10min 后在 3 号管中加 2% CaCl₂ 2 滴		

【实验讨论】

1. 实验表 1 中，哪一管凝固发生得最快？为什么？
2. 加速和延缓血液凝固的方法有哪些？

实验八　ABO 血型的鉴定

【实验目的】

1. 观察红细胞的凝集现象。
2. 学会 ABO 血型和 Rh 血型的鉴定方法，理解分型的依据及鉴定的意义。

【实验原理】

血型是指血细胞膜上特异抗原的类型。在 ABO 血型系统中，红细胞膜上抗原分 A 和 B 两种抗原，而血清抗体分抗 A 和抗 B 两种抗体。A 抗原加抗 A 抗体或 B 抗原加抗 B 抗体，则产生凝集现象。因此，血型鉴定是将受试者的红细胞加入抗 B 抗体与抗 A 抗体，观察有无凝集现象，从而得知受试者红细胞膜上有无 A、B 抗原。在 ABO 血型系统，根据红细胞膜上是否含 A、B 抗原而分为 A、B、AB、O 四型（实验表 2）。

实验表 2　ABO 血型中的抗原和抗体

血型	红细胞膜上所含的抗原	血清中所含的抗体
A	A	抗 B
B	B	抗 A
AB	A 和 B	无抗 A 和抗 B
O	无 A 和 B	抗 A 和抗 B

【实验对象】

正常人。

【实验材料】

显微镜、采血针、双凹玻片、牙签、消毒棉签、蜡笔、标准 A 血清、标准 B 血清、75% 酒精、碘酒、Rh 抗血清。

【实验步骤】

1. 取双凹玻片 1 块，用干净纱布轻拭使之洁净，在玻片两端用蜡笔标明 A 及 B，并分别滴入抗 A、抗 B 标准血清 1 滴。

2. 用碘酒、75％酒精消毒指尖，用消毒采血针刺破皮肤，分别用牙签刮取 1～2 滴血，使其分别与 A 型、B 型标准血清充分混匀。

3. 放置 10min 后用肉眼观察结果。如有凝集反应可见到呈红色点状或小片状凝集块浮起。先用肉眼观察有无凝集现象，肉眼不易分辨时，则在低倍镜下观察，如有凝集反应，可见红细胞聚集成团。

4. 判断血型　根据受试者红细胞是否被 A、B 型标准血清所凝集，判断血型。

【注意事项】

1. 用牙签混匀时，严防两种血清接触。

2. 肉眼不能确定有无凝集现象时，应在低倍镜下观察。

3. 操作中注意无菌操作，防止交叉感染。

【实验结果与分析】

将观察到的现象画在下图中。

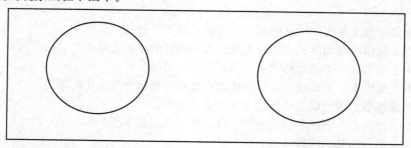

【结果分析】

ABO 血型：

1. 已知 A 处标准血清中有_____抗体，现检查结果是 A 处_____（凝集或不凝集），证明被检者红细胞膜上_____（有或无）抗原。

2. 已知 B 处标准血清中有_____抗体，现检查结果是 B 处_____（凝集或不凝集），说明被检者红细胞膜上_____（有或无）抗原。

3. 根据上述情况判定：被检查者血型为_____型。

实验九　心的观察

【实验目的】

1. 结合标本说出脉管系统的组成和功能。

2. 在标本上指出大、小循环的途径。

3. 在标本上描述心的位置、外形及心腔的结构。

4. 在标本上指出心传导系统的组成及冠状动脉的走行、分支和分布。

【实验材料】

胸腔纵隔标本（切开心包）、打开心房和心室的心脏标本、心脏传导系统标本或模型、心脏的血管标本、心脏模型。

【实验步骤】

1. 利用纵隔标本，观察心的位置、外形及其与周围器官、结构的毗邻关系。

2. 利用心脏标本及模型，指出右心房、右心室、左心房、左心室的出、入口及主要结构。

3. 利用心脏的血管标本，观察左、右冠状动脉的走行、分支和分布。

4. 利用心脏传导系统标本或模型，指出心传导系统的组成。

实验十　全身主要血管的观察

【实验目的】

1. 在标本及模型上指出主动脉的起止、行程、分支及分布。

2. 在标本上指出颈总动脉的主要分支及头颈部动脉的压迫止血点。

3. 在标本上指出上、下肢动脉的主干及延续分支情况。

4. 在标本上指出上、下肢主要动脉的压迫止血点，指出测量血压的部位。

5. 在标本或模型上指出腹主动脉的主要分支及分布。

6. 在标本上指出上、下腔静脉的主干、合成情况及主要属支。

7. 在标本上指出四肢的浅静脉。

8. 在标本上指出肝门静脉的组成、属支及收集范围。

【实验材料】

离体心脏标本，心肺联合标本，头颈、胸部、腹部与盆部的血管标本，上、下肢离体的血管标本，头颈和四肢浅静脉标本，肝门静脉系统的标本和模型。

【实验步骤】

1. 利用离体心脏标本及胸部、腹部的血管标本，观察主动脉的行程、分段、主要分支及分布。

2. 利用头颈部的血管标本，观察颈总动脉的主要分支、分布，以及头颈部动脉的压迫止血点。

3. 利用胸部及上肢的血管标本，观察锁骨下动脉、腋动脉、肱动脉、桡动脉和尺动脉的行程、分支、分布，以及上肢动脉的压迫止血点和临床测血压听诊的部位。

4. 利用盆部及下肢的血管标本，观察髂外动脉、股动脉、腘动脉、胫前动脉、胫后动脉的行程、分支、分布，及下肢动脉的压迫止血点。

5. 利用头颈部及胸部的血管标本，观察上腔静脉的组成及属支。

6. 利用腹部、盆部及下肢的血管标本，观察下腔静脉的组成及属支。

7. 利用肝门静脉的标本和模型，指出肝门静脉的组成及属支，并辨认食管静脉丛、直肠静脉丛和脐周静脉网。

实验十一　人体动脉血压的测量

【实验目的】

学习间接测量动脉血压的原理和方法，测定人体肱动脉收缩压和舒张压。

【实验原理】

通过使用血压计在动脉外加压，根据血管音的变化来测量动脉血压。通常血液在血管内流动时没有声音，但如给血管以压力而使血管变窄形成血液涡流，则可发生声音（血管音）。用袖带在上臂给肱动脉加压，当外加压力超过动脉的收缩压时，动脉血流完全被阻断，此时用听诊器在肱动脉处听不到任何声音。如外加压力低于动脉内的收缩压而高于舒张压时，在心脏收缩时，动脉内有血流通过，心脏舒张时则无，这样血液断续通过血管，形成涡流发出声音。当外加压力等于或小于舒张压时，血管内的血流连续通过，血管音消失或突然降低音调。故恰好可以完全阻断血流所必需的最小管外压力（即听到第一声血管音时）相当于收缩压。在心舒张时，有少许血流通过的最大管外压力（即血管音消失或音调突然降低时）相当于舒张压。

【实验对象】

人。

【实验用品】

听诊器、血压计。

【实验步骤】

1. **熟悉血压计的结构**　血压计由水银检压计、袖带和橡皮球3部分组成。检压计是一个标有刻度的玻璃管，上端与大气相通，下端与水银储槽相通。袖带是一个外包布套的长方形橡皮囊，借橡皮管分别与检压计的水银储槽和橡皮球相通。橡皮球是一个带有螺丝帽的气球，供充气和放气用。

2. **测量血压的准备工作**

（1）检查血压计是否完好，水银是否充足，橡皮球是否漏气。

（2）让受试者脱去一侧衣袖，静坐桌旁5分钟以上。

（3）松开血压计上橡皮球的螺丝帽，驱出袖带内的残余气体，然后将螺丝帽旋紧。

（4）让受试者将一侧前臂平放于桌上，手掌向上，使上臂与心脏处于同一水平，将袖带缠在该上臂，袖带下缘位于肘关节上2cm处，松紧须适宜。

（5）将听诊器耳件塞入外耳道，务必使耳件的弯曲方向与外耳道一致。

（6）在肘窝内侧先用手指触及肱动脉搏动位置，将听诊器胸件放置其上。

3. **测定收缩压**　用橡皮球向袖带内打气加压，先使血压计水银柱逐渐上升到触不到桡动脉脉搏，然后继续打气加压30～50mmHg。随即松开橡皮球螺丝帽，缓慢放气以降低袖带内压，在水银柱缓慢下降的同时仔细听诊，当突然听到"嘣"样的第1声动脉音时，血压计上所示水银柱刻度即代表收缩压。

4. **测定舒张压**　继续缓慢放气降低袖带内压，这时动脉音有一系列变化，先由弱而强，而后由强突然变弱，最后则完全消失。在声音由强突然变弱后，水银柱再下降5～10mmHg，声音才消失。声音由强突然变弱或消失时血压计上所示水银柱刻度即代表舒张压。血压通常记录为"收缩压/舒张压 mmHg"

【注意事项】

1. 室内必须保持安静，以利听诊。
2. 受试者需要静坐，上臂测量部位必须与心脏、检压计零点处于同一水平。
3. 听诊器胸件放在肱动脉搏动处，不可用力压迫动脉，更不能压在袖带下进行测量。
4. 动脉血压通常连续测量2～3次，以两次比较接近的数值为准，取其平均值。重复测量时必须放气至压力降到0mmHg。

【实验结果与分析】

1. 将实验结果按姓名、性别、年龄和动脉血压顺序记录。制作表格，记录全组同学的血压值，按性别进行比较。
2. 测量血压时有哪些注意事项？

实验十二　呼吸系统的观察

【实验目的】

1. 在标本上指出呼吸系统的组成及上、下呼吸道。
2. 在标本上指出鼻腔的分部、外侧壁的形态结构、鼻旁窦的位置和开口部位。
3. 在标本上指出喉腔的结构。
4. 在标本上指出气管和主支气管的形态及左、右主支气管的区别。
5. 在标本上指出肺的位置、形态。
6. 在标本上指出胸膜及其分部，加深理解胸膜腔的概念。

【实验材料】

呼吸系统概观标本、模型，头颈部正中矢状切面标本、模型，鼻旁窦标本、模型，喉、气管、主支气管及其分支标本及模型，喉标本、模型，肺标本、模型，胸腔器官标本。

【实验步骤】

1. 利用呼吸系统概观标本，指出呼吸系统的组成及上、下呼吸道的起止部位。
2. 利用头颈部正中矢状切面标本、模型，观察鼻腔外侧壁的结构。
3. 利用颅显示鼻旁窦标本，观察蝶骨内的蝶窦、上颌骨内的上颌窦、额骨内的额窦及筛骨内的筛窦，并指出各窦的开口部位。
4. 在活体上触摸和观察喉结，注意其随吞咽时上下移动，发音时用手触摸可感觉其振动。
5. 利用喉标本，观察喉腔内的结构。
6. 利用喉、气管、主支气管及其分支标本或模型，观察气管和左、右主支气管的形态，注意比较左、右主支气管的差异。
7. 利用肺标本、模型观察肺的位置和形态。

8. 利用胸腔器官标本观察各部壁胸膜，加深理解胸膜腔的概念。

实验十三　肺通气功能的测定

【实验目的】

学会肺量计的使用和肺容积、肺容量和肺通气量的测定。

【实验原理】

肺通气是指肺与外界环境之间的气体交换，其过程受呼吸肌的收缩活动、肺和胸廓的弹性特征以及气道阻力等多种因素的影响。肺容积和肺容量是评价肺通气功能的基础。肺通气量为单位时间内吸入或呼出肺的气体体量，既有静态的肺容量因素，又有时间因素，是肺的动态气量，故比肺容量能更好反映肺的通气功能。

【实验对象】

人。

【实验用品】

肺量计、记录纸、橡皮接口、鼻夹、75%酒精棉球、钠石灰等。

【实验步骤】

1. 熟悉肺量计结构，检查肺量计

（1）测量装置　由两个对口套装的圆筒构成。外筒口向上，是装水的水槽，槽底有排水阀门可以放水；水槽中央有进气管，管的上端露出水面，管下端有通向槽外的三通阀门，可控制呼吸气体的出入。内筒为倒置于水槽中的浮筒，可随呼吸气体的进出而升降。浮筒顶部有排气阀门，筒内气体可由此排出。

（2）记录装置　浮筒顶端有吊线，吊线另一端悬挂有一平衡锤，锤的重量恰能与浮筒的重量相平衡，使呼气和吸气都不费力。进出肺量计的气体容量，可根据浮筒的升降从刻度标尺上读出，并可通过平衡锤上的描笔在记录纸上记录。

（3）通气管　共有3根，开口于浮筒底部。1根是充 O_2 管，可与外界气体相通，用以调节浮筒内气体成分。另外两根通气管分别装有钠石灰和鼓风机（用于吸去 CO_2 和推动气流），与吹气口三通管相通。

2. 仪器准备

测量前先将肺量计外筒装水至要求的刻度。开放氧气接头，使筒内装有一定量的空气，然后关闭氧气口。转动三通阀门，关闭肺量计，检查是否漏气。打开电源开关，准备好描笔及记录纸。将描笔调节到记录纸的中部位置。

3. 测定肺容积和肺容量

受试者用鼻夹夹闭鼻孔，口衔橡皮接口，先通过三通阀门呼吸外界空气 2～3min，稍适应后，即转动三通阀门打开肺量计，开启慢速走纸挡（50mm/min），启动记录键，测量并记录呼吸气量的变化。

（1）测定潮气量。记录平静呼吸约 30s。计算每次吸入或呼出气量的平均值。

（2）测定补吸气量。平静呼吸数次后，在一次平静吸气末，继续吸气直至不能再吸为止，计算从平静吸气末所增加的吸入气量。

（3）测定补呼气量。平静呼吸数次后，在一次平静呼气末，继续呼气直至不能再呼为止，计算从平静呼气末所增加的呼出的气量。

（4）测定肺活量。平静呼吸数次后，请受试者尽力做最大限度的深吸气，随即做最大限度的深呼气，记录呼出的最大气量。重复 2～3 次，取最大值。

（5）测定用力呼气量。在肺量计内重新充灌新鲜空气 4～5L，按测定潮气量的方法，记录平静呼吸数次。然后请受试者做最大限度的深吸气直至不能再吸为止，屏气 1～2s，同时换快速走纸挡（25mm/s），立即用最快的速度用力深呼气，直至不能再呼为止。记录第 1、2、3s 末呼出的气量，并计算它们各占肺活量的百分比。

4. 测定肺通气量

（1）测定平静通气量　将已测得的潮气量按下式计算：
$$每分通气量(L/min)＝潮气量(L)×呼吸频率(次/分)$$

（2）测定最大通气量　调节肺量计走纸速度为 25mm/min，记录受试者的平静呼吸数次后，主试者发出"开始"口令，并同时按动秒表，受试者听到命令后，立即作最深最快的呼吸，到第 30s 时，主试者发出"停"的口令。记录 30s 内吸入或呼出的气量，再乘以 2，算出最大通气量。

【注意事项】

1. 测量前，检查肺量计是否漏气、漏水；平衡锤的重量是否合适；皮管切勿扭转，保证气流通畅。

2. 每测量一人，要注意器械消毒。

3. 戴好鼻夹，不要漏气。

4. 测量最大通气量之前，受试者应预先做几次尽力深快的呼吸练习。

【实验结果与分析】

1. 结果记录：受试者姓名、年龄、性别和测量值。

2. 以上测量值是否在正常范围，如不是，请分析原因。

实验十四　胸内负压的观察

【实验目的】

用直接测量法观察胸膜腔负压及其在呼吸周期中的变化，明确胸膜腔负压形成和维持的条件。

【实验原理】

胸膜腔的密闭性及潜在的肺的弹性回缩力是胸膜腔负压形成的必要条件。胸膜腔负压的大小随呼吸周期的变化而改变。胸膜腔密闭性一旦被破坏，与外界相通造成气胸，则负压消失。

【实验对象】

家兔。

【实验用品】

兔手术台、哺乳动物手术器械一套、粗注射针头、水检压计、橡皮管、丝线、纱布、25％氨基甲酸乙酯等。

【实验步骤】

1. 实验准备

（1）准备实验装置。水检压计内水中略加红色墨水以便观察。将粗注射针头尖部磨钝，通过橡皮管与检压计相连，检查针孔是否通畅，连接处是否漏气。检压计内液面与"0"刻度一致，并与动物胸膜腔在同一水平。

（2）动物麻醉用25％氨基甲酸乙酯按每千克体重4mL剂量从家兔耳缘静脉注入，麻醉后背位固定于兔手术台上。

2. 手术及穿刺
剪去颈部手术野的毛。沿正中线切开皮肤5～7cm，用止血钳钝性分离皮下组织和肌肉，暴露和分离出气管，在气管上作一"T"形切口，插入气管插管，以棉线固定。

剪去右前胸部腋前线第4～7肋间区的毛，切开皮肤2～3cm。将粗注射针头于右前胸部腋前线第4～5肋间隙肋骨上缘垂直刺入胸膜腔内。当看到检压计内的红色水柱随呼吸运动而上下移动时，说明针头已进入胸膜腔内，应停止进针并固定。

3. 实验观察

（1）观察吸气与呼气时检压计水柱移动的幅度。记下平静呼吸时胸内负压的数值。

（2）在气管插管的一个侧管上接一长约50cm、内径为0.7cm的橡皮管。夹闭另一侧管，使呼吸运动加强。观察呼气和吸气时检压计水柱之波动，记下其胸膜腔负压数值。

（3）造成气胸。沿右侧第7肋骨切开皮肤及皮下组织，打开右侧胸腔，造成人工开放性气胸，观察胸膜腔内负压的变化。

【注意事项】

1. 穿刺针头与橡皮管和水检压计的连接必须严密，切不可漏气。
2. 穿刺时针头斜面应朝向头侧，首先用较大的力量穿透皮肤，然后控制进针的力量，以防刺入过深。

【实验结果与分析】

1. 观察和记录各项实验条件下的胸内压变化值，并分析其发生变化的原因。
2. 胸内负压是如何形成的？有何意义？

实验十五 消化器官的观察

【实验目的】

1. 观察消化系统的组成和解剖构造。
2. 显微观察食管、胃、小肠、肝、胰、唾液腺等的组织结构，掌握它们的显微结构特征。

【实验材料】

消化系统图片、人半身模型及各消化器官模型、胃黏膜切片、小肠黏膜切片、肝组织切片等。

【实验步骤】

1. 利用模型及图片观察口腔、咽、食管、胃、大肠、小肠、肝、胆、胰、腹膜及腹膜腔。
2. 利用显微镜观察胃黏膜、小肠黏膜的组织结构，以及肝小叶的结构特点。

【实验结果与分析】

小肠作为消化吸收的主要场所取决于小肠黏膜的结构特点。

实验十六　泌尿器官的观察

【实验目的】

1. 掌握泌尿系统的基本组成。
2. 熟悉肾的位置、形态和大致结构。
3. 了解输尿管的分部；掌握输尿管的三处狭窄。
4. 了解膀胱的分部及位置毗邻；掌握膀胱三角。
5. 了解女性尿道的特点和临床意义。

【实验材料】

男、女泌尿生殖系统模型，肾脏离体标本和模型，膀胱模型，男、女盆腔矢状位模型。

【实验步骤】

1. 观察并辨认泌尿系统的组成，了解男性、女性泌尿系统的差别。
2. 观察输尿管标本或模型，确认输尿管三处狭窄的位置。
3. 观察肾标本或模型，识别肾皮质、肾锥体、肾乳头、肾小盏、肾大盏、肾盂等结构。
4. 观察膀胱标本或模型，了解膀胱形态、分部，确认膀胱三角的位置及特点。
5. 观察女性尿道标本或模型，了解女性尿道的特点和临床意义。

【注意事项】

爱惜标本模型，轻拿轻放。

【实验结果与分析】

绘制肾的冠状剖面图，指出肾的主要结构名称。

实验十七　影响尿生成的因素

【实验目的】

1. 掌握膀胱插管技术，学习尿量的记录和测量方法。
2. 观察神经、体液因素（生理盐水、葡萄糖、去甲肾上腺素、呋塞米、血管升压素）对尿生成的影响，并分析其作用机制。

【实验对象】

家兔（2kg）。

【实验材料】

20％氨基甲酸乙酯、生理盐水、20％葡萄糖、1：10000 的去甲肾上腺素、呋塞米、血管升压素、手术剪、镊子、止血钳、玻璃分针、兔手术台、膀胱插管、注射器及针头、生物信号采集处理系统、棉线若干、婴儿秤。

【实验步骤】

1. **静脉麻醉** 从兔耳缘静脉注射 20％氨基甲酸乙酯（5mL/kg 体重）。
2. **仰卧固定** 待兔麻醉后，将其仰卧，先后固定四肢及兔头。
3. **颈部手术** 剪去颈前部兔毛，正中切开皮肤 5～6cm，用止血钳纵向分离软组织及颈部肌肉，暴露气管和右血管神经鞘，细心分离出右侧迷走神经，在神经下穿线备用。
4. **腹部手术** 从耻骨联合向上沿中线作长约 4cm 的切口，沿腹白线打开腹腔，将膀胱轻拉至体外。在膀胱顶部做一个荷包缝合，在缝线中心作一小切口，插入膀胱插管，收紧缝线关闭其切口。膀胱插管通过橡皮管与记滴装置相连。手术完毕后，用温热的生理盐水纱布覆盖切口。
5. **观察项目**
（1）快速静脉注射 37℃生理盐水 30mL，记录尿量变化。
（2）快速静脉注射 20％葡萄糖 5mL，记录尿量变化。
（3）静脉注射 1：10000 的去甲肾上腺素 0.3mL，记录尿量变化。
（4）电刺激右侧迷走神经。用保护电极以中等强度和频率的连续脉冲（定时刺激，持续时间 20s，波宽 5ms，强度 2.0V，频率 25Hz）刺激迷走神经，记录尿量变化。
（5）静脉注射呋塞米 5mg/kg，记录尿量变化。
（6）缓慢静脉注射血管升压素 1mL，记录尿量变化。

【注意事项】

1. 因需多次静脉注射，注意保护耳缘静脉。
2. 小量注射某种药物后，应紧接着注射 1～2mL 生理盐水，将残留药物推入家兔体内，使药物及时进入血液循环。每次注射完毕尽量不拔针头，换针管后注射下一种药物。
3. 膀胱插管操作动作轻柔，避免损伤性闭尿。
4. 警惕动物麻醉过度。

【实验结果分析】

静脉注射生理盐水、葡萄糖、去甲肾上腺素、呋塞米和血管升压素分别对尿量有何影响？为什么？

实验十八　感觉器官的观察

【实验目的】

1. 观察标本和模型，说出眼的组成、位置、结构和主要功能。

2. 观察标本和模型，说出耳的组成、位置、结构和主要功能。

【实验材料】

眼球放大模型、眶内结构解剖标本、眼球冠状切面标本、耳放大模型、听小骨标本或模型、内耳迷路模型。

【实验步骤】

1. 利用眼球放大模型，观察眼球的形态和构造，并注意视神经穿出眼球部位。
2. 利用眼球冠状切面标本或模型，观察眼球壁和眼球内容物及眼房。
3. 在活体观察上、下睑，睑结膜，球结膜，角膜，虹膜和瞳孔的形态。
4. 利用耳放大模型，观察耳的分部及各部的结构。
5. 利用耳放大模型，观察鼓室、咽鼓管的位置和形态，并注意观察鼓室内听小骨的位置和连接关系。
6. 利用骨迷路模型，观察骨迷路，辨认骨半规管、前庭和耳蜗的位置及形态；骨迷路和膜迷路之间的关系。

实验十九　视力的测定

【实验目的】

学会视力测定方法，了解其测定原理。

【实验原理】

视力是指眼分辨物体微细结构的最大能力，即分辨物体上两点间最小距离的能力。通常以视角的大小作为衡量标准。视角与视力的关系为：视力＝1／视角。视角以分角为单位进行计算。以国际标准视力表为例，视力表上1.0行的"E"字符号每一笔画的宽度和每两笔画的间距均为1.5mm。在视力表距眼5m处时，相距1.5mm的两个光点发出的光线入眼后，在节点交叉所形成的夹角（视角）为1分角（1/60度）。此时物像如能被眼辨认，认为具有正常视力，视力为1.0；若按对数视力表表示则为5.0。不同的视力可用下式计算：

$$V(受试者视力)＝\frac{d(受试者辨认某字的距离)}{D(正常视力辨认该字的距离)}$$

【实验对象】

人。

【实验材料】

标准对数视力表（5m距离两用式）、遮光板、指示棒及米尺。

【实验步骤】

1. 将视力表平坦地挂在光度适当、照明均匀的墙上。受试者的眼睛与视力表上的1.0行"E"字母在同一高度。

2. 受检者站立或坐在距视力表 5m 处，用遮光板遮住一眼，按下述方法分别测试两眼。

3. 检查者用指示棒自上而下逐行指示视力表上的 "E"。每指一个，令受试者说出或以手指表示该符号缺口的朝向，一直到看不清为止（偶有错误不算）。受试者能看清的最后一行符号首端的数字即为其视力值。

4. 视力表中最上一行字是正常眼（视力为 1.0）在 5m 距离处能够辨认的。若受试者对最上一行字也不能辨认清楚，则令受试者向前移动，直到能辨认清楚最上一行字为止。测量受试者与视力表的距离，再按上述公式计算出受试者视力。

【注意事项】

1. 光线要充足，光源应从受试者后方射来。

2. 测试时不宜用手遮眼，以免压迫眼球或受试者从指缝中偷看。

3. 视力表的第 1.0 行字高度与受试者的眼在同一水平。

【实验结果与分析】

1. 结果记录：受试者姓名、右眼视力、左眼视力。

2. 分析视角与视力的关系。

3. 讨论：造成近视的原因，保护视力的措施有哪些。

实验二十　视野的测定

【实验目的】

学会测定视野的方法，测出正常人的各色视野。

【实验原理】

单眼固定注视正前方一点时所能看到的空间范围，即为该眼的视野。正常人的视野颞侧大于鼻侧，下方大于上方。在同一光照条件下，各色视野的范围从大到小依次为白色、黄色、蓝色、红色、绿色。检查视野有助于了解视网膜和视觉传导通路的某些病变。

【实验对象】

人。

【实验材料】

视野计、遮眼板、各色视标、视野图纸、铅笔、彩色笔等。

【实验步骤】

1. 观察视野计的结构，熟悉其使用方法。最常用的视野计为弧形视野计，是由一个半圆弧形金属板安在支架上而成，可绕水平轴作 360° 旋转。圆弧内面中央有一固定小圆镜或白色圆点，外面有刻度。刻度表示由该点射向视网膜周缘的光线与视轴所夹的角度。视野界限即以此角度表示。在圆弧对面的支架上有供支持下颌的托颌架和附着眼窝下缘的眼眶托（实验图 2）。

2. 将视野计对着充足的光线放好，受试者背光而坐，将下颌放在托颌架上，眼眶下缘靠在眼眶托上，调整并固定托颌架的高度，使被测眼与弧架的中心点在同一水平线上。受试者被测眼固定注视弧架的中心点，另一眼用遮眼板遮住。

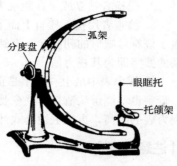

实验图2　视野计结构示意图

3. 转动半圆弧旋至水平位，主试者手持白色视标沿圆弧内面，从周边向中央慢慢移动，同时询问受试者是否能看见视标，一旦受试者看不到时，记下视标所处的度数；重复1次，求平均值，并标记在视野图纸上。

4. 将圆弧转动45°，从各个方向依次重复上述操作，测定得出8个点，并标记在视野图纸上，用铅笔将8个点连接起来，即为白色视野范围。

5. 换红、绿、蓝色视标，分别按上述方法测定并绘出各色视野。

6. 用同样方法测定另一眼的视野。

【注意事项】

1. 测试过程中，受试者的被测眼必须始终注视圆弧中心点。

2. 测试色视野时，应以看出视标的颜色为准，检查者不得暗示。

3. 测定一种颜色视野后，要休息5分钟后再测另一种颜色视野。

【实验结果与分析】

1. 绘制视野图，要求注明姓名、左右眼、视标颜色及检查日期。

2. 正常视野范围有何特点？为什么？

3. 测定视野有何临床意义？

实验二十一　脊髓和脑的观察

【实验目的】

1. 观察标本或模型，说出脊髓的位置、外形及内部结构。

2. 观察标本或模型，说出脑干的分部、外形及内部结构。

3. 观察标本或模型，说出小脑、间脑的位置和外形。

4. 观察标本或模型，说出端脑的形态及内部结构。

5. 观察标本或模型，指出脑和脊髓被膜的层次、蛛网膜下隙的位置。

6. 观察标本或模型，指出大脑动脉环的位置。

【实验材料】

切除椎管后壁的脊髓标本及离体脊髓标本，脊髓横切面放大模型，全脑标本或模型，脑正中矢状切面标本或模型，脑干、小脑放大模型，端脑水平切面经内囊的标本或模型，脑和脊髓被膜、脑血管标本或模型。

【实验步骤】

1. 利用切除椎管后壁的脊髓标本及离体脊髓标本，观察脊髓的位置、外形和与脊髓相连的脊神经根。

2. 利用脊髓横切面放大模型，观察脊髓灰质和白质的位置、颜色和形态。

3. 在全脑标本或模型上，辨认端脑、间脑、脑干和小脑的位置、形态以及各部分脑的位置关系。

4. 利用脑干、小脑放大模型，观察脑干的分部及外形，小脑的形态及分叶。

5. 利用全脑标本及脑正中矢状切面标本或模型，观察大脑的外形、分叶及各叶主要沟和回。

6. 利用端脑水平切面经内囊的标本或模型，观察端脑的内部结构。

7. 利用脑和脊髓被膜标本或模型，观察脑和脊髓的 3 层被膜及蛛网膜下隙的位置。利用脑血管的标本及模型，观察脑血管的名称和分布。

实验二十二　脊神经和脑神经的观察

【实验目的】

1. 观察标本或模型，说出 31 对脊神经的组成及每一条脊神经的构成。

2. 观察标本或模型，指出脊神经形成的颈丛、臂丛、腰丛和骶丛的位置。

3. 观察标本或模型，说出脊神经的主要分支及分布。

4. 观察标本或模型，说出 12 对脑神经的序号及名称、12 对脑神经连脑部位。

5. 观察标本或模型，指出 12 对脑神经的位置。

【实验材料】

脊髓横断面连同完整脊神经根及脊神经的模型，椎骨与脊神经位置关系的模型，显示人体全身脊神经分布的标本或模型，头颈胸部连上肢的血管、神经的标本或模型，腹腔、盆腔连下肢的血管、神经的标本或模型，显示 12 对脑神经根和脑相连的脑部放大模型，头颈部显示 12 对脑神经的放大模型。

【实验步骤】

1. 利用脊髓横断面连同完整脊神经根及脊神经的标本，观察每一条脊神经的构成，区分脊神经前根和后根。利用椎骨与脊神经位置关系的模型，观察脊髓、脊神经、椎管、椎间孔的位置关系，观察脊神经从椎间孔穿出情况。

2. 利用人体全身脊神经分布的标本或模型，观察颈丛、臂丛、腰丛、骶丛的位置以及胸神经的分布特点。

3. 利用头颈胸部连上肢的血管、神经标本或模型，观察颈丛和臂丛的主要分支及分布。

4. 利用腹腔、盆腔连下肢的血管、神经标本或模型，观察腰丛和骶丛的主要分支及分布。

5. 利用显示 12 对脑神经根和脑相连的脑部放大模型，观察 12 对脑神经的连脑部位。

6. 利用头颈部显示 12 对脑神经的放大模型，观察 12 对脑神经的位置。

实验二十三　内分泌器官的观察

【实验目的】

1. 能辨认各内分泌腺的位置和形态。
2. 会在他人身上确认甲状腺的位置。

【实验材料】

内分泌系统概观标本，垂体、松果体、甲状腺、甲状旁腺、肾上腺标本和模型。

【实验步骤】

1. 在内分泌系统概观标本上确认各内分泌腺的位置和形态。
2. 检查同学甲状腺，证实甲状腺可随吞咽上下移动。
3. 在模型和标本上确认甲状腺、甲状旁腺、肾上腺和垂体的形态。

实验二十四　男、女生殖器的观察

【实验目的】

1. 在模型或标本上指出男、女性生殖系统的组成。
2. 明确男、女性生殖系统各器官的位置、形态、结构及分部。

【实验材料】

男、女性生殖系统概观模型和标本，男、女性盆腔正中矢状切面的模型和标本，离体男、女性生殖器模型和标本，女阴模型和标本。

【实验步骤】

1. 利用男性生殖系统概观模型或标本以及离体男性生殖器模型或标本，观察睾丸、附睾、输精管、精囊、前列腺以及尿道球腺的位置、形态及结构。
2. 利用男性盆腔正中矢状切面的模型或标本，观察男性尿道的分部、狭窄和弯曲。
3. 利用女性生殖系统相关模型或标本，观察卵巢、子宫、输卵管及阴道的位置、形态、结构以及子宫和输卵管的分部。
4. 利用女阴模型或标本，观察各结构的位置及形态，注意尿道外口与阴道口的位置关系。

目标测试答案

第六章　血液

一、单项选择题

1. E　2. C　3. A　4. A　5. D　6. B　7. B　8. D　9. D　10. C　11. C　12. E　13. A　14. D　15. A　16. E　17. B

二、多项选择题

1. CD　2. BE　3. ABCD

第七章　脉管系统

一、单项选择题

1. C　2. E　3. D　4. A　5. A　6. C　7. E　8. A　9. B　10. D　11. A　12. C　13. A　14. E　15. B　16. C　17. C　18. C　19. A　20. D　21. B　22. A　23. C　24. A　25. A　26. E　27. B　28. E　29. B

二、多项选择题

1. ABC　2. ABDE　3. ABCDE　4. BCD　5. ACDE　6. AB

第八章　呼吸系统

一、单项选择题

1. C　2. A　3. D　4. A　5. E　6. B　7. C　8. E　9. A　10. E　11. E　12. E　13. B　14. C　15. B　16. C　17. D　18. A

二、多项选择题

1. ACDE　2. ABCE　3. DE　4. ABDE　5. ABCD　6. ABCE　7. ACDE

第九章　消化系统

一、单项选择题

1. B　2. B　3. D　4. B　5. D　6. C　7. B　8. D　9. A　10. B　11. C　12. C　13. C　14. A　15. D

二、多项选择题

1. AC　2. ACE　3. ACDE　4. ABE　5. BCDE

第十章　泌尿系统

一、单项选择题

1. D　2. C　3. A　4. D　5. B　6. D　7. A　8. B

二、多项选择题

1. ABCD　2. BCD　3. ABCDE　4. ADE　5. ADE

第十一章　感觉器官

一、单项选择题

1. B　2. C　3. C　4. C　5. D　6. E　7. C　8. D　9. E　10. B

二、多项选择题

1. BD　2. BCD　3. ACDE

第十二章   神经系统

一、单项选择题

1. A   2. B   3. B   4. C   5. E   6. C   7. C   8. D   9. E   10. A   11. C   12. B   13. D   14. E
15. E   16. C   17. B   18. C   19. A   20. C   21. A   22. C

二、多项选择题

1. ABCDE   2. ADE   3. BCD   4. CDE   5. BCE   6. ABCD   7. AB   8. CDE

第十三章   内分泌系统

一、单项选择题

1. B   2. A   3. A   4. D   5. C   6. D   7. B   8. D   9. C   10. C   11. B   12. B   13. B   14. D
15. D   16. D   17. E

二、多项选择题

1. ABC   2. ABCDE   3. BDE   4. CD   5. ACDE

第十四章   生殖系统

一、单项选择题

1. C   2. E   3. C   4. C   5. E   6. B   7. D   8. C   9. B   10. D   11. B   12. A   13. D   14. B
15. D   16. B   17. D

二、多项选择题

1. ABD   2. ABE   3. ABCD   4. ABDE   5. ABCE   6. AC

参 考 文 献

[1]　楚德昌，张海．人体解剖生理学．北京：化学工业出版社，2019.

[2]　刘扬，乔跃兵，金昌洙．人体解剖学与组织胚胎学．北京：化学工业出版社，2019.

[3]　陈辉芳，江振友，郑沛林．实用人体解剖生理学．北京：化学工业出版社，2022.

[4]　黄莉军，罗桂霞．生理学基础．北京：科学出版社，2015.

[5]　季常新，丁玉琴，胡小和．人体解剖生理学．北京：科学出版社，2015.

[6]　董博，付世杰，魏宏志．解剖组培学．北京：科学出版社，2016.

[7]　钱兴勇．正常人体结构与功能．北京：中国科学技术出版社，2017.

[8]　贺伟，吴金英．人体解剖生理学．北京：人民卫生出版社，2018.

[9]　邢德刚，崔慧先．人体解剖生理学．北京：人民卫生出版社，2011.

[10]　孟繁伟，王俊帜，段德金．人体解剖学与组织胚胎学．中国科学技术出版社，2017.

[11]　岳利民，崔慧先．人体解剖生理学．北京：人民卫生出版社，2016.

[12]　邢德刚，付元山．人体解剖生理学．北京：科学出版社，2016.

[13]　周华，崔慧先．人体解剖生理学．北京：人民卫生出版社，2016.

[14]　唐晓伟，唐省三．人体解剖生理学．北京：中国医药科技出版社，2016.